普通高等教育"十一五"国家级规划教材

北京大学口腔医学教材

住院医师规范化培训辅导教材

口腔材料学
Dental Materials

（第3版）

主　编　林　红　邓旭亮

副主编　韩建民

编　委　（按姓名汉语拼音排序）

邓旭亮（北京大学口腔医学院）

韩　冰（北京大学口腔医学院）

韩建民（北京大学口腔医学院）

李志安（武汉大学口腔医学院）

林　红（北京大学口腔医学院）

孙　皎（上海交通大学口腔医学院）

徐永祥（北京大学口腔医学院）

袁慎坡（北京大学口腔医学院）

张学慧（北京大学口腔医学院）

张祖太（首都医科大学附属北京口腔医院）

赵信义（空军军医大学口腔医学院）

北京大学医学出版社

KOUQIANG CAILIAOXUE

图书在版编目（CIP）数据

口腔材料学 / 林红，邓旭亮主编 . —3 版 . —北京：
北京大学医学出版社，2023.1
ISBN 978-7-5659-2764-5

Ⅰ. ①口…　Ⅱ. ①林…②邓…　Ⅲ. ①口腔科材料 –
医学院校–教材　Ⅳ. ①R783.1

中国版本图书馆 CIP 数据核字（2022）第 186457 号

口腔材料学（第 3 版）

主　　编：林　红　邓旭亮
出版发行：北京大学医学出版社
地　　址：（100191）北京市海淀区学院路 38 号　北京大学医学部院内
电　　话：发行部 010-82802230；图书邮购 010-82802495
网　　址：http://www.pumpress.com.cn
E - m a i l：booksale@bjmu.edu.cn
印　　刷：北京信彩瑞禾印刷厂
经　　销：新华书店
责任编辑：郭　颖　孙敬怡　　责任校对：靳新强　　责任印制：李　啸
开　　本：850 mm×1168 mm　1/16　　印张：20.25　　字数：575 千字
版　　次：2006 年 8 月第 1 版　2023 年 1 月第 3 版　2023 年 1 月第 1 次印刷
书　　号：ISBN 978-7-5659-2764-5
定　　价：50.00 元

北京大学口腔医学教材编委会名单

第 3 轮序

八年制口腔医学教育是培养高素质口腔医学人才的重要途径。2001 年至今，北京大学口腔医学院已招收口腔医学八年制学生 765 名，培养毕业生 445 名。绝大多数毕业生已经扎根祖国大地，成为许多院校和医疗机构口腔医学的重要人才。近 20 年的教学实践证明，口腔医学八年制教育对于我国口腔医学人才培养、口腔医学教育模式探索以及口腔医疗事业的发展做出了重要贡献。

人才培养离不开优秀的教材。第 1 轮北京大学口腔医学长学制教材编撰于 2004 年，于 2014 年再版。两版教材的科学性和实用性已经得到普遍的认可和高度评价。自两轮教材发行以来，印数已逾 50 万册，成为长学制、本科五年制及其他各学制、各层次学生全面系统掌握口腔医学基本理论、基础知识、基本技能的良师益友，也是各基层口腔医院、诊所、口腔科医生的参考书、工具书。

近年来，口腔医学取得了一些有益的进展。数字化口腔医学技术在临床中普遍应用，口腔医学新知识、新技术和新疗法不断涌现并逐步成熟。第 3 轮北京大学口腔医学教材在重点介绍经典理论知识体系的同时，注意结合前沿新理念、新概念和新知识，以培养学生的创新性思维和提升临床实践能力为导向。同时，第 3 轮教材新增加了《口腔药物学》和《口腔设备学》，使整套教材体系更趋完整。在呈现方式上，本轮教材采用了现代图书出版的数字化技术，这使得教材的呈现方式更加多元化和立体化；同时，通过二维码等方式呈现的视频、动画、临床案例等数字化素材极大地丰富了教材内容，并显著提高了教材质量。这些新型编写方式的采用既给编者们提供了更多展示教材内容的手段，也提出了新的挑战，感谢各位编委在繁忙的工作中，适应新的要求，为第 3 轮教材的编写所付出的辛勤劳动和智慧。

八年制口腔医学教材建设是北京大学口腔医学院近八十年来口腔医学教育不断进步、几代口腔人付出巨大辛劳后的丰硕教育成果的体现。教材建设在探索中前进，在曲折中前进，在改革中前进，在前进中不断完善，承载着成熟和先进的教育思想和理念。大学之"大"在于大师，北京大学拥有诸多教育教学大师，他们犹如我国口腔医学史上璀璨的群星。第 1 轮和第 2 轮教材共汇聚了 245 名口腔医学专家的集体智慧。在第 3 轮教材修订过程中，又吸纳 75 名理论扎实、业务过硬、学识丰富的中青年骨干专家参加教材编写，这为今后不断完善教材建设，打造了一支成熟稳定、朝气蓬勃、有开拓进取精神和自我更新能力的创作团队。

教育兴则国家兴，教育强则国家强。高等教育水平是衡量一个国家发展水平和发展潜力的重要标志。党和国家对高等教育人才培养的需要、对科学知识创新和优秀人才的需要就是我们的使命。北京大学口腔医院（口腔医学院）将更加积极地传授已知、更新旧知、开掘新知、探索未知，通过立德树人不断培养党和国家需要的人才，加快一流学科建设，实现口腔医学高等教育内涵式发展，为祖国口腔医学事业进步做出更大的贡献！

在此，向曾为北京大学口腔医学长学制教材建设做出过努力和贡献的全体前辈和同仁致以最崇高的敬意！向长期以来支持口腔医学教材建设的北京大学医学出版社表示最诚挚的感谢！

俞光岩　郭传瑸
2020 年 6 月

第 2 轮序

2001 年教育部批准北京大学医学部开设口腔医学（八年制）专业，之后其他兄弟院校也开始培养八年制口腔专业学生。为配合口腔医学八年制学生的专业教学，2004 年第 1 版北京大学口腔医学长学制教材面世，编写内容包括口腔医学的基本概念、基本理论和基本规律，以及当时口腔医学的最新研究成果。近十年来，第 1 版的 14 本教材均多次印刷，在现代中国口腔医学教育中发挥了重要作用，反响良好，应用范围广泛：兄弟院校的长学制教材、5 年制学生的提高教材、考研学生的参考用书、研究生的学习用书，在口腔医学的诸多教材中具有一定的影响力。

社会的发展和科技的进步使口腔医学发生着日新月异的变化。第 1 版教材面世已近十年，去年我们组织百余名专家启动了第 2 版教材的编写工作，包括占编委总人数 15% 的院外乃至国外的专家，从一个崭新的视角重新审视长学制教材，并根据学科发展的特点，增加了新的口腔亚专业内容，使本套教材更加全面，保证了教材质量，增强了教材的先进性和适用性。

说完教材，我想再说些关于八年制教学，关于大学时光。同学们在高考填报志愿时肯定已对八年制有了一定了解，口腔医学专业八年制教学计划实行"八年一贯，本博融通"的原则，强调"加强基础，注重素质，整体优化，面向临床"的培养模式，目标是培养具有口腔医学博士专业学位的高层次、高素质的临床和科研人才。同学们以优异成绩考入北京大学医学部口腔医学八年制，一定是雄心勃勃、摩拳擦掌，力争顺利毕业获得博士学位，将来成为技艺精湛的口腔医生、桃李天下的口腔专业老师抑或前沿的口腔医学研究者。祝贺你们能有这样的目标和理想，这也正是八年制教育设立的初衷——培养中国乃至世界口腔医学界的精英，引领口腔医学的发展。希望你们能忠于自己的信念，克服困难，奋发向上，脚踏实地地实现自己的梦想，完善人生，升华人性，不虚度每一天，无愧于你们的青春岁月。

我以一个过来人的经历告诉你们，并且这也不是我一个人的想法：人生最美好的时光就是大学时代，二十岁上下的年纪，汗水、泪水都可以尽情挥洒，是充实自己的黄金时期。你们是幸运的，因为北京大学这所高等学府拥有一群充满责任感和正义感的老师，传道、授业、解惑。你们所要做的就是发挥自己的主观能动性，在老师的教导下，合理支配时间，学习、读书、参加社团活动、旅行……"读万卷书，行万里路"，做一切有意义的事，不被嘈杂的外界干扰。少些浮躁，多干实事，建设内涵。时刻牢记自己的身份：你们是现在中国口腔界的希望，你们是未来中国口腔界的精英；时刻牢记自己的任务：扎实学好口腔医学知识，开拓视野，提高人文素养；时刻牢记自己的使命：为引领中国口腔的发展做好充足准备，为提高大众的口腔健康水平而努力。

从现在起，你们每个人的未来都与中国口腔医学息息相关，"厚积而薄发"，衷心祝愿大家在宝贵而美好的大学时光扎实学好口腔医学知识，为发展中国口腔医学事业打下坚实的基础。

这是一个为口腔事业奋斗几十年的过来人对初生牛犊的你们——未来中国口腔界的精英的肺腑之言，代为序。

徐　韬

二〇一三年七月

第 1 轮序

　　北京大学医学教材口腔医学系列教材编审委员会邀请我为 14 本 8 年制口腔医学专业的教材写一个总序。我想所以邀请我写总序，也许在参加这 14 本教材编写的百余名教师中我是年长者，也许在半个世纪口腔医学教学改革和教材建设中，我是身临其境的参与者和实践者。

　　1952 年我作为学生进入北京大学医学院口腔医学系医预班。1953 年北京大学医学院口腔医学系更名为北京医学院口腔医学系，1985 年更名为北京医科大学口腔医学院，2000 年更名为北京大学口腔医学院。历史的轮回律使已是老教授的我又回到北京大学。新中国成立后学制改动得频繁：1949 年牙医学系为 6 年，1950 年毕业生为 5 年半，1951 年毕业生为 5 年并招收 3 年制，1952 年改为 4 年制，1954 年入学的为 4 年制，毕业时延长一年实为 5 年制，1955 年又重新定为 5 年制，1962 年变为 6 年制，1974 年招生又决定 3 年制，1977 年再次改为 5 年制，1980 年又再次定为 6 年制，1988 年首次定为 7 年制，2001 年首次招收 8 年制口腔医学生。

　　20 世纪 50 年代初期，没有全国统一的教科书，都是用的自编教材；到 50 年代末全国有三本统一的教科书，即《口腔内科学》《口腔颌面外科学》和《口腔矫形学》；到 70 年代除了上述三本教科书外增加了口腔基础医学的两本全国统一教材，即《口腔组织病理学》和《口腔解剖生理学》；80 年代除了上述五本教科书外又增加《口腔正畸学》《口腔材料学》《口腔颌面 X 线诊断学》和《口腔预防·儿童牙医学》，《口腔矫形学》更名为《口腔修复学》。至此口腔医学专业已有全国统一的九本教材；90 年代把《口腔内科学》教材分为《牙体牙髓病学》《牙周病学》《口腔黏膜病学》三本，把《口腔预防·儿童牙医学》分为《口腔预防学》和《儿童口腔病学》，《口腔颌面 X 线诊断学》更名为《口腔颌面医学影像诊断学》，同期还增设有《口腔临床药物学》《口腔生物学》和《口腔医学实验教程》。至此，全国已有 14 本统一编写的教材。到 21 世纪又加了一本《𬌗学》，共 15 本教材。以上学科名称的变更，学制的变换以及教材的改动，说明新中国成立后口腔医学教育在探索中前进，在曲折中前进，在改革中前进，在前进中不断完善。而这次为 8 年制编写 14 本教材是半个世纪口腔医学教育改革付出巨大辛劳后的丰硕收获。我相信，也许是在希望中相信我们的学制和课程不再有变动，而应该在教学质量上不断下功夫，应该在教材和质量上不断再提高。

　　书是知识的载体。口腔医学教材是口腔医学专业知识的载体。一套口腔医学专业的教材应该系统地、完整地包含口腔医学基本知识的总量，应该紧密对准培养目标所需要的知识框架和内涵去取舍和筛选。以严谨的词汇去阐述基本知识、基本概念、基本理论和基本规律。大学教材总是表达成熟的观点、多数学派和学者中公认的观点和主流派观点。也正因为是大学教材，适当反映有争议的观点、非主流派观点让大学生去思辨应该是有益的。口腔医学发展日新月异，知识的半衰期越来越短，教材在反映那些无可再更改的基本知识的同时，概括性介绍口腔医学的最新研究成果，也是必不可少的，使我们的大学生能够触摸到口腔医学科学前沿跳动的脉搏。创造性虽然是不可能教出来的，但是把教材中深邃的理论表达得深入浅出，引人入胜，激发兴趣，给予思考的空间，尽管写起来很难，却是可能的。这无疑有益于培养大学生的创造性思维能力。

本套教材共 14 本，是供 8 年制口腔医学专业的大学生用的。这 14 本教材为：《口腔组织学与病理学》《口腔颌面部解剖学》《牙体解剖与口腔生理学》《口腔生物学》《口腔材料学》《口腔颌面医学影像学》《牙体牙髓病学》《临床牙周病学》《儿童口腔医学》《口腔颌面外科学》《口腔修复学》《口腔正畸学》《预防口腔医学》《口腔医学导论》。可以看出这 14 本教材既有口腔基础医学类的，也有临床口腔医学类的，还有介于两者之间的桥梁类科目教材。这是一套完整的、系统的口腔医学专业知识体系。这不仅仅是新中国成立后第一套系统教材，也是 1943 年成立北大牙医学系以来的首次，还是实行 8 年制口腔医学学制以来的首套。为了把这套教材写好，教材编委会遴选了各学科资深的教授作为主编和副主编，百余名有丰富的教学经验并正在教学第一线工作的教授和副教授参加了编写工作。他们是尝试着按照上述的要求编写的。但是首次难免存在不足之处，好在道路已经通畅，目标已经明确，只要我们不断修订和完善，这套教材一定能成为北京大学口腔医学院的传世之作！

张震康

二〇〇四年五月

第 3 版前言

口腔材料学是以口腔医学、材料科学、物理学、化学、冶金学、工程学等多种学科为基础的交叉学科。口腔材料学的内容涉及材料的基本知识、基本结构、各种口腔材料的组成，以及各成分的作用、内部结构、性能特点及其与临床应用之间的关系，是口腔医学的重要组成部分，也是口腔医学教育中重要的基础课程之一。口腔医学的发展在很大程度上依赖于口腔材料的发展与进步，两者互相影响、互相促进。而口腔材料的发展也与整个材料科学和技术的发展密不可分，材料科学和技术发展的各个历史阶段，都为口腔材料的更新和发展提供了必要的基础和条件。

口腔材料的应用历史可以追溯到 2500 多年前。我国唐朝《新修本草》中已有银膏补牙的记录。1788 年，法国出现了陶瓷牙。1937 年，聚甲基丙烯酸甲酯用于制作义齿基托。20 世纪 60 年代以来，大量新型材料应用于口腔医学，很多材料沿用至今，如 Bis-GMA 基美观修复用复合树脂、与牙齿有粘接能力的聚羧酸锌水门汀和玻璃离子水门汀等。随着口腔医学技术的不断发展和更新，患者对口腔材料也不断提出新的需求。不断有新产品推出并应用于口腔临床，涉及天然材料的仿真模拟、对动物源性材料的研发制备等。现在的口腔疾病治疗不仅要恢复缺失组织的外形和功能，还要满足人们对美观修复的迫切需要。各种性能良好的美观牙科陶瓷、种植义齿，以及各类与口腔软、硬组织（尤其是牙齿）粘接的粘接材料、组织内可降解材料、骨修复材料相继应用于临床。先进的材料加工工艺，例如热压成型、等离子喷涂、计算机辅助设计和计算机辅助制造（CAD/CAM）、3D 打印增材制造技术的采用也使得许多以前无法在口腔应用的材料得以开发和应用，使得口腔修复技术从传统主要依赖人工的传统手工技术向更精确、更高效的自动化数字化制造技术转变，大大提高了修复体制作的效率和临床治疗的准确性。

口腔材料种类繁多，有不同的分类方法。例如，按材料的性质分类，可以分为金属材料、无机非金属材料、有机高分子材料等；按照材料是否植入人体，可以分为植入材料和非植入材料；按照材料的临床用途可以分为牙体充填修复材料、根管充填封闭材料、义齿材料、正畸材料、预防保健材料、植入材料以及辅助材料等。考虑到实用性，本教材基本上是按照材料的用途分章介绍的，但也兼顾了各材料之间的相互联系，以便学生理解和记忆。

本次再版主要变化如下：

1. 增加了口腔材料学基础章节，对于不同种类材料的性能进行统一介绍。

2. 将最新进展予以介绍，如涉及数字化相关的材料，在相应章节中进行了介绍。

3. 口腔材料学陶瓷章节进行了重新编排，重点介绍当前使用的全瓷材料，其分类方式也从原来的以加工工艺方式为主线转变为以材料成分为主线。

4. 取消了原有的金属烤瓷修复体系章节，其内容并入相应的陶瓷和金属章节中，以利于学生学习。

5. 增加了口腔植入材料内容，包括增加了磷酸盐、硅酸盐、高分子材料的介绍。

6. 树脂基水门汀部分着重介绍了粘接树脂水门汀和自粘接树脂水门汀的内容。

7. 对其他章节内容进行了更新。

本教材各章节的内容分别是：第一章口腔材料基础，介绍了材料的结构以及各类材料（高分子、陶瓷和金属）的基础知识。第二章口腔材料性能，概述了与临床应用有关的口腔材料性能的基本知识，包括物理性能、机械性能、化学性能、生物性能，以便学生对后面各章材料的性能和临床应用特性的理解，同时介绍了与口腔材料质量评价有关的口腔材料标准和标准化知识，使学生初步了解产品研发、转化和上市前质量评价的依据和相关内容。以后各章分别介绍了牙列缺损和缺失修复涉及的辅助材料（印模材料、模型材料和铸造包埋材料）、义齿材料（高分子材料、金属、陶瓷）、颌面赝复材料、牙体缺损修复的窝洞充填材料（树脂基复合材料、粘接材料、银汞合金）、牙髓及根管治疗材料、植入材料、正畸材料、预防保健材料、牙体预备，修复体表面处理的切削研磨材料、辅助材料，以及口腔多科室涉及的水门汀材料。第三章至第六章内容是关于制作义齿过程中所用到的材料，按操作步骤依次介绍了印模材料、模型材料、牙科用蜡以及铸造包埋材料。第七章是制作义齿基托的高分子材料，第八章是与义齿有关的软衬材料、颌面赝复材料。第九章是制作义齿的金属材料，包括铸造合金、烤瓷合金、锻制合金、数字化金属材料、金属焊接材料，以及修复用金属制品。第十章用于制作义齿的口腔陶瓷材料，第十一章至第十四章是牙体充填修复材料，如树脂基充填材料、口腔粘接材料、银汞合金、水门汀。第十五章是牙髓、根管治疗材料以及桩核材料。第十六章是口腔植入材料，涉及金属、陶瓷、高分子和组织工程材料。第十七章是治疗牙齿畸形的正畸材料。第十八章是预防口腔疾病的预防保健材料。第十九和第二十章是口腔治疗过程中所用到的辅助材料，如切削与研磨材料，以及其他清洁、牙齿漂白等辅助材料。在各章中，分别对材料的化学组成成分、反应机理、材料内部结构、主要性能特点以及临床应用注意要点进行阐述。

本教材适用于长学制口腔医学专业学生，介绍了口腔材料的基础知识和各种常用口腔材料的基本组成、性能及其临床应用，使学生能够较系统地掌握口腔材料学的基本理论，掌握各类材料的性能特点，并能运用这些知识在临床工作中合理地选择和正确地使用口腔材料。本教材设置了一些拓展内容（以小号字呈现），便于学生对课程内容的理解。

为强化学生对口腔材料专业英语词汇的掌握，便于阅读和理解专业文献，本教材尽可能地给出本学科专业词汇所对应的英文。随着科技的进步，标准和标准化工作知识渗透于各行各业，在推动和规范各行业的发展中起到举足轻重的作用。口腔材料标准的建立，是口腔材料学日臻成熟的标志之一，也是临床医师选择材料和科研人员研发新材料的重要依据之一。本教材对口腔材料标准和标准化知识进行了介绍，同时在描述各章的口腔材料性能时，尽可能地提供国际标准（ISO）、国家标准（GB）或医药行业标准（YY）对该材料性能的具体要求，为教材使用者在今后的新材料、产品改进和产品转化研究方面提供参考。

本教材不仅是口腔医学专业长学制学生的教科书，同时也是口腔医学专业研究生、口腔科专业医师和口腔技师的参考书。由于作者水平所限，书中难免有不足之处，热诚希望读者批评、指正。

本教材是第 3 版，在此，作者对第 1 版主编徐恒昌教授和副主编王同教授、第 2 版副主编郑刚研究员，以及第 1 版和第 2 版的各位编委对教材付出的心血致以崇高的敬意及深深的感谢！

林　红　邓旭亮

第 2 版前言

口腔材料学是以口腔医学、材料科学、物理学、化学、冶金学、工程学等多种学科为基础的交叉学科。口腔材料学的内容涉及各种口腔材料的组成成分、内部结构、性能及其与临床应用之间的关系，是口腔医学的重要组成部分，也是口腔医学教育中重要的基础课程之一。口腔医学的发展在很大程度上依赖于口腔材料的发展，两者互相影响、互相促进。

口腔材料的应用历史可以追溯到 2500 多年以前。随着口腔医学技术的不断发展和更新，对口腔材料也不断提出新的需求。口腔材料的发展也与整个材料科学和技术的发展密不可分，材料科学和技术发展的各个历史阶段，都给口腔材料的更新和发展提供了必要的条件。从而使口腔材料的发展经历了从原始的利用天然材料（例如石头、兽骨），到采用工业制造的人工材料，进而对工业原料的改性，直至根据临床需求、甚至根据人体器官的功能和组成去研制和开发专用材料的现代阶段。特别是近 50 年来，口腔材料的研发速度迅猛，不断有新产品推出。例如：与牙齿有粘接能力的聚羧酸锌水门汀和玻璃离子水门汀；美观修复用各种复合树脂和各种牙科陶瓷；与口腔软、硬组织尤其是牙齿粘接的粘接剂，粘接修复体的各种聚合物基水门汀；精密的聚醚和硅橡胶印模材料；性能改进的高铜银汞合金；植入用钛及钛合金以及骨修复材料。先进的材料加工工艺，例如热压成型、等离子喷涂、计算机辅助设计和计算机辅助制造（CAD/CAM）、激光熔附、3D 打印等技术的采用也使得以前许多无法在口腔应用的材料得以开发和应用。本书的目的之一即是将最新的材料及其原理及时介绍给读者。

口腔材料种类繁多，有不同的分类方法。例如：按材料的性质分类，可以分为金属材料、无机非金属材料、有机高分子材料等；按照材料是否植入人体，可以分为植入材料和非植入材料；按照材料的临床用途可以分为牙体充填修复材料、根管充填封闭材料、义齿材料、正畸材料、预防保健材料、植入材料以及辅助材料等。考虑到实用性，本书基本按照材料的用途分章介绍，但也兼顾了各材料之间的相互联系，以便学生理解和记忆。第一章，概述了与临床应用有关的口腔材料性能的基本知识，包括物理性能、机械性能、化学性能、生物相容性，以便学生对后面各章材料的性能和临床应用特性的理解，同时介绍了与口腔材料质量评价有关的口腔材料标准和标准化知识，使学生初步了解有关口腔材料质量评价的知识。以后各章，分别介绍了牙列缺损和缺失修复的义齿材料、牙体缺损修复的窝洞充填材料、牙髓及根管治疗材料、植入组织的植入材料、预防保健材料和辅助材料；第二章至第五章是有关义齿修复所用的高分子材料，如第二章是义齿修复时首先用到的印模材料；第三章是制作修复体雏形的蜡型材料；第四章是制作义齿的高分子材料；第五章是与义齿有关的软衬材料，同时介绍了颌面赝复材料；第六章和第七章分别是制作义齿过程中用到的模型材料和包埋蜡型的铸造包埋材料；第八章至第十章是制作义齿的合金材料，包括铸造和金、锻制合金和有关金属焊接的材料；第十一章是制作义齿的陶瓷材料；第十二章是金属和陶瓷结合的金属烤瓷修复材料；第十三章至第十六章是牙体充填修复材料，如树脂基充填材料、口腔粘接材料、银汞合金、水门汀；第十七章是牙髓和根管治疗用材料；第十八章是口腔植入材料；第十九章是预防口腔疾病的预防保健材料；第二十章和二十一章是治疗过程中的辅助材料，如切削研磨材料以及其他辅助材料。在各章中，分别对材料的化学组成成分、反应机制、内部结构、主要性能特点以及临床应用进行论述。

本教材适用于口腔医学专业长学制（七年制及八年制）学生，内容主要是针对口腔材料的基础知识和基础理论，介绍各种常用口腔材料的基本组成、性能及其临床应用，使学生能够较系统地掌握口腔材料学的基本理论，并能运用这些知识指导临床操作，为今后在临床工作中合理地选择和正确地使用口腔材料打下良好基础。同时为便于今后的临床工作，本书包含了口腔材料临床操作的一些基本技能知识。为培养学生的思维能力和创新意识，本教材注重体现口腔材料学的最新进展，将近年来发展活跃、更新较快的材料及加工技术等内容写入教材，为学生理解和使用提供参考。该部分内容用斜体小号字刊出。

为强化学生对口腔材料专业英语词汇的掌握，便于对专业文献的阅读和理解，本教材尽可能地给出本学科专业词汇所对应的英文。在编写过程中，还注意到对口腔材料标准的宣传和运用。因为口腔材料标准的建立，是口腔材料学日臻成熟的标志之一，也是临床医师选择材料和科研人员研发新材料的重要依据之一。因此在各章的口腔材料性能描述时，尽可能将国际标准（ISO）、国家标准（GB）或医药行业标准（YY）对该材料性能的具体要求介绍给大家。

本书不仅是口腔医学专业长学制学生的教科书，同时也是口腔医学专业研究生、口腔科专业医师和口腔技师的参考书。由于作者水平所限，书中难免有错误或疏漏之处，热诚希望读者批评指正。

本教材是第 2 版，在此，作者对第 1 版主编徐恒昌教授和副主编王同教授对教材付出的心血致以崇高的敬意和深深的感激！

林　红

第1版前言

口腔材料学是以口腔医学、化学、物理学、工程学等多种学科为基础的边缘学科。口腔材料学的研究内容涉及各种口腔材料的成分、内部结构、材料性能及其与临床应用之间的依存关系，是口腔医学的重要组成部分，也是口腔医学教育重要的基础课程之一。

口腔材料的应用历史久远，可以说它是与人类的口腔医疗活动同时发生和发展的。但是，口腔材料学作为一门独立学科，是从20世纪中期以来逐步形成的。其发展成为独立学科的标志有以下三点：① 在此期间，世界上已有相当数量的、具备多学科知识背景的专业人才专门从事口腔材料的研究、开发工作；② 在国际上许多医科大学以至综合性大学均设立了口腔材料学研究室或教研室，并开设口腔材料学课程，有些可以授予该专业的硕士或博士学位；③ 口腔材料及其制品的质量标准的建立。从而使口腔材料学发展成为一门独立的、具有自身学术价值和理论水平的基础学科。目前，口腔材料学作为生物医学工程领域的一个重要分支，仍然是活跃发展的学科之一。

口腔材料的应用历史，可以追溯到两千五百多年以前。随着口腔医学的发展，对口腔材料不断有新的需求。而材料科学发展的各个历史阶段，都会给口腔材料的更新提供必要的背景条件。从而使口腔材料的发展经历了从原始的利用天然材料（例如树枝、兽骨），发展到采用工业制造的人工材料，再发展到对工业原料的改性，直至根据临床需求、甚至根据人体器官的功能和组成去研制开发专用材料的现代阶段。特别是近四十年来，口腔材料的开发速度迅猛，不断有新产品和新品种出现。例如：聚羧酸锌水门汀、玻璃离子水门汀、聚合物基水门汀；前后牙通用的复合树脂、各种与牙体组织及牙科基底材料粘接的粘接剂；聚醚和硅橡胶印模材料；高铜银汞合金、银钯合金、钛及钛合金；以及牙科陶瓷体系等材料在此期间被开发并得到广泛的临床应用。材料的不断更新也促进了新的口腔材料学专著的出版和原有教科书的频繁改版，以将最新的材料及其原理及时介绍给读者，这也是本书出版的目的之一。

口腔材料种类繁多，可以有不同的分类方法。例如：按材料的大品种分类，可以分为金属材料、无机非金属材料、有机高分子材料等；也可以按材料的用途分类。考虑到实用性，本书基本上是按照材料的用途分章介绍的。在第一章中，概述了口腔材料的性能特点，着重介绍与临床使用功能密切相关的性质。包括物理机械性能、化学性能、生物相容性，同时介绍了口腔材料标准、标准化管理及标准化组织。其后的诸章，分别介绍印模材料、模型材料、基托材料、铸造和锻制合金及铸造包埋材料、全瓷修复材料和金属烤瓷修复体系、树脂基充填材料和粘接材料、银汞充填材料、水门汀、根管充填材料、种植材料、预防保健材料以及其他辅助材料。在各章中，分别论述该材料的组成、化学成分、内部结构、主要特性以及操作对性能的影响。

作为北京大学长学制教材，本书具备以下特点：

1. 本教材适用于口腔医学专业长学制（七年制及八年制）学生，教材内容符合教学大纲的要求——强调三基：基础知识、基础理论、基本技能，同时又体现口腔材料学的最新进展，有利于训练学生的自学能力及思维能力，培养学生的创新意识。因此本教材的篇幅在五年制教材的基础上有一定比例（20%～30%）的扩展。其内容和深度可分为以下三个层次：

（1）基础：介绍口腔材料学的基础知识、基本理论；介绍各种常用口腔材料的基本组成、性能及其操作特点，使学生能够较系统地掌握口腔材料学的基本理论，并能运用这些知识指导临床操作，为今后在临床工作中合理地选择和正确地使用口腔材料打下良好基础。以上内容应能满足五年制教学大纲的基础要求。

（2）进展：各章撰稿人均参阅了大量国内外有关文献及相关研究成果，力求将口腔材料学近年来的研究进展编入本教材。但作为教材，而不是专著，入选的内容既要"新"，又要较为成熟。因此，所引用的多为已经得到国际公认的论点和数据。因此其内容多选自20世纪末至2002年出版的国外有影响的口腔材料学专家编撰的专著或教材（参见各章后面列出的参考书目）。

（3）专业：本教材还涉及一些近年来发展活跃、产品更新较快的产品及其形成的相应理论或背景资料等非常专业的内容以及涉及方法学的内容，其目的是为同学们做科研或学位论文时提供参考。该部分内容用小号字刊出。

2. 体现教学过程中的"双语教学"要求。为强化学生对英语专业词汇的掌握和记忆，便于对专业文献的阅读理解，本教材中尽可能地给出本学科专业词汇所对应的英文：本书目录（含三级标题）采用中英文两种文字；专业术语第一次出现时，后附相应的英文词汇（在括号内）；部分专业术语的定义是用英文书写的；在书后附英汉对照索引；部分图表中的关键词是中英文对照的。

3. 介绍和充分运用"口腔材料标准"：口腔材料的质量是以一种称之为"牙科材料标准（Dental Material Standard）"的技术文件进行管理的。各种口腔材料及其制品的标准的建立，是口腔材料学日臻成熟的标志之一。同时口腔材料标准也是临床医师选择材料和科研人员研发新材料的重要依据之一。在本教材的编写中，注意到对标准的宣传和运用：首先，在第一章中对口腔材料标准和标准化组织进行了介绍；在分章介绍各种口腔材料的性能时，均介绍国际标准（ISO）、国家标准（GB）或医药行业标准（YY）对该材料性能的具体要求；专业术语及其相应的英文用词，凡是国家标准（GB 6387 86）"齿科材料名词术语"和国家标准（GB 9937 88）"齿科材料、器械、设备测试和操作中的名词术语"中涵盖的，均按照该标准；此标准未涵盖的专业术语，尽量采用相应材料的国际标准、国家标准或行业标准所规定的用词。

4. 为调动学生的学习兴趣，也为了增加本书的严谨性，各章后面均列出参考书目。同时在各章尾列出思考题。

本书由北京大学口腔医学院口腔材料研究室6名教授（研究员）和副教授合作编写。全书既涵盖口腔材料学的基础知识、基本原理，又涵盖了国内外口腔材料学的最新进展、最新知识和技术，同时也包含6位教师各自的科研成果和数十年从事口腔材料学科研和教学工作的经验体会。因此本书不仅是口腔医学专业长学制学生的教科书，同时也是口腔医学专业研究生、口腔科专业医师和口腔技师的参考书。由于作者水平所限，书中难免有错误或疏漏之处，热诚希望读者批评指正。

目　录

第一章　口腔材料基础

Foundations of Dental Materials

第一节　材料的结构与组成
Structure and composition of materials

一、原子 Atom

材料的基本构成要素是原子，原子通过成键以多种方式结合。除原子与原子间的结合外，原子以更高的层次排列成分子或晶体，最终赋予牙科材料临床特性。1912 年，英国科学家卢瑟福在著名的 α 粒子轰击金箔的实验中发现了原子内含有一个体积小而质量大的带正电的中心，称为原子核。每个原子都有一个原子核，原子核是由质子（带正电荷）和中子（不带电荷）组成，原子核周围环绕着电子云（带负电荷），图 1-1 为原子结构示意图。在原子的自然状态下，每个原子都是电中性的，具有等量的正电荷和负电荷。质子数（原子序数）决定了原子的元素种类，如金（Au）、氧（O）、硅（Si）等。元素就是具有相同的核电荷数（核内质子数）的一类原子的总称，已知的元素有 118 种。

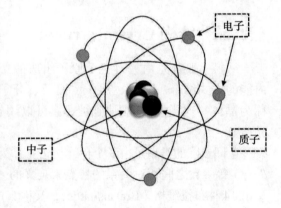

图 1-1　原子结构示意图

二、原子间的化学键 Chemical bonds between atoms

化学键的形成取决于原子的结构及其呈现稳定构型的倾向，这些化学键的强度和它们在断裂后的变形能力决定了材料的物理性质。化学键有三种类型：①离子键（ionic bond）；②共价键（covalent bond）；③金属键（metallic bond）。

1. 离子键 Ionic bond　正离子和负离子通过静电作用相互结合而形成的化学键为离子键。其经典例子是氯化钠的 Na^+ 和 Cl^- 之间的键合（图 1-2A），因为钠原子的最外层有一个价电子，而氯原子的最外层有 7 个价电子，钠原子把价电子转移到氯原子上就得到了稳定的化合物 NaCl。

2. 共价键 Covalent bond　两个或多个原子之间通过形成共用电子对而形成的化学键为共价键。在许多化合物中，相邻原子共用两个价电子（图 1-2B）。由于共用电子，两个原子通过共价键结合在一起，形成一个足够稳定的分子且呈电中性，如氢分子（H_2）。每个氢原子的单个价电子与另一个化合原子的价电子共用，使价电子壳层变得稳定。

3. 金属键 Metallic bond　浸没在公有化的电子云中的正离子和负电子云间的库仑相互作用形成的化学键为金属键。最外层的价电子可以很容易地从金属原子中移除，形成正离子。自由价电子可以在金属晶格中移动，形成电子云（图 1-2C）。电子云和晶格中的正离子之间的静电吸引形成了把金属原子凝聚成固体的力量。自由电子（free electron）使金属具有极高的导热性和导电性。这些电子可以吸收光能，因此所有金属都不透光。金属键也是金属具有塑性形变能力的原因。自由电子可以在晶格中移动，而塑性形变能力与沿晶面滑动有关。

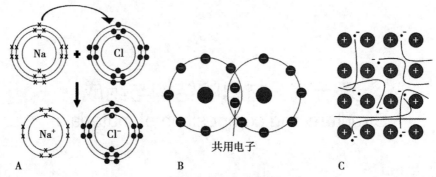

共用电子

A　　　　　　　　　　B　　　　　　　　　C

图 1-2　三种化学键

A. 离子键，其特征是电子从一种元素（Na）转移到另一种元素（Cl）；**B**. 共价键，具有电子共享和精确的成键方向特点；**C**. 金属键，其特征为电子共享和电子云的形成，电子云与晶格中带正电荷的原子核结合

三、晶体结构 Crystal structure

材料一般都是由数万亿个原子组成的。这些原子相互吸引，在固体状态下以确保最小内能的方式结合。其中，原子、离子、分子或原子团在空间呈三维周期性排列的固体物质称为晶体。这类空间规则排列规律可以用空间点阵描述。实际晶体对应的空间点阵称为晶格。

空间点阵的类型是由 3 个单元格边（称为坐标轴）的长度（a, b, c）和边之间的角度（α, β, γ）等参数之间相对关系的特点来定义的。由此定义出 7 种不同晶体系统（晶系），进而定义出 14 种布拉维格（Bravais lattice，又称布拉维点阵），用于表达各种实际晶体结构对应的空间点阵或晶格类型。7 种晶系为三斜晶系（triclinic system）、单斜晶系（monoclinic system）、正交晶系（orthorhombic system）、菱方晶系（rhombohedral system）、六方晶系（hexagonal system）、四方晶系（tetragonal system）、立方晶系（cubic system）。

最简单、最规则的晶格是立方晶格，其特点是轴的长度相等，以 90° 相接。晶体结构的最小重复单元称为晶胞。在如图 1-3 所示晶胞的钢球模型中，每个球代表原子的位置。它们的位置位于三个平面的交点上，每个平面（立方体的表面）都垂直于另外两个平面，这些层面通常被称为晶面。图 1-3A 中所示的简单立方排列是假设的，因为它为每个单元都留出了足够的空间来容纳更多的原子。实际晶体含有晶体缺陷，其对应晶格的点阵处还可能出现原子缺失，每个丢失的原子位置称为空位。牙科中使用的大多数金属都属于立方晶系。例如，铁在室温下立方体的每个角上有一个原子，另一个原子在立方体中心，这种晶体形式称为体心立方晶体（图 1-3B）；铜在单元格的每个面中心有原子，但在立方体的中心没有，这种形式称为面心立方晶体（图 1-3C）。其他晶体类型见图 1-4。

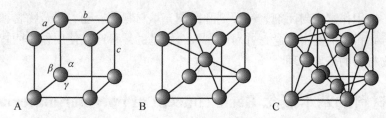

图1-3　立方空间点阵的晶胞结构（立方晶系：$a=b=c$；$\alpha=\beta=\gamma=90°$）

A.简单立方晶胞；**B**.体心立方晶胞；**C**.面心立方晶胞

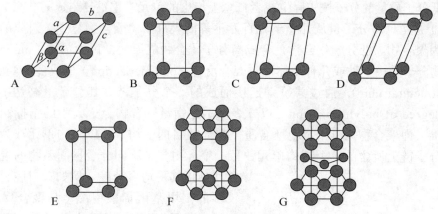

图1-4　其他晶体类型

A.菱方晶系：$a=b=c$，$\alpha=\beta=\gamma\neq90°$；**B**.正交晶系：$a\neq b\neq c$，$\alpha=\beta=\gamma=90°$；**C**.单斜晶系：$a\neq b\neq c$，$\alpha\neq\beta=\gamma=90°$；**D**.三斜晶系：$a\neq b\neq c$，$\alpha\neq\beta\neq\gamma\neq90°$；**E**.四方晶系：$a=b\neq c$，$\alpha=\beta=\gamma=90°$；**F**.六方晶系：$a=b\neq c$，$\alpha=\beta=90°$，$\gamma=120°$；**G**.密排六方晶系（close-packed hexagonal）：$a=b\neq c$，$\alpha=\beta=90°$，$\gamma=120°$

（张学慧）

第二节　高分子材料基础
Foundations of polymer materials

一、高分子材料在口腔医学中的应用 Application of polymer materials in dental medicine

高分子材料在口腔医学的应用始于1853年。最早采用天然硫化橡胶和硝化棉材料硝酸纤维素塑料（又称赛璐珞）作为义齿基托材料。19世纪90年代，含有反式聚异戊二烯的植物渗出液杜仲胶（gutta percha）开始用做临时牙冠和牙腔充填、永久性修复和根管（牙髓）充填材料，有趣的是，杜仲胶至今仍被广泛应用。20世纪，合成弹性体聚硫、硅橡胶、聚醚和聚硅氧烷的种类繁多，其中一些被用作牙科印模材料。在20世纪30年代和40年代，酚醛树脂、聚苯乙烯、聚氯乙烯（PVC）、乙酸乙烯酯和其他合成聚合物被用作义齿材料，但效果不好。1936年开始，聚甲基丙烯酸甲酯（PMMA）被迅速应用于制作基托、嵌体、牙冠和固定义齿。

1962年，Ray Bowen博士首先用更耐用的双功能甲基丙烯酸单体——双酚A缩水甲基丙烯酸甲酯或氨基甲酸二甲酯取代聚甲基丙烯酸甲酯，并引入了由分散相陶瓷颗粒增强的自固化二甲基丙烯酸酯。自固化树脂后来被紫外光固化材料取代，而紫外光固化材料又被蓝光光聚合树脂取代。尽管在引发剂、增强填料和单体组分方面经过了许多创新，但是蓝光光聚合树脂的理念沿用至今，被用作窝沟封闭剂、粘接剂和窝洞充填材料等。随着聚合物材料不断发展，牙医需要了解聚合物科学的基本概念，并对新型聚合物基的牙科产品使用作出明智的选择。本节简要介绍聚合物材料的基本原理。

二、高分子材料的基本概念 Basic concept of polymer materials

1994 年，国际纯粹与应用化学联合会（International Union of Pure and Applied Chemistry，IUPAC）暂定推荐大分子（macromolecule）的定义为：相对高分子质量的分子，其结构主要是由相对低分子质量的分子按实际上或者概念上衍生的单元多重重复组成的。高分子化合物（polymers）是由许多分子量从几千到几百万不等的大分子（聚合物分子）组成的物质，也常被翻译为聚合物。低分子化合物是合成高分子化合物的原料，称为单体（monomer）。通常，聚合物分子是由一种或几种单体通过聚合反应（polymerization）形成多个重复单元/结构单元（structural unit），通过共价键连接而成的一个分子链，其分子量高达 $10^4 \sim 10^7$。聚合度（degree of polymerization，以 n 表示）是衡量聚合物分子大小的指标。以重复单元数为基准，即聚合物大分子链上所含重复单元数目的平均数；以结构单元数为基准，即聚合物大分子链上所含的单个结构单元数目。聚合物多是不同分子量同系物的混合物，聚合度是指其平均聚合度。例如：口腔材料中使用较多的聚甲基丙烯酸甲酯（其聚合反应式见图 1-5），由甲基丙烯酸甲酯作为单体，经过聚合反应，生成由多个 [ ] 内结构单元组成的聚合物分子，所有聚合物分子中结构单元的平均数为聚合度（n）。

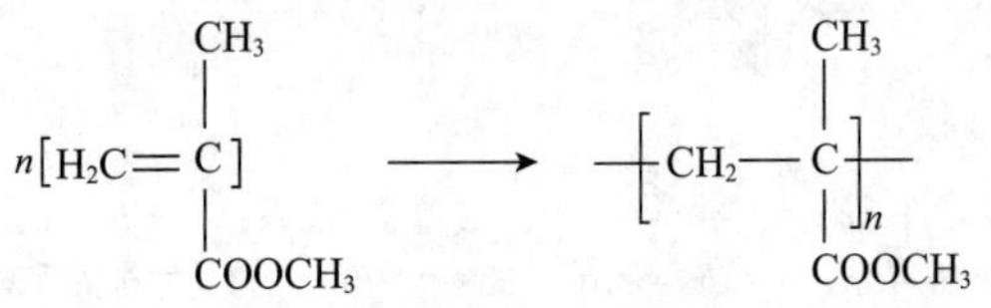

图 1-5 甲基丙烯酸甲酯加成聚合反应式

三、高分子聚合反应 Polymerization

聚合反应是指由一种或者几种单体形成聚合物的反应过程。按单体结构和反应类型，可将聚合反应分为两大类：不饱和键的加成聚合和官能团间的缩合聚合；按聚合机制和动力学，可将聚合反应分为链式聚合（连锁聚合）和逐步聚合。这两类聚合反应的单体转化率和聚合物分子量随时间的变化均有很大的差别。个别聚合反应可能介于两者之间。本节主要按第一种分类方式进行介绍。

（一）加成聚合（Addition polymerization）

加成聚合反应即加聚反应，是指含有不饱和键（双键、三键、共轭双键）的化合物或环状低分子化合物在催化剂、引发剂（initiator）或辐射等外加条件作用下，单体间相互加成形成新的共价键相连大分子的反应。一般属于连锁聚合机制。加聚反应的特点是：反应一经开始，就迅速进行，直至形成最终产物；聚合体系中只有单体和聚合产物，没有中间生成物；组成大分子链的链节与单体的化学结构相同；没有小分子副产物产生（如水、乙醇等）。加聚反应主要有四个阶段：链引发（chain initiation）、链增长（chain growth, chain propagation）、链转移（chain transfer）和链终止（chain termination）。以聚甲基丙烯酸甲酯（PMMA）的加成聚合反应为例。

1. 链引发 一般包括两个过程——激活和引发。加成聚合需要产生具有活性的自由基（radical, free radical），自由基可以通过促进剂、热、可见光、紫外线激活引发剂而产生。产生活性自由基的过程称为链引发。其中，促进剂、热和可见光是牙科最常用的引发方式。

PMMA 常用过氧化苯甲酰（benzoyl peroxide，BPO）为引发剂。当温度上升到 65℃时，

BPO 吸收热量，分解产生 2 个带有苯环的自由基（图 1-6），完成激活过程。自由基进一步进攻甲基丙烯酸甲酯（methyl methacrylate，MMA）单体，生成单体自由基（图 1-7），完成链引发过程。

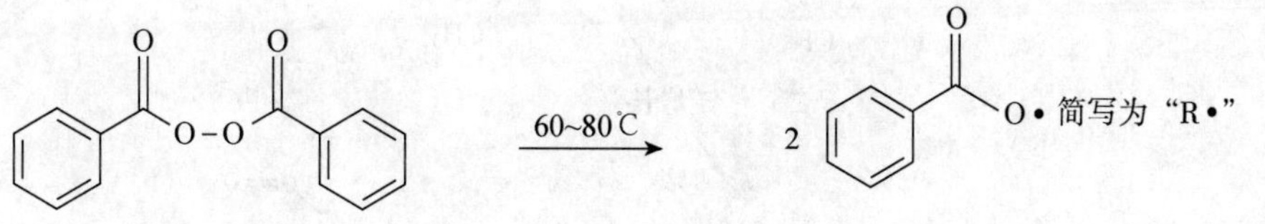

图 1-6　过氧化苯甲酰的分解反应

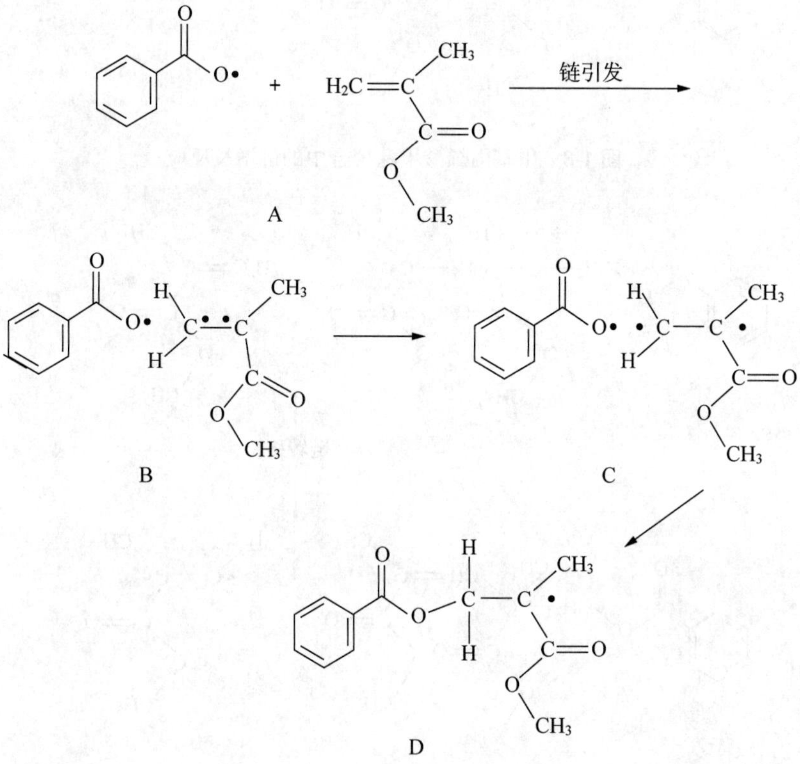

图 1-7　甲基丙烯酸甲酯聚合中的链引发反应

2. 链增长　单体自由基在接近另一个单体时引发加成反应，形成二聚体自由基，充当新的自由基中心，依次连续引发单体聚合，转移活性中心——自由基，该阶段称为链增长（图 1-8）。因为一旦链增长开始，所需的能量就很小，这个过程会随着热量的释放而继续，并在几秒钟内产生大的聚合物分子。理论上，链增长反应应该持续到所有的单体转化为所需聚合物为止。然而，聚合反应从未按理论完成。

3. 链转移　在链增长过程中，生长链的活性自由基转移到另一个分子（例如，单体或失活聚合物链）并产生新的自由基以供进一步生长。例如，单体分子可被生长的大分子激活，从而在后者中终止。同样，已经终止的链可能被链转移重新激活，并且将继续增长（图 1-9）。这些过程不同于下面描述的链终止反应。将生长链的自由基转移，产生另外一个活性中心，而自身不再进行链增长的过程称为链转移。

4. 链终止　加成聚合反应通常是通过两个自由基链端的直接偶合或氢原子从一个生长链到另一个生长链的交换来终止聚合反应，称为链终止。

当带有自由基的两个分子链相互结合，会使反应终止。有两种终止反应的方式。

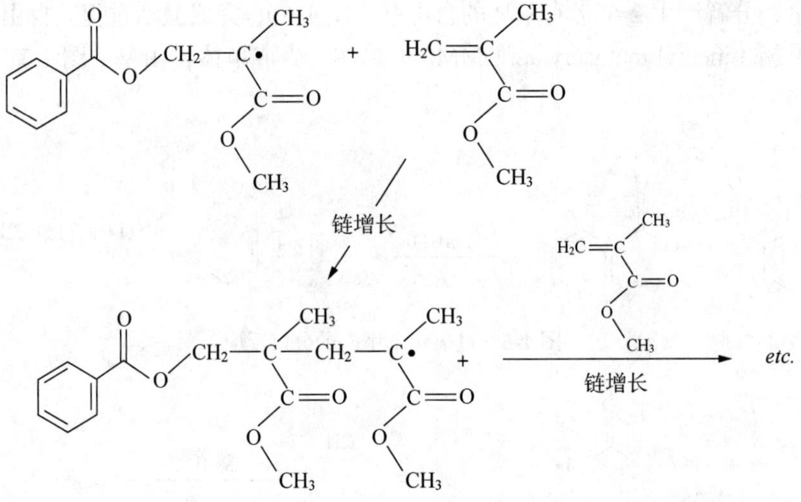

图 1-8　甲基丙烯酸甲酯聚合中的链增长反应

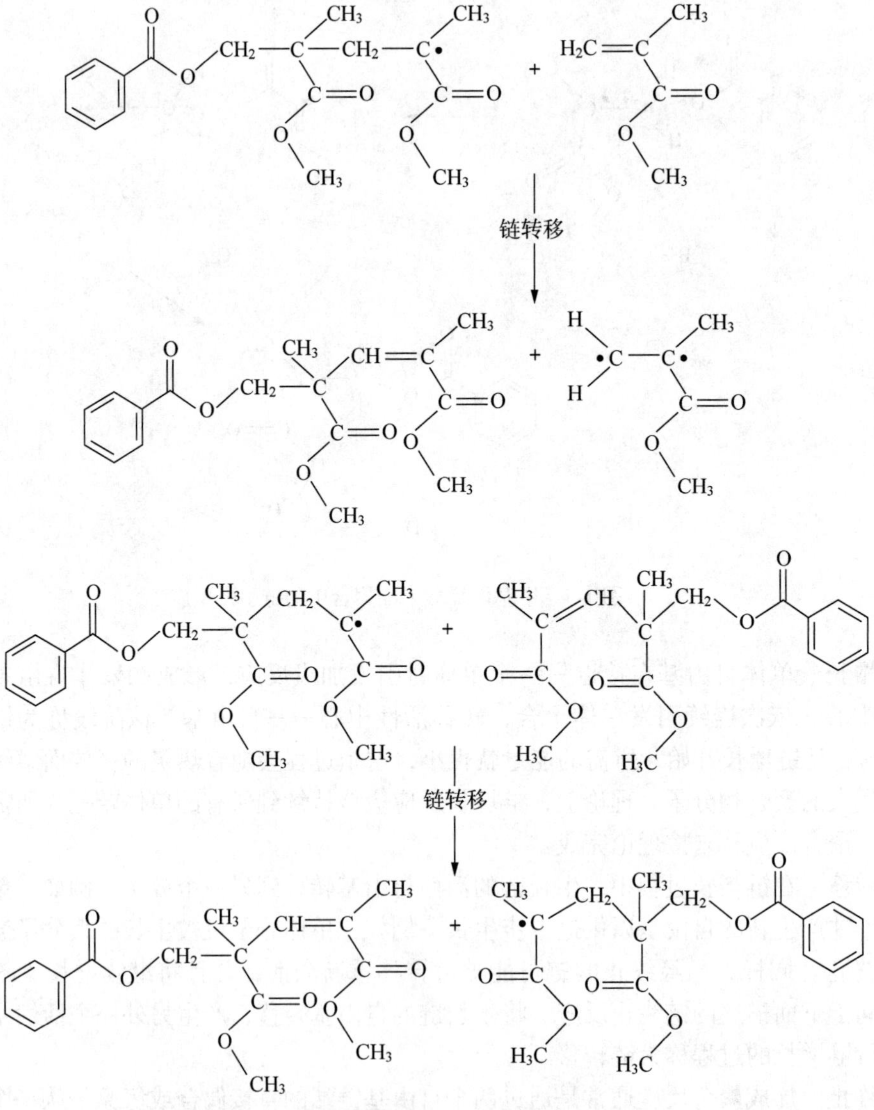

图 1-9　甲基丙烯酸甲酯聚合中的链转移反应

（1）偶合终止（coupling termination）：在链增长过程中，两个分子链的自由基的独电子相互结合，形成共价键，从而失去活性，称为偶合终止（图 1-10）。

（2）歧化终止（disproportionation termination）：发生这种能量交换的另一种方法是氢原子从一个生长链转移到另一个生长链。如图 1-11 所示，当氢原子被转移时，会形成双键。

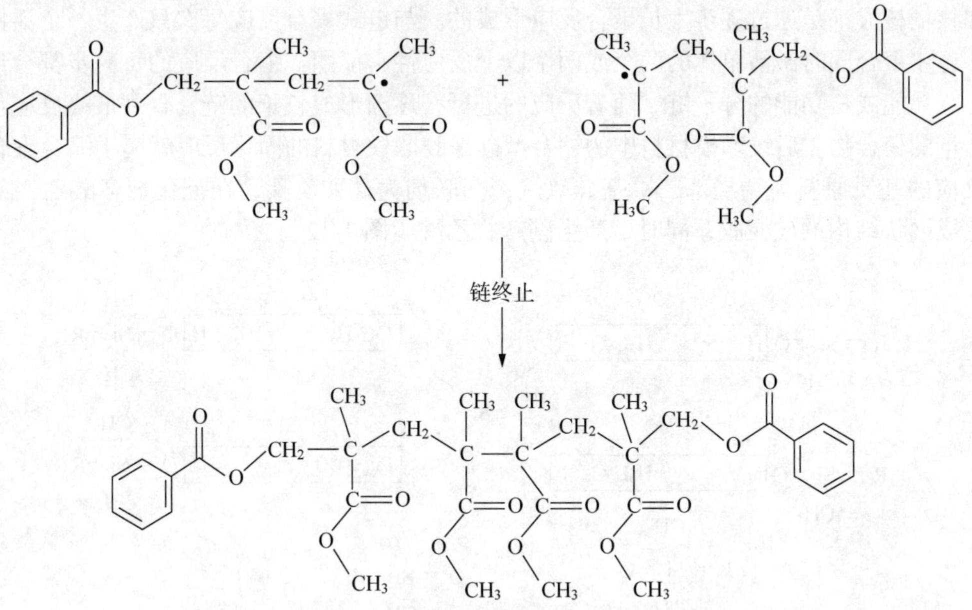

图 1-10　甲基丙烯酸甲酯聚合中的偶合终止反应

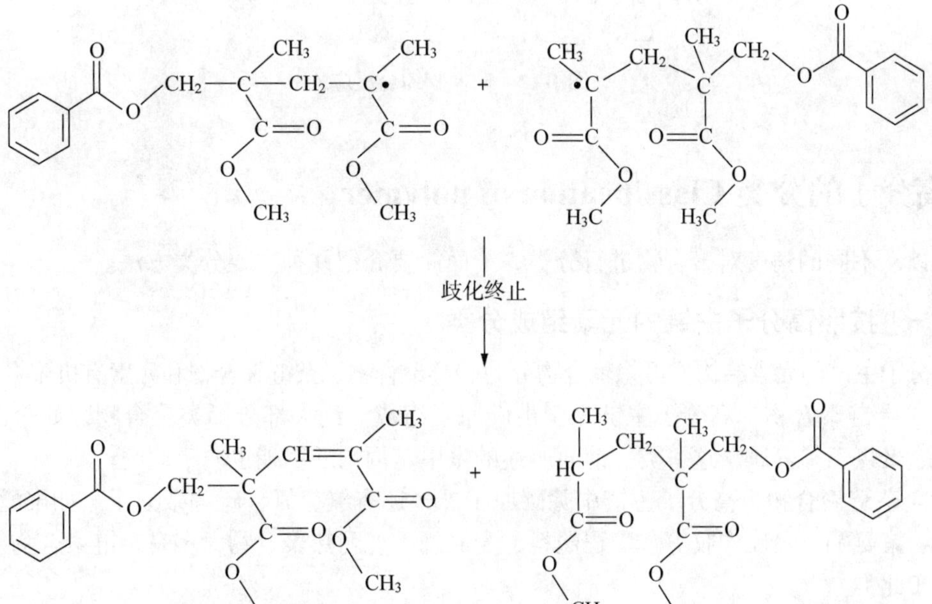

图 1-11　甲基丙烯酸甲酯聚合中的歧化终止反应

5. 其他　加成过程中的活性基团还可以是阳离子、阴离子等。口腔中常用的为自由基。开环反应是目前口腔聚合物中使用的另外一种加成聚合反应。这通常涉及具有一个或多个三原子及以上端基环的单体，这些单体打开后与其他断裂的环连接形成单键，类似于碳碳双键打开并连接形成单键的方式。在某种意义上，双键可以被认为是一个双原子环。后续的聚醚印模材料就属于含有两个碳和一个氮的三原子环单体的开环加成聚合。此外，纤维桩及黏结材料中的环氧单体含有两个碳和一个氧，也属于此种类型。

（二）缩合聚合（Condensation polymerization）

含有两个或两个以上反应性官能团的单体经缩合反应生成小分子化合物，同时生成聚合物的反应称为缩合聚合反应。一般属于逐步聚合机制。生物组织中生产蛋白质、糖类、脱氧核糖核酸和核糖核酸都是通过逐步生长聚合反应形成的。与链式聚合反应每次只产生一个活性中心不同，逐步聚合同时激活单体的两个或两个以上反应性官能团。缩合反应的每一步都会形成一种新的双功能或三功能的分子链。随着反应的进行，逐渐形成较长的链，直到最终反应包含大摩尔质量的聚合物。后续印模材料中的缩合型硅橡胶印模材料的固化反应就属于缩合聚合。

反应的基质原料为端羟基二甲基硅氧烷，交联剂为硅酸乙酯，在催化剂辛酸亚锡的作用下，生成网状结构的硅橡胶，同时，产生副产物乙醇（图 1-12）。

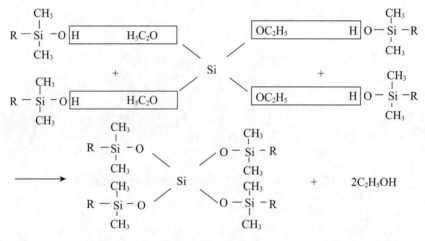

图 1-12　硅橡胶缩合反应式

四、高分子的分类 Classification of polymer

可以从不同的角度对聚合物进行分类，下面简要介绍几种主要分类方法。

（一）按照高分子主链的元素组成分类

按分子主链的元素结构，可将聚合物分为碳链聚合物、杂链聚合物和元素有机聚合物三类。

（1）碳链聚合物：高分子主链完全由碳原子组成。绝大部分烯类聚合物，如聚乙烯、聚苯乙烯、聚氯乙烯等属于这一类。前面所述的聚甲基丙烯酸甲酯也属于此类。

（2）杂链聚合物：高分子主链中除碳原子外，还有氧、氮、硫等杂原子。如聚醚、聚酯、聚酰胺、聚氨酯、聚硫橡胶等。工程塑料、合成纤维、耐热聚合物大多是杂链聚合物。环氧树脂也属于此类。

（3）元素有机聚合物：高分子主链中没有碳原子，主要由硅、硼、铝和氧、氮、硫、磷等原子组成，但侧基却由有机基团，如甲基、乙基、乙烯基等组成。有机硅橡胶就是典型的例子。前面所述的聚硅氧烷印模材料也属于此类。

（二）按照高分子主链的结构形态分类

（1）均聚物（homopolymer）和共聚物（copolymer）：由单一类型的结构单元聚合而成的聚合物分子，称为均聚物；两种或两种以上化学性质不同的单体，结合起来产生的聚合物分子，称为共聚物。在共聚物中，不同类型的重复单元的相对数量和位置可能不同，主要包括无规共聚物、嵌段共聚物和支链共聚物等。共聚可以对所得材料的物理和机械性能产生非常强的影响，使其与相应的均聚物的物理和机械性能有很大的变化。

（2）线型聚合物（linear polymer）、支化聚合物（branched polymer）和体型聚合物（three dimensional polymer）：根据聚合物中结构单元连接形式的不同，聚合物可分为线型聚合物、支化聚合物和体型聚合物3种。线型聚合物是指结构单元以单线式的连接形成的聚合物，具有较好的流变性，可以溶解，也可以熔融，易于加工。虽然很多聚合物有一些短支链，但其性能仍符合线型聚合物的性能，一般也归为线型聚合物。当聚合物的溶解和熔融随支链的不同而改变时，称为支化聚合物（又称链型聚合物）。体型聚合物又称网状聚合物，是线型聚合物上存在的官能团在一定条件下交联而成三维空间的体型（或网状）结构的聚合物。可溶胀，但不溶解，或者因溶胀使表面显有微溶现象。加热时不能熔融，高温时化学键断裂，发生分解。

（三）按照聚合物的性能和用途分类

按材料的性能和用途，主要可以分为橡胶、纤维和塑料，即常说的三大高分子材料。根据用途还可以细分为涂料、粘接剂和功能高分子等。

（1）橡胶：通常是一类线型柔顺高分子聚合物，具有典型的高弹性，在很小的作用力下能产生很大的形变，除去外力后能恢复原状。口腔印模材料，特别是需要取倒凹结构的材料，一般为橡胶类。

（2）纤维：是线型结晶聚合物，不易形变，伸长率低，弹性模量和抗张强度都很高。口腔材料中的纤维桩为纤维和塑料的结合体。

（3）塑料：以合成或天然聚合物为主要成分，辅以填充剂、增塑剂和其他助剂在一定温度和压力下加工成型的材料或制品，其中的聚合物常被称为树脂。塑料的行为介于纤维和橡胶之间，有很广的范围，软塑料接近橡胶，硬塑料接近纤维。又可以进一步分为热塑性塑料和热固性塑料。口腔材料中的义齿基托和复合树脂都属于塑料类。

此外，儿童防龋用氟保护漆属于涂料类，牙科粘接剂属于粘接剂类。

五、高分子的结构和性能 Structure and properties of polymer

聚合物是由众多聚合物分子通过分子间互相作用（范德瓦耳斯力、氢键、静电力和疏水力等）聚集而成的物质，所以在物理、化学和力学性能上与低分子化合物有很大差异。聚合物即有固体特征又有流体特征，该特性来源于聚合物的结构和分子运动。明确聚合物结构、分子运动、性能三者之间的内在联系与规律是聚合物材料加工和应用的基础。

（一）聚合物结构（Structure of polymer）

聚合物的结构可分为链结构和超分子结构（聚集态结构）两大类。

（1）聚合物的链结构：是指单个聚合物分子的形态，又可以进一步分为近程结构和远程结构。近程结构属于化学结构，是最基本的结构，故又称一级结构，是指分子的组成、构型、构造和共聚物的序列结构。一般按分子主链的元素结构，可将聚合物分为碳链、杂链和元素有机聚合物三大类。聚合物的共聚和共混都是通过改变链结构从而改变聚合物材料性能的一种重要手段。远程结构包括分子的大小与形态、链的柔顺性及分子在各种环境中所采取的构象，属于更高一级的结构，又称二级结构。聚合物的许多性能不同于低分子物质的主要原因就在于其二级结构。只有聚合物的分子量或聚合度达到一定数值后，才能显示出适用的机械强度，这一数值称为临界聚合度。例如，随着分子量的变化，聚甲基丙烯酸甲酯依次表现为液态、半固态和固态等多种形态。聚合物的分子链很长，根据其柔顺性的不同，通常处于卷曲等各种形态。

这些形态可以随条件和环境的变化而变化。例如，在加热或剪切力等外力作用下，聚合物表现为液态和固态等的原因就来自于分子形态的变化。

（2）聚合物的超分子结构：超分子结构是指聚合物分子链之间的几何排列和堆砌结构，包括晶态结构、非晶态结构、取向态结构，以及织态结构等，又称三级结构。晶态结构是指高分子链整齐地排列成为局部具有周期性结构的有序状态。结构规整或链间次价力较强的聚合物容易形成晶态结构。与结晶小分子不同，结晶聚合物中往往存在一定的无定形区，即使是结晶度很高的聚合物也存在晶体缺陷，熔融温度（T_m）是结晶聚合物使用的上限温度。结构不规整或链间次价力较弱的聚合物难以形成有序状态，一般为非晶态结构，又称无定形态。

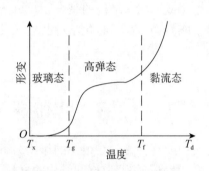

图1-13 非晶态聚合物的形变-温度曲线
T_x脆化温度；T_g玻璃化温度；T_f黏流温度；T_d分解温度

非结晶聚合物在一定负荷和受力速度下，于不同温度可呈现玻璃态、高弹态和黏流态3种状态（图1-13）。从高弹态到玻璃态的转变温度称玻璃化温度（T_g），是塑料使用的上限温度、橡胶使用的下限温度。从高弹态到黏流态的转变温度称黏流温度（T_f），是聚合物加工成型的重要参数。当聚合物处于玻璃态时，整个大分子链和链段的运动均被冻结，宏观性质为硬、脆、形变小，只呈现一般硬性固体的普弹形变。聚合物处于高弹态时，链段运动高度活跃，表现出高形变能力的高弹性。结晶聚合物的形态同时受晶态结构和非晶态结构的影响，有的会呈现高弹态。

（二）聚合物性能（Property of polymer）

决定聚合物分子结构和性能关系的内在因素是聚合物的分子运动。探索各种环境下聚合物分子各种运动单元的运动规律，以分子运动的观点讨论结构与性能的关系是高分子物理科学的精髓所在，也是聚合物加工成型的基础。

（1）聚合物的溶解性能：聚合物分子量大，链结构和超分子结构多种多样，因此其溶解现象比小分子化合物复杂得多，具有许多与小分子溶解不同的特性。聚合物的溶解是一个缓慢的过程，主要包括两个阶段，即溶胀和熔融。由于聚合物分子与溶剂分子相差悬殊，溶剂分子向聚合物中渗透快，而聚合物分子向溶剂中扩散慢，导致溶剂分子渗入聚合物链间，使聚合物体积膨胀，称为溶胀。随着时间延长，聚合物分子溶剂化，削弱了与其他分子之间的非化学作用力，直至脱离，从而实现溶解，当所有高分子都进入溶剂中时，完成溶解。但是，有些高分子，特别是体型高分子，聚合物分子间存在溶剂无法破坏的化学作用，最终只能停留在溶胀阶段。当溶胀力和分子间作用力均衡时，溶胀停止。

（2）聚合物的黏弹性能：材料在应力作用下将产生应变。对于服从胡克定律的理想弹性固体，应变与应力呈线性关系。对于服从牛顿流体运动学的理想黏性液体，应变与时间呈线性关系。在应力作用下，材料同时具有弹性和黏性的特征称为黏弹性。黏弹性包括静态黏弹性和动态黏弹性。静态黏弹性是指在固定的应力（形变）下形变（应力）随时间而发生的变化。典型表现为蠕变（creep）和应力松弛（stress relaxation）。在一定温度和应力作用下，材料的形变随时间的延长而增加的现象，称为蠕变。蠕变影响材料的尺寸稳定性。在固定的温度和形变下，聚合物内部的应力随时间的延长而衰减的现象，称为应力松弛。如正畸用的橡皮圈和隐形矫治器的矫治力随时间而降低的行为就属于应力松弛。动态黏弹性在口腔中应用少，此处不作详述。

（徐永祥）

第三节　陶瓷材料基础
Foundations of ceramic materials

一、陶瓷的基本结构 Basic structure of ceramics

（一）陶瓷的显微结构（Microstructure of ceramics）

陶瓷通常由金属与非金属元素的化合物组成，既可以表现为晶体形式也可以表现为非晶固体（又称为玻璃），在制备过程中，气孔难以完全消除，因此陶瓷通常由晶相、玻璃相和气相组成。陶瓷的性能很大程度上取决于各组成相的结构、形状、尺寸、占比及分布等。

1. 晶相（crystalline phase，mineral phase）　是陶瓷中原子、离子、分子在空间按一定规律排列成的固体基本单元。受原材料与制备工艺的影响，晶相的形状、数量及体积分数等会产生较大差异，进而导致陶瓷的机械性能和光学性能有很大不同。一般情况下，晶相含量增高，材料的强度增大。全瓷修复体的晶相体积比在 35% 到几乎 100%。传统陶瓷（普通陶瓷）的晶相主要是硅酸盐晶体，先进陶瓷（特种陶瓷）的晶相主要是氧化物、碳化物、氮化物等晶体。

（1）硅酸盐结构：硅酸盐晶体结构比较复杂，其基本结构单元是硅氧四面体 $[SiO_4]^{4-}$（图 1-14）。它是由位于中心的 1 个硅原子和围绕它的 4 个氧原子构成的络阴离子，硅氧四面体具有如下特点。① $[SiO_4]^{4-}$ 是硅酸盐晶体结构的基础；②硅酸盐结构中的 Si^{4+} 之间不存在直接的键，而是通过 O^{2-} 来实现键的连接；③ O^{2-} 最多只能为 2 个 $[SiO_4]^{4-}$ 所共有；④ 2 个相邻的 $[SiO_4]^{4-}$ 之间可以共顶而不可以共棱、共面连接。因此，各硅氧四面体可以互相孤立存在，也可以通过共用四面体顶角上的 1 个、2 个、3 个或 4 个氧原子互相连接，按照硅氧四面体连接方式的不同，可将硅酸盐晶体分为以下 5 种结构。

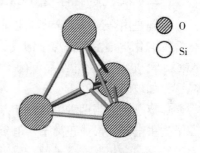

O
Si

图 1-14　硅氧四面体

岛状结构：在硅酸盐晶体结构中，$[SiO_4]^{4-}$ 以孤立状态存在，$[SiO_4]^{4-}$ 之间通过其他阳离子连接起来，这种结构称为岛状结构。

组群状结构：是 2 个、3 个、4 个或 6 个 $[SiO_4]^{4-}$ 通过共用氧离子连接形成硅氧四面体群体，硅氧四面体群体之间再通过其他阳离子（金属离子）连接起来。

链状结构：$[SiO_4]^{4-}$ 通过共用氧离子在一维方向延伸呈链状，链与链之间由其他阳离子相连。

层状结构：$[SiO_4]^{4-}$ 之间通过 3 个桥氧相连，在二维平面无限延伸构成的硅氧四面体层称为层状结构。

架状结构：$[SiO_4]^{4-}$ 之间通过 4 个顶角的桥氧相连，向三维空间无限发展的骨架状结构称为架状结构。

这些阴离子与金属离子结合成为各种硅酸盐。晶相的晶体结构不同，则陶瓷性能不同。岛状结构电学性能好；层状结构硬度低，可塑性好；架状结构膨胀系数小。

（2）氧化物结构：在氧化物结构中，尺寸较大的 O^{2-} 组成晶格，尺寸较小的金属阳离子处于氧离子的间隙中。陶瓷中常见的氧化物结构主要分为以下几类。

AB 型：其晶体结构为面心立方型，如 $NaCl$、MgO、CaO、BaO 等。

AB_2 型：其晶体结构为面心立方型或简单四方型，如 CaF_2、ZrO_2、SiO_2、TiO_2 等。

A_2B_3 型：其晶体结构为菱形晶系，如 $\alpha\text{-}Al_2O_3$ 等。

ABC_3 型：其晶体结构为菱形晶系或简单立方型，如 $CaTiO_3$、$BaTiO_3$、$FeTiO_3$ 等。

AB_2C_4 型：其晶体结构为面心立方型，如 $MgAl_2O_4$ 等。

2. 玻璃相（glassy phase，vitreous phase） 又称无定形相或非晶相（amorphous phase），陶瓷显微结构中的非晶态固体部分主要起粘接剂（粘接分散的晶相）和填充剂（填充气孔，使材料致密化）的作用。此外，玻璃相的引入也会降低陶瓷的烧成温度，加快烧结过程。口腔陶瓷的玻璃相主要是硅酸盐玻璃，陶瓷烧结时，部分硅酸盐玻璃处于熔化状态，熔化后黏度大，冷却时原子迁移困难，很难重新结晶，形成过冷液体，当其继续冷却到玻璃化温度 T_g 时，则"冻结"成非晶态玻璃质（相），构成短程有序、长程无序排列的空间网络结构。陶瓷晶相和玻璃相的比例基本上决定了材料的性能和临床适应证，一般情况下，陶瓷的玻璃相越多，其透明度和美观性越好，但力学强度也越低。

3. 气相（gas phase） 即气孔相，指陶瓷材料中的气孔中的气体。在陶瓷的制备过程中，气孔形成几乎是不可避免的，占体积的 5%～10%，甚至更多。气孔可分为开口气孔与闭口气孔两类，开口气孔通常在陶瓷生坯烧制时被排出，闭口气孔通常存在于陶瓷组织内部。由于气孔通常是应力集中的地方，即在外载荷的作用下，气孔处应力集中，优先萌生裂纹。气孔率（气孔的相对体积）、尺寸及分布等对陶瓷的性能有显著影响。例如，提高气孔率，陶瓷强度与透明性均下降，但其隔热性能得到显著提高。有时需增加气孔，如多孔陶瓷有利于增加骨长入等。

（二）陶瓷的化学键（Chemical bond of ceramics）

陶瓷是由金属（类金属）和非金属元素形成的化合物。口腔陶瓷主要是氧化物陶瓷，这些化合物的化学键主要是离子键或共价键，或者两者的混合键。它们可以是结晶型的，如 ZrO_2、Al_2O_3 等，也可以是非结晶型的，如玻璃，甚至有些化合物在一定条件下可由非晶型转变为结晶型，如玻璃陶瓷。

1. 离子键 当两种电负性相差大的原子（如金属元素与氧元素）相互靠近时，电负性小的原子失去电子，形成正离子，电负性大的原子获得电子，形成负离子，两种正负离子通过静电引力结合在一起形成离子键。离子键主要存在于陶瓷的晶相中，通过离子键结合而成的晶体称为离子晶体（如 ZrO_2、Al_2O_3 等）。离子键的特点是键强度高，所以离子晶体具有较高的熔点。离子晶体如果发生相对移动，将失去电平衡，使离子键遭到破坏，所以离子材料是脆性的。离子材料有方向性，因此，陶瓷材料表现为强度高、硬度高，但弯曲性能相对较差。

2. 共价键 当两种电负性相差不大的原子相互靠近时，原子之间不产生电子的转移，彼此共用电子对产生结合，形成共价键。通过共价键结合而成的晶体称为共价晶体（如 SiC、Si_3N_4 等）。共价键有方向性和饱和性，键强度高，结构稳定。陶瓷熔点高、硬度高、脆性大、线胀系数小。

3. 混合键 既有离子键结合又有共价键结合。虽然陶瓷主要为离子键和共价键，但实际上陶瓷的结合键存在许多中间类型，电子排布可以从典型的离子型逐渐过渡到共价键所特有的排布形式。

二、口腔陶瓷的性能 Properties of dental ceramics

口腔陶瓷的性能取决于其化学成分、晶体结构、玻璃相的特性、气孔、杂质及晶粒度等。其物理机械性能、化学稳定性和生物相容性是口腔材料中较理想的。但陶瓷修复体的质量还取决于其显微结构，以及从原材料到最终染色或上釉的制作工艺的控制。

（一）物理性能（Physical properties）

1. 半透明性（translucency） 是牙科陶瓷的一个重要光学性能（optical properties）。口腔陶瓷色泽美观、光泽度高，具有一定的透明性和半透明性，与牙齿的天然色泽相匹配，是美学特性最好的口腔材料。光线照射到陶瓷材料表面时，会在材料表面、晶相与晶相或晶相与基质之间、气孔内部发生反射、折射、散射和吸收。如果入射光线无改变地透过材料，则表现为透明性，如玻璃；如果入射光线部分通过材料，则表现为半透明性，根据入射光线透过的量，呈现出不同程度的半透明性；如果入射光线全部被材料吸收或反射，则表现为不透明性（opaque），如早期的氧化锆陶瓷、氧化铝陶瓷，有时为了遮盖基底材料的颜色，特别制作遮色瓷等。因此，陶瓷材料的半透明性受到材料中气孔、晶体结构与大小、晶相与晶相或玻璃相折光系数的影响。气孔越多，透明性越差；晶体大小与波长越接近，透明性越差；晶体结构对称性差，透明性则较差；各组成相之间折光系数越大，透明性越差。氧化物多晶陶瓷的透明性还与原材料的纯度有关，纯度低的原材料在烧结体中会出现较多的第二相杂质物和各种结构缺陷，从而破坏陶瓷材料的光学均匀性，使半透明性较低。

2. 密度（density） 陶瓷密度与气孔率、晶体相的数量和性质有关。完全烧结长石质烤瓷的密度约为 $2.45\ g/cm^3$。理论上，无孔 3%（物质的量分数）氧化钇稳定的四方氧化锆（3Y-TZP）陶瓷密度为 $6.08\ g/cm^3$。医用级 3Y-TZP 陶瓷密度应高于理论值 98.7%（$6.00\ g/cm^3$）。

3. 热学性能（thermal properties） 长石质烤瓷的热导率为 $0.0030\ cal/（s \cdot cm^2）（℃/cm）$，扩散系数为 $0.64\ mm^2/s$，$25 \sim 500℃$的线胀系数为 $12.0 \times 10^{-6}/K$。氧化铝陶瓷和二硅酸锂陶瓷的线胀系数约为 $10.0 \times 10^{-6}/K$，氧化锆陶瓷（3Y-TZP）为 $10.5 \times 10^{-6}/K$，白榴石增强陶瓷为 $（14.0 \sim 18.0）\times 10^{-6}/K$。

4. 收缩（shrinkage） 所有陶瓷材料均存在烧结收缩现象，除用于可硬切削的完全烧结的陶瓷块和热压陶瓷外。软切削氧化锆切削后在高温下烧结约有 25% 的收缩，须在计算机修复体设计时放大修复体进行补偿。

5. 玻璃化转变温度（glass transition temperature） 大约是玻璃在弹性态和黏弹态之间转变的温度范围的中点，其是线胀系数开始发生快速变化的起点。

（二）机械性能（Mechanical properties）

1. 抗弯强度（flexural strength） 指材料在弯曲负荷作用下破裂或达到规定弯矩时能承受的最大应力，反映了材料抗弯曲的能力。目前全瓷材料中，3Y-TZP 陶瓷抗弯强度最高（$900 \sim 1200\ MPa$）；其次是玻璃浸渗陶瓷（$378 \sim 630\ MPa$）；再次为玻璃陶瓷，如二硅酸锂陶瓷（$262 \sim 306\ MPa$）、白榴石增强陶瓷（$100\ MPa$）；长石质烤瓷材料最低，其抗弯强度为 $60 \sim 80\ MPa$。

2. 断裂韧性（fracture toughness） 表示材料抵抗裂纹扩展（延伸）的能力，是陶瓷的一个重要性能。当存在裂纹时，它是抵抗脆性断裂的指标。传统长石质烤瓷的断裂韧性为 $0.78\ MPa \cdot m^{1/2}$，白榴石增强陶瓷为 $12\ MPa \cdot m^{1/2}$，二硅酸锂增强陶瓷为 $3.0\ MPa \cdot m^{1/2}$，3Y-TZP 陶瓷最大，为 $5.0\ MPa \cdot m^{1/2}$。

3. 弹性模量（elastic modulus） 长石质烤瓷约 70 GPa，二硅酸锂热压陶瓷为 110 GPa，3Y-TZP 陶瓷为 200 GPa，氧化铝为 350 GPa。

（三）生物性能（Biological properties）

口腔陶瓷与人体组织的生物相容性良好，绝大多数陶瓷材料对人体无毒、无刺激，具有良好的生物安全性。根据陶瓷材料的生物性能不同，还可分为生物惰性陶瓷、生物活性陶瓷和可吸收陶瓷等。

三、口腔陶瓷的增强增韧机制 Strengthening and toughening mechanism of dental ceramics

（一）颗粒弥散增强增韧（Particle dispersion strengthening and toughening）

通过添加第二相颗粒或粒子增强增韧，如向玻璃基质中引入高比例含量的晶相来提高材料的抗裂纹扩展能力（白榴石增强长石质烤瓷和氧化铝增强烤瓷）；向氧化铝基质中添加氧化锆颗粒〔氧化锆弥散增韧的氧化铝瓷（In-Cream Zirconia）〕等。此类材料力学性能受第二相颗粒添加量、颗粒大小、分布等因素的影响。

（二）纤维或晶须增强增韧（Fiber strengthening and toughening）

纤维增强是通过向陶瓷材料中添加纤维增强增韧，常用的纤维有氧化铝纤维、碳纤维、石英纤维、玻璃纤维等。

晶须增强是通过向陶瓷材料中添加晶须增强增韧。晶须是一种具有很大长径比（长度与直径之比）、结构缺陷少的微小陶瓷单晶体。常用的晶须有氮化硅晶须、碳化硅晶须、硼酸铝晶须、氧化锌晶须、硫酸钙晶须、氧化镁晶须等。

其机制为当裂纹扩展遇到纤维或晶须时，裂纹扩展受阻，欲使裂纹继续扩展必须提高外加应力，随着外加应力水平的提高，基质与纤维或晶须界面解离，产生纤维或晶须的拔出，其拔出时的界面摩擦消耗负载能量而达到增强增韧的目的。

（三）掺杂增强增韧（Doping strengthening and toughening）

掺杂增强增韧是向陶瓷材料中添加少量的金属或金属氧化物来增加材料的强度和韧性。如通过向氧化铝基复合陶瓷中加入纳米大小稀土金属钇（2%），净化晶体界面，增加界面的结合强度，从而增加材料的强度和韧性。Nawa 等人添加 0.05% TiO_2 到氧化铝增韧的氧化锆材料中，抑制了晶粒生长，提高了材料的强度。

（四）纳米颗粒增强增韧（Nano-particle strengthening and toughening）

在纳米复合陶瓷中，纳米粒子以两种方式存在，一种是分布在基质的晶界，即所谓"晶界型"或"晶间型"；另一种是分布在基质晶粒内部，即所谓"晶内型"或"内晶型"。其机制主要是：晶界纳米相能和基质形成高强度主晶界，对晶裂纹起强的"钉扎"作用；晶内纳米相在晶界处形成压应力，间接强化主晶界，同时使基质晶粒内部残存拉应力，再加上微裂纹和次界面，使基质晶粒被弱化。主晶界的增强、晶内强度的弱化使微米复合陶瓷以沿晶断裂为主发展到纳米复合陶瓷的穿晶断裂为主。例如，向 10% 氧化铈稳定的氧化锆（10Ce-TZP）中加入 30% 的氧化铝，形成了氧化锆-氧化铝纳米复合物（10Ce-TZP/A），该复合物的抗弯强度可高达 1500 MPa，断裂韧性为 18 MPa·$m^{1/2}$。

（五）相变增韧（Phase transformation toughening）

相变增韧主要发生于氧化锆陶瓷。氧化锆在常压条件下存在 3 种同素异晶结构：单斜（monocline，m）、四方（tetragonal，t）和立方（cube，c）（图 1-15）。单斜相从室温到 1170℃是稳定的，超过这一温度转变为四方相，在 2370℃时转变为立方相。冷却时，由 t 相到 m 相的相变在冷却到 1170℃下约 100℃的温度范围内发生。由 t 相到 m 相的相变会引起 3% ～ 5% 的体积增加，加入稳定剂（最常用的为氧化钇，其次是氧化铈、氧化镁、氧化钙等）后可以使 t 相从高温保留到室温下，此时在外加应力作用下，t 相可以向 m 相转变，吸收裂纹扩展能量和封闭裂纹尖端从而达到增韧陶瓷的作用，这一现象称为相变增韧。

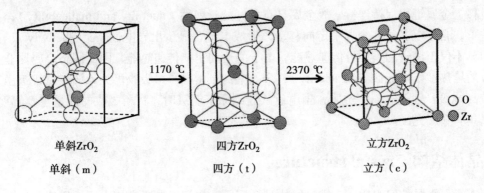

图 1-15　氧化锆陶瓷的 3 种晶体结构

（韩建民）

第四节　金属材料基础
Basic theory of metals

一、金属的一般特性 General character of metals

金属和合金在口腔医学领域中应用非常广泛，例如全冠、嵌体、桩核、可摘局部义齿、种植体，以及牙体预备的车针等。随着技术的发展，越来越多的牙科医生在临床决策中选择美学树脂和陶瓷，但是金属凭借其良好的机械性能依然是口腔材料中不可或缺的一类材料。牙科金属和合金的成型主要通过以下几种方法来完成：铸造、锻造、机械加工、选择性激光烧结成型。金属与非金属的主要特性比较见表 1-1。

表 1-1　金属与非金属主要特性的比较

	金属	非金属
物理特性	1. 常温下为固体（例外：汞为液体）	1. 常温下为气体和固体（例外：溴为液体）
	2. 有金属光泽	2. 无金属光泽（例外：石墨有光泽）
	3. 比重大（例外：锂、钾、钠的比重＜1）	3. 比重小（例外：碘的比重为 4.9）
	4. 热和电的良导体	4. 热和电的不良导体（例外：石墨有导电性）
	5. 具有延展性	5. 不具备延展性
	6. 密度高，熔点高	6. 密度低，熔点低
	7. 硬度高	7. 硬度差异大
化学特性	1. 氧化物呈碱性	1. 氧化物为酸性
	2. 单独离子化时，产生阳离子	2. 单独离子化时，产生阴离子
	3. 氢化合物易于分解	3. 氢化合物稳定

二、金属键 Metallic bond

金属原子的外层电子少，容易失去。当金属原子相互靠近时，其外层的价电子脱离原子成为自由电子，为全体金属所共有。由自由电子及之间的静电互相作用而产生的结合称为金属键。由于电子的自由运动，金属键没有固定的方向，因而是非极性键。

金属键无方向性和饱和性，利用金属键可解释金属所具有的各种特性。金属内原子间产生相对位移，金属键仍保持连接，故金属具有良好的延展性（ductility and malleability）；在一定电位差下，自由电子可在金属中定向移动，形成电流，显示出导电性（conductivity）；在固态金属中，不仅正离子的震动可传递热能，电子的运动也能传递热能，因此固态金属比非金属具有更好的导热性（thermal conductivity）；金属中的自由电子可吸收可见光的能量，被激发、跃迁到较高能级，因此金属不透明；当电子跃迁到原来能级时，将所吸收的能量重新辐射出来，使金属具有金属光泽。

三、晶体结构 Crystal structure

固态金属由晶体组织构成。结晶结构是金属原子之间以最紧密的方式排列而成，金属的结晶是有规则的晶体。虽然大多数固态金属都是晶体，但各种金属的晶体结构并不完全相同。除少数金属具有复杂的晶体结构外，绝大多数金属都具有比较简单的晶体结构。图1-16分别给出3种典型晶胞的模型。

（一）体心立方晶胞（Body centered cubic cell）

体心立方晶胞除晶胞的8个角上各有一个原子外，在晶胞的体积中心处也有一个原子（图1-16A）。具有体心立方结构的金属有 Cr、α-Fe、δ-Fe、Mo、W、V、β-Ti 等。

（二）面心立方晶胞（Face centered cubic cell）

面心立方晶胞除晶胞的8个角上各有一个原子外，在晶胞的各表面的中心处也各有一个原子（图1-16B）。具有面心立方结构的金属有 Al、Cu、Ag、Au、Pb、Ni 等。

（三）密排六方晶胞（Hexagonal close packed cell）

密排六方结构的晶胞是一个六方柱体，在六方柱体的12个顶角和上、下2个六角形底面的中心各有一个原子，在晶胞中间还有3个原子（图1-16C）。具有密排六方结构的金属有：Zn、Mg、Be、α-Ti、α-Co、Cd 等。

绝大多数固态金属都属于上述3种类型的晶体结构。其中，有些金属（如 Al、Cu、Pb、Zn、Au、Ag 等）在固态只具有一种晶体结构；而另一些金属（如 Fe、Mn、Ti、Co、Sn 等）在不同的温度或压力下，会呈现不同的晶体结构。

由于晶体是由许多晶胞堆砌而成，每个晶胞都与周围的晶胞共用处于晶胞顶角和交界面上的原子。因此，3种典型晶胞所含有的原子个数分别为：体心立方晶胞2个，面心立方晶胞4个，密排六方晶胞6个。

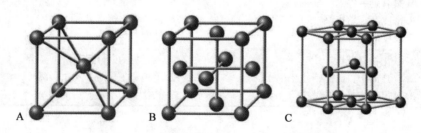

图1-16 牙科金属和合金中最常见的3种晶胞的模型
A.体心立方晶胞；**B**.面心立方晶胞；**C**.密排六方晶胞

四、合金 Alloy

由两种或多种化学组分构成的固溶体或化合物形式的材料或物质称为合金（alloy）。虽然合金的主要成分是金属，但与纯金属相比，在强度（strength）、耐腐蚀性（corrosion resistance）、耐热性（heat durability）及磁性（magnetism）等方面均有明显的提高。组成合金的独立的、最基本的单元称为组元。组元可以是纯金属、非金属或稳定的化合物。合金中组元的成分比例在一定的范围内变化。口腔临床修复治疗中使用的金属材料几乎都是合金。

合金的性能除与组元本身的性能有关外，很大程度上由其组织结构而定。合金最基本的组织结构有以下两种。

（一）固溶体（Solid solution）

一种或多种溶质原子溶入主组元（溶剂组元）的晶格中，且仍保持溶剂组元晶格类型的一类固态物质（固体相）称为固溶体。在固溶体中，把保持晶格形态不变的组元称为溶剂（solvent），丧失晶格形态的组元称为溶质（solute）。固溶体的成分可在一定范围内连续变化，溶质原子的溶入将引起溶剂晶格常数的改变及晶格畸变，导致合金性能发生变化。通常把形成固溶体而使金属强度、硬度升高的现象称为固溶强化。按照溶质原子在固溶体中是占据结点位置，还是位于晶格的间隙中，将固溶体分为置换固溶体（substitutional solid solution）与间隙固溶体（interstitial solid solution）；若溶质与溶剂能够以任何比例互溶，则称为无限固溶，否则为有限固溶。

（二）化合物（Compound）

化合物是合金组元间发生相互作用而生成的一种新相，其晶格类型和性能完全不同于任一组元，一般可以用分子式来表示其组成。合金中的化合物一般都硬而脆，它可使合金的硬度、强度和磁矫顽力提高，使韧性下降。与普通化合物不同的是，这种化合物中除离子键（ionic bond）和共价键（covalent bond）外，金属键（metallic bond）也在不同程度上参与作用，使其具有一定的金属性质，故一般被称为金属化合物（metallic compound）。金属组元间形成的化合物也称金属间化合物（intermetallic compound）。例如，银汞合金中的 Ag_3Sn 相是 Ag 与 Sn 组成的金属间化合物。

五、熔融与凝固 Fusing and solidification

金属在一定温度下由固态转变为液态的现象称为熔化（melting），金属的熔化温度（melting temperature）又称为熔点（melting point）。纯金属有确定的熔点。熔点是金属的重要特性。金属由液态到固态的转变过程称为凝固（solidification），金属凝固形成晶体的过程称为结晶（crystallization）。

液态金属的结晶过程是一个形成晶核（nucleus）和晶核长大的过程。当液态金属缓慢地冷却到结晶温度以后，经过一定时间，开始出现第一批晶核。随后，已形成的晶核不断长大。同时，在液态中又会不断形成新的晶核并逐渐长大，直到液体全部消失为止。由晶核长成的小晶体称为晶粒（grain）。晶粒之间的界面称为晶粒间界，简称晶界（grain boundary）。通过快速冷却熔融金属或合金，可以获得细小的晶粒结构，多晶核的形成导致生成多而小的晶粒（图1-17A），这个过程称为淬火（quenching）。缓慢冷却形成较少的晶核，进而生成较大晶粒（图1-17B）。

金属和合金可以用冷却曲线表征，材料加热到熔融态，再逐渐冷却这一过程中记录的温度-时间曲线，即为冷却曲线（cooling curve）。纯金属有一个固定的熔点（T_m），纯金属的结晶过程是在恒定的温度下进行的，结晶时，温度并不随时间的变化而变化，所以，纯金属的冷却曲线中有一段独特的水平线（图1-18A）。而合金的冷却曲线中却没有水平线。合金在温度 T_1 时开时始结晶，在温度 T_2 时完成结晶，因此合金的结晶是发生在一段温度区间内（图1-18B）。

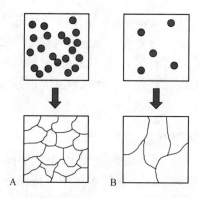

图1-17 通过控制熔融金属或合金的冷却速率控制金属晶粒的大小
A.快速冷却：晶核越多，晶粒越小；**B.**缓慢冷却：晶核越少，晶粒越大

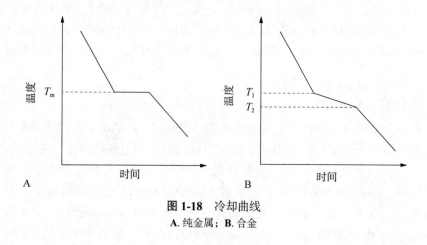

图1-18 冷却曲线
A.纯金属；**B.**合金

六、相图的基本知识 Basic knowledge of phase diagram

相图又称状态图或状态平衡相图（equilibrium phase diagram），用于表示材料的平衡相与成分和温度之间的关系。相图可以表示各种浓度的合金在各种温度下的组织状态。因此，相图是制定合金铸造、压力加工和热处理工艺的重要依据。

合金相图可以用实验方法测定，也可以基于相平衡原理计算获得。测定绘制相图的方法很多，如热膨胀法、磁性测定法、X射线分析法等，但最基本的是热分析法。图1-19是利用热分析法建立合金相图的示意图。a图中的各条曲线是由A、B两种金属组成的一系列不同成分配比的合金，在很低的冷却速度下获得的冷却曲线，表示各种成分合金的温度（T）与时间（t）的关系；b图表示不同成分配比合金的状态与温度之间关系的状态平衡相图。a、b两图具有相同的温度坐标，图中的虚线分别将a图中各成分合金的相转变温度点，与b图中表示各成分合金的虚线相交；将较高温度的虚线交点和较低温度的虚线交点分别相连，再分别与A、B金属的相变点相连，构成如图所示的封闭曲线；较高温度的曲线称为液相线（liquidus），较低温度的曲线称为固相线（solidus）。b图中的曲线将状态平衡图分为3个区域：液相区（L）、液固两相区（$L+S$）和固相区（S）。

由两种组元构成的合金称为二元合金，表示二元合金的相图称为二元合金相图（binary phase diagram），表示三元合金的相图称为三元合金相图（ternary phase diagram）。二元合金相图是最基本的也是使用最多的相图。

二元合金的相图是多种多样的，但都是由几种基本类型的相图组合起来的。最基本的二元相图是匀晶相图、共晶相图和包晶相图。

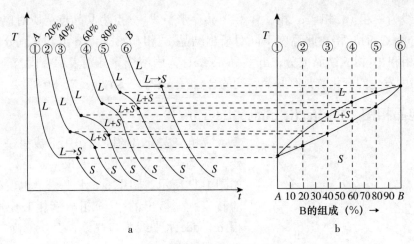

图 1-19　合金相图的建立方法
a. 合金的冷却曲线；b. 合金的状态平衡相图

（一）匀晶相图（Isomorphous phase diagram）

组元在液态和固态均能无限互溶的合金系统称为匀晶系统。由液相结晶出单相固溶体的过程称为匀晶转变（isomorphous reaction）。表示匀晶转变的相图称为匀晶相图。大多数合金的相图中都包含匀晶转变部分。也有一些合金，如 Cu-Ni、Si-Be 等只发生匀晶转变。

现以典型的匀晶相图为例，说明相图的表示方法（图 1-20）。相图的纵坐标表示温度；横坐标表示成分，一般以质量分数（mass fraction）表示。成分轴上的 A 点、B 点分别表示质量分数为 100% 的两组元，A、B 之间的任意一点均表示两组元以一定比例构成的一种合金；温度轴上的 T_a 点和 T_b 点分别表示 A、B 组元的凝固点。当成分为 C_0 的液态合金自高温冷却到稍低于液相线的 b_1 点时，合金的温度为 t_1，固相合金的成分由水平线与固相线的交点 a_1 决定；冷却到 t_2 时，液相成分为 b_2，固相成分为 a_2；当冷却到 t_4 时，合金全部结晶完毕，得到与液态合金的成分相同的单相均匀固溶体 α。具有匀晶转变的合金有 Ag-Au、Ag-Pd、Cr-Mo 等。

在非平衡结晶状态下，固化后的合金成分来不及扩散，所以固溶体等结晶内的成分也是不平衡的。

（二）共晶相图（Eutectic phase diagram）

从液相中同时结晶出两个或两个以上固相的过程被称为共晶转变（eutectic reaction）。共晶转变的生成物为两个相的混合物，称为共晶体（eutectic）。具有共晶转变的合金称为共晶合金（eutectic alloy）。共晶相图如图 1-21 所示。图中相界线 ac 和 cb 为液相线，ad、dce、eb 为

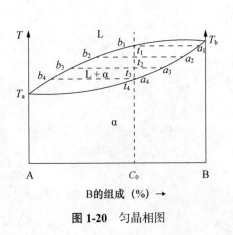

图 1-20　匀晶相图

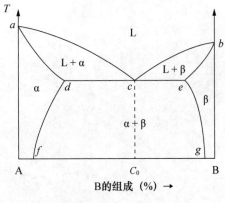

图 1-21　共晶相图

固相线。dce线为三相（L相、α相、β相）共存水平线。c点为共晶点，所对应的温度为共晶温度，成分为 C_0 的 L 相在此温度下同时析出结晶 α 相和 β 相。d 点和 e 点分别表示在共晶温度下 α 相和 β 相的结晶成分；df 线和 eg 线称为固溶线，分别表示在固态下 α 相和 β 相的成分随温度发生的变化。具有共晶转变的合金有 Ag-Cu、Sn-Pb、Pb-Sb 等。

（三）包晶相图（Peritectic phase diagram）

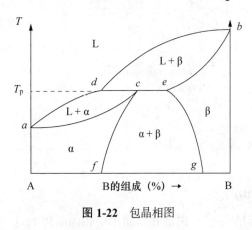

图 1-22　包晶相图

液相与先析出的固相作用形成一新固相的转变，称为包晶转变（peritectic reaction）。包晶相图如图 1-22 所示。图中 dce 水平线上也发生三相平衡的转变。先析出的 β 固相与液相 L 作用形成新固相 α。dce 水平线为包晶线，其所对应的温度 T_p 称为包晶温度（peritectic temperature），c 点则称为包晶点（peritectic point）或包晶成分。银汞合金中的 γ 相（Ag_3Sn）就是 Ag-Sn 合金中包晶转变的产物。其他具有包晶转变的合金系还有 Fe-C、Cu-Zn、Cu-Si、Al-Mn 等。

七、腐蚀特性 Corrosion properties

金属材料表面或界面和环境介质发生化学和电化学或其他反应，引起材料的退化与破坏称为腐蚀。根据金属腐蚀机制可分为电化学腐蚀和化学腐蚀两种，其中绝大多数腐蚀是电化学腐蚀。金属材料在干燥气体和非电解质溶液中发生纯化学作用而引起的腐蚀损伤称为化学腐蚀。反应历程是材料表面原子与非电解质中的氧化剂直接发生氧化还原反应，反应过程无电流产生。电化学腐蚀是指当金属材料与电解质溶液相互接触时，在界面上发生由自由电子参加的广义氧化和还原反应，导致接触面处的金属变为离子、络离子而溶解，或者生成氢氧化物、氧化物等稳定化合物，从而破坏了金属材料的特性。常见的牙科合金电化学腐蚀又分为微生物腐蚀、电偶腐蚀、小孔腐蚀、缝隙腐蚀等，而按具体化学反应过程来看，电化学腐蚀多为氧去极化腐蚀（吸氧腐蚀）和氢去极化腐蚀（析氢腐蚀），其驱动力主要由金属电位与氧电极或氢电极的电位差决定。口腔环境中的温度、唾液 pH、口腔微生物、氟化物的使用均是影响牙科金属和合金腐蚀的因素。

（邓旭亮）

第二章 口腔材料性能
Properties of Dental Materials

本章中口腔材料的性能仅指与其临床使用功能密切相关的性质，包括物理性能、机械性能、化学性能，以及生物性能。章尾对相关口腔专业的标准及标准化组织予以简单介绍。

第一节 物理性能
Physical properties

所谓物理性能是指尺寸变化、热膨胀、导热性、表面张力和表面能，以及流电性等材料本身所固有的、主要由成分和相等特性决定的性能。

一、尺寸变化 Dimensional change

尺寸变化是指材料在应用过程中尺寸发生的变化，又称形变，通常用尺寸变化率表示。尺寸变化率即试样在长度方向的尺寸变化值与原长的百分比，其计算公式如式 2-1。

$$\varepsilon = \frac{L - L_o}{L_o} \times 100\% \tag{2-1}$$

式中：ε——尺寸变化率，无量纲。

L_o——试样原长，mm。

L——试样变化后的长度，mm。

材料的内部组织状态发生改变（如相变）或受到外界环境影响（如环境温度的变化或受力状态改变）时，都会引起材料尺寸的变化。例如：口腔印模材料在使用过程中，首先在口腔环境中硬化，然后由口腔移出至室内环境经受了温度变化，同时医生在将印模从口腔内取出时又必定对印模施加外力。印模材料在制取印模过程经历了硬化-温度变化-外力等因素作用，会发生印模尺寸变化。如果取出后的印模尺寸（形状）不能适当恢复，则势必影响口腔模型的复制精度。又如充填材料使用中，经历硬化及形成充填体后在口腔环境中冷热温度变化和咀嚼外力等作用，如果在使用中的尺寸变化过大，会影响充填体与牙齿窝洞之间的密合性，产生继发龋。综上所述，研究口腔材料的尺寸变化，对其临床应用的有效性具有重要意义。

二、热膨胀 Thermal expansion

一般情况下，温度升高导致材料内能增大，使分子间平均距离增大，其宏观表现即为体积的膨胀。材料的体积或长度随温度的升高而增大的现象称为热膨胀。热膨胀通常用热膨胀系数来表示。热膨胀系数可分为线热膨胀系数（linear coefficient of thermal expansion）和体热膨胀系数（cubical coefficient of thermal expansion）。

（一）线热膨胀系数（Linear coefficient of thermal expansion）

在实际应用中，一般都是测量材料的线热膨胀系数。因此，通常所说的热膨胀系数即是指线热膨胀系数，简称线胀系数。线胀系数是指温度增加1℃，单位长度物体的长度增量。

实际上，多数材料的线胀系数并不是一个常数，而是随温度的不同稍有变化，如图2-1所示，图中的长度增量与温度呈非线性关系，即同一物体在不同温度下的线胀系数不同。线胀系数的计算方式为：

$$\alpha_T = \frac{\mathrm{d}L}{\mathrm{d}T \times L} \tag{2-2}$$

式中：α_T——温度为 T 时的线胀系数，/℃。

$\mathrm{d}L$——长度的变化量，mm。

$\mathrm{d}T$——温度的变化量，℃。

L——温度为 T 时试样的长度，mm。

试验可得出如下 $\Delta L\text{-}T$ 曲线。

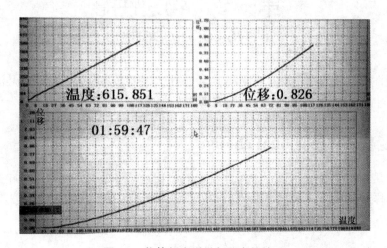

图 2-1　物体长度增量与温度的关系

图中横坐标各温度点所对应的曲线斜率与物体长度之比，则为该温度下线胀系数。

（二）平均线胀系数（Average linear coefficient of thermal expansion）

由图 2-1 可知，同一物体在不同温度下的线胀系数并不相同。然而，口腔材料在临床应用中，并不需要了解某一温度下的线胀系数，某一温度范围内的平均线胀系数更有实际意义。平均线胀系数是物体在某一温度范围内，单位温度的长度增量与物体长度之比，其计算公式如式2-3。

$$\alpha_L = \frac{L_2 - L_1}{L_1\,(T_2 - T_1)} \tag{2-3}$$

式中：α_L——温度为 T_1 至 T_2 范围内平均线胀系数，/℃。

T_1——起始温度，℃。

T_2——结束温度，℃。

L_1——温度为 T_1 时试样的长度，mm。

L_2——温度为 T_2 时试样的长度，mm。

对比式 2-3 和式 2-1 可以发现，平均线胀系数实际上是物体受温度影响而产生的尺寸变化。对于不同口腔材料来说，由于其制作工艺不同，常用的平均线胀系数的温度范围也不同，如磷酸盐铸造包埋材料常用的平均线胀系数温度为 $0 \sim 950℃$，而贵金属铸造合金常用的平均线胀系数温度为 $0 \sim 550℃$。对于口腔环境来说，常用的温度为 $20 \sim 50℃$，某些口腔材料在 $20 \sim 50℃$ 时的平均线胀系数见表 2-1。

表 2-1　某些口腔材料在 $20 \sim 50℃$ 时的平均线胀系数

材料	平均线胀系数（$\times 10^{-6} K^{-1}$）
人牙	$10 \sim 15$
银汞合金	$22 \sim 28$
复合树脂	$25 \sim 50$
金合金	$12 \sim 15$
无填料塑料及封闭剂	$70 \sim 100$
釉质瓷	13.5
嵌体蜡	$260 \sim 320$
玻璃离子水门汀	$10.2 \sim 11.4$

（三）体热膨胀系数（Cubical coefficient of thermal expansion）

体热膨胀系数是表征物体体积随温度变化的物理量，简称体胀系数。其计算公式如式 2-4。

$$\alpha_V = \frac{1}{V} \cdot \frac{dV}{dT}$$
（2-4）

式中：α_V 为体胀系数；V 为温度为 T_0 时物体的体积；dV 为物体体积的变化量；dT 为温度的变化量。

如果物体是各向同性的，则近似有 $\alpha_V = 3\alpha_L$。

（四）线胀系数的临床意义

牙体充填材料如复合树脂充填材料，充填后在口腔温度交变作用下反复热胀冷缩，树脂基质与无机填料之间，以及复合树脂充填材料与牙体组织之间的线胀系数的差异会在其界面产生热应力。热应力反复作用可能使充填体表面出现裂纹，或者使树脂与填料界面发生断裂。因此，调整树脂基质、无机填料及复合树脂充填材料的线胀系数，减小其在口腔环境中与牙体硬组织之间产生过大的热应力，是复合树脂充填材料研发的重要理论基础。又如牙科铸造合金在铸造时会产生铸造收缩，需要采用铸造包埋材料的热膨胀加以补偿，从而保证修复体的铸造精度。

三、导热性 Thermal conductivity

导热性是指材料直接传导热量的能力，其大小用导热系数（coefficient of thermal conductivity）来衡量，导热系数又称热导率（thermal conductivity），是指在温度梯度为 1 K/m 时，单位时间内通过 1 m² 横截面积的热量。单位是瓦［特］每米开［尔文］，符号为 $W \cdot m^{-1} \cdot K^{-1}$。表 2-2 列出了某些材料的导热系数。

为了避免充填后的牙齿在口腔环境中因冷热刺激而产生疼痛，应选用导热系数低的充填材料。若使用导热系数较高的充填材料，如银汞合金充填，则须采用导热系数较低的材料，如氧化锌丁香酚水门汀垫底。

表 2-2　某些材料的导热系数

材料	导热系数（$W \cdot m^{-1} \cdot K^{-1}$）
牙釉质	0.87～0.92
牙本质	0.57～0.63
银汞合金	23
复合树脂	1.1
金合金	297.3
丙烯酸树脂	0.21
陶瓷	1.05
磷酸锌水门汀	1.05～1.29
氧化锌丁香酚水门汀	0.46

四、表面张力和表面能 Surface tension and surface energy

　　表面张力（surface tension）是分子力的一种表现。它发生在液体和气体接触时的边界部分，是由液体表面层的分子所处的环境决定的。液体内部的分子在各个方向都受到其他分子的作用力，处于一个相对的受力平衡状态，因此只能在平衡位置附近震动和旋转。在液体表面附近的分子由于只显著受到液体内侧分子的作用，受力不均，速度较大的分子很容易冲出液面成为蒸气，使液体表面层（跟气体接触的液体薄层）的分子分布比内部稀疏（图 2-2）。相对于液体内部分子的分布来说，它们处在特殊的环境中。表面层分子间的斥力随它们彼此间距离的增大而减小，在这个特殊层中，分子间的引力作用占优势，这种表面层中任何两部分间的相互牵引力，促使了液体表面层具有收缩的趋势。由于表面张力的作用，液体表面总是趋向于尽可能缩小，因此，空气中的小液滴常呈圆球形状。

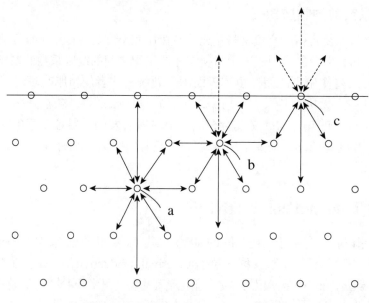

图 2-2　液体表面分子受力不对称示意图

　　表面张力是从力的角度研究物体表面特性的物理量，即增加物体表面上单位长度所需的外力，单位为牛顿 / 米（N/m）。表面能（surface energy）则是从能量的角度研究物体表面特性的物理量，即增加单位面积的物体表面，外力所做的功，单位为焦耳 / 米 ^{2}（J/m^2）。二者具有相同的数值。通常，应用表面张力的概念来研究物体的表面特征，而表面能多用于材料与牙体粘接或牙体表面清洁等领域。

现实中，液体的表面张力是指该液体与空气界面的表面张力，记为 γ_{LA}；现实中，固体的表面张力是指该固体与空气界面的表面张力，记为 γ_{SA}。固体与液体所形成的界面称为固液界面，其表面张力表示为 γ_{SL}。测定液体表面张力的方法有毛细管法、最大泡压法、吊板法、悬滴法、滴重法等。

空气、液体和固体三者间所形成的 3 种界面张力的关系如式 2-5。

$$\gamma_{SA} = \gamma_{SL} + \gamma_{LA} \cdot \cos\theta \tag{2-5}$$

图 2-3 所示为液体在固体表面所形成的液滴。液体在固体表面扩散的趋势称为液体对固体的润湿性（wettability）或浸润，可由液体在固体表面的接触角（contact angle）的大小来表示。接触角是通过液滴与固体表面接触点，所作液滴的切线与固、液界面之间所形成的夹角（θ）。接触角越小，表明液体对固体的润湿性越好。

当 $\gamma_{SA} - \gamma_{SL} = \gamma_{LA}$，$\theta = 0°$ 时，表明液体对固体完全润湿或称理想润湿。

当 $\gamma_{SA} \geq \gamma_{SL}$，$0° < \theta \leq 90°$ 时，表明液体对固体润湿，液体的润湿性好。

当 $\gamma_{SA} < \gamma_{SL}$，$\theta > 90°$ 时，表明液体对固体不润湿，液体的润湿性差。

当 $\gamma_{SA} = \gamma_{SL} - \gamma_{LA}$，$\theta = 180°$ 时，表明液体对固体完全不润湿。

润湿是界面能降低的过程，润湿的先决条件是 $\gamma_{SA} \geq \gamma_{SL}$。润湿是粘接的必要条件。牙体粘接材料，如牙釉质粘接剂或牙本质粘接剂，对牙体组织应有较好的润湿性。

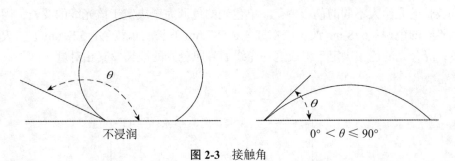

不浸润 $0° < \theta \leq 90°$

图 2-3　接触角

五、流电性 Galvanism

在不同金属与电解质溶液间两两接触之后，溶液中的离子形成定向移动从而产生电流，该电流称为伽伐尼电流（Galvanic current），利用该原理制作的电池称为伽伐尼电池，也称伏打电池（图 2-4）。在口腔环境中，异种金属修复体相接触时，由于不同金属之间的电位不同，所产生的电位差导致电流产生，称为流电性（galvanism）。流电性产生的原理与伽伐尼电池（原电池）的原理相同。

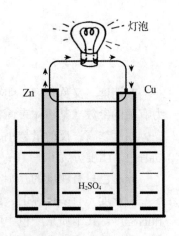

当口腔中相邻的修复体为不同金属时，流电现象会造成修复体溶解、锈蚀、表面粗糙或形成点隙等，即发生电化学腐蚀。电化学腐蚀是指腐蚀电位不同的金属跟电解质溶液接触，形成闭合回路时发生原电池反应，比较活泼的金属失去电子而被氧化的现象。口腔金属修复材料在口腔中发生的腐蚀主要是电化学腐蚀。

图 2-4　伽伐尼电池原理

此外，同一种金属类修复体，由于在加工中受其他金属污染或不同部位所含各类元素浓度不同，也会产生上述现象。种植体和基台使用的材料不同时，也有可能产生电化学腐蚀。因此，在材料的研发生产和临床应用中，都应当避免产生流电现象。

六、颜色 Color

现代口腔修复的理念是使功能和美观同时得到修复。修复体的颜色对美观修复至关重要。不同人种、年龄和性别的患者牙齿的颜色不同；口腔中不同位置的牙齿，以及牙齿的颈部、中部和切缘部的颜色也不同。在使用人工材料修复缺失、缺损牙齿时，需要了解有关材料色彩性的一些知识。

（一）颜色（Color）的三要素

颜色由非彩色和彩色构成。彩色是指除黑白以外的所有颜色。物体的色彩是人们对光线刺激生理反应的结果。光线刺激是客观的，而生理反应或称之为感觉则是主观的。根据格拉斯曼（Grassmann）定律，人眼仅能识别色彩中的3个参数，又称色彩三要素，即色调（hue）、明度（value）和彩度（chroma，vivid），它们是彩色的3个特性。

1.色调　又称色相、色别、色名等，是色彩彼此划分的特性。因此，色调或色相是区分色彩特征的主要依据，是从本质上来区别色彩的种类及其名称。如红、橙、黄、绿、青、蓝、紫等是不同的色调。色调由照射光源的光谱成分和物体表面反射的特征所决定。相同频率的光源照射不同被照物体，其色调可能不同；不同频率的光源照射同一物体，其色调一定不同。

不同波长的光给人不同的色彩感受。单色光的色调完全决定于该光线的波长，因此可以用波长表示不同的色调：678 nm 波长表示红色；587 nm 波长表示黄色；527 nm 波长表示绿色等（图2-5）；混合光的色相决定于组成这一光线的各原色光的波长及其相对量。

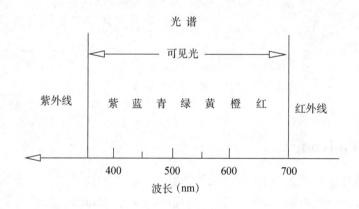

图 2-5　可见光波长范围

2.明度　又称亮度、明亮度、色值等，指色彩的明暗、深浅程度，是与物体对光的反射能力有关的参数。某物体表面色彩的明度，即该物体反射一定色光亮度。反射量越大，物体色越亮，明度越高；反射量越小，物体色越暗，明度越低。明度主要取决于照射光源的强度和物体固有色。明度分为 0～10，暗为 0，明为 10。

非彩色只有明度的差别。

3.彩度　有多种称谓，如纯度、饱和度、色度、鲜艳度、浓度、色品等，是指某一色相饱和的程度，其本质是颜色中所含彩色成分与消色成分的比例。颜色中所含彩色成分多，色彩饱和；所含消色成分多，色彩不饱和。单一波长的光谱色是完全饱和的颜色。色彩的饱和度同物体的表面结构、照明情况和空气介质密度有关。物体表面光滑，光线单向照射，空气介质密度低，色彩饱和度就比较高，反之则低。彩度分为 0 ～ 10。

（二）颜色的描述（Color description）

日常生活中常用颜色名词（如朱红、橙黄）描述颜色。口腔医学中常用两种方法对颜色进行描述：①颜色系统（color systems）；②色卡、色片、比色板（用各种颜色组合制作，按一定分类顺序编号排列，通过字符和数码传递颜色信息）。

颜色系统是用于描述物体颜色参数的系统。不同行业应用的颜色系统不同，口腔医学中对颜色的定量描述主要采用下列两种系统。

1. 孟塞尔颜色系统（Munsell color system） 是一个以色调、明度和彩度为坐标的三维系统。它用一个三维立体模型（球体）将颜色的 3 种特性——色调、明度、彩度全部表现出来（图 2-6）。在孟塞尔颜色系统中：中央轴为孟塞尔明度值，代表无彩色黑白中性色的明度，分为 11 个等级，沿径向 0 ～ 10 逐渐增大。离开中央轴的水平距离为孟塞尔彩度（纯度），代表彩度的变化，按偶数将彩度分成许多在视觉上相等的等级，中央轴上中性色的彩度为 0，离中央轴越远，彩度值越大。在立体水平剖面上的各个方向代表 10 种孟塞尔色调（色相），即 5 种主要色调红（R）、黄（Y）、蓝（B）、绿（G）、紫（P）和 5 种中间色调黄红（YR）、绿黄（GY）、蓝绿（BG）、紫蓝（PB）、红紫（RP）。色调围绕圆柱周边连续排列为 R（红）、YR（黄红）、Y（黄）、GY（绿黄）、G（绿）、BG（蓝绿）、B（蓝）、PB（紫蓝）、P（紫）、RP（红紫）。每种色调从 1 ～ 10 分成 10 个等级，每种主要色调和中间色调的等级都定为 5。

按照各特征量的差值相同的原则制作色卡，并按大小排列，每个色卡有一标号，以色卡作为目视测量颜色的标准。

孟塞尔系统由"色调 明度 / 彩度"表示，简写为"H V/C"。例如：色彩坐标 5YR 5/10，5YR（色调）即位于 Y（黄）与 R（红）之间，5（明度）位于圆柱轴的 1/2 处，10（彩度）位于圆柱最大半径处；又如正常人牙的色彩坐标，色调 7.5YR ～ 2.7Y、明度 5.8 ～ 8.5、彩度 1.5 ～ 5.6。

孟塞尔系统可以与 CIE-XYZ 标准色度系统互换。

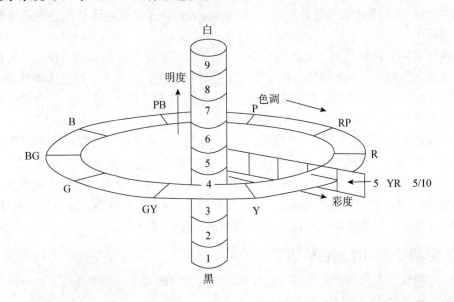

图 2-6 孟塞尔色彩坐标系

2. CIE 标准色度系统（CIE color system） 又称 CIE 1931 标准匹配函数，由国际照明委员会在 1931 年开发并在 1964 修订，该系统是其他颜色系统的基础。它采用 X（红）、Y（绿）和 Z（蓝）3 种基色（原色）为参数，所有其他颜色都可以从这 3 种基色中导出，通过相加混色或相减混色可得到任何色调。因此，每一种颜色都可以表示成 X、Y 和 Z 的混合，X、Y、Z 称为三刺激值，表示色彩中三原色所占的绝对分量。该系统能对颜色进行数字化定量描述，并能计算和测量。CIE-XYZ 基色系统可以用平面坐标来表示，其横坐标表示可见光谱的波长，纵坐标表示基色 X、Y 和 Z 的相对值。3 条曲线表示 X、Y 和 Z 三基色刺激值如何组合以产生可见光谱中的所有颜色。

CIE xyY 颜色空间是从 XYZ 直接导出的一个颜色空间，它使用亮度参数 Y 和颜色坐标 x，y 来描述颜色，也称 CIE 1931 色度图（CIE 1931 xyY），能够容易看出颜色之间的关系。

CIE（L*、a*、b*）系统（也称 CIE LAB）由国际照明委员会于 1976 年推出，是用来描述人眼可见的所有颜色的最完备的三维色彩模型，现已被作为国际通用的测色标准，适用于一切光源色和物体色的表示与计算。它使用 a*、b* 和 L*3 个参数坐标轴定义 CIE 颜色空间。L* 表示明度，a* 为红绿轴；b* 为黄蓝轴。a*、b* 绝对值的大小决定彩度大小。L*、a* 和 b* 值可以通过三刺激 X、Y 和 Z 值计算得出。该颜色系统的优点是其排列是一个接近均一的三维颜色空间，各因素占据相等空间。3 个颜色参数中的任意参数发生一个单位变化时，都可察觉到。该颜色空间与颜色的感知更均匀，可以使用 ΔE 表示两种颜色之差（色差），以评估两种颜色的近似程度。计算如式 2-6 至式 2-8。

明度差：$\Delta L^* = L_1^* - L_2^*$ （2-6）

彩度差：$\Delta a^* = a_1^* - a_2^*$；$\Delta b^* = \Delta b_1^* - \Delta b_2^*$ （2-7）

总色差：$\Delta E_{ab}^* = [(\Delta L^*)^2 + (\Delta a^*)^2 + (\Delta b^*)^2]^{1/2}$ （2-8）

ΔE^* 可作为比色的公差，临床牙齿和修复体比色时可按 ΔE^* 值进行定量。

美国牙医协会（America Dental Association，ADA）规定比色板的公差为 1。但一些患者只接受色差小于 0.5 的修复体，而有的人对色差为 4 都不敏感。对颜色的感觉通常是患者、牙医、技工的分歧所在。

（三）颜色的测量（Color measurement）

颜色的测量可采用分光光度色彩计（spectrometers）、光电色彩计和视感色彩计等，也可用比色板进行比色。

口腔临床常用牙科比色板（dental shade guide）对照患者牙齿色泽来选择材料的色泽。比色板是传递颜色信息的一种参照物，用于测量天然牙齿颜色，以使人工修复体具有相似的颜色和美观。比色板可以由树脂或陶瓷制成。理想的比色板应包括有逻辑的编排、合理分布的颜色空间，与天然牙匹配，比色板之间有内在的一致性。

目前的比色板尚不具备上述所有性能。大多数比色板采用指定符号代表色泽和颜色。如 Vita 瓷粉比色板是基于色调、彩度、明度，以逻辑性编排的比色板系统，分 A、B、C、D 四个色系。A 为红棕色色系，根据饱和度的大小又分为 A1、A2、A3、A3.5、A4 五色；B 为红黄色系，含 B1 ~ B4 色；C 为灰色系，含 C1 ~ C4 色；D 为红灰色系，含 D2、D3、D4 三色。每一种色都可按孟塞尔系统和 CIE LAB 系统进行的定量描述。

（四）影响牙科临床比色的因素

色泽、透明性、光泽和荧光是影响修复体美观的主要因素。它们受光源、被比色物体和观察者的影响。比色时应注意以下几方面。

1. 照明（illumination） 比色时，选择合适的照明最为关键。由于不同发光体的光谱分布、波长、光强或颜色浓度不同，在比色时最好选择与日光相近的照明（发光体），这种情况下修复体的色泽与在自然光下最接近。建议用色温 5500 K、显色指数（color rendering）≥ 90 的颜色矫正光源，在漫散射条件下比色。若可能，比色应在不同光线条件下进行，如暖白荧光。如果患者有经常在一定光线下活动的特殊要求，也应考虑在相似的特定分布和强度的光源下比色。有时既要在诊室比色也要在技工室比色。

诊室周围环境可能影响光线到达物体。墙的颜色、为患者铺盖的布巾、软组织唇色等都可影响比色。中性、淡灰色背景色可减少颜色感知的误差。

2.被比色物体　物体的光学特性是其内在特性与从发光体来的光相结合的特性，包括对光的反射、散射、吸收等。比色时应注意材料的一些光学特性，如同色异谱（metamerism）、半透明性（translucency）、表面光泽和荧光等。同色异谱现象，即在不同光源下两物质比色结果会不同。例如，在荧光灯下，一个比色板与人工牙匹配，但在白炽灯下不匹配。同色异谱现象可造成口腔临床医生和技工室技工之间比色的差异，导致制作的修复体与患者邻牙不匹配。比色时，利用标准化光源可减少比色的同色异谱现象。还应考虑到材料的半透明性，具有半透明性的颜色看起来更亮，可看到更多底色。材料中的气泡、遮色剂或填料可使半透明性下降。半透明性还受位置的影响，天然牙列中高半透明性且位置远的牙看起来发暗灰。表面光泽是产生光亮外观的光学性质，高光泽度可减少色泽差异。天然牙和牙科陶瓷具有在蓝区的荧光特性。比色时还要考虑到不同层材质颜色的影响。牙齿的颜色受釉质厚度和下方牙本质色的强烈影响，不同层的修复材料也如此。

3.观察者（observer）　观察者获知从物体反射或散射的光并解释结果。在很多情况下，观察者的反应随不同光波而有所不同，通常对绿色区最敏感，在比较色泽差异时最易察觉。

作为口腔医师，应根据患者的性别、年龄、职业、习惯，以及皮肤、黏膜、牙齿的颜色、光泽、透明性等要求，在不同光源、光线和位置的环境中，用厂家推荐的比色板进行比色，并采用相适应的材料进行修复，以获得人体的自然美。

（袁慎坡）

第二节　机械性能
Mechanical properties

材料的机械性能又称为力学性能（mechanical strength），是指材料在一定环境条件下受力或受能量作用时所表现出的特性。根据施加荷载方式的不同，材料力学性能试验可以分为静力试验和动力试验两大类。静力试验包括拉伸/压缩试验、剪切试验、弯曲试验、扭转试验、硬度试验、蠕变试验、应力松弛试验、断裂韧性试验等。动力试验包括冲击试验、疲劳试验等。

一、杆件变形的基本形式

实际物体的形状多种多样，如口腔修复体中的冠、桥等的形状，为了研究方便，将物体的形状进行某些简化。在材料力学性能试验中，将横向尺寸远小于纵向尺寸的研究物体称为杆件，杆件变形的基本形式有以下4种。

（一）拉伸/压缩

由大小相等、方向相反、作用线与杆件轴线重合的一对力引起，表现为杆件的长度发生伸长/缩短，如图2-7所示。

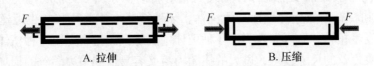

A.拉伸　　B.压缩

图2-7　杆件的拉伸与压缩

（二）剪切

剪切是由大小相等、方向相反、作用线平行于被剪切面，且距离很近的一对力引起的，表现为受剪物体的两部分沿外力作用方向发生相对错动，如图 2-8 所示。

剪切试验是对口腔材料进行性能评价的常用手段之一。如利用牛牙-复合树脂粘接剪切试样进行剪切试验，以评价牙科黏结剂的粘接性能，如图 2-9 所示。利用推出试验来评价牙科纤维桩与牙齿的粘接性能等，都是利用了剪切试验的原理。

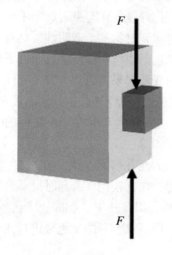

图 2-8　剪切受力

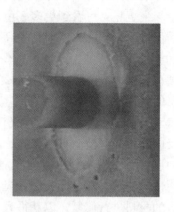

图 2-9　牛牙-复合树脂粘接剪切试样

（三）弯曲

当杆件受到与杆件轴线垂直的外力或在轴线平面内的力偶作用时，杆件的轴线由原来的直线变成曲线，这种变形称弯曲变形，如图 2-10 所示。弯曲变形也是口腔治疗过程中常见的变形方式之一。如在口腔修复治疗中使用的三单位固定桥（图 2-11），分析其受力特点时，便可以简化为如图 2-10 所示的形式。

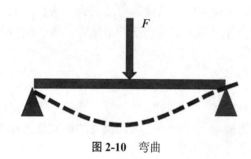

图 2-10　弯曲

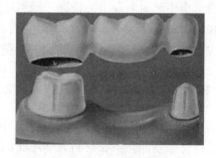

图 2-11　三单位固定桥

（四）扭转

扭转是指在杆件的两端作用两个大小相等、方向相反且作用平面垂直于杆件轴线的力矩，使杆件的任意两个截面都发生绕杆件轴线的相对转动，如图 2-12 所示。在进行口腔治疗时，多种手术器械和材料，如牙科车针、牙科钻、牙种植体植体部分和中央螺丝（图 2-13）等在使用过程中会发生扭转。有研究表明，牙种植体中央螺丝的扭紧力矩对种植体的疲劳破坏有显著影响，而中央螺丝的尺寸较小，过大的扭紧力矩又容易造成中央螺丝的损坏，因此，在临床治疗中应注意选用正确的扭力扳手，以施加合适的扭紧力矩。

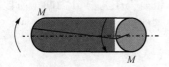

图 2-12 扭转

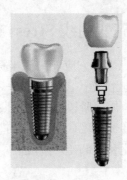

图 2-13 牙种植体

二、应力 Stress

物体由于外因（载荷、温度变化等）而发生变形时，在它内部任一截面的两方出现的相互作用力，称为内力，单位面积上的内力称为应力，也称为内应力。可以用严谨的数学语言将应力表达为：物体内某一面元 ΔS（其法线矢量为 n），若作用于该面元上的合力为 ΔF，则该点在以 n 为法向（垂直方向）的截面上的应力表示如下。

$$\sigma = \lim_{\Delta S \to 0} \frac{\Delta F}{\Delta S} \tag{2-9}$$

式中：σ——应力，MPa。

ΔS——面元，mm^2。

ΔF——面元 ΔS 上所受的力，N。

应力 σ 是矢量，沿 n 方向的分量称为正应力，垂直于 n 方向的分量称为剪切应力（shear stress）。如果外力均匀且垂直地作用于受力面上，应力可用式 2-10 计算。

$$\sigma = F/S \tag{2-10}$$

式中：F 为外力（N），S 为受力面积（mm^2），σ 为应力（MPa）。

三、应变 Strain

应变又称相对变形。物体由于外因（载荷、温度变化等）而发生几何形状和尺寸的相对改变时，描述物体变形程度的物理量称为应变。应变也可以分为正应变（linear strain）和切应变（shear strain）两类。物体某线段单位长度的形变（伸长或缩短），即线段长度的改变与线段原长之比称为正应变或线应变，用符号 ε 表示；两相交线段所夹角度的改变称为切应变或角应变（angle strain），用符号 γ 表示。在口腔材料机械性能研究中，通常研究的是正应变，简称应变；而在研究正畸丝的矫正力时，涉及角应变。

应变（正应变）表示为：

$$\varepsilon = \frac{\Delta L}{L} \tag{2-11}$$

式中：ε——应变，无量纲。

ΔL——长度的变化量（伸长量），mm。

L——原长，mm。

应变可以绝对值或百分比表示，如 0.01 或 1%。

四、应力-应变曲线 Stress-strain curve

以应力为纵坐标，应变为横坐标的曲线，称为应力-应变曲线。测定材料应力-应变曲线可以获得其机械性能。图 2-14 为一拉伸试验的应力-应变曲线示意图，可以将其分为 4 个阶段：弹性阶段、屈服阶段、强化阶段和局部变形阶段；也有书中将其分为两个阶段，即弹性变形阶段和塑性变形阶段。塑性变形是指外力去除后形变不能恢复，发生了永久形变。塑性变形包括屈服、强化和局部变形阶段。

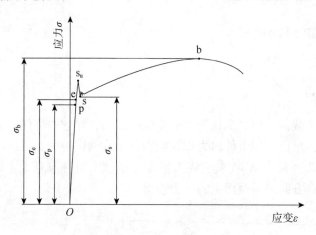

图 2-14 应力-应变曲线

（一）弹性阶段

材料受外力作用产生变形，外力除去后能够恢复的变形称为弹性变形（elastic deformation），可以分为线弹性变形、非线弹性变形和滞弹性变形。图 2-14 中 Oe 阶段是弹性变形阶段。

在拉伸试验初期，材料的应力和应变的关系为直线 Op，该阶段应力和应变之间呈正比，可以用式 2-12 来表示。

$$\sigma = E\varepsilon \tag{2-12}$$

这就是拉伸或压缩的胡克定律。式中 E 为弹性模量（elastic modulus）。弹性模量表征的是材料抵抗弹性变形的能力，即产生单位弹性应变所需的力，反映材料原子间结合力的大小。对于拉伸/压缩试验来说，弹性模量也称杨氏模量，是量度材料刚性的量。它表示材料抵抗弹性变形的能力，也称为刚度。可用式 2-13 表示，某些材料的弹性模量见表 2-3。

$$E = \frac{F/A}{\Delta L/L_0} \tag{2-13}$$

式中：E——弹性模量，MPa。

F——压缩（或拉伸）力，N。

A——试样横截面积，mm^2。

ΔL——力 F 作用下长度的变化量，mm。

L_0——原长，mm。

在应力-应变曲线上，弹性模量就是弹性变形阶段应力-应变线段的斜率，即单位弹性变形所需的应力。它是一个常数，与材料的组成有关，不受材料内部应力大小的影响，也与材料的延展性无关。弹性模量越大，材料的刚性越大。例如，具有更高的弹性模量的正畸丝比同形状、同尺寸的低弹性模量的正畸丝更难以弯曲，需要更大的应力才能变形。但高弹性模量的材料其强度不一定都高。

非线弹性变形不符合胡克定律，即弹性阶段中的非直线部分（pe 阶段），即应力超过 p 点后，

表 2-3　某些材料的弹性模量

材料	弹性模量（GPa）
人牙本质（human dentin）	12～18.6
人牙釉质（human enamel）	83
牙科银汞合金（dental amalgam）	27.6～60.1
金合金（gold alloy）	96.6
复合树脂（composite resin）	9.7～25.3
无填料丙烯酸树脂（unfilled acrylic resin）	2.8
磷酸锌水门汀（zinc phosphate cement）	22.8
氧化锌丁香酚水门汀（zinc oxide-eugenol cement）	2.03
聚硫橡胶印模材料（polysulfide rubber impression material）	（0.7～2.8）×10^{-3}

应力与应变不再呈正比例关系。所以材料在线弹性阶段所能承受的最大应力 σ_p 称为（正）比例极限（proportional limit），在弹性变形阶段所能承受的最大应力 σ_e 称为弹性极限（elastic limit）。

（二）屈服阶段

当应力超过 e 点增加到某一数值时，应变有非常明显的增加，而应力先是下降，然后出现微小的波动，即在应力-应变曲线的 s_us 阶段，应力基本保持不变，但应变在不断增加，曲线呈轻微抖动态势，该阶段称为屈服阶段。此时材料暂时失去抵抗变形的能力，该现象称为材料的屈服或流动。s_u 点称为上屈服点，所对应的应力值称为上屈服应力，也称上屈服极限，它是在屈服阶段内的最高应力。s 点称为下屈服点，所对应的应力值称为下屈服极限，它是在屈服阶段内的最低应力。常取下屈服极限作为材料的屈服强度，其对应的应力值记为 σ_s，称屈服极限或屈服强度（yield strength）。屈服强度是材料开始产生宏观塑性变形时的应力，表示材料抵抗塑性变形的能力。有明显屈服点的材料，屈服强度等于屈服点所对应的应力。无明显屈服点的材料，认为塑性变形量为 0.2% 时材料为屈服，称为条件屈服。即塑性变形为 0.2% 时，应变所对应的应力值称为条件屈服强度（offset yield strength），用 $\sigma_{0.2}$ 表示。表 2-4 列出某些材料的屈服强度。

表 2-4　某些材料的屈服强度

材料	屈服强度（MPa）
人牙本质	165 c
人牙釉质	344 c
金合金	207～620 t
复合树脂	138～172 c
无填料丙烯酸树脂	43～55 c

注：c 为压缩时的屈服强度（yield strength in compression）；t 为拉伸时的屈服强度（yield strength in tension）。

（三）强化阶段

经过屈服阶段以后，材料又恢复了抵抗变形的能力，要使它继续变形必须增加拉力，这种现象称为材料的强化。在应力-应变曲线中，强化阶段对应的最高点 b 所对应的应力 σ_b 是材料所能承受的最大应力，表征材料抵抗外力破坏的能力称为极限强度（ultimate strength），是衡量材料强度的另一重要指标。

　　根据材料的受力状态不同，所获得的极限强度的量度方式及量纲也不同，主要包括以下几种。

　　1. 拉伸（或抗张）强度（tensile strength）　材料受拉力作用时的极限强度，称为拉伸（或抗张）强度，是表征材料能够承受的最大拉应力。测量材料的拉伸强度时，通常采用圆柱形试样。其拉伸强度的表达式如式2-14。

$$\sigma_T = \frac{4F}{\pi d^2} \qquad\qquad (2\text{-}14)$$

　　式中：σ_T——拉伸强度，MPa。

　　　　　F——最大拉力，N。

　　　　　d——试样的直径，mm。

　　2. 压缩（或抗压）强度（compressive strength）　材料受压力作用时的极限强度，称为压缩（或抗压）强度，是表征材料能够承受的最大压应力。部分常见口腔材料的拉伸/压缩强度见表2-5。测量材料的压缩强度时，通常采用的试样为圆柱形。圆柱形试样压缩强度的表达式如式2-15。

$$\sigma_C = \frac{4F}{\pi d^2} \qquad\qquad (2\text{-}15)$$

　　式中：σ_C——压缩强度，MPa。

　　　　　F——最大压力，N。

　　　　　d——试样的直径，mm。

表 2-5　某些材料的拉伸/压缩强度

材料	拉伸强度（MPa）	压缩强度（MPa）
人牙本质	48～100	297
人牙釉质	10～40.3	400
银汞合金	48～69	310～483
金合金	414～828	
复合树脂	41～69	170～300
无填料丙烯酸树脂	28	97
陶瓷	24.8～37.4	14.5～138

　　3. 弯曲强度（bending strength）　材料受弯矩作用时的极限强度，称为弯曲强度，又称挠曲强度（flexural strength），是表征材料能够承受弯矩作用的能力。测量材料的弯曲强度时，通常采用矩形试样三点弯曲试验。矩形试样三点弯曲试验弯曲强度的表达式如式2-16。

$$\sigma_B = \frac{3FL}{2BH^2} \qquad\qquad (2\text{-}16)$$

　　式中：σ_B——弯曲强度，MPa。

　　　　　F——最大加荷力，N。

　　　　　L——两个下加荷点间的距离，mm。

　　　　　B——试样宽度，mm。

　　　　　H——试样厚度，mm。

　　4. 剪切强度（shear strength）　材料受剪切作用时的极限强度，即试样受剪切破坏时的最大载荷与试样的原始横截面积之比称为剪切强度，是表征材料能够承受的最大剪切应力。剪切试验仅适用于脆性材料，不适用于延展性材料，因为延展性材料剪切时会发生较大的塑性变形而不被剪断。

圆柱形试样剪切强度的表达式如式 2-17。

$$\sigma_S = \frac{4F}{\pi d^2} \qquad (2\text{-}17)$$

式中：σ_S——剪切强度，MPa。

F——最大剪切力，N。

d——试样直径，mm。

矩形试样剪切强度的表达式如式 2-18。

$$\sigma_S = \frac{F}{BL} \qquad (2\text{-}18)$$

式中：σ_S—剪切强度，MPa。

F—最大剪切力，N。

B—试样横截面的宽，mm。

L—试样横截面的长，mm。

5. 冲击强度（impact strength）　材料受冲击作用时的极限强度，称为冲击强度，是表征材料能够承受冲击作用的能力。材料的冲击强度是试样受冲击而破坏时，单位面积破断所吸收的能量。常用的冲击试验为简支梁式弯曲冲击试验。在一次弯曲冲击试验中，冲击韧性（α_K）可由下式计算。

$$\alpha_K = AK/F \qquad (2\text{-}19)$$

式中，AK 为冲击吸收功（试样变形和断裂所消耗的功），F 为试样缺口底部处横截面积。

矩形试样冲击强度的表达式如式 2-20。

$$I_B = \frac{E}{B(W-a)} \qquad (2\text{-}20)$$

式中：I_B——冲击强度，kJ/m^2。

E——试样断裂过程吸收的能量，kJ。

B——试样宽度，m。

W——试样的厚度，m。

a——试样缺口深度，m。

（四）局部变形阶段

过 b 点之后，在试样的某一局部范围内，横向尺寸突然急剧缩小，形成颈缩现象，如图 2-15 所示。颈缩部分的横截面积急剧缩小，使试样继续拉长，所需要的载荷也随之缩小。在应力–应变曲线中用横截面原始面积算出的应力随之下降，试样被拉断。材料在曲线终点发生断裂时的应力称为断裂应力或断裂强度（fracture strength）。屈服强度和极限强度是反映材料强度的两个重要性能指标。

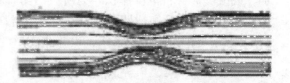

图 2-15　试样在拉伸过程中的颈缩现象

（五）延伸率（Elongation）和压缩率（Compression）

延伸率是描述材料在拉力或压力作用下所产生的最大永久应变，常以该永久应变值与试样原长之比的百分率来表示。前者称为延伸率（elongation percentage）或伸长率，后者称为压缩率。

延伸率（或压缩率）是表征材料延展性（ductility and malleability）的特性。材料的延性

（ductility）是指材料在受到拉伸破坏之前塑性变形的能力，即材料能够塑性伸长的能力。展性（malleability）是材料在压应力下承受一定的永久变形而不断裂的性质。延伸率（或压缩率）低于5%的材料称为脆性材料（brittle material），高于10%的材料为延展性材料（ductile material）。试样延伸率（或压缩率）通常采用式2-21计算。

$$\delta = \frac{L - L_0}{L_0} \times 100\% \qquad (2\text{-}21)$$

式中：δ——正值为延伸率，负值为压缩率，无量纲。

　　　L_0——试样原长，mm。

　　　L——试样拉伸（或压缩）后的长度，mm。

（六）回弹性（Resilience）和韧性（Toughness）

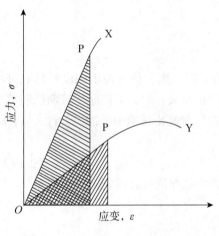

图 2-16　回弹性

1. 回弹性（resilience）　是材料抵抗永久变形的能力，它表征了在弹性极限内使材料变形所需的能量，即使材料达到弹性极限的过程中，增加（或减少）材料单位体积，外力所做的功。应力–应变曲线下弹性部分的面积为材料的回弹性（图2-16），即应力函数 $\sigma(\varepsilon)$ 对应变 ε 在弹性阶段的积分。计算公式如下。

$$W_e = \int \sigma(\varepsilon)\, d\varepsilon \qquad (2\text{-}22)$$

式中：W_e——回弹性，10^{-3} J/mm³。

　　　$\sigma(\varepsilon)$——应力对应变的函数，MPa（N/mm²）。

　　　$d\varepsilon$——应变微分，mm/mm。

　　当应力–应变曲线下弹性部分的面积近似于直角三角形时，回弹性的计算可简化为"计算以弹性极限时的应变为底，以弹性极限应力为高的直角三角形的面积"。

计算公式如下。

$$W_e = \frac{1}{2} \sigma_e \varepsilon_e \qquad (2\text{-}23)$$

式中：W_e——回弹性，10^{-3} J/mm³；σ_e——弹性极限应力，MPa（N/mm²）；ε_e——弹性极限应变，mm/mm。

　　2. 韧性（toughness）　是材料抵抗断裂破坏的能力，是使材料断裂所需的弹性变形和塑性变形的总能量，即使材料产生断裂破坏的全过程，增加（或减少）材料单位体积外力所做的功。应力–应变曲线下弹性部分和塑性部分的总面积为材料的韧性（图2-17）。图中所示这部分面积并非简单的几何图形，所以功的计算需要对这部分进行积分。

$$W_d = \int \sigma(\varepsilon)\, d\varepsilon \qquad (2\text{-}24)$$

式中：W_d——韧性，10^{-3} J/mm³。

　　　$\sigma(\varepsilon)$——应力对应变的函数，MPa。

　　　$d\varepsilon$——应变的微分，mm/mm。

　　常用冲击韧性（impact toughness）和断裂韧性（fracture toughness）表征材料的韧性。冲击韧性又称冲击强度（impact strength），是指在一次性冲击试验

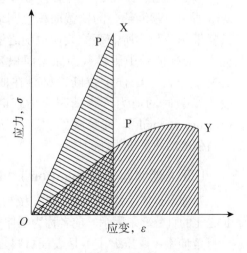

图 2-17　韧性

中，材料试样受冲击而破断过程中单位横截面积吸收的能量，用来表示材料在冲击载荷作用下抵抗变形和断裂的能力，常用于评价材料的抗冲击能力或判断材料的脆性和韧性程度。冲击韧性是材料强度与塑性的综合表征，其大小对材料内部结构缺陷（裂纹、气泡、夹杂物、偏析等）及材料的显微组织很敏感，测试试样的形状、尺寸、缺口的大小对测试结果也有很大的影响。

五、应力集中 Stress concentration

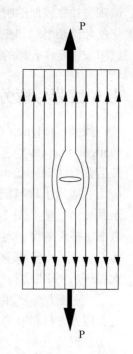

图 2-18 应力集中

若物体的几何形状发生突然变化（如孔、裂纹），则应力在突变处局部会明显增大，应力峰值远大于由基本公式算得的应力值，该现象称为应力集中（stress concentration）。图 2-18 表示一个有内部缺陷（圆孔）的物体受拉时，缺陷附近的应力集中，物体中的应力流线在缺陷局部附近高度密集，而在离开缺陷稍远处，应力流线又趋于均匀。

应力集中处常是物体破坏的起始点，它削弱了物体的强度，降低了物体的承载能力。口腔修复体应力集中产生的原因主要有：修复体设计不当，造成外形突然变化；制作不当，如金属铸造缺陷、复合树脂混入气泡，造成内部的孔隙、裂纹、夹杂等；修复体打磨抛光不到位，造成物体表面凹陷、沟槽、划痕、裂纹、缺口等。修复体应力集中可导致修复体的破坏。

六、应力强度因子与断裂韧性 Stress intensity factor and fracture toughness

在工程设计时，所选择材料的极限应力 σ_m 大于许用应力 σ 若干倍，但是在实际应用中并不安全，常发生所谓的"低应力脆性破坏"，即在应力远低于材料强度指标，且无明显塑性变形的情况下发生破坏。低应力脆性破坏的现象告诫工程设计者，仅以极限应力为依据的传统计算设计方法不能满足实际工程质量的要求，为此产生了断裂力学。断裂力学是应用宏观力学原理，定量研究含裂纹物体裂纹扩展规律的科学。因为材料中的裂纹是普遍存在的，而传统静力学是以材料内无任何裂纹为前提，所以断裂力学是对传统静力学的重要补充和发展。

1. 应力强度因子（stress intensity factor）　材料内部结构的均匀、连续性只是一种理想的假定，实际上材料内部总会存在着微裂纹等缺陷，而低应力脆性破坏就是由微裂纹扩展引起的。为此，引入应力强度因子。

应力强度因子是描述裂纹顶端附近应力-应变场的一个参量，与应力 σ 和裂纹尺寸 a 有如下关系。

$$K = Y \cdot \sigma \cdot a^{1/2} \qquad (2-25)$$

式中：K——应力强度因子，$MPa \cdot m^{1/2}$。

　　　σ——应力，MPa。

　　　Y——常数（与加载方式、试样和裂纹的几何形状有关）。

　　　a——裂纹尺寸，mm。

2. 断裂韧性（fracture toughness）　又称断裂韧度，是材料抵抗裂纹扩展能力的指标，用应力强度因子表示。断裂韧性是材料固有的特性，与物体的大小、形状及缺口（裂纹）的大小无关。微观裂纹在外力作用下不断扩大，称之为裂纹扩展（crack propagation）。微观裂纹扩展成宏观裂纹的前期称为稳态扩展。当裂纹长大到临界尺寸后，继续扩展会导致试样的断裂，这种扩展称为失稳扩展。裂纹临界尺寸时的应力强度因子 K_c 即是断裂韧性。由式 2-25 可知，K_c 值高的材料，允许应力 σ 和裂纹临界尺寸均大，即材料内部存在较严重的微观裂纹，也能经受较大的应力而不出现裂纹失稳扩展，避免断裂。常用压痕法和单边切口梁法测定断裂韧性。

虽然牙体硬组织和充填材料的抗压强度远大于咀嚼产生的应力，由于牙体及其充填体或修复体组织结构的不均匀性、不连续性所形成的缺陷是不可避免的，即微观裂纹总是存在。这些微观裂纹在较低的咀嚼应力的反复作用下扩展成为宏观裂纹，由稳态扩展发展成失稳扩展，最终使牙体硬组织和充填材料功能丧失。断裂力学理论很好地解释了低应力反复作用致使牙体硬组织或修复体破坏的现象。

七、疲劳与疲劳强度 Fatigue and fatigue strength

疲劳（fatigue）是指材料在交变应力作用下发生失效或断裂的现象，该断裂称为疲劳断裂（fatigue fracture）。疲劳过程中材料所受交变应力常远小于其极限强度，甚至小于其弹性极限。疲劳强度（fatigue strength）是指材料在交变应力作用下经过无限次循环而不发生破坏的最大应力，表示了材料抵抗疲劳破坏的能力。常用材料的疲劳寿命或疲劳曲线（S-N曲线）来表示其疲劳性能（图2-19）。该曲线是以应力峰为 S（最大交变应力）时产生破坏的应力循环次数 N（疲劳寿命）对 S 画出的。一般在低于极限应力 Sn 下无论循环多少次也不会引起疲劳破坏，Sn 称为疲劳极限。试样不发生断裂的最大循环应力值称为疲劳极限。有些材料在经受 10^7 次循环后仍未断裂，则将材料达到 10^7 次循环后对应的应力称为材料的疲劳极限。

疲劳断裂常产生于材料应力高度集中的部位或强度较低的部位。如牙种植体与基台的连接处，以及在材料有裂纹的缺陷处，而裂纹又导致应力集中，即使在低应力作用下也会使裂纹进一步扩展直至断裂。材料可发生冲击疲劳，由循环热应力引起的热疲劳，由互相接触引起的接触疲劳，以及在腐蚀环境中承受循环载荷可产生的腐蚀疲劳。

八、硬度 Hardness

硬度（hardness）是固体材料局部抵抗硬物压入其表面的能力，是衡量材料软硬程度的指标。表面硬度（surface hardness）是多种性能的综合体现。其物理意义涵盖材料抵抗弹性形变、塑性形变或刻划破坏的能力。口腔材料硬度的测量常用表面划痕法、表面压入法和回跳法。

表面压入法是最常用来测定口腔材料硬度的方法，它是将具有一定几何形状的压头压入被测材料的表面，使材料表面产生局部塑性变形而形成压痕，根据压入的深度或单位压痕投影面积承受的载荷来计算硬度。根据压头的几何形状、大小，表面压入法又分布氏硬度（Brinell hardness）、洛氏硬度（Rockwell hardness）、维氏硬度（Vickers hardness）和努氏硬度（Knoop hardness）等。不同材料应选择不同的硬度测试方法。例如，面积较大的材料应选用布氏硬度；坚硬材料微小局部的硬度测量应选用维氏硬度和努氏硬度，当压头压力小于1000克时，测定的硬度称为显微硬度（micro-hardness）。而富有弹性的橡胶材料常用邵氏A硬度（Shore A hardness）来表征，它是以压头压入材料内的长度来表示硬度。

九、蠕变和应力松弛 Creep and stress relaxation

材料在恒定应力持续作用下，应变随时间而逐渐增加的现象称为**蠕变（creep）**（图2-20）。它与塑性变形不同，塑性变形通常在应力超过弹性极限之后才出现，而蠕变只要应力的作用时间相当长，它在应力小于弹性极限时也能出现。

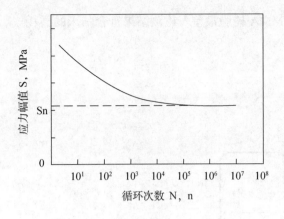

图 2-19　材料的疲劳曲线（S - N 曲线）

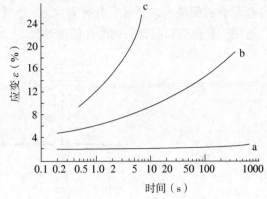

图 2-20　应变–时间曲线

在测量蠕变时，试样在受力前时效（age）放置至其完全硬固。如测试银汞合金的蠕变值，在试样制备后 24 小时或 1 周后进行。若测试应力为恒定的，则称为静态蠕变（static creep）；若测试应力为波动的（fluctuating），则称为动态蠕变（dynamic creep）。

在保持应变量恒定的情况下，应力随时间而逐渐减小的现象称为应力松弛（stress relaxation）（图 2-21）。

蠕变和应力松弛是对材料同一种力学现象的两种不同描述。任何固体材料在持续应力作用下，都会在一定程度上发生蠕变。牙体充填体或义齿修复体，在口腔内经受持续的载荷作用，蠕变随之产生。所以蠕变和蠕变断裂成为口腔材料的重要力学性能之一。为此，应根据口腔材料在使用中的要求，对蠕变性能作出规定。例如，规定银汞合金的蠕变值不大于 3%。

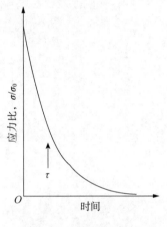

图 2-21　应力–时间曲线

十、耐磨性 Abrasion resistance，wear resistance

固体或液体间的机械性接触并做相对运动（摩擦），造成材料表面的损失称为磨耗（abrasion）。材料抵抗磨耗的能力，称为抗磨耗性或耐磨性。充填材料和修复材料耐磨性能对牙齿充填体和修复体功能的保持有重要影响。因此，研究口腔环境的磨耗机制，进而提高口腔材料的耐磨性能是研制、开发口腔充填材料和修复材料的重要课题。国内外许多学者为了能在尽可能短的时间内比较各类材料的在口腔内的耐磨性能，并进一步探讨产生磨耗的原因和过程，从 20 世纪 70 年代起，便开始了牙科复合树脂耐磨性能实验室测试方法的研究。国际标准化组织牙科医学技术委员会（ISO/TC 106）自 20 世纪 80 年代末开始研究制订牙科材料的磨耗试验方法，制订了 ISO/TS14569 Dental materials-Guidance on testing of wear——part1：Wear by tooth brushing；part2：Wear by two-and（or）three body contact，有关口腔材料磨耗试验的国际标准。我国于 1993 年制订了 "YY/T 0113 牙科复合树脂耐磨耗性能测试方法" 国家医药行业标准。本标准所采用的磨耗设备（图 2-22）有如下特点：①三体软磨料的磨耗方式。对磨偶件是具有一定硬度和厚度的橡胶板。磨耗介质采用远低于牙齿硬度的萤石粉（莫氏硬度 4）与水调拌而成，使磨料状态接近食物。② 被测试样与对磨偶件接触时经受一定的冲击力，试样和橡胶板在承受一定压力的同时各自以一定的速度转动，以便能够模拟牙齿咀嚼的磨耗效果。采用此标准方法对银汞合金、牙科复合树脂、纯 PMMA 树脂的耐磨性能进行检测。其中，银汞合金耐磨强度最高，牙科复合树脂次之，纯 PMMA 树脂最差。检测结果符合临床的磨耗规律，适用于复合类口腔材料耐磨性能的评价。

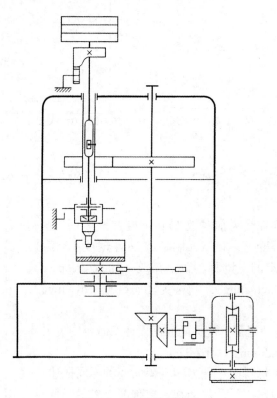

图 2-22　磨耗试验装置

（袁慎坡）

第三节　化学性能
Chemical properties

口腔材料的化学性能是影响其在口腔环境中使用的重要因素之一。口腔材料必须具备良好的化学稳定性，不能产生对人体有害的物质，也不能发生化学反应导致其使用性能不足。

一、晦暗和腐蚀 Tarnish and corrosion

口腔材料包括各种各样的金属，抗晦暗性和耐腐蚀性是其在口腔内长期应用的基础。晦暗是指金属表面的变色或表面光洁度或光泽的轻微损失或改变。在口腔环境中，修复体表面沉积物的形成通常会造成变色。如果材料表面形成氧化物、硫化物或氯化物等薄膜也会发生晦暗。这种薄膜可能是保护性的。然而，更多时候晦暗是腐蚀的早期迹象和前兆。

腐蚀是一种金属与环境发生化学反应的过程。严重时，腐蚀会导致金属整体分解。局部腐蚀时，虽然实际损失的材料量很小，也可能导致性能急剧下降。唾液中含有的水、氧和氯离子，有助于腐蚀的产生。此外，饮食中的醋酸（乙酸）和乳酸等酸性溶液在适当的浓度和 pH 下也会促进腐蚀。

金属腐蚀包括化学腐蚀（chemical corrosion）和电化学腐蚀（electrochemical corrosion）。无论哪一种，腐蚀的第一步都是电子的损失。化学腐蚀是金属和非金属元素通过氧化反应直接结合生成化合物的过程，也被称为干腐蚀，如含有银的牙科金合金的腐蚀。银汞合金的固化就是利用了合金颗粒与汞的反应，一旦合金颗粒发生氧化，就降低了与汞的反应性，从而影响产品的凝固反应。因此，在银汞合金的存放过程中要注意存放环境，避免影响产品的保质期。

电化学腐蚀也称为电偶腐蚀，需要水或其他液体电解质的存在，以及电子（即电流）的传输途径。因为它需要液体电解质，也被称为湿腐蚀。电化学腐蚀很少单独发生，几乎总是伴随着化学腐蚀。然而，电化学腐蚀模式对牙科材料来说更为重要。口腔环境中的电化学腐蚀是基于原电池原理发生的。唾液为电解质，当存在有电势差的两种或两种以上的金属时，便形成了阳极和阴极。当口腔中同时存在银汞合金（阳极）和金合金（阴极）修复体时，便形成原电池，发生电化学腐蚀。严重时，可能产生感觉强烈的电流刺激，产生术后疼痛。只要在口腔内存在两种电势不同的金属，电化学腐蚀就不可避免，但是较少引起疼痛。利用金属表面成膜的方法隔绝与唾液的接触可以避免电化学腐蚀，例如，不锈钢和钛金属便是利用此种原理。

二、老化和降解 Aging and degradation

聚合物材料在口腔内使用时，随着时间延长，受物理、化学和机械等作用，其各种性能逐渐下降的过程，称为老化。由于化学键的断裂而产生的降解是引起老化的主要原因。降解主要包括热降解、化学降解和力学降解等3种类型，这3种类型经常相伴而生、相互促进。其中，热降解一般是指高温降解，主要发生在加工过程中，口腔环境中可以忽略。

化学降解是聚合物与接触的其他物质之间发生化学反应引起的降解。口腔中的其他物质主要是唾液、弱酸和弱碱，其中的氧气、水、酶等是引起化学降解的主要原因。光和氧气也会引起口腔聚合物的降解，一个重要表现就是变色，即颜色稳定性。易于吸水的聚合物容易发生水解反应。因此，口腔中很少选用聚酯和聚酰胺等吸水性聚合物做修复体。物理性吸水溶解、溶胀加之化学性降解，使该类材料的机械性能显著下降。另一方面，体内植入材料，如诱导再生膜等又需要发挥性能时，自身被降解。因此，化学降解性能需要根据用途而调节。

力学降解被看作为由机械应力诱发的分子键断裂。在口腔环境中，这些应力可能是由于咀嚼而产生的磨耗、冲击和剪切等应力。当这些应力超出材料本身性能或随着化学降解本身性能显著下降时，宏观上就会表现为裂纹、断裂等。义齿基托材料产生的裂纹或折断、复合树脂材料的缺损、纤维桩的折断等都可以认为是力学降解的结果。

实验室常采用加速老化的方法，包括温度老化、光照老化、冷热循环、磨耗试验等多种方法来测定口腔材料的老化性能。例如，为测定粘接剂的粘接性能，将粘接后的样品在0℃和55℃两个水浴温度条件下循环后，测试其粘接强度；为测定树脂对光照的变化，将树脂材料制成试样，经一定强度、时间的光线照射，通过了解试样光照前、后的颜色变化，获知材料对光照的颜色稳定性；为测定复合树脂充填材料的耐磨耗性能，将复合树脂制成试样，在一定配重下经磨料多次运动摩擦，通过了解试样摩擦前、后质量变化，测其磨耗量。

三、吸水性和溶解性 Absorption and solubility

口腔材料在口腔环境中与唾液等液体接触时，会发生吸水和溶解行为。溶解本身是一个物理过程，但是在口腔复杂变化的环境中，溶解的成分会发生化学反应。由于受唾液分泌、摄取饮食等因素的影响，口腔内的温度可以从0℃上升到70℃，唾液的pH为4～8.5，而在饮用了酸性较高的软饮料或使用含碳酸钙的牙膏刷牙时，唾液pH可以达到2～12。伴随着功能性的口腔运动、咀嚼对材料的磨损，以及细菌的侵入等，一些材料成分就会扩散和溶解到口腔液体中，同时，这些材料也会吸收口腔液体。这种吸水和溶解的循环，逐渐扩散到材料的内部，使材料产生物理、化学性能的变化，并会改变周围组织的生物环境。有益的成分溶出可以促进口腔修复治疗，如防龋的氟保护剂及窝沟封闭剂就是依靠逐渐释放的氟离子，达到儿童防龋的效果；不利的成分会对周围组织造成刺激激发炎症，如磷酸锌水门汀凝固后释放出游离的磷酸根刺激牙髓。

吸水性和溶解性是口腔材料，尤其是树脂类材料的一个重要性能。复合树脂的吸水溶解值过大，会降低其机械性能，形成修复体破坏或边缘微渗漏，细菌浸入形成继发龋。材料的吸水和溶解往往是同时进行的。可参照 ISO 4049 的方法，称量试样浸水前、后单位体积质量的变化，计算材料的吸水值和溶解值。

（徐永祥）

第四节　生物性能
Biological properties

大多数口腔材料与人体组织长期共存，因此，口腔材料的生物性能直接影响人体组织的安全性能（safety properties）和临床应用。越来越多的生物材料（biomaterials）用于口腔，也引起了人们对生物材料与人体组织之间相互效应的重视。1979 年，美国国家标准学会（American National Standard Institute，ANSI）与美国牙医协会（ADA）制订了第一个口腔材料生物相容性的测试标准 ANSI/ADA 41a-1979 "Recommended Standards of Biological Evaluation of Dental Materials"。1982 年，美国材料与试验协会制订了 ASTM 748-1982 "医疗器械生物学评价项目选择标准"。世界各国对口腔材料的生物安全性也予以重视。1984 年，ISO/TC 106 制订了 ISO/TR 7405-1984 "Dentistry——Biological Evaluation of Dental Materials" 的技术报告。1997 年，ISO/TC 106 和 FDI 共同制订了 ISO 7405-1997 "Dentistry —— Preclinical Evaluation of Medical Devices used in dentistry —— Test Methods of Dental Materials" 国际标准。英国、德国等国也制订了其本国的相应标准。我国从 1989 年起也相继制订了一套（近 20 项）口腔材料生物学评价医药行业标准。这些标准的制订，对新材料的开发、研制和应用起到了重要的作用，可以在材料推向市场前，预测其对人体的安全性，并提示人们在使用材料时可能发生的副反应。

一、生物相容性 Biocompatibility

简单地说，生物材料是置入体内修复或替代因疾病或损伤而缺损的组织的材料。因此，这些材料必须是生物相容的。生物材料的生物相容性（biocompatibility）的定义已从过去的生物材料对人体组织的安全性扩展为如今的生物安全性、生物功能性及在人体组织中的稳定性。生物相容性是指在特定应用中，材料产生适当的宿主反应（host response）的能力。它不仅要求材料要具备生物安全性（safety），还要求材料和机体间的相互作用达到协调。因此，生物相容性是材料与人体组织间既共存又相互作用的关系。

生物相容性包括组织对材料的影响（influence of tissue to materials）及材料对组织的影响（effect of materials to tissue）。材料的生物相容性取决于材料与宿主或组织之间的反应，而这种反应在很大程度上取决于材料与生理性液体之间的化学性相互作用，以及由此引起的生理、病理反应。

宿主对材料的反应［宿主反应（host response）］包括局部和全身反应，如炎症、细胞毒性、溶血、刺激、致敏、致癌、致诱变、致畸和免疫等反应，其结果可能导致对机体的毒副作用和对材料的排斥作用。材料对机体的影响可能是短期的，也可能是长期的。

材料对环境的反应［材料反应（material response）］是生物材料对活体系统的反应，来自生物环境对材料的作用。包括：材料在生物环境中被腐蚀、吸收、降解和失效（使材料性质发生退化或破坏）。

生物相容性是生物医学材料区别于其他功能材料所必须具备的特性，受多种因素的综合影响。来自材料方面的影响有：材料种类、化学组成、表面特性和形状、物理机械性能和化学性能。来自生物系统方面的影响有：动物种系、应用部位、受体状况、存留时间和使用环境等。除此之外，材料与机体之间的机械性、物理性和电的相互作用也会引起组织的非化学性的细胞反应。如植入材料与组织界面的相对运动可影响细胞的反应，不适当的弹性模量可以改变组织中应力的分布，进而影响成纤维及成骨的活动。

（一）生物安全性（Biological safety）

安全性是医用生物相容性材料所必须具备的性能，是选择材料和生产开发材料的先决条件。口腔材料是应用于人体的，与人体组织相接触，因此，材料对人体组织应是安全的，应用于人体后不应对人体产生毒性（toxicity）、刺激性（irritation）、致癌性（carcinogenicity）和致突变性（mutagenicity）等作用。在体内正常代谢作用下，保持稳定状态，无生物退变性，其代谢或降解产物对人体无害，且易被代谢。

一般主要从细胞、基因突变、免疫功能、血液相容性、系统毒性及局部组织反应等评价口腔材料的安全性。

1. 细胞毒性（cytotoxicity）　是对特定细胞造成毒性作用的能力或趋势，是材料本身所具有的对生命组织有损害作用的特性。它可造成细胞的损伤或死亡。许多口腔材料的组成成分具有不同程度的细胞毒性。如银汞合金中的汞、未固化水门汀中的酸，以及未完全聚合的树脂单体，对细胞均有损害作用。但因口腔材料在临床应用的特性，许多材料在凝固或聚合后并不直接与牙髓组织相接触，大多数口腔材料能被人体接受。所以对口腔材料细胞毒性的评价，应考虑其真正可能对机体组织的"损害性"，而不是材料内在的有毒特性。

体外细胞毒性试验（in vitro cytotoxicity test）是检测材料的可沥滤成分或可扩散成分毒性的一种简便、快速、灵敏的方法，并与材料在体内的毒性作用有一定的相关性。

可以从材料对细胞附着、细胞增殖、细胞膜通透性、细胞代谢、基因完整性和基因表达的影响来检测材料的细胞毒性。如测试材料对细胞增殖率的影响，或者观测细胞生长的关键蛋白的基因活动变化，以及用同位素标记法分析材料对 DNA 及蛋白质合成量的影响等，均可反映材料对细胞作用的影响。

钴 51 和中性红释放法可检测材料对细胞膜通透性改变的影响。后者如琼脂覆盖法、滤膜渗透法、牙本质屏障渗透法。

2. 遗传毒性（genotoxicity）　能诱发基因突变并增加突变率的因素为诱变剂。诱变剂诱发基因突变（gene mutation）的能力称致突变性（诱变性）。具有致突变性的化学物质可引起细胞的遗传学损伤。若体细胞突变，可发生肿瘤和畸形；若生殖细胞突变，可导致遗传和死胚。致癌性与致突变性（mutagenicity）有很好的相关性。为了使有致癌和致畸能力的物质在投入市场前就被鉴定出来，有必要对长期与口腔组织接触的材料进行遗传毒性的检测。

按照反映的遗传学终点可将遗传毒性试验分为 3 类，即检测基因突变、染色体结构畸变、DNA 效应的试验。通过遗传毒性试验，判断可能对人造成的遗传损伤，可预测对哺乳动物的潜在致癌性和评价材料的遗传毒性。遗传毒性试验如 Ames 试验、小鼠淋巴瘤基因突变试验、微核试验等。

3. 免疫功能（immunologic function）　免疫学试验可检测机体对材料的免疫反应，包括免疫细胞（如 T 细胞、巨噬细胞和淋巴细胞）的增殖、分化、趋化、细胞因子产生等生物活性的改变。免疫功能试验不像其他生物相容性试验那样常用。

4. 补体激活试验（complement activation assay）　主要用以评价与血管和血液直接接触材料激活补体从而引发血栓或炎症的危害。

5. 血液相容性（blood compatibility） 血液相容性试验用以评价与血液接触材料对血液的影响，如对凝血、血小板聚集的影响等。其中，溶血（hemolysis）是指红细胞破裂、溶解的一种现象，溶血试验可评价材料是否引起溶血或红细胞凝聚等反应，以评价材料对血红细胞膜损伤的能力。

6. 全身毒性（systemic toxicity） 是通过动物体内试验（animal in vivo tests），如经口全身毒性试验、静脉毒性试验、吸入毒性试验等评价材料对全身各系统的毒性影响。

7. 局部组织反应（local tissue reaction） 考察材料在局部应用后是否对局部组织造成损害。

（二）生物功能性（Bio-function）

生物功能性是材料在其应用部位行使功能的特性。除生物安全性外，材料的生物相容性还包括该材料是否能主动诱导或影响相关机体组织并修复或恢复其生理功能。对种植牙及组织工程学支架材料来说，材料的生物功能性尤其重要。生物功能性主要与材料和组织的亲和性，以及材料对组织生理功能的诱导性有关。

例如，种植体-组织界面（implant-tissue interface）修复的首要条件是细胞附着于种植材料的表面（cell attachment to implant surface）。材料表面沉积或吸附的细胞间质蛋白直接影响细胞的附着，而材料对细胞间质蛋白的吸附取决于材料的表面特性，尤其是"表面能"（surface energy）。如体液的水分子可与钛合金表面的氧化膜（TiO_2）借助体液的水分子细胞间质蛋白相连接，并借间质蛋白将细胞附着于金属表面。材料的表面特性，如化学结构及表面微形态决定了其表面细胞间质形成的时间、成分及蛋白结合功能，并可选择性地调节附着细胞的基因表达，调节材料-组织界面细胞功能。

在生物材料表面存在细胞附着竞争及细胞分化竞争，并决定了材料与组织界面的修复与生理功能。如种植材料与机体组织接触时，若未分化细胞先附着于材料表面，则细胞的分化及新骨的形成可直接发生于材料的表面。若成纤维细胞先附着于材料表面，则种植体表面将形成纤维结缔组织包囊。生物材料的表面特性还可影响未分化间质细胞分化成各种截然不同的功能性细胞，若分化为成骨细胞，则在材料表面形成接触性骨生长（contact bone formation）；若向成纤维细胞分化，则在材料表面形成纤维包囊。

此外，材料的力学性能须与局部机体组织的力学性能相匹配，能承受各种静力和动力的作用，这也是材料能长期稳定地行使功能的条件之一。例如，植入材料的力学性能（如弹性模量）和在应力作用下的力学传导性能，应与骨的力学性能和力的传导性能相匹配，以获得良好的力学相容性。相反，二者力学性能若不相匹配将会改变组织内的应力分布，从而影响组织的反应。又如，充填材料的线胀系数、弹性模量、抗压强度等应尽量接近天然牙齿，以便发挥正常的功能。

除此之外，某些材料还要求具备良好的生物稳定性，在体内基本不发生物理、化学变化，生物退变性低。

二、生物学评价 Biological evaluation

有许多方法可以研究材料与组织之间的反应，以了解材料的生物相容性，如体内试验（in vivo test）及体外试验（in vitro test）。在动物体内试验中，可对材料进行功能性的检查，从而了解材料在应用状态下的生物相容性。在体外试验中，常通过观察和分析细胞、血液及血液成分的变化，了解组织对材料的反应。评价材料生物相容性时，应考虑到试验方法的局限性，尤其应注意将试验结果由静态试验向动态状况外推，以及由非功能状态向功能状态外推。

口腔材料生物学评价目前主要针对的是生物安全性的评价。任何用于人体的材料在临床应用前应进行生物安全性的评价。口腔材料也属于医疗器械。其生物学评价主要依据 ISO

7405 "牙科学——用于口腔的医疗器械生物相容性评价"国际标准和 YY/T 0268 "牙科学 口腔医疗器械生物学评价 第 1 单元：评价与试验"医药行业标准，以及 ISO 10993-GB/T 16886 医疗器械生物学评价系列标准。

根据 ISO 7405 和 YY/T 0268 标准，口腔材料按与组织的接触性质及接触时间分类。

1. 按接触性质分类

（1）非接触器械（non-contacting devices）：不与人体直接或间接接触的器械。

（2）表面接触器械（surface-contacting devices）：与完整或破损皮肤表面，与完整或破损口腔黏膜及与牙齿硬组织，包括牙釉质、牙本质及牙骨质外表面接触的器械。

注意，牙本质及牙骨质可认为是表面，如牙龈退缩后。

（3）外部接入器械（external communication devices）：穿过并与口腔黏膜、牙齿硬组织、牙髓组织、骨或这些组织的组合相接触，并暴露于口腔环境中的器械。

（4）植入器械（implant devices）：部分或全部埋植于软组织、骨或牙齿的牙髓牙本质组织，或者这些组织的组合内，且不暴露于口腔环境中的牙科器械及植入体。

2. 按接触时间分类

（1）短期接触器械（limited exposure devices）：一次、多次或重复接触累计时间在 24 小时内的器械。

（2）长期接触器械（prolonged exposure devices）：一次、多次或重复接触累计时间在 24 小时以上、30 日以内的器械。

（3）持久接触器械（permanent contact devices）：一次、多次或重复接触累计时间超过 30 日的器械。

生物学评价试验的选择应依据材料的用途、与材料可能接触的组织和接触的时间来决定。

口腔材料生物学评价试验分为三大部分。

Group 1：体外细胞毒性试验（in vitro cytotoxicity test）

采用体外组织细胞培养的方法，观察材料对细胞生长繁殖及形态的影响，评价材料的体外细胞毒性。

Group 2：主要检测材料对机体的全身毒性作用及对局部植入区组织的反应。

（1）全身毒性试验——经口途径（systemic toxicity test：oral route）：动物经口服入试验材料，定期观察其系统毒性反应，结合组织病理学分析、评价经口服入试验材料所引起的全身毒性。

（2）全身毒性试验——静脉途径（systemic toxicity test：intravenous route）：将材料浸提液经静脉输入动物体内观察其全身毒性反应，结合组织病理学分析、评价材料毒性。

（3）全身毒性试验——吸入途径（systemic toxicity test：inhalation route）：用于了解材料内挥发性成分的毒性。动物经呼吸道吸入材料的挥发性成分，一定时间后，观察其全身毒性反应，结合组织病理学分析、评价其毒性。

（4）遗传毒性试验（genotoxicity test）：用于评价材料的致畸、致癌、致突变能力，以了解材料对机体的远期作用。

（5）致敏试验（sensitization test）：为评价材料潜在的过敏原引起机体变态反应所进行的试验，以评价材料的致敏能力。人体对口腔材料的过敏反应多属迟发型过敏反应。临床可表现为类似于慢性炎症反应。

（6）皮肤刺激与皮内反应试验（skin irritation and subcutaneous response test）：评价材料对机体皮肤、黏膜产生的刺激作用。

（7）植入后局部反应试验（local reaction after implant test）：评价长期与软组织、骨组织接触的材料对植入部位局部组织的毒性。将材料埋入试验动物软组织或骨内一定时间，进行组织学观察与分析，评价材料对周围组织造成的局部毒性作用。

Group 3：临床应用前试验（preclinical usage test） 模拟临床应用，检测材料对拟使用部位组织的毒性作用。

（1）牙髓牙本质应用试验（pulp and dentin usage test）：评价牙髓和牙本质对试验材料的反应。将材料充填于试验动物或人体已备好的牙齿窝洞中一定时间，观察牙髓和牙本质的组织病理反应，评价材料的刺激性。

（2）盖髓试验（pulp capping test）：用于评价牙髓对盖髓材料的反应。将试验材料充填于试验动物已备好的牙齿穿髓窝洞中一定时间，观察牙髓的组织病理反应。

（3）根管内应用试验（endodontic usage test）：用于评价牙髓及根周组织对根管内材料的反应。将试验材料充填于根管预备后的试验动物牙齿根管内一定时间，观察根周组织的病理反应。

（林　红）

第五节　口腔专业标准及标准化组织
Standards of dentistry and standardization organization

一、标准和标准化 Standard or specification and standardization

标准（standard or specification）是指农业、工业、服务业，以及社会事业等领域需要的统一的技术要求，它是对重复性事物和概念所作的统一规定。它是以科学、技术和实践经验的综合成果为基础，经有关方面协商一致，由主管机构批准，以特定形式发布，作为共同遵守的准则和依据。

标准具有规范产品质量、促进行业进步的功能，因此标准在社会经济发展中具有软实力的属性。

在经济、技术、科学及管理等社会实践中，对重复性事物和概念通过制订、实施标准，达到统一，以获得最佳秩序和社会效益的过程，称为标准化（standardization）。标准化是制订标准、组织实施标准，以及对标准的制订、实施进行监督。

二、标准级别 Classification of standards

按标准层级可分为国际标准、区域标准、国家标准、行业标准、地方标准、团体标准和企业标准。根据《中华人民共和国标准化法》，我国标准划分为国家标准、行业标准、地方标准、团体标准和企业标准5个层次。各层次之间有一定的依从关系和内在联系，形成一个覆盖全国又层次分明的标准体系。国家标准是需要在全国范围内统一技术要求而制订的标准，冠以"GB"；行业标准是需要在全国某个行业范围内统一技术要求，且无相应的国家标准而制订的标准，冠名由行业名称的汉语拼音第一个字母组合而成，医药行业标准冠以"YY"；地方标准是需要在省、自治区、直辖市范围内统一技术要求，且无相应的国家标准或行业标准而制订的标准；团体标准是依法成立的社会团体（如各类学会、协会、商会、联合会、产业技术联盟等）为满足市场和创新需要，协调相关市场主体共同制订的标准，由本团体成员约定或自愿采用；企业标准是对本企业范围内需要协调、统一技术要求而制订的标准。

三、标准属性 Attribute of standards

根据《中华人民共和国标准化法》的规定，国家标准分为强制性标准和推荐性标准；其他标准是推荐性标准。由于医疗器械涉及人体健康和安全，因此，医疗器械行业标准也分为强制性标准和推荐性标准。强制性标准必须执行。保障人体健康，人身、财产安全的标准和法律、行政法规规定强制执行的标准是强制性标准，其他是推荐性标准。凡冠以"T"的标准为推荐性标准。例如，GB/T 9938-2013 牙位和口腔区域的标示法，是推荐性国家标准。又如，YY/T 0058-2015 牙科学 病人椅，是推荐性行业标准。

四、口腔专业标准化组织 Standardization organization of dentistry

（一）国际标准化组织（International organization for standardizition）

国际标准化组织（ISO）、国际电工委员会（IEC）、国际电信联盟（ITU）是开展国际标准化活动的主体。ISO、IEC、ITU 三大国际标准组织以制订国际标准为主要职能，国际标准中的大部分都是由这三大组织发布的。其制订的标准分别称为国际标准化组织标准、国际电工委员会标准和国际电信联盟标准。中国国家标准化管理委员会（SAC）代表我国参加 ISO 和 IEC 的活动。

（二）国际标准化组织牙科医学技术委员会（ISO technical committees 106，dentistry）

国际标准化组织牙科医学技术委员会简称 ISO/TC 106，Dentistry。ISO/TC 106 牙科医学技术委员会负责规划、制订、修订牙科学领域内的国际标准，涉及口腔材料、器械、设备和口腔卫生用品等。我国是 ISO/TC 106 的正式成员。ISO/TC 106 下设多个分技术委员会（subcommittee，SC），分管口腔不同领域的国际标准工作。

（1）第 1 分技术委员会（SC1 filling and restorative materials）：负责牙体充填和修复材料的标准。如银汞合金、复合树脂、水门汀、窝沟封闭剂、根管充填材料，以及正畸产品等相关标准。

（2）第 2 分技术委员会（SC2 prosthodontic materials）：负责缺损或缺失牙列修复及相关的材料标准。如义齿材料、印模材料、模型材料、铸造包埋材料和焊接材料等相关标准。

（3）第 3 分技术委员会（SC3 terminology）：负责牙科学领域专业名词术语的标准。

（4）第 4 分技术委员会（SC4 dental instrument）：负责口腔器械的标准。如牙科旋转器械、根管器械、拔牙钳、牙周器械等相关标准。

（5）第 6 分技术委员会（SC6 dental equipment）：负责口腔设备的标准。如综合治疗台、银汞调和器、光固化机、吸唾系统等相关标准。

（6）第 7 分技术委员会（SC7 oral hygiene products）：负责口腔卫生制品的标准。如牙刷、牙膏、漱口水等相关标准。

（7）第 8 分技术委员会（SC8 dental implants）：负责口腔种植材料的标准。如种植体疲劳试验等检测方法标准等相关标准。

（8）第 9 分技术委员会（SC9 CAD/CAM）：负责口腔计算机辅助设计 / 计算机辅助制造领域的相关标准。如可切削陶瓷相关的标准，以及 3D 打印材料的标准。

此外，还有 ISO/TC 106/ WG10 工作组，负责口腔材料和器械设备的生物学评价标准。

（三）全国口腔材料和器械设备标准化技术委员会（SAC/TC 99）

全国口腔材料和器械设备标准化技术委员会是我国口腔专业领域的标准化技术工作组织，

秘书处设在北京大学口腔医学院。对口于 ISO/TC106 国际标准化组织牙科医学技术委员会。负责本专业标准化工作，负责组织制订我国口腔专业标准体系表，提出本专业制订、修订国家标准和行业标准的规划和年度计划的建议；代表我国参与本领域内的国际标准化工作，如国际标准化项目工作建议，参加国际标准的起草和试验验证、议案审查和表决等。

五、口腔材料的管理 Management of dental materials

按照国际惯例和我国有关的法律法规，口腔材料属于医疗器械（medical devices）。医疗器械是用于人体的产品，其标准必须保证产品的安全有效性。医疗器械由国家药品监督管理局依法按风险程度实行注册（Ⅱ类和Ⅲ类器械）和备案（Ⅰ类器械）管理。市场化的口腔材料应当符合有关的国家标准、行业标准。

（林　红）

第三章　印模材料

Impression Materials

第一节　概述
Introduction

印模（impression）是物体的阴模，口腔印模是记录口腔各组织形态及关系的阴模，取制印模时所用的材料称为印模材料（impression materials）。在口腔及颌面部缺损修复时，需要用印模材料制取口腔组织的印模，在印模上浇注模型材料（model materials）（如石膏），形成组织的阳模，再在阳模上制作修复体。因此，为了制作精确的修复体，首先要获得准确的印模，印模的质量直接关系到最终修复体的准确性和修复效果。临床医生应充分了解各类印模材料的特性和适用范围，根据不同修复要求，选择合适的印模材料。

印模材料在使用时具有流动性和可塑性。通过物理变化（如热固性材料）、化学反应或聚合反应，这些可流动材料转变成弹性或非弹性状态，从而获得口腔软和（或）硬组织的阴模。

一、分类 Classification

根据材料的性能，印模材料可分为弹性印模材料（elastic impression materials）和非弹性印模材料（non-elastic impression materials）两大类，每一类又分为可逆性印模材料（reversible impression materials）和不可逆性印模材料（irreversible impression materials）（表 3-1）。

表 3-1　口腔印模材料的分类

分类		材料
弹性（elastic）	可逆性（reversible）	琼脂
	不可逆性（irreversible）	藻酸盐
		弹性体（硅橡胶、聚醚橡胶、聚硫橡胶）
		纤维素醚
非弹性（non-elastic）	可逆性（reversible）	印模膏
		印模蜡
	不可逆性（irreversible）	印模石膏
		氧化锌-丁香酚印模糊剂

弹性印模材料是材料塑形后印模具有弹性，如琼脂、藻酸盐和弹性体印模材料。非弹性印模材料是材料塑形后印模不具有弹性，如印模膏、印模蜡、印模石膏和氧化锌-丁香酚印模

糊剂。若印模材料塑形后能恢复至原有状态，能反复、多次使用，称为可逆性印模材料，如琼脂、印模膏和印模蜡。若塑形后不能恢复至原有状态的材料，称为不可逆性印模材料。不可逆材料一般是发生了化学反应。

有些印模材料，如油泥、印模蜡、纤维素醚由于流动性不好、强度差、体积变化大，不易取得精确、完整的印模，现已极少使用。目前还出现了可见光固化印模材料，操作者可控制工作时间及固化时间。

二、性能要求 Properties requirements

理想的印模材料应具备如下性能。

1. 良好的生物安全性（safety），对机体及口腔组织无毒性（toxicity）、无刺激性（irritation）、无致敏性（allergy）等。

2. 良好的流动性（flowability）、润湿性（wetting）和可塑性（fabricability）。流动性是指材料在塑形前的黏度（viscosity）或稠度，良好的流动性可使材料在轻微压力下流至各个细微部位，获得清晰的印模，同时又不使软组织变形。可塑性是材料塑形的能力，可塑性好才能准确反映组织细微结构。

3. 良好的弹性（elasticity）和机械强度（mechanical strength）。良好的弹性能使印模从倒凹等复杂的部位完整取出而印模不发生变形；良好的机械强度，如抗撕裂性（tear resistance），可避免从口腔取出时印模发生断裂，足够的压缩强度可防止在印模内灌注模型的过程中发生永久形变（permanent deformation）。

4. 良好的尺寸稳定性（dimensional stability）。材料凝固后尺寸稳定，尺寸变化或体积变化小，印模不变形，以保证所灌注模型的精度。从口内取出到室温的温度变化，以及印模在技工室保存时，也不应有明显的尺寸变化。

5. 有足够的工作时间（working time）和合适的凝固时间（setting time），在工作时间内黏度不能明显增加；合适的凝固时间是3～5分钟。

6. 化学稳定性（chemical stability）好，与模型材料相容而不发生化学反应，容易与模型分离。贮存期（shelf life）长，在贮存期内不发生化学变化。

7. 操作简单（easy to handle），应能附着于托盘（adapted to the tray）；价格合理。能被消毒。

第二节　弹性印模材料
Elastic impression materials

弹性印模材料包括水胶体印模材料和弹性体印模材料。

一、水胶体印模材料 Hydrocolloid impression materials

水胶体印模材料包括藻酸盐水胶体印模材料和琼脂水胶体印模材料。

水胶体的一般特性

一种或几种物质分散在另一种物质中构成分散体系（disperse system）。被分散的物质叫分散相（dispersed phase），另一种物质叫分散介质（disperse medium）。胶体（colloid）与溶液（solution）及悬浮液（suspension，又称悬浊液）不同。溶液为各向同性均匀的混合物（homogeneous mixture），属分子分散系（molecule dispersion system），分散相（溶质）以小分子或离子形式存在于分散介质（溶剂）中，分散相质点小于 1 μm；而悬浮液属粗分散系（coarse dispersion system），为各向异性的（heterogeneous），分散相质点（> 100 μm）至少在显微镜下可见，分散于介质中，故为二相体系（two phase system）。胶体介于这两者之间，也是各向异性的（两相体系，似悬浮液），属胶体分散系（colloid dispersion system），分散相质点很小，常为 1 ～ 100 μm。当胶体的分散介质为水时，称为水胶体（hydrocolloid）。在胶体分散系中，溶胶质点的电性使溶胶能稳定和均匀分布。溶胶质点疏松，表面积大，易吸附分散介质中带电的离子，在离子周围因水合作用形成一层水化膜。溶胶质点运动而互相接近时，一方面受到相同电荷的互相排斥，另一方面这一层膜隔离溶液质点，使溶胶保持稳定。

胶体有溶胶（sol）与凝胶（gel）。溶胶态时，材料为黏稠液体（viscous liquid）。溶胶可转成凝胶。分散相分子的附聚作用（agglomeration）形成细纤维（fibrils）或使分子链呈网状。这些细纤维或网状结构包裹了分散介质，如水。

溶胶可以下列二种方式之一转变成凝胶。

1. 通过物理变化成为凝胶 如降低温度，溶胶可变成凝胶，此过程为可逆的。在加热时，又成为溶胶，如琼脂，此时凝胶的细纤维以范德瓦耳斯力（又称范德华力）结合在一起。

2. 通过化学反应成为凝胶 此过程为不可逆的，如藻酸盐。

凝胶的强度或韧性取决于细纤维的浓度。浓度高，强度大。也取决于填料的浓度，在凝胶中加入惰性填料，使其柔韧性降低。凝胶可失水或吸水。凝胶可因脱水发生收缩出现裂隙，称为脱水收缩（syneresis），或凝溢。凝胶吸水可产生膨胀，称为浸润（imbibition）或吸液。水胶体作为印模材料时，材料以溶胶态入口，流至细微部位。此时，不应有胶凝（gelation）。当凝胶生成时，可从口中取出，此时具弹性。

（一）藻酸盐印模材料（Alginate impression materials）

1. 概述（introduction） 藻酸盐印模材料（alginate impression materials）是一种弹性不可逆性水胶体印模材料（elastic irreversible hydrocolloid impression materials），是目前临床使用最广泛的印模材料，操作简单，价廉，适用于局部义齿、全口义齿初印模及正畸研究模型，但不适用于冠桥印模。藻酸盐印模材料是 20 世纪 40 年代由美国化学家 S·william Wilding 首先用于牙科的。

2. 组成（composition） 藻酸盐印模材料主要有粉剂（powder）和糊剂（paste）两种剂型，组成见表 3-2、表 3-3。

表 3-2 粉剂型藻酸盐印模材料的组分及作用

名称	作用	质量分数
藻酸钠或藻酸钾	基质，与钙离子反应生成藻酸钙凝胶	12% ～ 15%
硫酸钙	胶凝剂，提供与藻酸盐反应的钙离子，将线性大分子连成网状结构	8% ～ 12%
磷酸钠	缓凝剂，减缓凝胶的形成，控制凝固时间	2%
填料（硅藻土等）	充实体积、增加稠度和强度	60% ～ 70%
硫酸钾或氟钛酸钾	改善石膏模型表面性能，加速石膏固化	3% ～ 10%
水杨酸甲酯（冬青油）、薄荷	调味剂	微量
色素	调色	微量

注：使用时，将上述粉剂与水按说明书要求的比例、时间调和均匀，即可取模。

表 3-3　糊剂型藻酸盐印模材料的组分及作用

名称	作用	质量分数
藻酸钠	基质	7%～10%
无水碳酸钠	缓凝剂	2%
水	分散剂	80%～85%
沉淀碳酸钙（轻质）	增加强度	3%～5%
滑石粉	赋形作用	3%～7%
硼砂	调节稠度	0.2%
防腐剂、调味剂、指示剂		适量

注：在配制时，先将缓凝剂溶于 40～50℃ 温水中，再加入藻酸钠使之成为溶胶态后，再加入其他成分。使用时，将糊剂与硬石膏（熟石膏）粉以 2∶1 的比例于橡皮碗中均匀调和即可取印模。由于糊剂型印模材料的运输和贮存不便，现已被粉剂型印模材料所取代。

（1）藻酸盐（alginate）：基质成分，具有线性大分子结构。由褐藻酸（alginic）与碱反应而来。褐藻酸主要成分是 β-D-甘露糖醛酸和 α-D-古罗糖醛酸的线性聚合体，分子量为 5000～15000，是从褐藻中提取的，不溶于水。印模材料中使用的藻酸盐主要为藻酸铵（ammonium alginate）、藻酸钾（potassium alginate）、藻酸钠（sodium alginate）（图 3-1），其中，藻酸钠用得最多。藻酸盐溶于水，不溶于有机溶剂。藻酸盐溶于水后形成有限溶胀，呈溶胶态，具有一定的黏度。藻酸盐大分子被水溶胀，彼此相连形成网状骨架，水分子溶剂被包裹在网眼中，形成一种半固态物质，在其内加入胶凝剂及其他组分，配成藻酸盐印模材料。

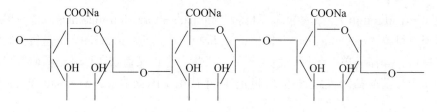

图 3-1　藻酸钠结构式

（2）胶凝剂（gelatinizer）：硫酸钙（calcium sulfate）（石膏 $CaSO_4 \cdot 1/2H_2O$）与藻酸盐水胶体反应成为不溶性的藻酸钙（insoluble calcium alginate）。使材料从具有一定流动性的溶胶变成具有一定弹性和强度的凝胶。材料从线性分子结构（linear molecule structure）变成交联的网状结构（cross linked net structure）。

（3）缓凝剂（retarder）：主要有磷酸三钠（sodium phosphate）、无水碳酸钠（sodium carbonate）、草酸盐（oxalate）等。由于藻酸盐溶胶与胶凝剂硫酸钙的反应速度非常快，临床上来不及操作，故加入适量的缓凝剂，减缓凝固反应速度，延长工作时间。同时，缓凝剂还可加速藻酸盐的溶解作用。

（4）填料（filler）：碳酸钙（calcium carbonate）、硅藻土（siliceous earth）、滑石粉（talc powder）等。为惰性材料，可增加藻酸盐凝胶的强度和硬度，并充实体积，使印模具有良好的形态稳定性。填料难溶于水，不参与化学反应，其粒子尺寸越小，印模表面越光滑，精确度越高。

（5）增稠剂（thickening agent）：硼砂（borax）、硅酸盐（silicate）等。可增加溶胶的稠度（consistence），调节印模材料的流动性，提高韧性。同时有一定的加速凝固（accelerate setting）作用。在配制糊剂型印模材料时，应最后加入，以免影响其他成分的混合。

（6）指示剂（indicator）：指示反应过程，便于临床观察。如碱性指示剂酚酞（phenolphthalein），pH 8.3 ～ 10 时为红色。在糊剂型印模材料中加入含 10% 酚酞的乙醇溶液后，当藻酸盐溶胶与胶凝剂反应形成凝胶弹性体时，材料 pH 由碱性趋于中性，印模由红色变为无色，指示反应完成。

（7）防腐剂和矫味剂（spices）：麝香草酚（thymol）作为防腐剂，可延长印模材料的贮存时间，防止室温下糊剂型水胶体印模材料的腐败。加入香精矫味剂，可去除印模材料中藻酸盐的海藻腥味，并给患者以愉悦的气味。

（8）稀释剂（diluents）：即分散介质，该材料的分散介质为水，它使藻酸盐溶胀成水胶体。

3. 凝固反应（setting reaction） 当可溶性的藻酸钠与硫酸钙混合，即发生化学反应，成为不溶性的弹性藻酸钙凝胶（insoluble elastic calcium alginate gel）。硫酸钙中的 Ca^{2+} 置换了 2 个相邻藻酸钠大分子链端上的 Na^+，使这 2 个藻酸钠线性大分子交联。固化的凝胶纤维通过 Ca^{2+} 的交联彼此连成网状，水位于网络之间，材料从溶胶状态成为具有一定弹性和强度的凝胶印模。

由于藻酸钠与硫酸钙的反应速度非常快，临床无法操作，故加入适量的碳酸钠或磷酸三钠作为缓凝剂，调节凝固时间。反应的第一步为磷酸三钠与硫酸钙中的 Ca^{2+} 反应，夺取了硫酸钙中的部分 Ca^{2+}，并降低了其浓度，直至磷酸钠用尽，硫酸钙中的 Ca^{2+} 才会与藻酸钠发生第二步反应，从而达到降低藻酸钠与 Ca^{2+} 反应速度的目的。第二步为藻酸钠与剩余的 Ca^{2+} 反应生成藻酸钙凝胶。故在固化过程中发生了两个反应，其反应式如下。

$$2Na_3PO_4 + 3CaSO_4 \longrightarrow Ca_3(PO_4)_2 + 3Na_2SO_4$$
$$Na_nAlg + CaSO_4 \longrightarrow Na_2SO_4 + Ca_mAlg$$

（1）式中，磷酸钠与硫酸钙反应，提供合适的工作时间。

（2）式中，磷酸钠反应完后，剩余的硫酸钙与藻酸钠反应生成不溶性藻酸钙凝胶。

4. 性能（properties）

（1）凝固时间：2 ～ 5 分钟。凝固时间为从调和开始至能获得必要弹性以便分离取下印模所需的时间。凝固时间过短，临床来不及操作；时间过长，患者会不舒服，甚至发生呕吐。

凝固时间受缓凝剂的量、藻酸盐与胶凝剂的比例和温度的影响。缓凝剂多，凝固时间长，缓凝剂少，凝固时间短。

胶凝剂多，凝固时间短，胶凝剂少，凝固时间长。但胶凝剂与藻酸盐的比例若相差太大，会影响印模的性能和质量，胶凝剂多，印模弹性变小，胶凝剂少，印模强度低。

在温度高时，凝固反应加快。故接触组织处的材料先固化（与琼脂相反）。温度低时，凝固慢。临床可采用调节水或材料的温度的方法获得所需的凝固时间。

粉剂印模材料的凝固时间与水粉比（liquid-powder ratio）有关，水粉比低，凝固时间短；水粉比高，凝固时间长。

（2）流动性和弹性（flowability and elasticity）：藻酸盐印模材料在溶胶态具有良好的流动性，可流至口腔内细微部位。凝固后印模具有弹性，可从倒凹（undercut）中取出。印模在应力下应能发生一定的形变（deformation），以便能完整取出而不破裂，其压应变（compressive strain）应为 5% ～ 20%。印模取出后形变应能完全恢复，否则过大的永久形变（permanent deformation）会影响印模准确性。其永久形变应不大于 5%，即弹性回复（elastic recovery）大于 95%。永久形变与压缩时间有关，取出印模时应快速取出。

（3）强度（strength）：为使印模能完整取出，印模材料应有良好的抗撕裂强度（3.7 ～ 6.9 N/cm），并能承受灌注模型材料的压力而不变形，其压缩强度应不小于 0.35 MPa，有的产品可达 1.5 MPa。从口内取出印模越快，抗撕裂强度越高，强度是其变形速率的函数。

（4）尺寸稳定性（dimensional stability）：藻酸盐印模材料属于水胶体印模材料，在失水或吸水后会发生收缩（凝溢）和膨胀（浸润），贮存在空气中或水中均会造成明显尺寸变化，影响印模的尺寸稳定性；但存于 100% 湿度下，尺寸变化最小。因此，取印模清洗后应立即灌制模型。一般在取模后 15 分钟内灌注。若不能立即灌注模型，应暂保存于 100% 湿度下，在此湿度下，藻酸盐凝胶具有较好的稳定性。藻酸盐印模材料在凝固初期存在持续的吸水膨胀，继而出现脱水收缩，使印模出现收缩和裂隙，此时即使再浸入水中也不能恢复。在材料固化期间应注意不要移动印模，移动托盘时的任何压力均可使材料内部产生应力，使印模从口内取出后变形。

（5）细节再现性（detail reproduction）和与石膏的配伍性（compatibility with gypsum）：印模应能清晰再现口腔组织的细节，并能将细节传递给所灌注的石膏模型。印模材料应能与其内灌注的石膏模型材料形成光滑表面且易分开。藻酸盐印模材料与石膏及人造石匹配好。但某些产品会使一些人造石表面粗糙。

虽然藻酸盐印模材料具有良好的性能，但因其细节再现性有限，在从倒凹取出时，永久形变大，故其弹性及精度不如琼脂、硅橡胶和聚醚橡胶印模材料。

5. 临床应用及操作（clinical application and manipulation）　藻酸盐印模材料流动性好、细腻、有弹性，取制的印模精确度高，广泛用于口腔修复及正畸治疗和模型研究。临床操作简便，易除去其上黏附的血液和唾液，具亲水性（hydrophilic），易灌模。因精度不如琼脂及弹性体印模材料，故不用于嵌体、冠及桥。多用于灌制研究模型，口腔保护器和正畸取模，也可作为个别托盘（stocky tray）。

其缺点是易撕裂，从口内取出须立即灌注模型，细节再现性有限，尺寸不稳定，只能用于单个铸造体。与石膏的配伍性中，应注意选择相匹配的人造石。该印模材料与许多环氧树脂代型材料不匹配。在潮湿及高于室温时，印模粉不稳定。

消毒：藻酸盐印模材料可用次氯酸钠、碘、戊二醛、苯酚溶液消毒。但应控制消毒时间，以免引起尺寸变化。

使用印模材料时应：① 采用正确的比例调和。粉状印模材料若调和的水粉比低，材料强度高，抗撕裂性及稠度增加，工作时间及凝固时间缩短。糊状印模材料调和时，糊剂与胶结剂按（1～2）∶1 体积比调和。② 调整水温、控制时间，水温应在 18～24℃。水温低，可延长工作及固化时间。③充分调和，贴碗壁用力调和材料 30 秒～1 分钟。调和不充分可形成颗粒，而影响印模的精度。合适的调和可形成光滑、膏状混合物。工作时间一般较短，为 2 分钟，在口内 3 分钟左右凝固。④ 用带孔托盘取制印模，取模动作应快，因其撕裂强度与所施应力速率有关。在托盘与口腔组织之间应至少有 4 mm 厚的材料，可减少撕裂的发生。取印模后，用冷水冲去唾液并消毒后立即灌制模型。可浸于次氯酸钠液或碘仿中消毒。

藻酸盐托盘材料和针筒装琼脂材料可合用制取印模。如此兼顾了琼脂水胶体精细复制及与石膏匹配性好的优点，同时减少设备的使用。简单加热即可使针筒装琼脂材料预备好，故不再需水冷托盘。在托盘中放上藻酸盐，将琼脂从针筒中挤于其上。应注意选择合适结合强度的琼脂-藻酸盐印模材料。最好选择厂家推荐的匹配材料。

（二）琼脂水胶体印模材料（Agar hydrocolloid impression materials）

1. 概述（introduction）　琼脂印模材料是一种弹性可逆性水胶体印模材料（elastic reversible hydrocolloid impression materials）。其主要成分琼脂（agar）是从海藻中提取的一种有机亲水性材料。琼脂与水构成胶体（colloid），在 30～50℃为凝胶状态（gel state），加热后（71～100℃）变成溶胶状态（sol state）或液态（liquid state），冷却后又变回凝胶状态。

该转变可反复进行，称之为可逆性（reversible）。其转化温度（transformation temperature）与琼脂浓度有关。牙科中利用这一由温度引起的溶胶与凝胶之间转化的物理变化制取口腔印模。

2. 分类（classification） 琼脂印模材料按稠度可分为高稠度（high consistency）、中稠度（medium consistency）和低稠度（low consistency）材料。高稠度和中稠度材料用于全口或局部牙弓印模，低稠度材料为注射器挤出型材料。

按应用可分为全口或局部牙弓印模用，以及冠桥用、复模用琼脂印模材料。

按包装分为托盘型（tray type）琼脂印模材料和注射型（syringe type）琼脂印模材料。

3. 组成（composition） 琼脂印模材料的组成及各成分的作用如表3-4。

表3-4　琼脂印模材料的组成及各成分的作用

组成	质量分数	作用
琼脂（agar）	8%～15%	胶体，溶胶的分散相，凝胶的连续纤维样结构
硫酸钾（potassium sulfate）	1%～2%	加速石膏模型表面的固化，对硼砂及琼脂阻碍石膏模型材料的固化起拮抗作用
硼砂（borax）	0.2%～0.5%	促进分子间的吸引，以改善凝胶的强度，但可延缓石膏模型及代型材料的固化
烷基苯甲酸盐（alkyl benzoate）	0.1%	防腐剂
水（water）	80%～90%	提供溶胶的连续相及凝胶的连续相
颜料及香料（pigment，spice）	痕量	改善外观及气味

琼脂（agar）在印模材料中是产生胶凝作用的主要成分，商品常为agar-agar，分子量约150 000，为半乳糖硫酸酯的线性聚合物，具有复杂的结构，结构式如下（图3-2）。

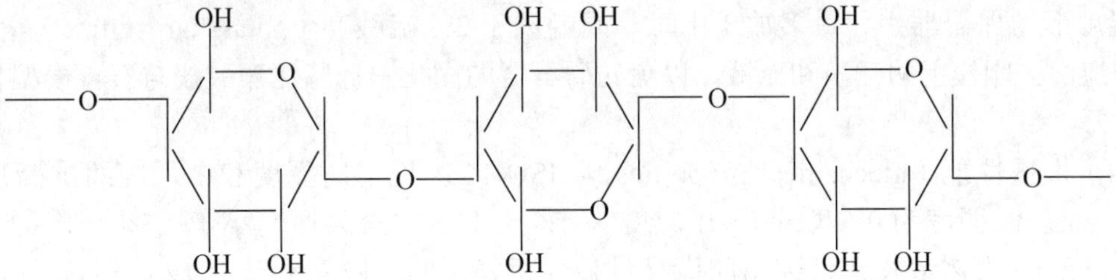

图3-2　琼脂分子结构式

琼脂印模材料的组成中，琼脂占8%～15%（质量分数），水占80%～90%，水含量决定了溶胶的流动性和凝胶的物理性能。琼脂与水构成的凝胶本身有弹性，但很脆，强度差，不能承受制取印模时所受的压力。故加入0.2%～0.5%的硼酸盐（borate）可增加强度。但硼酸盐会减缓石膏模型的凝固，因此加入1%～2%的硫酸盐（sulfate），促进石膏模型的硬化和凝固。或者将取制好的凝胶印模浸入硫酸盐溶液中，然后灌注模型。为增加印模材料的黏度、强度和刚性，在组成中加入适量的二氧化硅、硅藻土、蜡粉等惰性填料，加入甘油调节交联密度。还加入少量防腐剂（antiseptics，preservative）、调味剂、色素（pigment）等。

上述配方为托盘型印模材料，它比注射型的印模要坚硬（stiffer）。注射型配方中因琼脂含量低（6%～8%），在从注射器中推出时比托盘型的流动性大。

4. 性能（properties） ISO 1564对琼脂印模材料的性能要求见表3-5。

表 3-5　ISO 1564 对琼脂印模材料的性能要求

材料类型	挤出温度（℃）		胶凝温度（℃）		细节再现（μm）	与石膏配伍性（μm）	形变恢复	压应变		抗撕裂性（N/mm）
	最小	最大	最小	最大			最小	最小	最大	最小
高稠度	—	—	37	45	20	50	96.5%	4%	15%	0.75
中稠度	45	52	37	45	20	50	96.5%	4%	15%	0.75
低稠度	45	52	37	45	20	50	96.5%	4%	15%	0.5

（1）胶凝温度（gelation temperature）：琼脂印模材料溶胶与凝胶之间可随温度变化而反复转化。凝胶液化的温度与溶胶的固化温度不同，称为滞后（hysteresis）。由溶胶态转变成凝胶态的温度称为胶凝温度（gelation temperature）。琼脂印模材料的胶凝温度为 37 ~ 45℃，温度低，胶凝速度加快。胶凝温度也是琼脂印模材料产生弹性，可以从口腔倒凹区取出印模且只有极少变形时的温度。胶凝时，琼脂溶解度减小，线性大分子彼此靠近交织呈网状骨架，水分子被包裹于网状间隙内，限制了其自由流动。温度在 60 ~ 70℃时，凝胶变成溶胶。溶胶态材料具有足够的流动性，可从容器中挤出。

（2）流动性（flowability）与精确性（accuracy）：琼脂印模材在溶胶态时流动性好，可记录精细部位。琼脂印模清晰，准确性高，能复制出 20 μm 的细线。流动性与溶胶的黏度有关，可调整填料或增稠剂的剂量，获得合适的黏度。琼脂的黏度还与温度有关，温度高，黏度小，流动性大。接近胶凝温度时，黏度明显增加，流动性变小。在口腔内取印模时，与托盘接触部位最先固化（与藻酸盐相反）。

（3）尺寸稳定性（dimensional stability）：琼脂印模材料具有水胶体失水收缩、吸水膨胀的性质，最好取模后立即灌注模型。将琼脂印模放于空气中，琼脂凝胶可失水收缩 0.15% ~ 1%。若将琼脂再浸入水中可吸水膨胀，浸水 1 小时可恢复至原来的尺寸。持续放在水中可造成持续膨胀。同藻酸盐一样，若不能及时灌注石膏模型，最好将琼脂印模置于 100% 相对湿度下的保湿器中，最多放 1 小时，或者浸于 2% 硫酸钾（potassium sulfate）溶液中。灌模前应洗去印模上的唾液和血液，以免妨碍石膏的固化。琼脂比藻酸盐与石膏模型材料的配伍性好。

（4）机械性能（mechanical properties）：ISO 1564 规定高稠度和中稠度的抗撕裂性为 0.75 N/mm，低稠度为 0.5 N/mm。压应变为 4% ~ 15%。永久形变小于 3.5%（形变恢复至少为 96.5%）。大多数托盘型琼脂印模材料弹性很好，形变恢复（recovery from deformation）可达 99%。ANSI/ADA 规定琼脂印模材的压缩强度最低为 0.25 MPa；因琼脂为黏弹性（viscoelastic），故其强度与压缩时间有关。在高载荷速率下，可产生高的压缩和抗撕裂强度，故从口内快速（snap）取出印模可减少印模的断裂或撕裂。为减少印模的断裂或撕裂，托盘与倒凹区间琼脂还应有足够厚度。

5. 临床应用及操作（clinical application and manipulation）　琼脂印模清晰、准确性高，可反复使用，可用于无深倒凹的全口及局部印模。主要用于取冠桥印模和技工室中复制模型。琼脂印模可浸于稀次氯酸钠或戊二醛中消毒。取模后，经冲洗、消毒、适当干燥后应立即灌注模型。

（1）全口及局部印模：临床上，托盘型琼脂印模材料常为管装，经水浴加热呈溶胶。琼脂成溶胶态后，于 63 ~ 66℃水中可保持数小时。在约 46±1℃的半流动状态下取印模。琼脂在口腔温度下凝固，带有冷水循环的托盘可促进琼脂印模材料的凝固。

（2）嵌体、冠及桥印模：采用注射器装琼脂印模材料，其流动性较托盘型琼脂印模大，取模前浸入开水中 10 分钟，需要时可保持在 63℃。从水浴中取出注射器后，将琼脂直接注射于预备好的牙齿上。材料从注射器的细针中挤出时可立即冷却至与口腔组织相适应的温度。琼脂与金属的黏合性不好，须用带孔托盘。

（3）复模应用：作为复制印模材料（duplicating impression materials）使用。琼脂印模材料抗撕裂性差，易失水发生尺寸变化。同时，在取印模时，为达到凝胶与溶胶之间的转化，需要一定时间，并须配备加热材料的水浴用品及带冷却水的托盘，设备复杂，固化慢，须冷却，临床应用受限，目前多作为复制模型的印模材料（详见本章第四节）使用。

（4）琼脂-藻酸盐印模材料（agar-alginate combination impression materials）：用（注射型）琼脂-藻酸盐结合形成印模材料，也称叠层技术（laminate technique），可减少用琼脂取模所需的设备。将注射型琼脂于开水中溶化，并于用前 10 分钟贮存于 65℃。将常规固化型藻酸盐印模材料放于托盘上。将琼脂注射至牙预备体周围，其上再放藻酸盐印模材料。藻酸盐在 3 分钟左右固化，此期间琼脂被藻酸盐冷却。在藻酸盐固化、同时琼脂胶凝过程中，二者之间产生结合。4 分钟左右取出印模。为保证二者的结合，二者均应在流动态置于口内。应按厂家建议的适当产品的组合操作。取模精确性基本同弹性体印模材料。二者结合使用兼顾了二者优点，简化了琼脂加热设备，不需水冷印模托盘。琼脂比藻酸盐与石膏模型材料更匹配，故在取制冠桥印模时更精确，材料费用更低廉。

二、弹性体印模材料 Elastomeric impression materials，dental elastomers

弹性体（elastomer）一般为具有弹性的固体，由缠结相互交织的链状聚合分子组成，并交联形成三维网状结构。其弹性来自缠绕着的分子链，当负荷去除后，聚合链趋向于恢复。具有弹性体性质的口腔印模材料主要是合成橡胶（synthetic rubber）类材料，包括硅橡胶印模材料、聚醚橡胶印模材料和聚硫橡胶印模材料。

ISO 4823：Dental elastomeric impression materials 按稠度将弹性体印模材料分为如下 4 类。

Type 0：putty consistency 腻子状

Type 1：heavy-bodied consistency 高稠度

Type 2：medium-bodied consistency 中稠度

Type 3：light-bodied consistency 低稠度

其稠度主要与填料的量有关。

ISO 4823 还对弹性体印模材料的主要物理性能进行了规定（表 3-6）。

表 3-6　ISO 4823 对弹性体印模材料的主要物理性能要求

材料分类	稠度（试样直径，mm）		复制再现（复制的线的宽度，μm）	线性尺寸变化	与石膏的配伍性（复制的线的宽度，μm）	弹性恢复	压应变	
	最小	最大		最大		最小	最小	最大
0	—	35	75	1.5%	75	96.5%	0.8%	20%
1	—	35	50	1.5%	50	96.5%	0.8%	20%
2	31	41	20	1.5%	50	96.5%	2.0%	20%
3	36	—	20	1.5%	50	96.5%	2.0%	20%

（一）硅橡胶印模材料（Silicone rubber impression materials）

硅橡胶为人工合成的聚合物，其大分子链的键能比较低，分子链较柔顺，固化后形成三维网状结构的弹性橡胶。硅橡胶印模材料为弹性不可逆性印模材料（elastic irreversible impression materials），它具有良好的流动性、可塑性、弹性、韧性和强度，取得印模清晰、精确性高、体积变化小，易脱模，是目前较理想的印模材料。硅橡胶印模材料按其反应特性分为两种：缩合型硅橡胶印模材料（condensation silicone rubber impression material）和加成型硅橡胶印模材料（addition silicone rubber impression material）。

1. 缩合型硅橡胶印模材料 又称缩合型室温硫化硅橡胶印模材料。商品一般是两组分或三组分糊膏或糊膏–液体形式。主要取制冠和桥修复体的印模，取个别嵌体印模最理想。

（1）组成：缩合型硅橡胶印模材料由聚二甲基硅氧烷（dimethylsiloxane）、硅酸烷基酯交联剂（cross-linking agent）和辛酸亚锡催化剂（catalyst）等组成。

基质糊剂（base paste）：由如下成分组成。带羟端基（—OH）的低分子量聚二甲基硅氧烷，交联剂硅酸烷基酯（orthoalky silicate）或三乙氧基硅烷，30%～40%的无机填料（putty型占75%）以增加橡胶的强度。

催化剂糊剂（catalyst paste）或液剂：由含金属有机酯（metal organic ester）的催化剂，如辛酸亚锡（tin octoate）或二月桂酸二丁基锡（dibutyl tin dilaurate）及油性稀释剂和增稠剂组成。有时含交联剂硅酸烷基酯。

也有将基质、交联剂、催化剂分装于三个组分的产品。

（2）聚合反应（polymerization reaction）：反应机制为聚二甲基硅氧烷的羟端基（—OH）在催化剂辛酸亚锡的作用下，与交联剂硅酸烷基酯反应，以 Si—O 键的形式交联成三维网状聚合物，并生成副产物乙醇。反应时，一部分由—OH 基缩合产生链增长；另一部分由硅酸乙酯产生分子链间的交联，反应副产物为乙醇。辛酸亚锡催化剂使上述交联反应能够在室温或口腔 37℃环境下完成。

缩合型硅橡胶印模材料反应见图3-3。

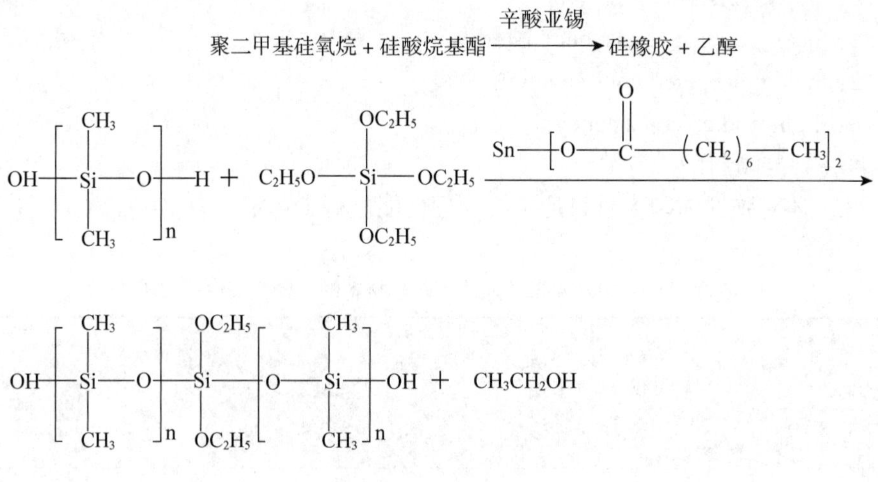

图3-3 缩合型硅橡胶凝固反应

（3）性能

凝固时间（setting time）：指调和开始至成为弹性固体的时间。使用时各组分按比例混合，调和开始即发生反应，23℃时 6～8 分钟凝固，37℃时 3～6 分钟凝固。增加催化剂的量、提高温度及湿度均可缩短凝固时间。凝固时间不等于硫化时间。完全硫化在凝固后还将持续一段时间。

尺寸稳定性和化学稳定性：因持续进行的聚合反应及副产物乙醇的挥发，缩合型硅橡胶印模材固化后比聚硫及聚醚橡胶印模材料收缩大，一般50%的收缩发生在固化后1小时内，24小时线收缩量在0.2%～1.0%。所以，应在取模后1小时内立即灌注模型。采用二次印模方法，即先用高稠度材料取第一次印模，印模固化后，再在其上加少量低稠度材料取第二次印模（putty-wash法），可减少总收缩量，提高印模精度。硅橡胶属憎水性（hydrophobic）材料，灌注石膏较困难，灌模前印模应非常干燥。有些商品含非离子表面活性剂，为亲水性的，这类印模材料在取印模过程中能润湿牙齿表面，固化后，易被含水代型材料润湿。硅橡胶具有良好的抗老化性能，弱酸、弱碱或生理盐水对其性能几乎没有影响。可经高压煮沸灭菌。

机械性能：拉伸强度高，为4～6 MPa，抗撕裂强度为1～2 MPa。弹性好，弹性恢复至少为96.5%。

2. 加成型硅橡胶印模材料 又称乙烯基硅橡胶（vinyl silicone rubber）或乙烯基聚硅氧烷橡胶、乙烯基聚二甲基硅氧烷硅胶（vinyl polysiloxane rubber，polyvinyl siloxane rubber）。它是作为聚硫橡胶和缩合型硅橡胶印模材料的替代材料而出现的。适合制取冠、桥、局部义齿印模。材料固化后坚硬，价高，故不用于常规研究模型。产品为双组分糊状。有的产品为亲水性的，内含表面活性剂以改善润湿性。

（1）组成：由聚甲基乙烯基硅氧烷、氯铂酸催化剂和含氢硅油交联剂等组成。

基质糊剂主要为端基或侧链带乙烯基的低分子量乙烯基聚二甲基硅氧烷，为线性大分子结构，可经加成反应（addition reaction）聚合，故称乙烯基或加成型硅橡胶。有的含缓聚剂，以延长工作时间和固化时间。此外，还有增强填料。

催化剂糊剂（catalyst paste）主要含催化剂氯铂（氢）酸 [chloroplatinic acid，$H_2(PtCl)_6$] 和交联剂含氢硅烷（silane hydrogen）或硅油，以及增强填料，与低分子量硅氧烷混合。有些产品基质糊剂中含催化剂，交联剂则为单独糊剂。

（2）凝固反应：在催化剂氯铂酸的作用下，乙烯基聚二甲基硅氧烷的端基乙烯基团（CH_2＝CH—）和硅油的氢之间发生交联反应，乙烯基双键打开，与含氢硅油交联成网状大分子结构的橡胶。加成反应速度快，反应完全。

加成型硅橡胶印模材料聚合反应见图3-4。

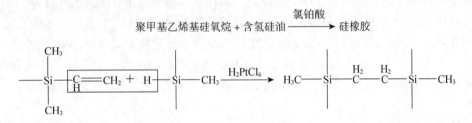

图3-4 加成型硅橡胶凝固反应
乙烯基硅氧烷为双官能团，含氢硅氧烷是多官能团

（3）性能：加成型硅橡胶印模材料性能比缩合型更好，印模精确度高，固化后尺寸稳定性好。因反应后无副产物生成，其体积变化、尺寸稳定性和印模的精确度优于缩合型硅橡胶。弹性回复是所有印模材料中最高的，永久形变可仅为0.2%。24小时尺寸变化为0.1%。可于取模后1周内灌注模型，还可多次灌注模型。加成型硅橡胶印模上可电镀铜及银。形变恢复性好，抗撕裂强度中等。

（4）操作：操作性能好，同缩合型。昂贵，费用为聚硫橡胶印模材料的2倍。如果组成中含羟基，则反应会产生氢。氢逐渐释放，会造成模型气泡。将印模在灌注代型前放置1小时，在灌注环氧代型前放置1夜，可避免代型上出现气泡。加成型硅橡胶为憎水性材料，较难被电镀或较难灌注石膏。灌模前未除尽水或血液，则憎水性材料不能取得精细结构而产生细节丧失。因此，目前很多产品含表面活性剂，以提高印模的亲水性。

乳胶类及橡皮障中的硫（磺）可阻碍聚合反应。

消毒：浸于次氯酸钠液、碘仿、苯酚（石炭酸）、戊二醛中。按厂家说明进行。

（二）聚醚橡胶印模材料（Polyether rubber impression materials）

聚醚橡胶印模材料为弹性不可逆性（elastic irreversible）的精密型印模材料。由氧化乙烯与四氢呋喃共聚而得的聚醚橡胶组成。聚醚橡胶印模材料于20世纪60年代首先在德国应用，用于制取无严重倒凹区的精密印模，其精确度高于聚硫和缩合型硅橡胶印模材料。因其韧性大，工作时间短，只能用于制取少数牙的印模。商品多为两组分膏剂，分装于金属管中。

1. 组成（composition）　基质糊剂由分子量约4000、分子末端带有环胺基，如哌嗪（ethylene-imine）端基的低分子量不饱和聚乙烯醚，胶体二氧化硅填料，增塑剂（plasticizer）邻苯二甲酸酯或乙二醇醚组成。

催化剂糊剂含烷基芳香磺酸酯（sulfonic ester，如苯亚磺酸钠）、填料及增稠剂。

2. 凝固反应　当基质与催化剂糊膏调和后，在催化剂作用下环胺基开环，发生离子聚合交联反应，使低分子量的聚乙烯醚交联成高分子量的聚醚橡胶弹性体。无副产物生成（图3-5）。

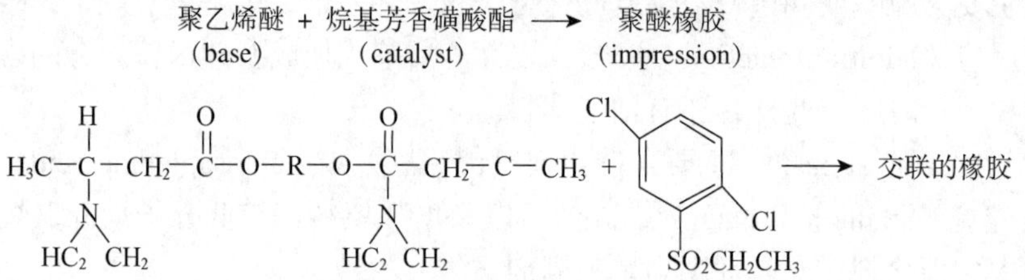

图3-5 聚醚橡胶凝固反应

3. 性能（properties）

（1）工作时间及固化时间（working time and setting time）：似加成型硅橡胶。工作时间及固化时间短，凝固时间为5～7分钟，柔性差。稀释剂可增加工作时间及柔韧性。

（2）尺寸稳定性（dimensional stability）：聚醚橡胶印模材料尺寸稳定，体积变化小，24小时收缩0.3%。若保持干燥，其尺寸稳定性可达1周。聚醚橡胶是亲水性的，可吸水膨胀，吸收灌注的模型中的水分后发生轻度膨胀，可补偿印模材料的收缩，使灌注的模型精确性高，但过度吸水后发生膨胀，影响印模的准确性，故取模后不宜放在潮湿处或浸泡在水中，应立即灌注模型。

（3）机械性能（mechanical properties）：由于主链分子末端带有环胺基，聚醚橡胶印模材料具有比其他印模材料更高的韧性、刚性及硬度。其邵氏硬度达60，属硬质材料，且流动性及柔韧性差，故不易制取倒凹大而复杂部位的印模。受力后永久形变好于聚硫橡胶印模材料。弹性恢复平均为98.5%，介于聚硫及加成型硅橡胶之间，从口内或代型上不易取下印模，抗撕裂强度差，在托盘上应多放材料以减少该问题。近几年的新产品韧性有所改善，印模材料厚度可以为2 mm，而之前为4 mm。

（4）操作（manipulation）：似聚硫及硅橡胶。因工作时间较短，故应快速调和。印模可镀银，使代型精确。调和应彻底，并避免催化剂与皮肤或黏膜接触。因材料坚韧或材料厚度不足（至少应达4 mm），取模时可能会发生撕裂。

优点：操作容易，比聚硫橡胶和缩合型硅橡胶更精确。表面细节再现性好。易灌注人造石。

缺点：昂贵，工作及固化时间短。固化后坚硬。有苦味。贮存印模要求高。若放于水中或高湿环境下会变形。可浸于次氯酸钠中消毒，但在消毒液中不能久放。烷基芳香磺酸酯催化剂对皮肤有刺激性。

（三）聚硫橡胶印模材料（Polysulfide rubber impression materials）

聚硫橡胶印模材料为弹性不可逆性印模材料。聚硫橡胶印模材料于20世纪50年代中期用于口腔临床，是第一个弹性体印模材料。它具有良好的强度、弹性，韧性大，印模精细、准确，光洁度高。价廉，广泛用于冠、桥及多种印模。商品多以双组分将基质糊剂及催化剂糊剂分装于两支金属软管中。

1. 组成（composition） 基质糊剂主要为含端基及侧链巯基（-SH）（图3-6）的低分子量聚硫化物（polysulfide），分子量约4000，3个-SH基中2个为端基、1个为侧基（pendant group），增塑剂为邻苯二甲酸二丁酯，填料（如氧化锌、氧化钛、硫化锌及二氧化硅）占12%～15%，视稠度不同而定。填料及增塑剂控制糊剂的刚度。

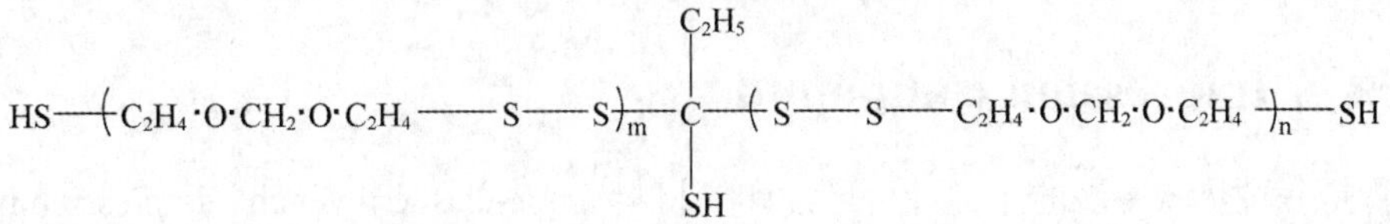

$$HS\text{—}(C_2H_4 \cdot O \cdot CH_2 \cdot O \cdot C_2H_4 \text{——} S\text{—}S)_m\text{—}\underset{\underset{SH}{|}}{\overset{\overset{C_2H_5}{|}}{C}}\text{—}(S\text{—}S\text{—}C_2H_4 \cdot O \cdot CH_2 \cdot O \cdot C_2H_4)_n\text{—}SH$$

图 3-6 聚硫化物分子结构式

催化剂糊剂（catalyst paste）也称加速剂糊剂（accelerator paste）、氧化剂糊剂（oxidant paste）或反应糊剂（reaction paste），含30%过氧化铅或二氧化铅，为氧化剂，呈棕色，在室温下使橡胶的-SH氧化，引发聚合及交联。加入油酯、氯化石蜡或无机填料调节糊剂的稠度。油酸或硬脂酸作为迟缓剂控制固化反应速度。催化剂糊剂的过氧化物可以挥发，可降低尺寸稳定性。有的产品用氢氧化铜作催化剂，还有的用有机过氧化物，如异丙过氧化氢或叔丁基过氧化物代替过氧化铅，但也具挥发性，造成固化物的收缩。

2. 凝固反应（setting reaction） 聚硫橡胶与过氧化铅发生缩合脱水反应，过氧化铅使2个端基巯基氧化发生聚合，使链增长并交联，同时由于侧基-SH氧化发生交联，交联反应使低分子链的聚硫橡胶交联成高分子缩聚物，材料从糊状变成橡胶状。交联程度取决于聚硫体链的初始长度。缩聚反应有副产物水生成。二氧化铅中的氧与聚硫大分子端基-SH发生脱水反应，产生交联，表现为整个体系黏度加大，成为有弹性的聚合体。

$$HS\text{-}R\text{-}SH + PbO_2 \rightarrow HS\text{-}R\text{-}S\text{-}Pb\text{-}S\text{-}R\text{-}SH \rightarrow HS\text{-}R\text{-}S\text{-}S\text{-}R\text{-}SH + H_2O$$

温度升高及湿度加大时，可加速凝固反应。在20～70℃时，温度每升高10℃，反应速度增加1倍。

3. 性能（properties）

（1）工作时间5～7分钟，凝固时间10～12分钟。工作时间及固化时间随温度升高及湿度加大而缩短。弹性及强度在10分钟时才迅速提高，故印模需在口腔内停留10～12分钟。

（2）弹性、流动性及尺寸稳定性：弹性回复比硅橡胶及聚醚橡胶印模材料略低（97%～98%）。流动性0.4%～1.9%，指示印模在贮存期有发生形变的趋势。24小时收缩0.4%，比缩合型硅橡胶小，但仍需在印模从口中取出1小时内灌制模型，半小时内灌注最好，以防止形变从而保持最大精确度。因需更长时间才能固化，就诊时间长。可被电镀银，但不能镀铜。

（3）机械强度：聚硫橡胶有较高的剪切强度，印模从倒凹处取出比加成型硅橡胶和聚醚型硅橡胶更容易，可用于制取取出较困难的深龈下区域的组织印模。

4. 应用（application） 按比例在调和纸上用调和铲充分调和 45～60 秒。在口内 10～12 分钟后取出。

优点：工作时间长，抗撕裂性、流动性、细节再现性及柔韧性均好，易从倒凹区取出，比硅橡胶及聚醚橡胶便宜。

缺点：因质地较软，永久形变稍大，硬化慢，过早取模会使印模变形或细节丧失。黏度低，易流至患者喉部。气味差。氧化铅可使衣服着色。应于 1 小时内灌模，且不能反复灌注模型。

消毒：放入次氯酸钠液、碘仿、戊二醛中。

第三节　非弹性印模材料
Non–elastic impression materials

一、印模膏 Impression compound

印模膏是一种热软冷硬的非弹性可逆性印模材料（non-elastic reversible impression materials），为热塑性（thermoplastic）材料。

（一）分类（Classification）

ADA 将印模膏分为如下两类。

Type Ⅰ 为低熔点材料，取印模用。如无牙合的初印模，嵌体、冠的铜圈印模。因无弹性，故不能记录倒凹区。

Type Ⅱ 为高熔点材料，作为托盘材料用于制作个别托盘。

（二）组成（Composition）

印模膏由下列成分组成（质量分数）：35%～40% 的萜二烯树脂（terpadiene resin）或松脂，24%～50% 填料（如硅藻土、滑石粉），7% 蜡（如虫蜡，shellac wax），3%～8% 的硬脂酸（stearic acid）作为润滑剂，还有颜料。

萜二烯树脂是一种天然树脂，为杜仲树分泌的乳液，分子结构式见图 3-7。

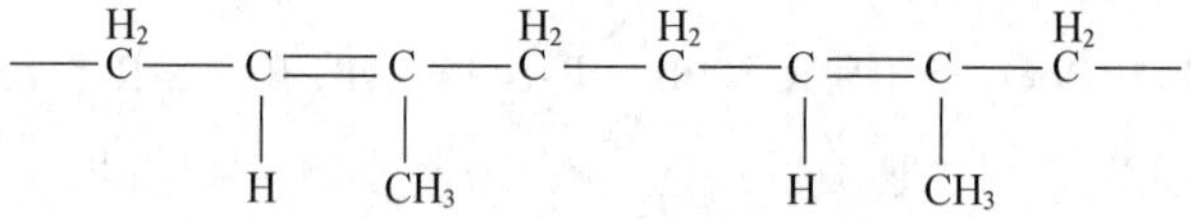

$$—\underset{H}{\overset{H_2}{C}}—C=C—\underset{H}{\overset{H_2}{C}}—\underset{H}{\overset{H_2}{C}}—C=C—\overset{H_2}{C}—$$

图 3-7 萜二烯树脂分子结构式

萜二烯树脂本身具有热软冷硬的特性，使印模材料具有热塑性，在软化时流动性大。硬脂酸作为润滑剂及增塑剂调节可塑性、韧性和软化点。滑石粉、硅藻土作为填料，使材料赋形并具有一定强度，还可调节流动性。蜡也使材料具热塑性。可用锌钡白作为颜料。

（三）凝固机制（Setting mechanism）

印模膏具热塑性，即遇热变软，遇冷变硬。硬化机制为随温度变化的可逆性物理过程而非化学反应。

（四）性能（Properties）

1. 流动性（flowability） 虽然在进入口腔内有一定塑性，但流动性差，黏性大，不能记录所有细微结构。Type Ⅰ在45℃时流动性达85%，37℃为6%。Type Ⅱ在45℃时流动性为70%，37℃为2%。两者均具可塑性。

2. 热传导性（thermal conduct） 印模膏热传导性差。当加热或冷却时，外部先软化或硬化。故用前须加热、保温，吸热一段时间才能内外软化均匀。从口内取出时须彻底冷却，否则会发生严重变形。

3. 尺寸稳定性（dimensional stability） 因含树脂和蜡，材料线胀系数大，故冷却收缩大。温度高收缩大，温度低收缩小。从口腔到室温会发生0.3%～0.4%的收缩。为减少其收缩可将印模在火上烤一下或重新再取一下印模。印模在放置时，尤其是放在热的环境下会发生尺寸变化，因材料内部残存应力的释放可造成变形，所以应尽快灌模。从口内取出时若印模内部仍软，则会造成变形。若托盘太柔软，也可引起变形。故应选择坚硬托盘。

4. 硬固后无弹性，不能制取倒凹处印模。

（五）应用（Application）

印模膏无弹性，在口腔中的流动性小，印模精确性差，不宜作为功能印模材料。因其坚硬，可作为初印模或个别托盘，再用其他印模材料取二次印模。还可制取颌面缺损或口腔畸形部位的印模。该材料经消毒后可反复使用。

使用时，可直接在火焰上烤软，但多将印模膏浸于55～70℃的水浴中软化均匀，放入托盘，在45～55℃时放入口中为宜，此时流动性和可塑性较好，待降至口腔温度冷却硬化后取出。因导热性差，故在水浴中应保证材料完全变软。但在水浴中放置时间太长或温度过高，可造成黏性大、操作困难，有些成分将会溶解入水中，改变材料的性能，水也可进入材料中起到增塑剂的作用，使材料在口内温度下流动性过大，从口内取出时，易发生变形。水温太低材料流动性差，影响精确性。还可将印模膏放在烤箱中加热软化，避免成分的丢失。印模取出后应于1小时内立即灌注石膏模型，以免产生尺寸变化。也不能放入太冷的水中，以免尺寸变化。为便于印模与代型石膏分离，应先将印模连同代型放入热水中，待印模软化后取下，否则材料粘于水浴上。水浴中应有布或纸衬层。可浸于次氯酸钠、戊二醛中消毒。可被电镀，形成精确耐磨的代型。

印模膏另外的用途是作为检查印模，检查牙齿窝洞预备体是否存在对铸造金属修复体不利的倒凹。

二、氧化锌-丁香酚印模糊剂 Zinc oxide-eugenol impression paste

氧化锌-丁香酚印模糊剂是一种非弹性不可逆印模材料（non-elastic irreversible impression materials）。因呈糊状，又称印模糊剂（impression paste）。主要用于无或有极小倒凹的全口无牙印模，也可作为印模膏个别托盘或丙烯酸托盘上的稀（wash）印模材，用于咬合记录。目前已经很少使用。

（一）组成（Composition）

两组分糊状软膏包装或粉、液包装。

基质糊剂含氧化锌（zinc oxide）及植物油（plant oil）或矿物油（mineral oil），以及加速剂醋酸锌。油为增塑剂，加入树脂加速固化并使印模糊剂更好地黏合在一起。

催化剂糊剂含12%～15%（w/w）的丁香酚（eugenol）、松香（rosin）、促进剂醋酸锌、增塑剂及填料（滑石粉及高岭土）等。

（二）凝固反应（Setting reaction）

同氧化锌-丁香酚水门汀。氧化锌和丁香酚经酸碱反应生成丁香酚锌（zinc eugenolate）螯合物，它作为基质包裹着未反应的氧化锌。

氧化锌（过量）　　＋　丁香酚　──▶　丁香酚锌　　＋　氧化锌（未反应的）
zinc oxide（excess）　eugenol　　zinc eugenolate　zinc oxide（unreacted）

有的产品不含丁香酚，含羧酸，如月桂酸或正乙氧基苯甲酸替代丁香酚，以避免有些患者会有刺痛及灼热感。

ANSI/ADA 将其分为硬固及软固两类材料。硬固材料固化快，约 10 分钟；软固材料约 15 分钟固化。二者均在 5 分钟时开始固化。硬固材料在固化前比软固材料流动性大，固化后更硬且脆。

（三）性能（Properties）

1. 凝固时间　初凝时间为 3～5 分钟，终凝时间为 10～15 分钟，适量水和醋酸锌能加速反应。温度升高和（或）增加湿度可缩短凝固时间。

2. 印模精确、无弹性　材料流动性好，可记录口腔软硬组织细微结构。固化过程中几乎没有或仅有少量尺寸变化（0.1% 的收缩），固化后有良好的尺寸稳定性、精确度和表面细节再现性。固化的材料无弹性，故不能记录倒凹，可以作为无或仅有很小倒凹区的全口无牙颌印模材料。因强度和韧性不够，只能与其他印模材料配合使用，作为二次印模。印模在技工室放置时较稳定，与石膏模型材料兼容。

（四）应用（Application）

商品有软质和硬质两种状态，使用时按比例在防油纸板或玻璃板上用不锈钢调和铲调和。将调和好的糊状物置于初印模上（印模膏托盘或丙烯酸托盘）。只能用石膏类或人造石模型材料灌注模型。固化后的材料与人造石或石膏不粘连，故灌模时不需要涂分离剂。待模型材料硬固后，置于 50～60℃热水中，印模膏软化，即可取出石膏模型。调和铲可用热水或溶剂清洗。

氧化锌-丁香酚印模糊剂常作为稀印模（wash impression，2～3 mm 厚）使用。用于取制牙槽嵴无倒凹的全口义齿。用非常合适的特殊托盘用印模糊剂取印模，或者在义齿上放印模糊剂取模（尤为需重衬的义齿）。丁香酚可能有刺激性，有刺痛感，味道持久，有的患者不适应。糊剂可与组织黏着。故取模前应在患者唇部涂凡士林等石油脂。

优点：黏度低，可取软组织精确印模。固化后材料稳定，具有微细表面结构，且不贵，与印模膏黏着性好。

缺点：温度/湿度变化可造成凝固时间的改变。丁香酚刺激软组织，无弹性，在倒凹区易发生断裂。

消毒：可浸入 2% 戊二醛或聚维酮碘（iodophor）中。

三、印模石膏 Impression plaster

印模石膏为非弹性不可逆印模材料（non-elastic irreversible impression materials）。目前已经很少使用。可作为无牙颌印模的稀材料（wash material）。

主要组成：为煅石膏粉（熟石膏，plaster of Paris），加入添加剂可调整固化时间及固化膨胀（setting expansion），如硫酸钾可减少固化膨胀并加速固化反应，硼砂可减缓固化反应，加入可溶性淀粉，在热水中淀粉可膨胀崩解，使固化的石膏分解，以利印模从模型上分离。

使用时水和粉的比例为水 60 ml、石膏粉 100 g。将粉撒入水中，浸润 30 秒，再调和 30

秒，凝固时间3～4分钟。调和后材料具有良好的流动性及可塑性，可记录细微结构，印模清晰，尺寸变化小，一般用于全口义齿及固定修复取制印模。凝固后无弹性，只能分段从口中取出，在口腔外拼对固定后，灌注模型。灌模型前，须在印模表面涂分离剂，如藻酸盐稀溶液、水玻璃或肥皂水。脱模时，模型浸于热水中，淀粉遇热膨胀，使印模与模型分离。印模石膏粉应贮存于防潮密闭容器中。

第四节　牙科复制（印模）材料
Dental duplicating materials

牙科复制（印模）材料（dental duplicating materials，duplicating impression materials）是在体外制取修复体及正畸模型复制体（duplicate casts）用的印模材料。它们可用于制备原模型（original dental cast）的印模，如取制超硬石膏、人造石或铸造包埋模型的印模。在制作局部义齿时，有时须制作患者口腔石膏或人造石模型（cast）的复制品。制作复制品有两个原因，铸造金属支架蜡型必须在耐火包埋材料制成的模型上制作，因它们必须承受金属的铸造温度；另一原因是原始模型须用于检查金属支架的精确性，并制作局部义齿塑料部件。复制的耐火模型是从原始模型上用弹性复制材料取印模灌注而成的。

ANSI/ADA No.20将牙科复制材料分为两类：热（塑）可逆类（thermoreversible）和不可逆类（nonreversible），再分为水胶体（hydrocolloid）和非水性（non-aqueous）两型。可逆类有琼脂水胶体（agar hydrocolloid）、可逆性聚氯乙烯凝胶（reversible polyvinylchloride gel）；不可逆类有藻酸盐水胶体（alginate hydrocolloid）、硅橡胶（silicone rubber）、聚醚橡胶（polyether rubber）。

热塑类复制材料对灌注温度和胶凝温度有要求。不可逆类复制材料对工作时间和固化时间有规定。复制材料应至少与一种包埋材料匹配及有良好的细节再现性。复制材料可与硅胶或磷酸盐结合剂包埋材料（silica gel or phosphate-bonded investment material）配伍，但不与石膏结合剂包埋材料（gypsum-bonded investment material）配伍。因后者使表面粗糙。在复制材料中常加入甘油（glycerin）或1,2-乙二醇（glycols）以减少水从凝胶中的丧失。这些化合物干扰石膏基质的固化。

最常用的复制材料是琼脂水胶体复制印模材料，其组成与琼脂水胶体印模材料（见本章第二节）极为相似，但复制材料中含水多，比琼脂印模材料多2倍。使用时，先将琼脂加热成溶胶后，将需复制的模型放于复模盒中，待溶胶达52～55℃，接近胶凝温度时注入复模盒内。若过早注入，印模将从模型处发生收缩。待琼脂凝固后，取出模型，即可在琼脂印模内灌注第二副模型。

琼脂水胶体复制印模材料有许多优点。如弹性可逆，可反复应用多次。每次复制模型需200～400 ml复制材料。琼脂可于54～66℃持续保持在溶胶态待用，可放置1～2周。复制完成后，取下凝胶再加热使之成溶胶态。再贮存于54～66℃下，该过程可重复20余次。琼脂复制材料的精确性很好，其缺点同琼脂印模材料。凝固的材料为凝胶，在空气或水中会发生尺寸变化。最好存于100%相对湿度下，并尽快灌注复制耐火模型。琼脂为多糖（polysaccharide），在贮存温度下可逐渐水解（hydrolysis）。伴随水解，其弹性和强度丧失，不能再作为复制材料使用。使用过程中，琼脂可被人造石、包埋材料、硬化液、分离剂及其他物质污染，表现在它们会加速琼脂的水解。

可逆性材料的优点是可被反复使用多次，可于需要使用时保持液态。缺点为须立即灌注模型。污染可加速材料的退变性。

可逆性塑性凝胶（reversible plastic gel）为聚氯乙烯凝胶（polyvinylchloride gel），在99～104℃下可流动。强度高，化学稳定性好，可反复使用，复制大量模型。藻酸盐、硅橡胶及聚醚也用作复制材料，不可逆是它们的最大缺点，但不需加热和贮存设备。

第五节　弹性体咬合记录材料
Elastomeric materials for bite registration

蜡以前一直作为咬合记录材料，但有如下缺点：取出时变形、贮存时应力释放、流动性大、从口内到室温尺寸变化大。

弹性体咬合记录材料固化快，在托盘中像摩丝一样，无异味、固化后坚硬、易修整。弹性体咬合记录材料主要是加成型硅橡胶和聚醚橡胶材料。

加成型硅橡胶咬合记录材料坚硬，压应变小（1%～2%），尺寸变化小，1天时约为 −0.08%，7天时为 −0.13%。聚醚橡胶咬合记录材料性能类似，但尺寸变化稍高，1天和7天约为 −0.3%。

注意：弹性体咬合记录材料不能作为冠桥印模材料使用，因其弹性回复比相应的印模材料小。

第六节　数字印模
Digital impression

随着数字化诊疗技术在口腔中的快速应用，数字印模（又称数字化光学印模）正在普及应用。数字印模有口外和口内两种采集方式。口外采集是采用扫描设备对患者牙列的石膏模型进行扫描，获取数字印模（通过三维数字图像，创建出三维数字印模）；口内采集是将口内扫描设备放入患者口腔内，直接对牙体和相关软、硬组织进行扫描和测量，实时获取数字印模（通过三维数字图像，创建出三维数字印模）。随后，这些数字印模被 CAD/CAM 系统读取并应用于后续的修复体设计和制作。

口内扫描与口外扫描相比，省去了灌模的步骤，与传统硅橡胶印模技术相比，省去了复杂的取模、灌模过程，节省了材料，提升了患者舒适度。

数字印模制取快速，但精确性与扫描设备的准确性与人员操作及扫描盲区有关。

（林　红）

第四章 模型材料

Model Materials

第一节 概述
Introduction

模型材料是指用来制作口腔软/硬组织的阳模或修复体模型的材料，主要有石膏模型材料、树脂模型材料和蜡型材料，本章主要介绍石膏模型材料和树脂模型材料。

由于修复体的形态要在模型上制作完成，因此，模型材料的性能将影响最终修复体的精确度及修复效果，理想的模型材料应具备以下性能。

1. 凝固前具有良好的流动性及可塑性（flowability and plasticity）。良好的流动性可使材料在凝固前能流动到印模的各细微部分，以便将印模中的细微结构复制到工作模型上；良好的可塑性使材料在印模中能塑形。

2. 与印模材料具有良好的配伍性（compatibility）及复制再现性（reproduction of detail）。当模型材料灌注到印模中后，它与印模材料不应发生反应，并能将印模上的细节准确复制到工作模型上。

3. 凝固后具有一定的强度（strength）及表面硬度（surface hardness）。确保在其上制作蜡型时不使模型变形或产生表面磨耗，影响最终修复体的精度。

4. 合适的工作时间（working time）和凝固时间（setting time）。工作时间为 3～5 分钟，凝固时间为 10～30 分钟。

5. 操作方便。

第二节 牙科石膏模型材料
Dental gypsum model materials

石膏是各种含不同结晶水的硫酸钙（calcium sulfate）的总称，包括二水硫酸钙（calcium sulphate dihydrate，$CaSO_4 \cdot 2H_2O$）、半水硫酸钙（calcium sulfate hemihydrate，$CaSO_4 \cdot 1/2H_2O$）和无水硫酸钙（anhydrous calcium sulfate，$CaSO_4$）。它们分别被称为生石膏（gypsum）、半水石膏（semi-hydrated gypsum）和无水石膏（anhydrous gypsum）。临床作为模型材料使用的为半水硫酸钙。半水硫酸钙有两种结晶形态，分别为 α 型和 β 型。而依据临床用途不同，国际标准化组织牙科医学技术委员会将牙科用半水石膏分为 5 型。Ⅰ 型为印模石膏（impression plaster）；Ⅱ 型为普通模型石膏（plaster, plaster of Paris），又称熟石膏；Ⅲ 型为人造石（artificial stone）；Ⅳ 型为高强人造石（artificial stone, high strength）；Ⅴ 型为高强

度高膨胀人造石（artificial stone，high strength，high expansion）。

一、牙科用石膏的制备 Manufacture of dental gypsum

生石膏加热到110℃时脱去部分结晶水，转变为半水石膏，当温度升到130℃以上时形成六方无水石膏，加热到200℃以上六方无水石膏转变为单斜无水石膏。其转变过程如下式。

$$CaSO_4 \cdot 2H_2O \xrightarrow{110\sim130℃} CaSO_4 \cdot 1/2H_2O \xrightarrow{130\sim200℃} CaSO_4 \xrightarrow{200\sim1000℃} CaSO_4$$

生石膏　　　　　　　　半水石膏　　　　　　　　　　六方　　　　　　单斜

二水硫酸钙　　　　　　半水硫酸钙　　　　　　　　无水硫酸钙　　　　无水硫酸钙

牙科用模型石膏主要是半水石膏，是由生石膏加热脱水制备的，加热脱水的条件不同，制备的产品性能也不相同。不同的制备方法获得的半水石膏的化学性质完全相同，它们的区别只在晶粒大小和晶体的形貌上。不同方法制备的半水石膏有两种不同的晶体形貌，即 α 型和 β 型，分别如图4-1和图4-2所示。从扫描电镜图片可以看出，α 型半水石膏呈短柱状或棒状，晶形完整；而 β 型是由一些较小的晶粒堆积而成的片状结构。α 型半水石膏的密度比 β 型大，表面积比 β 型小，因此，α 型半水石膏水化固化时比 β 型半水石膏需水量少，固化后材料的强度也比 β 型半水石膏大。α 型和 β 型半水石膏的主要性质如表4-1所示。

牙科用普通模型石膏（Ⅱ型石膏）为 β 型半水硫酸钙，又称硬石膏（熟石膏），它是由生石膏在敞开式干燥空气状态下煅烧脱水制备的。牙科用Ⅲ型、Ⅳ型和Ⅴ型石膏，主要为 α 型半水硫酸钙，它是由生石膏在较高的水蒸气压力下封闭容器中加热制备的。它们的区别是Ⅳ型和Ⅴ型的晶体比Ⅲ型更大和更完整些。市场上的牙科石膏产品并不是纯的 α 型或 β 型半水石膏，它们中往往还含有少量未脱水的生石膏和过度脱水的无水石膏。有时为了调整产品的凝固时间或膨胀率，还加有少量的改性剂。

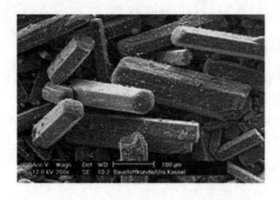

图4-1　α 型半水石膏的扫描电镜图片

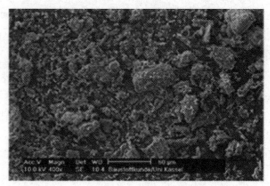

图4-2　β 型半水石膏的扫描电镜图片

表4-1　α 型和 β 型半水石膏的性质

	晶体形貌	晶粒平均粒径（nm）	密度（g/cm³）	比表面（m²/kg）
α 型半水石膏	致密、完整、粗大的原生晶粒	94	2.73～2.75	13 900
β 型半水石膏	片状、不规则、细小的单个晶粒组成的次生颗粒	38.8	2.62～2.64	47 000

二、石膏的凝固反应 Setting reaction of gypsum

半水石膏与水混合后，发生水化反应，生成生石膏而固化，并伴随放热。固化反应式如下。

$$2CaSO_4 \cdot 1/2H_2O + 3H_2O \longrightarrow 2CaSO_4 \cdot 2H_2O + Q$$

对于半水石膏的凝固机制,目前还没有完全研究清楚。有各种理论模型用来解释半水石膏的凝固过程,其中被人们普遍接受的是溶解-沉淀理论。该理论的要点如下。

1. 半水石膏与水混合后,形成一种具有一定流动性的可供操作的泥浆。

2. 半水石膏在泥浆中溶解形成硫酸钙的饱和溶液。

3. 由于二水硫酸钙在水中的溶解度比半水硫酸钙小(为半水硫酸钙的1/4),因此,对半水硫酸钙是饱和的硫酸钙溶液对二水硫酸钙是过饱和的,这时二水硫酸钙开始析出并沉淀。

4. 随着二水硫酸钙的析出,原本对半水硫酸钙是饱和的硫酸钙溶液不再饱和,半水硫酸钙又发生溶解直至饱和,这又使二水硫酸钙再沉淀,这个过程不断进行,直至半水硫酸钙完全转变为二水硫酸钙。

5. 随着溶解-沉淀过程的进行,二水硫酸钙晶体不断生成并长大,晶体相互交织锁结形成的坚硬的固体(图4-3)。

所有的半水硫酸钙与水混合后形成的都是二水硫酸钙,但不同的产品与水反应的速率不同。如果煅烧后的半水石膏产品中含有少量生石膏或六方无水石膏,则反应速率会加快,而如果含有斜方无水石膏,反应速率将变缓。

在半水石膏向二水硫酸钙转变的过程中,并不是所有的半水石膏都能转化为二水硫酸钙,即使材料完全凝固,固化后的材料中仍有未反应的半水石膏。

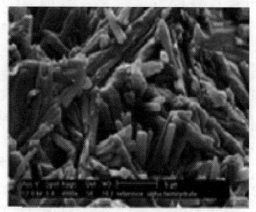

图4-3 α型半水石膏固化28天后的扫描电镜图片

在半水石膏凝固的过程中,由于二水硫酸钙晶体生成、长大,晶体间发生相互挤压,在材料中形成许多孔隙(图4-3),因此,凝固后的材料并不是致密的固体,而是一多孔的固体。凝固完成后,材料中还剩有多余的水,随着多余水的蒸发,也会在凝固的材料中形成许多气孔。

半水石膏的凝固是放热反应,随着反应的进行,半水石膏粉与水的混合物温度不断升高,直至凝固反应完成。α型和β型半水石膏与水混合后的材料温度随凝固时间的变化关系如图4-4所示。图中从混合开始至温度开始升高的时间称为半水石膏凝固诱导期(induction period)。半水石膏凝固诱导期与它的工作时间、凝固时间有密切的关系,诱导期长,相应的工作时间和凝固时间也较长。α型半水石膏的诱导期比β型半水石膏短,但经诱导期后,β型半水石膏与水的反应速率比α型半水石膏快。

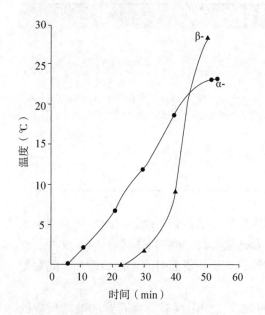

图4-4 半水石膏凝固过程中材料温度与凝固时间的关系

三、石膏的性能 Properties of gypsum

（一）水粉比（Water-powder Ratio）

半水石膏与水混合时，所需水量与半水石膏粉的质量比称水粉比（water-powder Ratio），通常用 W/P 来表示。如 100 g 石膏粉需与 60 ml 水混合，则其水粉比是 0.6。水粉比是影响半水石膏凝固后材料性能的主要因素。它对材料的凝固时间、凝固后材料的强度及凝固膨胀都有较大的影响。通常增加水粉比会导致半水石膏的凝固时间延长、凝固后材料强度下降、凝固膨胀降低。

（二）混合时间（Mixing time）、工作时间（Working time）、凝固时间（Setting time）

混合时间是指将半水石膏粉加到水中，然后通过机械或手工调和均匀所需的时间。机械调和均匀需 20 ～ 30 秒，手工调和通常需 1 分钟左右。

工作时间是指从材料混合开始到材料具有合适的稠度完成模型灌注的这一段时间。牙科模型石膏的工作时间为 3 分钟左右。

凝固时间是指从材料混合开始到材料硬固所需的时间。

影响凝固时间的因素

1. 半水石膏粉的质量　在制备半水石膏时，由于煅烧不完全，半水石膏粉中仍存在一些二水硫酸钙，或者在半水石膏粉中人为加入一些二水硫酸钙，都将使半水石膏的凝固时间缩短，因为这些二水硫酸钙增加了凝固过程中的晶核数。如果煅烧温度过高，产生单斜晶系的无水石膏，则凝固时间延长；如果产生的是六方晶系的无水石膏，则凝固时间缩短。

2. 水粉比（W/P）　调和时增加水量会使单位体积内晶核数减少，从而使凝固时间变长（表 4-2）。

表 4-2　水粉比及调和时间对半水石膏凝固时间的影响

水粉比	调和时间（min）	凝固时间（min）
0.45	0.5	5.25
0.45	1.0	3.25
0.60	1.0	7.25
0.60	2.0	4.50
0.80	1.0	10.50
0.80	2.0	7.75
0.80	3.0	5.75

3. 调和时间和速度　延长调和时间、加快调和速度均使半水石膏的凝固时间缩短。当半水石膏与水混合后，会立即生成二水硫酸钙晶体。当调和速度加快，调和时间延长时，这些二水硫酸钙晶体被研碎而分散到调和物中，导致晶核数增加，从而使凝固时间缩短。调和时间对凝固时间的影响见表 4-2。

4. 调和水温度　化学反应速度一般在升高温度时加快，但温度对半水石膏的凝固反应的影响却比较复杂。在 0 ～ 50℃范围内，升高调和用水的温度对半水石膏的凝固时间影响很小；调和用水温度在 50℃以上时，升高水温会使凝固时间缩短，水温达 100℃时将完全不凝固。因为在 50 ～ 100℃时，生成的二水硫酸钙又会发生脱水反应生成半水石膏。

5. 促凝剂（accelerator）和缓凝剂（retarder）　调整半水石膏凝固时间最有效的方法是在

半水石膏粉中加入少量化学改性剂。能缩短凝固时间的改性剂称促凝剂；能延长凝固时间的改性剂称缓凝剂。

凡能增加半水石膏的溶解度和增加二水硫酸钙结晶时晶核数的物质均能缩短半水石膏的凝固时间。硫酸钾是最有效的促凝剂，它在浓度不超过 2% 时能明显加速半水石膏的凝固，缩短凝固时间，浓度高于 2% 时对凝固时间的影响不大。硫酸钾能加速半水石膏的固化是因为它能增加半水石膏在水中的溶解度，并促进二水硫酸钙晶体在袷面上的生长（袷是二水硫酸钙晶体的一个晶面指数）。由于它能促进二水硫酸钙晶体长大，降低了二水硫酸钙晶体的比表面，使晶体间相互作用变弱，常导致凝固后的材料强度下降。向半水石膏与水的调和物中加入少量生石膏与水的泥浆，也能加速半水石膏的固化，因为它增加了单位体积内的晶核数。如果加入的不是生石膏的泥浆而是清澈的生石膏水溶液，则无加速效果。

凡能降低半水石膏的溶解度或阻止二水硫酸钙晶体生长的物质均能延长半水石膏的凝固时间。一些动植物胶（如明胶、树胶等）能在半水石膏表面形成一吸附层，阻止半水石膏的溶解，常用作缓凝剂。另一类缓凝剂是一些无机盐，它们能与钙离子反应，在半水石膏表面沉积一层比半水石膏溶解性更低的钙盐，如硼砂、酒石酸钾等，从而降低半水石膏的溶解度。许多无机盐在低浓度时是促凝剂，而在高浓度时则为缓凝剂，如氯化钠、氯化钾等。

（三）凝固膨胀（Setting expansion）

1. 凝固体积变化　半水石膏凝固后的体积变化可通过其凝固化学反应式进行计算。

$$2CaSO_4 \cdot 1/2H_2O + 3H_2O \longrightarrow 2CaSO_4 \cdot 2H_2O + Q$$

摩尔质量（g/mol）　　290.284　　54.048　　　344.332
密度（g/cm³）　　　　2.75　　　0.997　　　　2.32
摩尔体积（cm³/mol）　105.556　54.211　　　148.405

反应前后体积变化率＝（148.405 － 105.556 － 54.211）/（105.556 ＋ 54.211）×100% ＝ － 7.11%，对应的线收缩率约 2.4%。从理论计算看，半水石膏完全凝固后应发生体积收缩。实际上，半水石膏凝固后总是存在一定的体积膨胀，膨胀量随产品的不同而略有差别，线膨胀在 0.06% ～ 0.5%。实际测量结果与理论计算不一致的原因主要是半水石膏凝固过程中生成的二水硫酸钙晶体向外生长，晶体间发生相互挤压形成孔隙，使凝固后的材料发生膨胀。另外，半水石膏调和时所加的水量比理论水量多（理论上 100 g 半水石膏完全凝固仅需 18.6 ml 水），多余的水凝固后挥发，在凝固后的材料中形成气孔，使材料发生膨胀。

2. 控制凝固膨胀的方法

（1）调整水粉比和调和时间：较低的水粉比和较长的调和时间可增加半水石膏的凝固膨胀。因为两者都会增加调和物中的晶核数，从而产生更多的二水硫酸钙晶体，这些晶体生长时发生相互挤压导致膨胀。高的水粉比使单位体积中晶核数减少，晶核间的距离相对较大，晶体生长时相互影响较小，因而凝固膨胀相应小些。水粉比与调和时间对凝固膨胀的影响见表 4-3。

表 4-3　水粉比和调和时间对半水石膏凝固膨胀的影响

水粉比	调和时间（min）	凝固膨胀
0.45	0.6	0.41%
0.45	1.0	0.51%
0.60	1.0	0.29%
0.60	2.0	0.41%
0.80	1.0	0.24%

（2）添加化学改性剂：在半水石膏粉中添加少量化学改性剂是调整半水石膏凝固膨胀的有效方法。增加凝固膨胀的改性剂称增膨剂；降低凝固膨胀的改性剂称减膨剂。醋酸钠是常用的增膨剂，硫酸钠、硫酸钾和硼砂是常用的减膨剂。

（四）强度（Strength）

牙科用石膏的强度通常用压缩强度（compressive strength）表示。从半水石膏的凝固机制看，半水石膏粉与水调和的混合物经初凝时间（initial setting time）后强度会迅速升高，然而初凝后材料中存在的水会显著降低其强度。因此，在经初凝后的一段时间内，随着凝固反应的进行，材料强度的增加并不明显。由于这一原因，牙科用石膏的强度有两种表示方法，即湿强度和干强度。湿强度是半水石膏水化反应完成后多余的水仍残留在凝固后的材料中的强度。干强度是指半水石膏水化反应完成后多余的水完全挥发后材料的强度。干强度通常是湿强度的2倍以上。

半水石膏与水混合后其强度随时间的变化如表4-4所示。

表4-4 时间对半水石膏强度的影响

时间（h）	压缩强度（MPa）	凝固材料失水率
2	9.6	5.1%
4	11.7	11.9%
8	11.7	17.4%
16	13.0	—
24	23.3	18.0%
48	23.3	18.0%
72	23.3	—

从表4-4可以看出，在混合后的2～8小时，虽然材料失水率达12.3%，但材料的强度增加却只有2.1 MPa。而在混合后的8～48小时，失水率虽只有0.6%，但强度增加非常明显，达11.6 MPa。因此，凝固后材料中最后残留的少量水对强度的影响很大。这主要是材料中残留的少量的水会使二水硫酸钙晶体间一些非常细小的二水硫酸钙晶体发生溶解，从而使二水硫酸钙晶体间相互锁结作用通过这些细小晶体变弱或消失，而当这些残留水挥发后，二水硫酸钙晶体间的相互锁结作用就会迅速增强，导致强度迅速增加。

影响强度的因素

1. 水粉比 凝固后的半水石膏呈多孔结构。提高水粉比会在凝固后的材料中产生更多、更大的孔隙，使凝固后材料强度下降。水粉比对强度的影响如表4-5所示。

表4-5 水粉比和调和时间对半水石膏强度的影响

水粉比	调和时间（min）	压缩强度（干强度，MPa）
0.45	0.5	23.4
0.45	1.0	26.2
0.60	1.0	17.9
0.60	2.0	13.8
0.80	1.0	11.0

2. 调和时间 延长调和时间能使压缩强度增加，但延长到一定限度后（手调通常是1分钟），强度反而降低。这是因为凝固反应刚开始时，延长调和时间，能产生更多的晶核，加速二水硫酸钙晶体的形成；当调和物中已产生较多的二水硫酸钙晶体后，再延长调和时间，就会将长大的二水硫酸钙晶体打碎，使二水硫酸钙晶体间相互锁结作用变弱，导致凝固后材料强度下降。调和时间对压缩强度的影响如表4-5所示。

3. 半水石膏粉的粒径 对凝固后材料的强度有较大的影响。粒径太大和太小，凝固后材料强度都较低。粒径太大，半水石膏在水中溶解慢，单位体积内生成的二水硫酸钙晶体数较少，导致晶体间相互锁结作用较小，使强度下降；粒径太小，粉剂的比表面积大，调和时所需水量多，最后在凝固后的材料中产生较多气孔，也导致凝固后材料强度降低。

4. 改性剂 在半水石膏粉剂中添加促凝剂、缓凝剂、增膨剂和减膨剂等化学改性物质，都将导致凝固后材料的强度下降。因为这些物质会改变二水硫酸钙晶体的形貌，使晶体间相互锁结作用变弱，另外，当材料凝固后，它们残留在二水硫酸钙晶面间，降低晶体间的相互作用力，从而使强度下降。图4-5是以0.2%马来酸作缓凝剂的α型半水石膏凝固28天后的扫描电镜图片，与图4-3比较可以看出，二水硫酸钙晶体间相互锁结作用明显变弱。

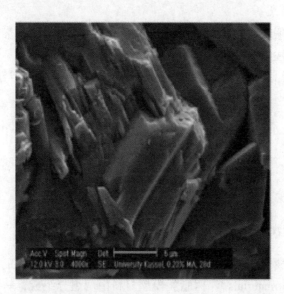

图 4-5　含 0.2% 马来酸的 α 型半水石膏凝固 28 天后的扫描电镜图片

四、临床应用 Clinical application

（一）适用范围

Ⅱ型石膏为普通模型石膏，用于灌注对强度要求不高的全口义齿的初工作模型及作为工作模型上𬌗架所需的连接石膏。Ⅲ型石膏又称人造石，主要用于灌注对强度和表面硬度要求较高的全口义齿和可摘局部义齿的工作模型。Ⅳ型石膏又称高强人造石，它的强度、硬度和精度比Ⅲ型更高，主要用于精密铸造的模型和冠桥修复体的代型。Ⅴ型石膏的强度比Ⅳ型更高，它的膨胀率也较高，主要用于制作一些铸造收缩率较大的金属修复体的代型。它的高膨胀可以补偿液态金属的收缩，确保修复体的精确性。这些牙科用模型石膏的性能如表4-6所示。

表 4-6　模型石膏的主要性能

类型	水粉比	凝固时间（min）	2 小时凝固膨胀		1 小时压缩强度（MPa）
			Min	Max	
Ⅱ型	0.45～0.50	12±4	0.00 %	0.30%	9.0
Ⅲ型	0.28～0.30	12±4	0.00 %	0.20%	20.7
Ⅳ型	022～0.24	12±4	0.00 %	0.10 %	34.5
Ⅴ型	0.18～0.22	12±4	0.10%	0.30%	48.3

（二）应用（Application）

1.按规定的水粉比，先量取水放入橡皮碗内，再将石膏粉加入，临床操作以粉加入水中后，表面没有多余的水为准。用调拌刀调和均匀。调和后若发现水粉比不合适，应重新取水和粉进行调和，不能采用稠了加水、稀了加粉的方法来调整稠度。调和速度不宜过快，以免人为带入气泡。调拌过快还会形成更多的晶核，导致膨胀增加、强度下降。Ⅲ、Ⅳ、Ⅴ型石膏最好在真空调拌机上调拌。

2.调和好的混合物振动排气，在工作时间内将其灌注到印模中。灌注时，应从印模的一侧逐渐灌至另一侧，边灌注边振动排气，最好在振荡机上灌注排气。

3.模型消毒应按产品说明书推荐的方法进行，不适当的消毒方法会影响模型的尺寸精确性。

第三节　树脂模型材料
Resin model materials

一、组成 Composition

临床主要应用环氧树脂作树脂类模型材料，因其常用于在其灌注的模型上制作代型，也称环氧树脂代型材料（die materials）。树脂类模型材料由两组分组成，一组分为环氧树脂，另一部分为固化剂，固化剂为多烯多胺类物质或低分子量的聚酰胺。

二、性能 Properties

环氧树脂模型材料的固化时间在 1～12 小时，其固化速度的主要影响因素是固化剂的组成及比例。环氧树脂模型材料的压缩强度、耐磨性及复制再现性均优于高强度人造石，但尺寸精确性不及高强度人造石。这主要是因为环氧树脂固化过程中有 0.03%～0.3% 的体积收缩，而高强度人造石凝固过程会产生轻微的体积膨胀。

三、应用 Application

树脂模型材料用于灌注硅橡胶、聚醚橡胶和聚硫橡胶等橡胶印模材料的工作模型，不适合用于水胶体印模材料。灌注模型时由于胺类固化剂具有挥发性和刺激性，应保持工作环境通风。

（李志安）

第五章　牙科用蜡

Dental Waxes

　　牙科用蜡（dental waxes）是在口腔临床制作修复体过程中使用的蜡，于 18 世纪最早用于口腔以作为记录无牙殆的印模材料。现虽已被其他印模材料取代，蜡仍广泛用于口腔临床及技工室。许多修复体的制作须借助蜡的使用和帮助，如制作嵌体蜡型、蜡基托、蜡殆堤、蜡支架、灌注石膏前将印模围起，咬合记录及暂时固定等。因用途不同，其物理性能要求不同。嵌体及可摘局部义齿需蜡型精确，而用于包围印模者需操作简便。故牙科用蜡常为几种天然及合成材料的混合物，以满足不同的性能要求。

第一节　概述
Introduction

一、牙科用蜡的原料组成 Raw material composition of dental waxes

　　牙科用蜡的主要成分中含碳氢化合物、高级脂肪酸及高级一元醇。主要由天然蜡、合成蜡（synthetic wax）、树胶、脂肪（fat）、脂肪酸、树脂和色素混合组成。分子量从 400 ～ 4000。天然蜡存在于自然界，为天然高分子有机化合物的复杂的混合物。从来源来看，天然蜡可分为矿物蜡（mineral wax）、植物蜡（plant wax）和动物蜡（animal wax）。

　　矿物蜡主要有石蜡（paraffin wax）、微晶蜡（microcrystalline wax）和地蜡（ceresin）。石蜡为石油中的高沸点分馏物，主要成分是含 26 ～ 30 个碳原子的烷烃碳氢化合物，分子量高，分子式 CH_3—$(CH_2)_nCH_3$（$n = 26 \sim 30$）。熔点为 44 ～ 65℃，分子量越高，熔点越高。石蜡软化后流动性好，冷却收缩小。硬固后硬度低，质脆易折，雕刻性差。溶于有机溶剂，不溶于酸。微晶蜡为石油的重油馏分，多为直链和侧链碳氢化合物。熔点高，比石蜡硬（tougher），且更柔韧（flexible），亲油。地蜡含大量酯，主要成分为二十九酸与二十四醇，分子式 $C_{28}H_{57}$-C=O（-O-$C_{24}H_{49}$）。熔点为 65 ～ 95℃。结晶精细，可提高牙科用蜡的韧性和光洁度。

　　植物蜡有巴西棕榈蜡（carnauba wax）和椰子蜡等。含直链酯、醇、酸，硬度高、质脆、熔点高，可提高混合蜡的熔点、硬度和强度。巴西棕榈蜡为二十九酸、二十九醇及二十六酸、蜡醇（二十六醇）的混合物。熔点为 84 ～ 90℃。

　　动物蜡有蜂蜡（bees wax）、虫蜡、川蜡和鲸蜡等。蜂蜡为复杂的脂类化合物，主要由棕榈酸（十六酸）、蜂花酯、饱和及不饱和碳氢化合物和高分子有机酸组成，分子式 $C_{15}H_{31}$-C=O（-O-$C_{30}H_{61}$），熔点为 60 ～ 70℃。蜂蜡在室温下有韧性，可改善石蜡性质，且为黏蜡（stick wax）的主要成分。

合成蜡（synthetic wax）由不同化学物质或天然蜡，经化学反应而来，如低分子量聚乙烯（聚乙烯蜡，polyethylene wax）等。

上述各种蜡中，羧酸的碳原子数越多，其熔点和软化点越高，反之则低。而醇的链越长，则蜡的韧性越大，反之则小。不同牙科用蜡的各成分配比不同，因此具有不同硬度、熔点、韧性、流动性和线胀系数。

二、蜡的物理性能 Physical properties of wax

1. 熔点范围（melting range）与软化温度（soft temperature）　蜡由不同分子组成，分子量不同，故蜡全部熔化时的温度与开始熔化的温度不同，前者常高于后者 5～10℃，该段温度，即从蜡开始熔化至其全部熔化的温度范围称为熔点范围。石蜡的熔点范围为 44～62℃，巴西棕榈蜡为 84～90℃。温度升高时，蜡在熔点以下将发生固相-固相转变，其晶格（lattice）从稳定的斜方晶格（orthorhombic）形式转成六角晶格（hexagonal）形式。该固相-固相转化点即蜡的软化温度或软化点温度。熔点范围与软化温度决定了蜡的物理特性及用途。广义上的软化温度是指可供操作和可塑形的温度。如在口腔内须保持坚硬（rigid）时，其软化点温度应大于37℃。不同牙科用蜡有其特定的软化点温度，它与流动性和可塑性有关，达软化点温度后，蜡能方便地被操作和塑形。

2. 热膨胀与收缩（thermal expansion and extraction）　蜡的线胀系数为 350×10^{-6}/K，大于其他口腔材料。其热膨胀率大，冷却时收缩率也大，此为修复体误差的来源之一。从37℃到20℃蜡的线收缩可达0.6%。临床应选择热膨胀率低的蜡，以提高蜡型的准确性。

3. 流变性（flow）　蜡的流变性是指流变性和可塑性的结合。流变是因分子在另一分子上滑动造成。蜡在应力作用下一定时间会产生塑性形变或流变。该塑性形变或流变性取决于蜡的温度、施加的变形应力及施力时间。高于软化温度时流变性变大，在接近蜡熔点时，流变性明显增加。在低于软化点时，流变性变小，这是因为材料处于稳定晶格态。蜡的流变性与蜡型的精确性有关，流变性差的蜡，软化后难以流到预备的牙体点、线、角内。如直接嵌体蜡在高于口腔温度约5℃时应有很大流变性，蜡能到达窝洞的精细部位；而在37℃时，流变性应很小，这样将蜡型从窝洞中取出时，将不会发生变形。可用加压缩短率表示蜡的流变性。

4. 残余应力（residual stress）、应力释放（stress release）与变形（deformation）　蜡的热传导性差，故被均匀加热较困难。蜡型制作后，蜡在冷却时产生收缩，在其内部将产生较大的内应力。当蜡再次遇热时，内应力缓慢释放，形成应力释放（松弛），产生变形。临床表现为蜡型制成后放置时，其形状会逐渐发生变化，影响修复体的精度。如蜡制卡环臂末端变形张开，全口义齿基托蜡型的后堤与石膏模型间产生 0.5～1.0 mm 的间隙，3/4 冠蜡型的近远中侧面变形张开。从如下试验也可观察到蜡应力释放（松弛）与变形现象，如将嵌体蜡置于 37～39℃温水中，弯制呈闭口的马蹄形（图5-1），于室温下冷却定形。再将其置于 37～39℃温水中 10 分钟，马蹄形蜡会缓慢开口变形成半圆形。这种变形现象即是蜡的应力释放或应力松弛而致的变形。蜡在使用前均匀加热一定时间，蜡型制作后尽快包埋或放于冰箱，可减少蜡的变形。

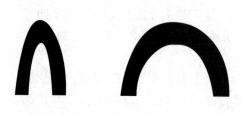

图 5-1　蜡因应力松弛变形示意图

5. 机械性能（mechanical properties）　蜡的弹性模量、比例极限、压缩强度均小，并与温度有关。嵌体蜡在 23～40℃时，比例极限从 4.8 MPa 变为 0.2 MPa，压缩强度从 8.3 MPa 变为 0.5 MPa。制作蜡型时，在不同部位采用不同弹性模量的蜡制作冠蜡型，可使冠的不均匀变形减少至最小。例如，冠侧壁用嵌体蜡制作，秔面用软铸造蜡，在包埋铸造温度下，嵌体蜡与铸造蜡弹性模量之比为7∶1，适合大多数蜡型以获得秔面比边缘区更均匀的膨胀。

随温度升高，蜡的延展性（ductility）增加。低熔点蜡比高熔点蜡的延展性大。熔点范围大比熔点范围小的蜡的延展性大。通常高纯度蜡很脆。

三、牙科用蜡的分类 Classification of dental waxes

牙科用蜡按用途分类如下。

1. 模型蜡（pattern wax） ① 基托蜡（baseplate wax）；② 铸造蜡（casting wax）：又分为嵌体蜡（inlay wax）、铸造基托支架蜡。

2. 过程蜡（processing wax） ①围盒蜡（boxing wax）；② 应用蜡（utility wax）；③ 黏蜡（sticky wax）。

3. 印模蜡（impression wax） ①校正蜡（corrective wax）；② 咬合蜡（bite wax）。

第二节 模型蜡
Pattern waxes

模型蜡（pattern wax，modeling wax）是用于制作蜡型（wax pattern）及用于记录咬秔关系（颌骨的关系）的牙科用蜡。蜡型是人工义齿修复体的蜡模型，随后用耐久性材料，如铸造合金和树脂替换。模型蜡主要包括基托蜡和铸造蜡（嵌体蜡、铸造基托支架蜡）。

理想的模型蜡的性能如下：

1. 应均匀地软化而不呈鳞片状。软化后，易被成形，不产生层屑或裂纹（flake，crack），且易雕刻。能被反复熔化及硬化多次而性能不发生变化。

2. 能用热水去除模型上的蜡，在模型上不残留蜡及其成分。

3. 当加热至口腔温度并随后冷却至室温时，蜡应无或有很小尺寸变化。

模型蜡主要由石蜡、蜂蜡及少量硬蜡如巴西棕榈蜡组成，有不同的软化点。使用时，蜡应被均匀加热，在冷却前保持其形态以减少内应力释放而造成的变形。

所有模型蜡都具有两个主要特性，即热尺寸变化和放置时易于变形（tendency to warp or distort on standing），使其在制作嵌体、冠等修复体蜡型时造成困难。

一、基托蜡 Baseplate wax

基托蜡主要用于制作义齿基托、秔堤、人工牙等的蜡型。也用于制作正畸矫治器的蜡型，或者用于检查口内咬秔关系，并转移至秔架上。常为片状，商品名为红蜡片。

（一）分类

一般分为冬用（软化点38～40℃，深红色）、常用和夏用（软化点46～49℃，粉红色）三种。ISO 15854 Dentistry casting and baseplate waxes 将基托蜡分为3种。

Type 1 soft wax 软蜡

Type 2 hard wax 硬蜡

Type 3 extra-hard wax 超硬蜡

（二）组成

石蜡（70%～80%）、蜂蜡（12%～20%）、适量巴西棕榈蜡、树脂或合成蜡及添加剂。

（三）性能及应用

ISO 15854 Dental baseplate / modelling wax 对基托蜡的主要性能要求进行了规定。如软化时不应破碎或呈层片状，制成模型时应能互相黏合、不分层等。表 5-1 为 ISO 15854 对基托蜡的流变性的要求。

表 5-1　基托蜡的流变性（flow）

温度（℃）	Type 1		Type 2		Type 3	
	Min	Max	Min	Max	Min	Max
23.0±0.1	—	1.0%	—	0.6%	—	0.2%
37.0±0.1	5.0%	90.0%	—	10.0%	—	1.2%
45.0±0.1	—	—	50.0%	90.0%	5.0%	50.0%

基托蜡质软、坚韧而不脆，室温下易用锐器具雕刻成形，加热变软后具有一定的可塑性，在火焰上撩烧后有光滑表面，在瓷牙、塑料牙或模型上不留残渣和色素。使用时，将基托蜡在火焰上烘软即可雕刻成型。

在人工牙周围的蜡基托中常有残余应力。故蜡型制作后不应长时间放置，尤为在温度较高的环境中，否则易造成蜡的变形和牙的移动。蜡型完成后应立即装盒，以保证蜡型精确。

除了模型蜡外，树脂也可制作修复体的模型，如模型树脂（pattern resins）。模型树脂比模型蜡具有更高的强度和抵抗流动性的能力，尺寸稳定性好，燃烧充分、无残渣。

二、铸造蜡 Casting wax

铸造蜡是采用失蜡铸造技术（lost-wax casting technique）制作固定修复体时，用于制作蜡型的牙科用蜡。包括铸造金属支架蜡和嵌体蜡（inlay wax）。

活动义齿金属支架的蜡型大部分是用铸造蜡制作的。铸造蜡常为片状（sheet wax，厚0.4～0.32 mm）、预成形（ready-made shapes wax）或块状（bulk wax）。还有圆形、半圆形或半梨形的柱状或不同尺寸的蜡线。预成形铸造蜡有橘皮样片状、卡环、舌杆等。可将铸造蜡片用于局部义齿支架某些较薄部位，如腭部；铸造蜡还可用于制作舌杆、基托、固位体等的蜡型。

嵌体蜡常为深蓝色、绿色或粉色的棒状、条状或小蜡粒等。嵌体蜡又可分为直接嵌体蜡（direct inlay wax）和间接嵌体蜡（indirect inlay wax）。直接嵌体蜡是在口腔内直接制作嵌体蜡型的蜡，间接嵌体蜡是在模型或代型上制作嵌体蜡型的蜡。

（一）分类（Classification of casting waxes）

ISO 15854 Dentistry casting and baseplate waxes 将铸造蜡分为两类。

Type Ⅰ soft wax 软蜡

Type Ⅱ hard wax 硬蜡

其中，Type Ⅰ 软蜡主要用于间接技术，Type Ⅱ 硬蜡主要用于直接技术。

铸造基托支架蜡与嵌体蜡的组成及理化性能有轻微的差别。在性能要求上铸造基托支架蜡可稍低于嵌体蜡。

（二）组成（Composition）

铸造支架蜡与嵌体蜡的组成类似，均由不同比例的石蜡、地蜡、蜂蜡、树脂和其他蜡组成。如嵌体蜡的组成为石蜡（60%）、巴西棕榈蜡（25%）、地蜡（10%）、蜂蜡（5%）。

（三）性能（Properties）

1. 流变性（flow）　铸造修复体的精确性和使用性在很大程度上取决于蜡型的精确性和细节。ISO 15854 对铸造蜡的流变性进行了规定（表5-2）。

表 5-2　铸造蜡的流变性（试样长度变化的百分比）

温度（℃）	Type Ⅰ铸造蜡		Type Ⅱ铸造蜡	
	Min	Max	Min	Max
30	—	1.0%	—	—
37	—	—	—	1.0%
40	50.0%	—	—	20.0%
45	70.0%	90.0%	70.0%	90.0%

Type Ⅰ 比 Type Ⅱ 铸造蜡的流变性大，易雕刻，操作容易。ADA 对嵌体蜡的流变性有单独的要求。

如活动局部义齿支架是在室温下在铸造模型上制作，并封闭于其上的，不再从模型上取下，故在室温下不应有较大的流动性，其流变性在 30℃ 最大为 1.0%，40℃ 软化后最小为 50%。

在口内直接制作蜡型时，蜡应能在压力下复制洞壁精细部位，流动性好，热膨胀率应小，软化时的工作温度应合适，不能刺激牙髓。加热不足，不能流至细微部位，造成蜡型细节不够，且有过多内应力。加热过度，流动性增加，难以使蜡塑形。Type Ⅱ 蜡在高于 45℃ 时才能复制细节。而体温下流动性低，能减少蜡型取出时的变形。

2. 延展性和炽灼残渣（ductility and heat residue）　铸造蜡对延展性要求高，在 23℃ 应能对折而不断裂，在 40～45℃ 应柔软易弯（pliable）并与模型贴合。使用时，可将蜡于热水中加热，并用湿棉球使之就位成形。

预成形的聚合物组件可简化铸造局部义齿的蜡型工作。铸造蜡及聚合物组件均应被烧尽，不能在模型上留下残渣，否则使铸件边缘不准确，故铸造蜡在 500℃ 或 700℃ 的炽灼残渣量应小于 0.1%。

3. 线胀系数与应力释放（thermal coefficient and stress release）　铸造蜡尤其是嵌体蜡具有较高的线胀系数，当放置时，蜡型有变形的趋势。当温度升高和贮存时间延长时，变形增加，此现象与在蜡成型过程中产生的残余应力的释放有关。该现象存在于所有牙科用蜡型中，但在嵌体蜡中更重要，因铸造嵌体对尺寸的要求更高。

因蜡型的应力释放与蜡型在成型过程中的温度和贮存温度有关，通常越在高温下制备的蜡型，其变形趋势越小，因造成变形的残余应力与使蜡成型的力有关。故将蜡在用前均匀加热至 50℃ 至少 15 分钟可减少残余应力。贮存温度越高，应力释放越大。若嵌体蜡型在包埋前放置时间超过 30 分钟，则必须将蜡型放于冰箱保存。最好是完成蜡型后尽快包埋。

直接嵌体蜡的热收缩应尽量小。应有合适的流变性，颜色（常为蓝色或绿色）与口腔组织有强烈对比。故 37℃ 流动性应低（＜1.0%），以减少从口中取出时的形变。

三、EVA 塑料蜡

在基托蜡或嵌体蜡中添加 3% ～ 5% 的乙烯–乙酸乙烯酯共聚物（EVA）塑料，可明显改善蜡的性能，这种蜡称 EVA 塑料蜡。EVA 是乙烯与乙酸乙烯酯的共聚物，共聚物的分子量和性能取决于两者的比例。牙科常用含 20% ～ 30% 乙酸乙烯酯的 EVA 蜡。乙酸乙烯酯含量小于 12% 的 EVA，共聚物坚韧，不溶于蜡中。乙酸乙烯酯含量在 12% ～ 40% 的 EVA，共聚物柔软，在 100 ～ 130℃可与蜡混熔。EVA 塑料蜡的弹性好，弯曲强度高，韧性及雕刻性好，不易折断，收缩与膨胀小，表面光滑，性能较传统蜡有较大提高。

第三节　过程蜡
Processing waxes

过程蜡（processing waxes）是在临床或技工室制作不同修复体时，主要起辅助作用的蜡。尤其在义齿制作或焊接过程中有很多用途，方便操作。

一、围盒蜡 Boxing wax

从无牙𬌗印模上翻制石膏或人造石模型前，可用蜡将印模围起，再灌注石膏或人造石模型材料，其他一些印模也需此围盒过程，所用蜡称围盒蜡（boxing wax，carding wax）。围盒操作（the boxing operation）时，先将窄蜡条围于印模上，低于其高度，之后将宽蜡条围绕整个印模。有人将梳理蜡（carding wax）用于围盒，carding wax 最早是用于固定陶瓷牙的，二者有时混用。美国（federal specification No.U-W-138）规定该蜡在 21℃应柔软易弯（pliable），在 35℃能保持其形状，即规定了其延展性和流动性的温度下限。用黏弹性材料取得的印模易变形，故灌模前最好用蜡围盒，在室温下，围盒蜡应能与印模贴合良好。围盒蜡应轻度发黏（tacky），并有足够强度和韧性。围盒蜡在室温下流动性小，不需加热即可容易成形。

二、应用蜡 Utility wax

有时需要一种易操作、有黏性的蜡。例如，在水胶体印模的带孔托盘上，使用此蜡后容易获得理想的外形，可防止印模的变形；在桥体的舌侧，用柔软易弯的黏蜡使其稳定，而颊侧用石膏灌注。这些均借助 utility wax 实现，故取此名。

应用蜡有条状或片状，暗红或橘黄色。美国（federal specification No.U-W-156）规定其延展性和流动性是牙科用蜡中最大的。应用蜡在 21 ～ 24℃应柔软易弯，且有足够的黏着性（adhesiveness），使其在室温下易于操作和贴合。37.5℃时，其流动性应介于 65% ～ 80%。其组成主要为蜂蜡、石蜡和其他软质蜡。

三、黏蜡 Sticky wax

黏蜡为黏性脆蜡，常由蜂蜡及天然树脂组成。室温下应坚硬、不流动，与应用区表面紧密贴合。技工室中，黏蜡用于暂时粘接各部件，如焊接前将金属部件粘在一起，并将断裂的义齿在修复前黏合在一起。用开水应能容易被去除，冷却时几乎无收缩，以防被粘的各部件移动。在焊接或修复过程中，它应断裂而非流动。

色暗或鲜艳（vivid），以便与亮色石膏材料区分。23～28℃线收缩应在0.5%。组成中含树脂、松香、蜂蜡和达玛树胶（gum dammar）。

此外，还有一些其他过程蜡，如封装蜡（blockout wax）用于填补空隙和侧凹区；白蜡（white wax）用于制作模拟贴面的蜡型。

第四节　印模蜡
Impression waxes

蜡最早的一个用途是在口腔内取印模。该蜡流动性大，延展性大，从倒凹取出易变形。因此，仅用于无倒凹区的无牙𬉸。蜡还用于记录咬合关系。近年来，加成型硅橡胶和聚醚印模材料已代替蜡作咬𬌗记录材料。

一、矫正印模蜡 Corrective impression wax

矫正印模蜡又称校正蜡（corrective wax），覆盖在印模表面，接触并记录软组织细节，可在功能状态下记录口腔黏膜和下方组织。在功能状态下，活动组织移位，可获得与义齿基托的功能性接触。

组成：石蜡、地蜡、蜂蜡和金属粒子（metal particles）。

很多产品37℃流动性达100%，从口中取出时易变形。

二、咬𬌗记录蜡 Bite registration wax

咬𬌗记录蜡用于精确链接对𬌗模型，也可用铸造蜡片或用硬基托蜡作为咬𬌗记录蜡，但标准咬𬌗蜡的组成为蜂蜡或石蜡或地蜡，有的含铝或铜粒子。

除了传统口腔用蜡外，近些年，由于3D打印技术的出现，以3D打印设备成型的蜡型材料也不断用于临床，取代由手工制作蜡型的技术。由于采用数字化技术设计，制作出的蜡型更精确。但这些蜡型的性能仍应满足传统蜡型材料的性能。

（林　红）

第六章 铸造包埋材料

Casting Investment Materials

第一节　概述
Introduction

一、性能要求 Performance requirement

铸造包埋材料是指在铸造口腔修复体时包埋修复体蜡型的材料。口腔修复体的铸造一般用失蜡法，其主要步骤是：先在工作模型上制作蜡型并将蜡型用包埋材料包埋，然后将包埋有蜡型的包埋材料加热，形成带有修复体形态的空腔，最后将液态金属注入空腔，冷却凝固形成修复体（图 6-1）。因此，用于失蜡法的铸造包埋材料应具有以下性能。

1. 调和后具有良好的流动性，便于包埋。
2. 能再现蜡型的表面形态。
3. 具有合适的膨胀系数，能补偿液态金属凝固时产生的收缩。
4. 能耐高温，高温煅烧时不变形、不开裂、不与液态金属反应。
5. 良好的透气性。当液态金属注入时便于型腔中的气体排出，以免造成修复体的缺损、缺失。
6. 具有适当的强度。铸造时能承受液态金属注入时的压力，铸造完成后便于破碎，将修复体取出。

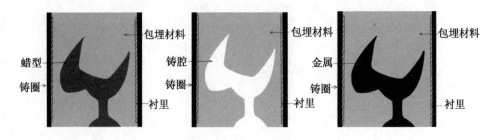

图 6-1　包埋铸造过程
包埋蜡型升温失蜡形成铸腔，液态金属注入形成铸件

二、分类 Classification

（一）按包埋材料中结合剂种类分类（Classification according to the kind of binding agent）

1. 石膏结合剂包埋材料（gypsum-bonded investments）

2. 磷酸盐结合剂包埋材料（phosphate-bonded investments）

3. 硅胶结合剂包埋材料（silica-bonded investments）

4. 其他，如铝酸钙水泥。

（二）按铸造温度分类（Classification according to casting temperatures）

1. 中、低熔合金铸造包埋材料（investments for medium and low fusion alloys） 指适用于铸造熔化温度在 1000℃以下合金的铸造包埋材料，主要为石膏结合剂包埋材料。

2. 高熔合金铸造包埋材料（investments for high fusion alloys） 指适用于铸造熔化温度在 1000℃以上合金的铸造包埋材料，主要有磷酸盐结合剂包埋材料、硅胶结合剂包埋材料和铸钛包埋材料。

（三）按包埋材料的膨胀特性和用途分类（Classification according to expansion and purpose）

1. I型 利用材料的热膨胀特性，用于铸造嵌体、冠。

2. II型 利用材料的吸水膨胀特性，用于铸造嵌体和冠。

3. III型 利用材料的热膨胀特性，用于铸造合金局部义齿。

第二节 石膏结合剂包埋材料
Gypsum-bonded investments

一、组成 Composition

石膏结合剂包埋材料主要由二氧化硅（SiO_2）、石膏（$CaSO_4 \cdot 1/2H_2O$）、石墨、硼酸及着色剂组成。二氧化硅（石英）是耐高温材料，含量 55%～75%；半水石膏是结合剂，含量 25%～45%，当包埋材料与水混合后，半水石膏转变为二水硫酸钙，使材料凝固；石墨是还原剂，防止铸造时液态金属的氧化；硼酸为凝固时间调整剂。

二、性能 Properties

（一）水粉比与凝固时间（Water-powder ratio and setting time）

调和铸造包埋材料时，水与包埋材料的比例称为水粉比（water-powder ratio，W/P，W/P = 0.35 表示 35 ml 水与 100 g 包埋材料混合）。石膏包埋材料的水粉比在 0.35～0.4。水粉比是影响包埋材料性能的最重要因素，它对材料的凝固时间、膨胀率和透气性均有较大影响。包埋材料的凝固时间由结合剂石膏决定，其影响因素包括水粉比、水温、调和速度及调和时间等（参见第四章）。

（二）膨胀（Expansion）

膨胀是铸造包埋材料的核心问题。当液态金属注入失蜡的包埋材料型腔中，冷却凝固后会发生明显的体积收缩，需要利用铸造包埋材料从调和包埋、反应固化、加热失蜡的过程中发生的膨胀来弥补。铸造包埋材料的膨胀主要包括固化膨胀（setting expansion）和热膨胀（thermal expansion）。包埋材料在固化过程中遇到水分时，会发生更多的膨胀，被称为吸水膨胀（hydroscopic expansion）。吸水膨胀是固化膨胀的延续，所以也被认为是固化膨胀的另一种方式。

1. 固化膨胀 包埋材料的固化膨胀主要是结合剂石膏凝固过程中产生的膨胀（参见第四

章）。石膏包埋材料的固化膨胀比纯石膏大，主要是因为包埋材料中的二氧化硅粒子对凝固过程中二水硫酸钙晶体的生长形成挤压，从而产生较大的膨胀。水粉比对固化膨胀影响有较大的影响，水粉比大，材料的固化膨胀小，反之则固化膨胀大（图6-2）。ADA有关包埋材料膨胀特性的规定见表6-1。

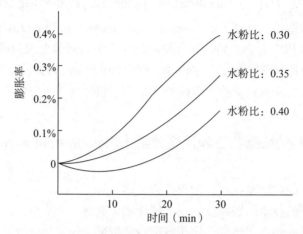

图6-2　包埋材料的固化膨胀和水粉比关系

表6-1　包埋材料的 ADA 标准

种类		压缩强度（kgf/cm²）	固化膨胀		热膨胀	综合膨胀
			空气	水		
Type 1	嵌体用热膨胀	＞24.6	0%～0.5%	—	700℃ 1.0%～2.0%	1.3%～2.0%
Type 2	嵌体用吸水膨胀	＞24.6	—	1.2%～2.2%	500℃ 0%～0.6%	1.3%～2.7%
Type 3	局部基托热膨胀	＞24.6	0%～0.4%	—	700℃ 1.0%～1.5%	1.2%～1.9%

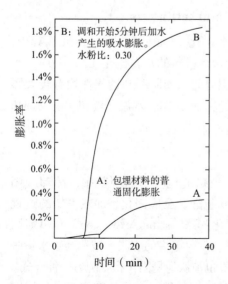

图6-3　包埋材料的固化膨胀与吸水膨胀

2. 吸水膨胀　在包埋材料的固化过程中，把材料浸入水中或向材料中注水，均会导致材料发生更大的固化膨胀（图6-3），这种膨胀称为吸水膨胀。吸水膨胀是一般固化膨胀的延续。其机制是：通过浸入或注入的水，对包埋材料中参加反应的水进行补充，降低二水硫酸钙晶体间的表面能，使二水硫酸钙晶体能够更加自由地生长。

包埋材料吸水膨胀的大小与材料的组成、水粉比、浸水时间、注水量、水温等因素有关。材料中二氧化硅含量多、粒径小，则吸水膨胀大；水粉比低、浸水时间长、注水量多、水温高，则吸水膨胀大。

3. 热膨胀　包埋材料凝固晾干后，在铸造过程中需升温失蜡并耐受金属熔点附近的高温。在升温过程中，包埋材料中的二氧化硅和石膏都会受热产生膨胀，这种膨胀称之为热膨胀。

（1）二氧化硅加热过程中的体积变化：二氧化硅是石膏结合剂包埋材料中的耐火材料，它有 4 个同素异构体，即石英（quartz）、鳞石英（tridymite）、方石英（cristobalite）及熔融石英（fused silica）。随着温度的增加，石英、磷石英和方石英会发生同素异构转变，它们的晶格形态将分别从低温下稳定的 α 型转变为在高温下稳定的 β 型（表 6-2），当晶格形态由 α 型向 β 型的转变时，二氧化硅将发生急剧膨胀（图 6-4）。包埋材料利用这种膨胀特性弥补铸造合金在凝固时发生的收缩。方石英和石英因在 600 ～ 700℃ 之间膨胀率较高，所以被广泛应用于铸造包埋材料中。

表 6-2　石英的同素异构变化

β- 石英	──870℃→	β- 磷石英	──1475℃→	β- 方石英	──1700℃→	熔融石英
↕ 573℃		↕ 160℃ 中间磷石英 ↕ 105℃		↕ 220℃		
α- 石英		α- 磷石英		α- 方石英		

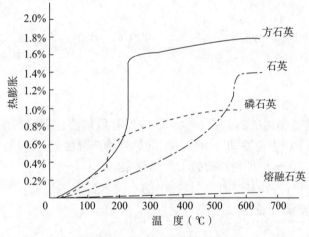

图 6-4　四种石英的热膨胀曲线

（2）石膏加热过程中的体积变化：包埋材料与水调和凝固后，半水石膏转变为二水硫酸钙。在铸造升温过程中，二水硫酸钙在 200℃ 时开始脱水产生体积收缩，400℃ 左右脱水完成，形成无水石膏。随着温度的升高，无水石膏开始膨胀（材料的热胀冷缩特性），至 750℃ 无水石膏开始分解，体积又开始收缩，到 800℃ 左右，体积激剧收缩（图 6-5）。

（3）包埋材料在加热和冷却过程中的体积变化：包埋材料在加热和冷却过程中的体积变化是耐火材料二氧化硅和结合剂石膏体积变化的综合结果，如图 6-6 所示。在 200℃ 前，材料随温度的升高发生膨胀。200 ～ 400℃ 体积变化较小，这主要是由于二氧化硅的热膨胀抵消了石膏脱水产生的体积收缩。400 ～ 700℃ 随温度升高产生较大的体积膨胀。二氧化硅由 α 型向 β 型的转变是可逆的，加热后的包埋材料冷却时，二氧化硅将由 β 型返回 α 型。如图 6-6 显示，包埋材料 700℃ 前的加热曲线和冷却曲线在高温段几乎具有相同的斜率，但在低温段，冷却曲线仍以几乎相同的斜率持续下降，在室温下显示出负膨胀，即产生收缩。这种收缩现象并不是二氧化硅造成的，而是由于加热后生成的无水石膏在冷却过程中不能再转变为二水硫酸钙，仍以小于原二水硫酸钙的体积产生收缩，所以冷却至 200℃

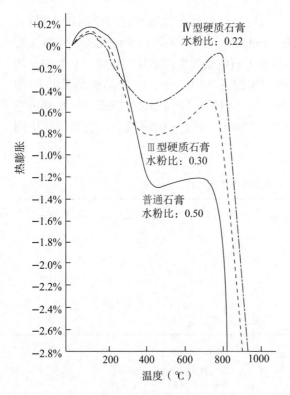

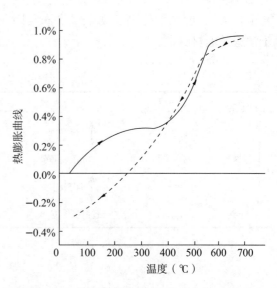

图6-5 三种石膏加热时的尺寸变化

图6-6 包埋材料的加热曲线（实线）和冷却曲线（虚线）

以下时产生体积收缩。

如果再将包埋材料加热，虽然仍会发生膨胀，但有可能使包埋材料内部产生微裂纹。所以，加热失蜡后的铸型不应中途冷却，而应继续加热到铸造温度进行铸造。铸造时铸型的最佳温度为600～700℃，以保证包埋材料有较大的热膨胀。

包埋材料的热膨胀和材料的水粉比、材料中的石英含量密切相关。水分比低，热膨胀大；材料中石英含量越高，热膨胀量越大。

（三）强度（Strength）

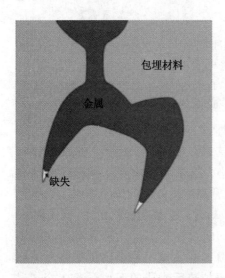

图6-7 包埋材料透气性与铸件的缺失

包埋材料在铸造过程中要承受液态金属注入时的冲击力，因此必须具有一定的强度，但强度过高，会造成包埋材料难以从铸件表面清除。包埋材料的强度一般用材料凝固后2小时的压缩强度表示。包埋材料的强度与石膏的种类、材料的水粉比相关。如果用硬质石膏取代普通石膏，包埋材料的强度会明显提高；另外，水粉比越大，强度越低。包埋材料冷却到室温后，强度显著降低，这是在冷却过程中产生的微小裂纹所致。

（四）透气性（Gas permeability）

在铸造过程中，熔融金属在离心力等压力的作用下进入铸型时，铸型内的空气若不能顺利排出，即产生所谓"背压"，它使熔融金属不能完全充满铸型，造成铸造修复体的缺损、缺失（图6-7）。铸型内的空气一般是在铸造压力的作用下，通过包埋材料的孔隙排放到铸型外部的，因此要求包埋材料固化后应具有适当的孔隙度（porosity），孔隙度的大小决定了铸型的透气性。包埋材料的粒径及粒径分布、石膏的含量、水粉比是影响透气性的重要因素。材料的粒径大，粒度分布均匀，则透气性好；石膏含量增加、降低水粉比，则使材料的透气性降低。

（五）耐热性（Heat resistance）

包埋材料在铸造过程中，须加热到修复体的铸造温度，在此温度下包埋材料应保持理化性能稳定，不发生分解变性，不与被铸造金属反应。二氧化硅在其熔点1700℃下性能稳定，但包埋材料中蜡型在高温熔烧后产生碳，无水石膏在700℃以上加热时，会与碳元素反应生成二氧化硫，生成的二氧化硫极易造成对金铸造体的污染。其化学反应式如下。

$$CaSO_4 + C \xrightarrow{700℃} CaO + 4CO + SO_2$$

包埋材料的热膨胀曲线显示，材料加热到700℃以上时还会产生激剧收缩，因此，石膏结合剂包埋材料的铸造温度不应超过700℃。

三、应用 Application

1. 适用范围　石膏结合剂包埋材料适用于被铸金属熔点在1000℃以下的中、低熔合金，如金合金、银合金、铜合金。因此，石膏结合剂包埋材料又称为中、低熔合金包埋材料。

2. 应用注意事项　调和包埋材料时，应严格按产品说明书推荐的水粉比进行调拌。因为水粉比是影响包埋材料的凝固时间、固化膨胀、热膨胀、强度以及透气性等特性的重要因素。调和时使用的水，其温度应与室温相同，如果使用水温较低的水，会使蜡型过度收缩，影响铸件的尺寸精度。

进行铸造操作时，对包埋材料进行加热升温速的率不能过快。快速加热不仅使材料的热膨胀减小，而且易于产生裂纹，使包埋材料的强度降低。石膏类包埋材料升温至700℃的时间为2～3小时。700℃以上的石膏发生明显收缩，并与碳反应产生二氧化硫，所以石膏类包埋材料应避免在700℃以上继续加热。另外，包埋材料的加热过程不能间断。中途停止加热后再加热会导致铸件内部产生裂纹，影响铸模的强度。

包埋材料中的石膏吸潮后，会使材料的固化时间等特性发生变化，所以包埋材料应保存在密闭防潮的容器中。

四、快速加热型石膏结合剂包埋材料 Gypsum-bonded investments of rapid heating

传统的石膏结合剂包埋材料在包埋后须放置1小时以上才能升温铸造，升温速率必须严格控制，升至700℃需2～3小时，铸造过程耗时长，工作效率低。快速加热型石膏结合剂包埋材料包埋20～30分钟后即可直接放入700℃的加热炉中加热，加热30分钟后即可铸造。这样缩短了包埋铸造时间，提高了工作效率。

快速加热石膏结合剂包埋材料在组成上与传统石膏结合剂包埋材料相比，降低了方石英的含量而增加了石英的含量。其主要成分为：石膏约30%，方石英20%～45%，石英25%～50%。快速加热型石膏结合剂包埋材料虽然提高了工作效率，但其膨胀量较传统型低，用其铸造的铸件收缩较传统型大。

第三节　磷酸盐结合剂铸造包埋材料
Phosphate-bonded casting investments

一、组成 Composition

磷酸盐结合剂包埋材料又称磷酸盐包埋材料，由耐火材料、水溶性磷酸盐（主要为磷酸二氢铵）、氧化镁和其他助剂组成。耐火材料为方石英和石英，含量为 80% ～ 90%，结合剂为水溶性磷酸盐和氧化镁，含量为 10% ～ 20%，使用时用水或硅溶胶调和。

二、凝固反应 Setting reaction

磷酸盐包埋材料用水或硅溶胶调和后，水溶性的磷酸二氢铵与氧化镁反应，生成难溶于水的针柱状六水磷酸镁铵（$NH_4MgPO_4 \cdot 6H_2O$），六水磷酸镁铵将耐火填料包裹在一起，形成具有一定强度的固体。其反应式如下。

$$NH_4H_2PO_4 + MgO + 5H_2O \longrightarrow NH_2MgPO_4 \cdot 6H_2O$$

三、性能 Properties

1. 凝固时间（setting time）　磷酸盐包埋材料的凝固时间在 5 ～ 8 分钟，其凝固时间受材料中结合剂的量、材料粒度、水粉比、环境温度、调和时间等因素的影响。材料中结合剂含量多、粉剂粒度细、水粉比低、环境温度高、调和时间长均会加快材料的凝固。

2. 固化膨胀（setting expansion）　磷酸盐结合剂包埋材料的固化膨胀主要为材料凝固时产生的针柱状晶体磷酸镁铵外向挤压生长所致，其膨胀率与材料组成、水粉比、环境温度等有关。材料中氧化镁含量高，膨胀量大。水粉比对膨胀率的影响具体表现为：开始时，随水粉比的降低，膨胀率增加，当降至一定量时，再降低水粉比，膨胀率反而降低。这主要是由于开始时水粉比降低，材料中单位体积内晶核数增加，使六水磷酸镁铵晶体外向生长挤压增大，膨胀增加；磷酸盐结合剂的凝固反应需要水的参与，当水降低到不能使凝固反应顺利进行时，其膨胀量反而降低。

磷酸盐包埋材料用硅溶胶调和时的固化膨胀比用水调和时大（图 6-8），而且随硅溶胶浓度的增加而增加。用硅溶胶调和后的磷酸盐结合剂包埋材料在凝固过程中补水也会产生吸水膨胀，但用水调和时，材料的吸水膨胀就非常小。

磷酸盐包埋材料的固化膨胀不稳定，其大小还受测量方法的影响，同一材料不同测量方法测得的膨胀量常不同。

3. 热膨胀（thermal expansion）　磷酸盐包埋材料在加热过程中也会产生膨胀，其膨胀比固化膨胀稳定，膨胀率约为 1.2%。磷酸盐包埋材料的热膨胀主要来源于材料中石英、方石英在加热过程中相转变（α 相转为 β 相）产生的膨胀。因此，材料中石英含量高、方石英占比大，材料的热膨胀大。用硅溶胶调和时，材料能产生更大的热膨胀（图 6-9），这是由于硅溶胶在加热过程中最后都转变为石英和方石英。硅溶胶浓度越高，产生的热膨胀也越高；因为浓度高，加热后产生的石英和方石英的量就越多。

磷酸盐包埋材料的综合线膨胀率为 1.2% ～ 2.0%，可以补偿金属的铸造收缩。

4. 压缩强度（compress strength）　磷酸盐包埋材料的强度比石膏包埋材料的高，调和后 2 小时强度达峰值。在升温过程中强度会降低，900℃以上时强度降至最低值。这主要是由于高

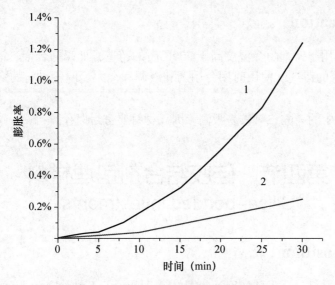

图 6-8　磷酸盐包埋材料的固化膨胀曲线
曲线 1：用硅溶胶调和；曲线 2：用水调和

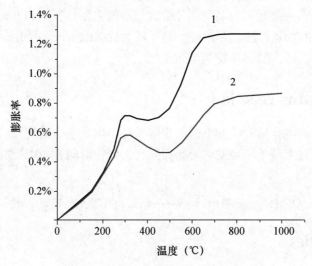

图 6-9　磷酸盐包埋材料的热膨胀曲线
曲线 1：用硅溶胶调和；曲线 2：用水调和

温时六水磷酸镁铵脱水并分解产生氨气。磷酸盐包埋材料凝固后强度主要受材料中结合剂的量和水粉比的影响，结合剂量多、水粉比低，强度高。

5. 透气性（gas permeability） 磷酸盐包埋材料的透气性小于石膏结合剂包埋材料。这是由于磷酸盐包埋材料调和时需水量小于石膏结合剂包埋材料，水量多时，加热时水分挥发，在材料中产生的气孔数就多。磷酸盐包埋材料加热到 1000℃以上时，石英、方石英表面熔融粘连也导致材料的透气性下降，因此磷酸盐包埋材料中常加入少量纤维以增加透气性。

6. 耐热性（heat resistance） 磷酸盐包埋材料在加热过程中六水合磷酸镁铵首先脱水生成磷酸镁铵，当温度升高到 650℃以上时，磷酸镁铵分解生成焦磷酸镁。磷酸盐包埋材料的主要成分为石英、方石英、氧化镁、焦磷酸镁，它们的熔点均在 1000℃以上，因此磷酸盐包埋材料具有较好的耐热性。

四、应用 Application

磷酸盐包埋材料用于铸型耐受温度高于700℃时的铸造，如镍铬合金、钴铬合金、银钯合金、金-银-铂合金等的铸造。使用时用专用调和液调和，为了调整材料的膨胀率，也可将专用调和液用水稀释调和。

磷酸盐包埋材料中的磷酸二氢铵易吸潮，因此材料要密封保存。

第四节　硅胶结合剂包埋材料
Silica-bonded investments

一、组成 Composition

硅胶结合剂包埋材料包括正硅酸乙酯包埋材料（tetraethyl othoslicate investment）和硅溶胶包埋材料（silica sol investment）两种类型。后者常以硅溶胶混悬液的形式与硅酸盐包埋材料合用。下面仅介绍正硅酸乙酯包埋材料。

正硅酸乙酯包埋材料由粉剂和液剂两部分组成。粉剂主要是石英和方石英等耐火材料；液剂由两瓶液体构成，一瓶为正硅酸乙酯溶液，另一瓶为稀盐酸溶液。使用时先将两液剂按等体积混合，使正硅酸乙酯水解，然后与粉剂调和固化。

二、凝固反应 Setting reaction

正硅酸乙酯与酸或碱混合后发生如下式的水解反应，生成正硅酸溶胶、与粉剂调和后，溶胶脱水形成无机二氧化硅大分子包裹耐火材料而固化，固化时间在10～30分钟。粉剂中的碱性氧化镁能加速固化。

$$Si(OC_2H_5)_4 + 4H_2O \xrightarrow{\text{酸/碱}} Si(OH)_4 + 4C_2H_5OH$$

三、性能 Properties

1.膨胀和强度（expansion and strength）　正硅酸乙酯包埋材料含硅量高，水解产生的硅溶胶在高温下脱水转变为二氧化硅，因此该材料具有较大的综合膨胀。由于结合剂为硅溶胶，其固化强度较低。

2.透气性（gas permeability）　因加热后耐火材料中硅粒子的空间被结合剂的硅微粒堵塞，所以透气性不如石膏包埋材料。

四、应用 Application

正硅酸乙酯包埋材料凝固后强度较低，一般作为内层包埋材料，待其凝固后，用少量硬石膏与石英砂配制成外包埋材料进行外包埋。用氨气处理调和后的包埋材料可加速其固化，缩短包埋时间。

第五节　铸钛包埋材料
Investment for titanium cast

钛和钛合金具有良好的生物相容性，密度较小，在口腔临床中常用于铸造义齿及冠桥。钛的熔点很高（1668℃），化学性质非常活泼，高温下易与氧、氮、氢及二氧化硅反应，用普通的磷酸盐包埋材料包埋铸造时，熔融钛与包埋材料中的二氧化硅、磷酸盐等物质反应，在铸件表面形成反应层，使铸造修复体的理化性能和力学性能下降。因此，石膏结合剂包埋材料和普通磷酸盐包埋材料均不适用于钛和钛合金的铸造包埋。

铸钛包埋材料主要由耐火材料和结合剂组成，耐火材料约占90%。根据耐火材料的类别分为氧化铝系铸钛包埋材料、氧化镁系铸钛包埋材料和氧化锆系铸钛包埋材料。

1. 氧化铝系铸钛包埋材料（aluminium oxide investments for titanium cast）　耐火材料主要为氧化铝和氧化镁，结合剂为磷酸二氢铵。其凝固反应和固化膨胀与普通磷酸包埋材料相同。其热膨胀主要来于氧化铝与氧化镁在1150～1200℃生成的镁铝尖晶石晶体产生的热膨胀（如下式），加入少量醋酸镁能降低镁铝尖晶石的形成温度。包埋材料的膨胀量可通过改变氧化铝和氧化镁的比例及添加适量锂辉石（Li_2O-Al_2O_3-SiO_2）来调整。钛在高温下可与磷酸盐反应，导致铸件表面仍有较脆的反应层。另外，这类包埋料铸模比较坚硬，脱砂性较差。

$$MgO + Al_2O_3 \xrightarrow{1150～1200℃} MgO\text{-}Al_2O_3（镁铝尖晶石）$$

2. 氧化镁系铸钛包埋材料（magnesium oxide investments for titanium cast）　耐火材料主要为氧化镁、氧化铝及少量锆粉，结合剂为铝酸钙水泥。该包埋材料用水调和时，铝酸钙水泥发生水化反应而固化。加入少量锆粉是利用锆粉在加热氧化时生成二氧化锆而产生膨胀。用氧化镁系包埋材料所得铸件表面反应层薄，铸件光滑，但其膨胀量有限。

3. 氧化锆系铸钛包埋材料（zirconia oxide investments for titanium cast）　耐火材料主要为氧化锆，添加有少量氧化镁、氧化钇及锆粉，结合剂为氧化锆溶胶。其凝固机制与硅胶包埋材料相似，加热时氧化锆溶胶脱水生成氧化锆而固化。氧化锆包埋材料凝固后强度较低，一般用作内包埋。用氧化锆包埋材料包埋铸造的铸件脱膜性好、表面光滑。

第六节　模型包埋材料
Model investments

模型包埋材料（model investments）是指用于制作模型的包埋材料。利用这种包埋材料制作成模型，在这个模型上构筑蜡型，再将模型和蜡型一起包埋，进行失蜡铸造，目的是减少从模型上取下蜡型时造成的蜡型变形失真。

一、组成 Composition

模型包埋材料的主要成分是耐火材料和结合剂。耐火材料采用方石英和石英，结合剂采用硬质石膏、超硬质石膏或磷酸盐。使用时加水调和，但用硅溶胶（silica sol）混悬液调和可以得到较高的强度和较大的膨胀量。

二、特性 Properties

　　模型包埋材料既是模型材料又是包埋材料，所以必须同时具备包埋材料和模型材料的性质。模型材料应该在室温下有足够的强度，硬质石膏和超硬质石膏的室温压缩强度为 20～30 MPa，模型包埋材料的室温压缩强度可以达到 20～50 MPa；700℃加热时的压缩强度仍可以达到 10～30 MPa，也大于石膏类模型材料。模型包埋材料与铸件的结合比较紧密，这为铸件表面清理带来困难。

　　模型包埋材料的固化膨胀率为 0.8%～1.2%，大于石膏类包埋材料的 0.3%～0.4%。石膏类包埋材料在 700℃下的热膨胀率为 0.8%～1.0%，模型包埋材料为 0.7%～1.3%，二者相差不大。

（李志安）

第七章　义齿基托聚合物与合成树脂牙

Denture Base Polymers and Synthetic Resin Teeth

第一节　义齿基托聚合物
Denture base polymers

一、概念 Concept

在牙列缺损和缺失的义齿修复中，临床上把可以排放人工牙，并能够把人工牙所承受的力均匀地传递到口腔组织上的托架称为义齿基托（denture base）。制作义齿基托的聚合物称为义齿基托聚合物（denture base polymers）。

人类制作义齿基托有悠久的历史，18世纪就有用手工雕刻象牙和木制义齿基托实现义齿固位的记载。1839年，人类发明并制作硫化橡胶及硬橡皮，对基托的发展提供了比较精确的热塑性的铸型技术。1937年，人工合成了聚甲基丙烯酸甲酯（polymethyl methacrylate，PMMA）并应用于口腔临床，这是对高分子材料应用于口腔领域的一个重要贡献。大量的临床经验表明，丙烯酸酯树脂（acrylate resin）材料由于与口腔组织具有一定的生物相容性及良好的物理机械性能，操作简单，价格便宜，使其作为基托的技术很快成熟并商品化。目前，临床上制作义齿基托的材料主要分为金属和非金属两种。本节介绍的是非金属义齿基托材料-丙烯酸酯类的义齿基托聚合物。

丙烯酸酯类树脂又称丙烯酸树脂或丙烯酸聚合物（acrylic polymer），是目前较为理想的义齿基托材料。主要原料为甲基丙烯酸甲酯（methyl methacrylate，MMA）的均聚物（homopolymer）或丙烯酸酯类的共聚物（copolymer），以及甲基丙烯酸甲酯单体（monomer）。国际标准 ISO 20795 根据丙烯酸酯类树脂不同的引发固化方式，将义齿基托材料分为5种：1型热凝材料（heat-curing material）、2型自凝材料（self-curing material）、3型热塑型坯料或粉末（thermoplastic blank or powder）、4型光固化材料（light-curing material）、5型微波固化材料（microwave-curing material）。

二、性能要求 Performance requirement

理想的丙烯酸酯类义齿基托聚合物应具有如下性能。
1. 对人体无毒、无气味、无刺激性，与口腔组织颜色协调，符合审美要求，且色泽稳定。

2. 准确复制口腔表面组织，具有长期的尺寸稳定性，基托能与口腔软组织密切贴合。

3. 较高的强度和刚度，良好的抗弯曲性能、并把𦂅力传递到口腔组织，长期使用不易变形，不易折断。

4. 不溶于口腔唾液，吸水性小，以免细菌滋生。

5. 具有 X 线阻射性，在发生患者误吞义齿或吸入碎片等意外时，能通过 X 射线诊断吞入物的位置并及时处理。

6. 具有良好的热传导性。

7. 制作时容易操作，容易修补，与合成树脂牙、瓷牙、金属修复体容易结合到一起。

8. 具有抑菌或抗菌作用，容易清洁。

9. 价格便宜，易于接受。

第二节　热固化型义齿基托聚合物
Heat-curing denture base polymers

通过加热方式引发聚合的义齿基托材料称为热固化型义齿基托聚合物，又称热凝或热固化型义齿基托树脂（heat-curing denture base resin）。这是目前临床应用最广泛的基托材料。

一、组成 Composition

热固化型义齿基托树脂由粉剂和液剂两组分组成（表 7-1）。

表 7-1　热固化型义齿基托树脂的组成

名称	成分	作用及含量
牙托水（液剂）	甲基丙烯酸甲酯（MMA）	基质，主要成分
	2,6- 二叔丁基对甲酚（DTBC）	阻聚剂，0.02%
	双甲基丙烯酸酯	交联剂，1%～3%
牙托粉（粉剂）	甲基丙烯酸甲酯的均聚体（PMMA）或共聚体	基质，主要成分
	邻苯二甲酸二丁酯	增塑剂，少量
	过氧化苯甲酰（BPO）	引发剂，0.2%～0.5%
	镉盐、有机颜料及纤维	着色剂，微量

（一）液剂（Liquid）

液剂即牙托水（denture liquid），主要组成如下。

1. 甲基丙烯酸甲酯（methyl methacrylate，MMA） 简称单体（monomer），是液剂的主要成分。无色透明、黏度低、易挥发。分子式为 $CH_2=C(CH_3)COOCH_3$，有刺鼻的气味，沸点 $100\sim101℃$，相对密度 $0.9440\ g/cm^3$（20/4℃），折射率 1.4142，易燃，闪点（又称闪燃点）为 10℃。微溶于水，溶于乙醇和乙醚。由于分子中含有双键官能团，在加热、光照、过氧化物及室温条件下双键打开，可以自身聚合或与其他丙烯酸酯类单体共聚。储存时宜放入棕色瓶于阴凉处。

2. 阻聚剂（inhibitor） 2,6- 二叔丁基对甲酚（DTBC）又称抗氧剂 264。为白色或微黄色晶体，熔点 $70\sim71℃$，沸点 265℃（分解），密度 $1.048\ g/cm^3$，不溶于水。其作用为防止单体在贮存、运输过程中聚合。

3. 交联剂（cross-linking agent）　为了增加义齿基托的机械强度，在牙托水中常加入少量的交联剂。交联剂含有两个或两个以上不饱和双键，聚合反应时双键打开，将线型的聚合物交联呈网状的大分子结构，增加基托的强度，减少基托的溶解性以及在应力下产生的裂纹，此外，还可以减少氧的阻聚作用。常用的交联剂有双甲基丙烯酸乙二醇酯（ethylene glycol dimethacrylate，EGDMA），加入量占单体量的 1%～3%，如果加入量过多，会使义齿基托变得脆而硬，降低强度。

（二）粉剂（Powder）

粉剂即牙托粉（denture powder），主要组成如下。

1. 聚甲基丙烯酸甲酯　其均聚粉是粉剂的主体成分，由甲基丙烯酸甲酯经悬浮聚合反应制成，结构式见图 7-1。粉粒的直径为 50～100 μm，为能连续流动的、无色透明的珠状均聚物，密度 1.19 g/cm³，扫描电镜图片如图 7-2 所示。溶于氯仿、二甲苯、丙酮等有机物。其分子量为 40 万～100 万，分子量越大，基托的机械强度越高，耐磨性能越好。但带来的困难是，混合后在单体中溶胀的速度较慢，达到面团期的时间长，延长了工作时间，给临床操作带来不便。

为了提高材料的操作性能和基托的机械强度，粉剂常采用聚甲基丙烯酸甲酯及其改性产品。如甲基丙烯酸甲酯与丙烯酸甲酯（MMA-MA）的共聚物，可以提高充填性能及耐磨性能；甲基丙烯酸甲酯与丙烯酸乙酯（MMA-EA）的共聚物，可以增加对单体的溶解性；甲基丙烯酸甲酯与丙烯酸丁酯（MMA-BA）的共聚物，可以提高基托的挠曲强度。采用甲基丙烯酸甲酯（MMA）、丙烯酸甲酯（MA）、丙烯酸乙酯（EA）的三元共聚物，其操作性能和机械强度有明显提高。

2. 过氧化苯甲酰（benzoyl peroxide，BPO）　是聚合反应的引发剂（initiator）。在温度为 60～80℃时，能分解产生自由基（free radical），自由基引发单体聚合。一般加入量仅为粉剂的 0.2%～0.5%。

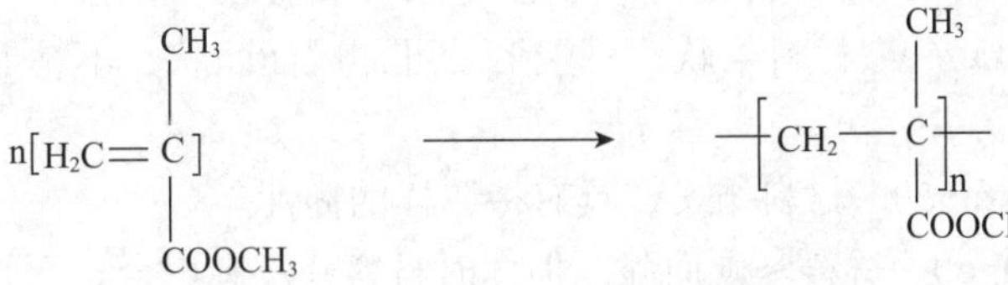

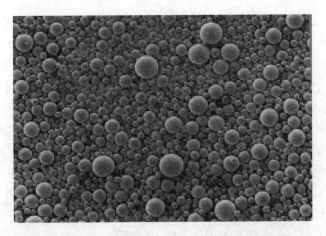

图 7-1　甲基丙烯酸甲酯加成聚合反应式

图 7-2　制作丙烯酸义齿基托的聚甲基丙烯酸甲酯微珠

3. 增塑剂（plasticizer） 为了使分子量较高的牙托粉更快地溶于单体，在牙托粉或牙托水中加入增塑剂。增塑剂具有软化牙托粉微珠的作用，使牙托水能迅速地扩散到微珠中，提高制成的义齿基托的韧性。增塑剂一般采用邻苯二甲酸二丁酯（dibutyl phthalate），加入量为粉剂的8%～10%。

4. 颜料（pigment） 使基托具有牙龈的颜色，或者在粉剂中加入微量红色和蓝色的纤维，以模仿动脉和静脉血管。

二、义齿基托制作过程及对基托性能的影响 Denture base production process and the influence on its performance

热固化型义齿基托的制作方法包括混合和固化两部分。

（一）混合过程

指将牙托粉与牙托水混合后形成面团状，然后放入石膏模型的金属型盒内准备固化这一过程。粉液混合的比例非常重要，因为它影响着材料固化后的尺寸变化、气泡的产生和残余单体含量等重要指标。MMA单体聚合产生体积收缩，其体积收缩率在21%左右。而采用适当的粉液比例，通常为2.5∶1（重量比），可以将聚合收缩（polymerization shrinkage）率降到5%～8%，甚至不到1%。操作时，先将适量的牙托水放到一个清洁、干燥的混合容器中，再将牙托粉慢慢倒入其中，待粉剂中的粒子都被液体润湿，调和均匀，在操作台上轻轻磕打容器，释放出气泡，盖紧静置，以防单体挥发。在静置过程中，单体充分渗到聚合体微珠中，分子量小的聚合体溶解，使液体黏度增加，分子量大的聚合体溶胀，液体黏度进一步变稠。从粉液混合到硬固，整个体系经历了如下6个过程。

1. 湿砂期（sanding stage） 混合后牙托水未渗入到牙托粉中，粉剂松散，出现湿砂样的状态。

2. 糊状期（paste stage） 牙托水渗入到牙托粉中，砂状消失，成为混合的均一状态。

3. 黏丝期（sticking stage） 材料黏稠、可见拉丝，黏调刀。

4. 面团期（dough stage） 材料柔软、可塑形、可揉成面团状，不粘器械，这是装盒的最佳时期。

5. 橡胶期（rubber stage） 材料结实，具有橡胶样的韧性。

6. 硬固期（hard stage） 材料坚硬而脆。但此时材料并没有聚合，而是溶胀后的牙托粉在单体挥发后，靠吸附力牢固地结合到一起。

（二）固化过程

固化过程指材料装盒后通过加热达到固化的过程。型盒可以在水浴中或者在空气加热炉中加热。温度是固化的必要条件。根据分子量大小及设备情况，有多种加热方法：最常见的是将装有面团的型盒在70℃水浴中加热7小时，随后在100℃水浴中加热3小时。在开始的7小时，大部分单体转化成聚合物，在这段时间，由于聚合反应放热，基托本身的温度也可以达到100℃（图7-3曲线A）。最后3小时在100℃水浴中加热，是确保基托的最薄部位，也就是反应放热最少的地方的单体全部转化。另一方法是将型盒放在冷水中，使水在1小时达到沸腾，再保持1小时，然后慢慢冷却。另外一种较少用的方法是将装有面团的型盒直接放到沸腾的水中，由于树脂被包埋在导热性差的石膏内，热量不易扩散出去，聚合时产生的热量使整个体系温度迅速升高，剧烈的反应热可以使基托聚合物的温度超过150℃（图7-3曲线B），毫无疑问，这样会在基托较厚的部位产生孔隙。热处理后冷却至室温才能开盒，这是因为丙烯酸树脂的线胀系数比石膏大很多，在加热过程中不能充分膨胀，而产生内应力。经自然冷却至室温可

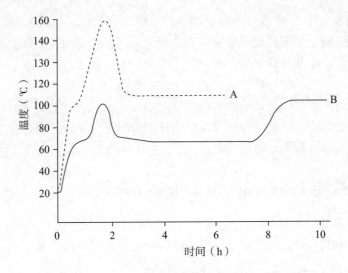

图 7-3　热固化型义齿基托树脂固化时间与温度的关系

以使内应力得以释放。如果释放不完全，以后在使用温水浸泡基托时容易产生变形。

在制作义齿基托的过程中，从粉 / 液混合开始，到面团期材料装盒，这段时间称为工作时间（working time）。从粉 / 液混合开始，到材料固化，这段时间称为固化时间（setting time，curing time）。

在混合过程中防止气泡产生非常重要，需要注意如下几个问题。

1. 合适的粉、液比例　牙托水多，易产生气泡，聚合后的义齿基托收缩大；牙托水少，对牙托粉的溶胀不充分，面团期材料的表面干裂，充填不易到位，聚合物有小气孔，聚合不均匀。

2. 控制热处理升温过程　升温过高、过快会在基托内部形成许多微小的球状气孔，分布于基托较厚处，且基托体积越大，气孔越多。

3. 面团期装盒　装盒过早，如在黏丝期装胶，材料黏性大，易粘器械，单体尚未使牙托粉充分溶胀，热处理后的基托易带有气泡；装盒过晚，如在橡胶期装胶，材料的塑性变差，不易充满型盒中的空隙，而且在型盒加压时，易破坏模型，导致型盒内基托变形。要将足够的面团装入型盒，当型盒两部分合闭，并被施压时，能使材料能充满型盒，且多余的材料和气泡能被挤出型盒，降低气孔率。

为保证修复体的精确度和机械强度，减少聚合收缩和气泡，降低残余单体（residual monomer）含量，可采用逐渐缓慢升温的方法，这样同一时间产生的自由基个数少，少量的自由基引发单体聚合，生成的分子链长，分子量高，残余单体含量比较少。残余单体会对一些患者造成过敏。加热处理充分可以使残余单体量小于 1%。ISO 20795-1 规定，热固化型义齿基托聚合物的残余单体含量应不超过 2.2%；自凝型义齿基托聚合物的残余单体含量应不超过 4.5%。

三、聚合过程与聚合原理 Process and principle of polymerization

义齿基托制作的过程是一个物理化学的过程。当粉剂和液剂混合后，单体浸润粉剂的聚合体（PMMA）微珠，并渗入聚合体大分子链段之间的空隙，使大分子链段之间的距离逐渐拉开，链段之间的作用力减小，表现为粉剂中分子量较大的微珠溶胀，分子量较小的微珠溶解，溶胀的微珠和单体混为一体，成为很黏的糊状物，这一过程表现为物理溶胀和溶解过程。同时，单体也与粉剂中的引发剂过氧化物相遇，当粉 / 液混合物被加热到 60～80℃时，引发剂迅速分解成带有自由基的活泼基团，这些活泼基团与单体反应，使单体的双键打开，生成带有自由基的单体（链引发阶段），单体自由基再与其他单体反应，经历了链引发、链增长、链终止过程（图 1-6 ～图 1-11），形成新的聚合物（PMMA）分子链。生成的聚合物的结构可以认为是一个不同分子量的甲基丙烯酸甲酯聚合物的混合物，即粉剂中没溶解的微珠和新聚合的材料的基质的结合体。这两部分紧紧结合在一起，影响材料的机械性能。在混合期和面团期，来自于液剂的单体渗入到微珠的外层，这是因为微珠结构是非交联或很少交联，容易被单体溶解或软化。在聚合后的产物中，既有单体聚合的新的聚合物又有溶胀的微珠，成为互相渗透密不可分的聚合物的网络结构。渗透的程度取决于微珠聚合物的分子量、聚合物与单体的比例，以及从混合到面团期时间，即微珠溶胀时间。

四、待改进的性能 Properties to be improved

热固化型义齿基托具有良好的生物性能，一定的机械强度，抗挠曲性，较好的颜色稳定性。与口腔组织相匹配的颜色，比重小，轻，佩戴舒适，并且价格低廉，但仍有缺陷须改进。

（一）物理化学性能（Physical and chemical properties）

1. 聚合收缩（polymerization shrinkage）　和所有聚合物一样，固化后的义齿基托发生收缩，使其尺寸精度发生变化。另一方面，由于聚合收缩在型盒内产生，石膏模型限制了基托收缩的均匀性，使基托产生内应力，在日后的使用过程中，应力缓慢释放，也是造成基托变形、产生裂缝的原因（图 7-4）。

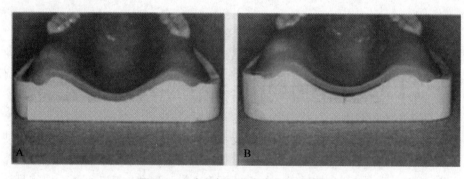

图 7-4　义齿基托固化后产生聚合收缩

2. 吸水性（water absorption）　义齿基托具有微量的吸水性和溶解性（solubility），吸水后体积稍有膨胀，这种膨胀有利于补偿热处理过程中出现的聚合收缩，可以增加义齿与组织面的密合度。水吸收会影响尺寸的稳定，也会使细菌在基托表面滋生，如白念珠菌生长，导致细菌浸入，还会诱发义齿性口炎。将义齿在小苏打水中浸泡过夜，可以达到一定的预防效果。

3. X 射线阻射性　现有的聚丙烯酸酯类基托都不具有 X 射线阻射性，在患者误吞基托碎片后很难诊断位置，延误治疗。有的基托加入硫酸钡，但硫酸钡会影响基托的机械强度。也有的希望加入含溴的添加剂或共聚单体，增加 X 射线阻射性。

4. 由于口腔中复杂的受力环境，易发生基托磨损、断裂等情况，基托不能做得很薄，故戴在口腔中会有一定的异物感。为提高基托的抗冲击和耐疲劳断裂性能，可加入丙烯酸弹性体共聚物，如甲基丙烯酸甲酯-丁二烯、甲基丙烯酸甲酯-丁二烯-苯乙烯共聚物等。ISO 20795-1规定了对具有耐冲击性的基托断裂韧性的检测方法，并要求热凝基托材料的最大应力强度因子应不低于 2000 MPa，总断裂功应不低于 900 J/m^2。

（二）热性能（Thermal properties）

1. 受热及长时间磨损义齿基托会发生变形。热固化型 PMMA 义齿基托的热变形温度为

94℃，故不能将其置于热环境或热水中浸泡，以免变形，影响佩戴的密合性。

2. 热固化型 PMMA 义齿基托聚合物的线胀系数（$81 \times 10^{-6} \cdot K^{-1}$）远大于瓷牙、烤瓷牙 [$(4 \sim 15) \times 10^{-6} \cdot K^{-1}$]。在口腔环境的冷热变化中，热膨胀速率和热膨胀大小的差异造成瓷牙周围的基托树脂产生裂纹，导致瓷牙和基托结合松动。

3. 对温度的传导性差，影响口腔感觉功能。

（三）抗菌性（Antibacterial property）

现有的聚丙烯酸酯类基托不具备抗菌性，在其表面会滋生微生物及牙石。合成具有抗菌功能的基托材料是研究的热点之一。如研究在基托中加入不同种类抗菌剂及抗菌效果的比较，基托加入抗菌剂后的性能变化，抗菌剂释放对人体健康的影响，抗菌效力随时间的变化等。

第三节 化学固化型义齿基托聚合物
Chemical–curing denture base polymers

化学固化型义齿基托聚合物是在室温条件下，通过氧化还原体系引发聚合的基托材料，又称化学固化型义齿基托树脂或自凝型义齿基托树脂（chemical curing or self-curing denture base resin）。

一、组成 Composition

化学固化型义齿基托聚合物和热固化型义齿基托聚合物的组成基本相同，也是由粉剂和液剂两部分组成，不同的是在液剂中加入胺作为促进剂（表 7-2）。

表 7-2 化学固化型义齿基托聚合物的组成

名称	成分	作用
自凝牙托水（液剂）	甲基丙烯酸甲酯（MMA）	基质
	N,N- 二羟乙基对甲苯胺（DHET）	促进剂
	双甲基丙烯酸酯类	交联剂
	2,6- 二叔丁基对甲酚（DTBC）	阻聚剂
自凝牙托粉（粉剂）	聚甲基丙烯酸甲酯（PMMA）或丙烯酸酯类的共聚物	基质
	过氧化苯甲酰（BPO）	引发剂
	邻苯二甲酸二丁酯	增塑剂
	镉红、钛白粉	着色剂

（一）液剂

液剂，即自凝牙托水，主要成分有甲基丙烯酸甲酯（MMA）单体、促进剂（accelerant, accelerator）、阻聚剂，也有在自凝牙托水中加入交联剂双甲基丙烯酸乙二醇酯（GDMA）或甲基丙烯酸高级醇酯，可以提高单体的共沸点（azeotropic point），在放热反应温度升高时减少单体蒸发，防止产生气泡，提高聚合物的分子量和机械性能。GDMA 的加入使聚合体不易溶于单体，给以后基托的修补带来困难。而使用甲基丙烯酸高级醇酯可以克服上述缺点，具有更理想的性能。常用的促进剂为有机叔胺，如：N,N- 二甲基对甲苯胺（DMT）、N,N- 二羟乙基对甲苯胺（DHET）。促进剂加入量多，虽然会加速反应，也会造成部分聚合粉没来得及溶胀，单体就聚合，降低树脂的机械强度。同时，促进剂的纯度、用量和种类也影响残余单体含量和树脂颜色的稳定性。改用对甲苯亚磺酸的钠盐或钾盐可以改善树脂的颜色稳定性。

自凝牙托水宜存放于深色瓶中，避光、热，以免在存放过程中产生自由基发生聚合。

（二）粉剂

粉剂，即自凝牙托粉，主要由聚合粉及少量引发剂和着色剂组成。聚合粉由聚甲基丙烯酸甲酯（PMMA）的均聚体或丙烯酸酯类共聚体混合而成。不同的丙烯酸酯类树脂具有不同的性能。例如，聚丙烯酸甲酯的机械性能优于其他丙烯酸酯类，聚丙烯酸乙酯具有柔顺性。通过混合得到的共聚体可以提高义齿基托的某些机械性能和操作性能。

自凝牙托粉的颗粒度比热凝型的小，这样便于牙托水在短时间内浸润牙托粉，有利于提高树脂的机械性能。

二、聚合原理 Principle of polymerization

化学固化型义齿基托材料的聚合原理与热固化型义齿基托材料的聚合原理相同，都属于自由基加成聚合反应。当粉、液剂按比例混合后，粉剂很容易被浸润，分子量较小的聚合粉溶于单体，分子量较大的聚合粉遇单体发生溶胀，增加了体系的黏度（viscosity）。与此同时，粉剂中的过氧化物与液剂中的促进剂相遇，在室温条件下迅速分解产生自由基，引发单体活化发生聚合反应。材料的分子量迅速增大，并伴随明显的放热现象。这种化学反应与物理性溶解、溶胀同时发生，使反应物很快达到面团期。化学固化型义齿基托材料的工作时间仅 3～5 分钟。随着反应的继续，分子量不断加大，直至在室温下材料固化。

三、性能及应用 Properties and applications

化学固化型义齿基托聚合物与热固化型义齿基托聚合物相比，弯曲强度比较高，但颜色稳定性较差，与义齿的黏合性较差，残余单体较多，分子量较低，气泡多，吸水量及溶解性较大，因此，机械性能比热固型义齿基托材料差。主要用于制作正畸矫正器、个别托盘、衬垫、各类暂时修复体，以及义齿的修理。也有采用加压聚合的方法，将塑制成型的义齿基托置于气压锅内，于 37 ℃加压 0.3～0.4 MPa，聚合时间 10～15 分钟，以降低残余单体量，减少气泡，并使机械强度得到提高。

第四节　其他义齿基托材料
Other denture base materials

一、光固化型义齿基托聚合物 Light-curing denture base polymers

光固化型义齿基托材料，即可见光固化型义齿基托材料。其基质成分为双甲基丙烯酸氨基甲酸酯（UDMA），填料为有机填料丙烯酸树脂微珠及无机填料二氧化硅粉末，樟脑醌和胺为光敏引发体系。在波长 400～500 nm 的可见光照射下，樟脑醌分子结构中的双键打开，分解成自由基，迅速引发基质聚合。

可见光固化型义齿基托材料为单组分包装，操作方便，固化时间短。固化是否完全与固化灯光的强度、光照的时间、光照的距离有关。材料不经光照不固化，工作时间充分。聚合时不会产生高热，减少了因温度变化而产生的气泡及聚合应力集中的问题。固化后的树脂即可打磨抛光。缺点是固化深度有限，基托较厚的部位要经多次光照固化，光照的强度降低时要及时更换灯头，固化器的价格较贵。

二、注塑成型义齿基托聚合物 Injection molding denture base polymers

注塑成型义齿基托材料分为加热型和常温固化型两类。采用先注塑成型，然后加压固化的方法。材料为粉、液两组分包装，加热型粉剂的主要成分为 PMMA，液剂为 MMA、交联剂双甲基丙烯酸乙二醇酯（GDMA）和阻聚剂。方法是将调好的粉、液混合物在 0.6 MPa 压力下注入型盒，100℃恒温 35 分钟固化成型。常温固化型粉剂主要成分为 PMMA 与甲基丙烯酸乙酯（EMA）的共聚体，液剂为 MMA 单体、交联剂 1,4- 双甲基丙烯酸乙二醇二丁酯（BUDMA）、引发剂三甲基巴比妥酸（TBMA）和少量阻聚剂。方法是将粉、液调和后，待面团期时注入型盒，在压力 9 MPa、室温条件下固化成型。注塑成型法制作的基托有较好的精确度，机械性能相对高，抗冲击强度好，残余单体少。缺点是价格较贵，仍存在一定的塑性变形和裂纹。

三、微波固化型义齿基托聚合物 Microwave-curing denture base polymers

微波固化型义齿基托聚合物是指采用微波加热的方法，使材料在型盒内固化的义齿基托材料。微波为波长 10 cm 至 1 mm 或更短的电磁波。微波的穿透力强，经照射后使材料内部温度升高，引发单体聚合。微波固化的特点是固化快。对型盒的每一面照射 2 分钟后，在室温下冷却、开盒。采用聚碳酸酯树脂的型盒（polycarbonate flask）或玻璃钢型盒（glass steel flask）。微波固化型义齿基托的性能与热固化型相似，缺点是造价较高。

第五节　合成树脂牙
Synthetic resin teeth

一、概念 Concept

合成树脂牙又称树脂牙（resin teeth）或塑料牙（plastic teeth），是目前临床上代替牙齿缺失广泛使用的一种义齿材料。有多种树脂牙材料。最早用工程塑料制作，或者将尼龙、聚碳酸酯、聚砜注塑成成品牙，优点是硬、耐磨，缺点是吸水性大，与基托结合性差。20 世纪 40 年代以后，聚丙烯酸酯类材料应用于口腔临床。这类材料与人体组织有较好的生物相容性，与天然牙有难以区别的颜色、色调和半透明度。目前临床所使用的合成树脂牙，主要指的是丙烯酸酯类聚合物制作的合成树脂牙。

合成树脂牙在临床使用非常普遍，ISO 22112 修复用人工牙规定树脂牙应无毒；具有天然牙齿的光泽、色调和透明性，有一定的尺寸稳定性，不溶于口腔唾液，与基托粘接性能好，有令人满意的物理机械性能。尤其近年来多层色合成树脂牙的开发和改进，使树脂牙在质感、硬度、强度和耐磨性能等方面都有很大提高。

二、合成树脂牙的分类 Classification of synthetic resin teeth

将造牙粉和单体按照适当的比例调和，按照天然牙齿的形态、部位和尺寸，采用模型成型、浇注成型、注压成型等方法制成成品树脂牙。成品合成树脂牙可分为单个的合成树脂牙、合成树脂牙列和合成树脂牙贴面。

（一）单个合成树脂牙（Single synthetic resin teeth）

根据天然牙的牙位、颜色制成的不同尺寸、型号、色调的单个合成树脂牙，可用于修复个别牙齿缺失。成品树脂牙可以是单色的，也可以是多层色的。多层色指的是两层以上的颜色，更接近于天然牙齿。树脂牙各个部位具有不同的色调和成分含量。如在切缘和殆面的部位经过配色，逐渐露出半透明的色调。在组成上，这些部位交联剂的含量比较高，可以提高耐磨性能。而在龈部，交联剂的含量比较低，可以提高树脂牙和基托之间的化学粘接。牙的内部有一定的强度和韧性，外部有较高的硬度。

（二）合成树脂牙列（Synthetic resin teeth series）

将树脂牙按照人牙的排列顺序在软蜡上固定并排成一排。每块固定单元可以排出全口牙，也可以是半口牙（上或下），或按切牙、磨牙排列，有不同规格尺寸和色调，合成树脂牙列可以用于全口义齿和局部义齿的修复（图7-5）。

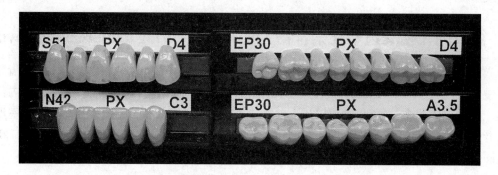

图7-5　合成树脂牙列

（三）合成树脂牙贴面（Synthetic resin teeth veneer）

用造牙材料根据牙齿的部位、形态、颜色，制作出普通型、超薄型、遮色型的树脂牙贴面。临床上采用粘接技术，将合成树脂牙贴面粘接到患牙的表面，遮盖住带有色斑或缺损的牙面，达到牙齿自然、美观的效果。

三、合成树脂牙的性能 Properties of synthetic resin teeth

合成树脂牙除具有良好的生物性能，还须具有一些必备的物理化学性能。

（一）化学结合性（Chemical combination）

合成树脂牙与义齿基托都是由丙烯酸树脂材料制成，因此它们之间可以产生化学结合（chemical bond）。将合成树脂牙排放在处于面团期的基托材料上，由于树脂牙的牙龈部分不含或含很少的交联剂，基托材料的单体对合成树脂牙容易浸润，经加热聚合，树脂牙被牢固的粘于基托上。这种结合，可以消除微小空隙造成的细菌滋生。除了化学结合，牙齿倒凹处的机械固位（mechanical retention）更增加了粘接强度。树脂牙和镍-铬或钴-铬合金基托结合时，可以使用粘接剂粘接。

（二）耐磨性（Abrasion resistance）

树脂牙没有天然牙、瓷牙耐磨，使用一段时间后，殆面的磨损会改变咬殆面与义齿间的垂直距离；优点是合成树脂牙较瓷牙软，易打磨抛光，使用中容易调节咬殆位置。另外，当牙面粘有污渍或色斑，抛光可以很容易使牙齿恢复至原来的颜色。

（三）物理性能（Physical properties）

与瓷牙相比，合成树脂牙更轻、软、有韧性，耐冲击性更高，但发生热变形的温度较低，故在制备蜡型时不要靠近火焰，以免发生永久变形。某些树脂牙（如聚甲基丙烯酸甲酯）在使用过程中会略发生尺寸变化。临床使用中，树脂牙比瓷牙有更宽的选择条件。当对殆是天然牙或金属修复体，以及患者牙槽嵴条件较差时，更适合使用合成树脂牙进行修复。

四、合成树脂牙材料 Synthetic resin teeth materials

最常见的合成树脂牙材料有丙烯酸酯类树脂造牙材料和复合树脂类造牙材料。

（一）丙烯酸酯类树脂造牙材料（Acrylate resin artificial teeth materials）

丙烯酸酯类树脂造牙材料分为热固化型和室温固化型两种，主要组成与义齿基托聚合物的材料基本相同。由造牙粉和造牙水两部分组成。粉剂主要是聚甲基丙烯酸甲酯微珠，通常甲基丙烯酸甲酯经悬浮聚合制成，微珠的粒度比基托聚合物的粉剂细，在 120 目左右，分子量 40 万～ 100 万不等。粉剂中还加入过氧化物引发剂、遮色剂、颜料等。改进型的采用丙烯酸酯类的二元或多元共聚物作为主体成分，可以提高树脂牙的耐磨性能和强度等物理机械性能。液剂主要成分为甲基丙烯酸甲酯单体，并加入交联剂（cross-linking agent），以提高塑料牙的强度并防止裂纹（crazing）产生。常用的交联剂有双甲基丙烯酸乙二醇酯（GDMA）。室温固化型须加入 N,N- 二甲基对甲苯胺（DMT）等促进剂。

（二）复合树脂类造牙材料（Composite resin artificial teeth materials）

复合树脂类造牙材料是在上述丙烯酸酯类树脂的造牙粉中加入二氧化硅（SiO_2）无机填料，以提高树脂牙的机械强度和耐磨性能。将混有无机填料的造牙粉与造牙水混合，经加热、加压制成复合树脂牙。无机填料在与造牙粉混合前，要经过硅烷偶联剂（silane coupling agent）处理，使二氧化硅颗粒的表面包有一层薄薄的硅烷树脂。这样，经加热聚合成型时，无机填料与造牙粉产生化学结合。无机填料的形状、加入量、粒度尺寸，以及填料的硅烷处理情况直接影响树脂牙的性能。复合树脂牙具有比丙烯酸酯类树脂牙更高的机械强度和耐磨性，其中含的丙烯酸酯类树脂基质结构使之与基托有良好的粘接性，并且无机填料与树脂有相近的折光指数，制成的树脂牙具有天然牙的颜色和半透明性。

第六节　数字化义齿基托和树脂牙
Digital denture and resin teeth

口腔医学数字化技术已成为口腔医学发展的趋势之一，特别是计算机辅助设计 / 计算机辅助制造（computer-aided design and computer-aided manufacturing，CAD/CAM）技术的发展为义齿基托和合成树脂牙的制备提供了新的途径。目前，基于数字化的义齿基托和合成树脂牙的制备技术主要包括减材技术和增材技术。

一、切削制造 Cutting manufacture

切削制造主要是利用已经成型的块状物，经过计算机辅助设计 / 计算机辅助制造技术切削成所需的义齿基托或者树脂牙（图 7-6）。常用的材料包括可切削聚甲基丙烯酸酯树脂块、聚醚醚酮树脂块、陶瓷和金属块等。利用该技术制备的义齿基托具有良好的机械强度、精确度，密合度较高。此外，利用基于数字化的标准和规范可以更好地控制义齿的质量。

二、增材制造 Additive manufacturing

增材制造（additive manufacturing）又称3D打印，是在数字模型的基础上，利用材料加工与成型技术制造所需的义齿基托和合成树脂牙（图7-7）。与于传统的、对原材料去除−切削、组装的加工模式不同，增材制造是一种"自下而上"通过材料累加的制造方法，可以制作复杂的结构形态。以光固化树脂为原料，可以通过增材制造的方式制备义齿基托和树脂牙。除树脂类材料外，增材制造技术用于金属和陶瓷牙的制备也在快速发展。

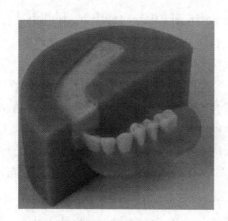

图 7-6　切削义齿

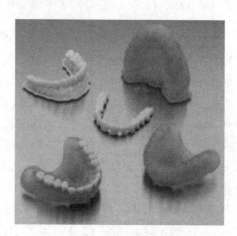

图 7-7　3D 打印义齿

（徐永祥）

第八章　义齿软衬材料及颌面赝复材料

Denture Soft Lining Materials and Maxillofacial Prosthetic Materials

第一节　义齿软衬材料
Denture soft lining materials

软组织轮廓在义齿长时间行使功能的过程中会发生变化，有时可以通过重衬材料或更换现有义齿的基托，改变义齿的组织表面，以确保义齿的正常密合和行使功能。重衬材料包括硬衬材料和软衬材料。硬衬材料基本组成同前面所讲的基托材料，不再详述。本节主要介绍软衬材料。

义齿软衬材料是一种聚合后柔软且有弹性的材料。在义齿基托制作完成以后，将义齿软衬贴于基托的组织面，可以部分吸收并均匀分布咀嚼时产生的殆力；提高义齿基托与牙槽嵴的密合性；帮助义齿基托固位并提高咀嚼效率；并促进受伤的黏膜组织恢复正常。这类材料适合于义齿垂直距离和咬合关系没有发生很大改变，牙槽嵴吸收较多、缺少黏膜覆盖而导致固位不良，或者佩戴义齿反复疼痛的患者。

理想的软衬材料应柔软且有弹性；能均匀分布、支持义齿基托的软组织所受到的负荷；与基托有足够的黏附性；使用过程中不易变形、具有一定的韧性和强度；不利于细菌的生存。目前，临床上使用的软衬材料主要是丙烯酸酯类和硅橡胶类聚合物。

临床上按使用功能将软衬材料分为：永久性软衬材料（permanent soft lining material）和临时性软衬材料（temporary soft lining material）。

软衬材料按成分可分为：丙烯酸酯类材料、硅橡胶类材料及其他能生成弹性树脂的材料。

一、丙烯酸酯类义齿软衬材料 Acrylate denture soft lining material

丙烯酸酯类义齿软衬材料也称丙烯酸酯类软衬材料。其组成及固化方式同丙烯酸酯类义齿基托材料，分为热凝型、自凝型和光固化型。

（一）热凝型丙烯酸酯类软衬材料（Heat-curing acrylate soft lining material）

热凝型丙烯酸酯类软衬材料是经过加热聚合的材料。由粉、液两组分组成。

粉剂

1. 珠状聚合体　可以是聚甲基丙烯酸乙酯（polyethyl methacrylate）、聚甲基丙烯酸丁酯

（polybutyl methacrylate）或甲基丙烯酸乙酯、丙酯或丁酯的共聚物基质。

2. 过氧化物（peroxide） 引发剂（initiator）。

3. 色素（pigment） 调色剂。

液剂

1. 甲基丙烯酸乙酯或丁酯单体。

2. 邻苯二甲酸二丁酯增塑剂。

3. 阻聚剂（inhibitor）。

为了得到具有塑性的软衬材料，加入分子量比较小的增塑剂，如：邻苯二甲酸二丁酯（dibutyl phthalate），约占液体的30%。也有在粉剂中加入甲基丙烯酸乙酯、丙酯或丁酯的共聚物，或者采用带有较大侧链基团的甲基丙烯酸异丁酯，以此降低聚合物材料的玻璃转化温度（T_g），使材料在较低的温度下就能产生塑性变形，起到软化的作用。如聚甲基丙烯酸丁酯的玻璃转化温度是27℃，室温下处于类似橡胶的状态，将其加入到粉剂中，可以使材料的可塑性和断裂韧性都有明显的提高。在减少增塑剂用量的情况下，就可以制得柔软衬层。因为增塑剂的生物性能仍是一个有争议的问题。使用时，先将上述粉剂与液剂混合，液剂中的增塑剂使粉剂中的珠状聚合体软化，单体迅速扩散到粉剂中，使珠状聚合体充分溶胀。待到面团期，采用间接衬垫法对基托加衬，并进行水浴加热，其方法同热凝型义齿基托材料。得到的软衬与基托有很好的黏附性，在冷水中可以被抛光，而在口腔中仍能保持弹性。

临床上这种材料可以作为永久性义齿软衬材料，适用于咀嚼时不能忍受佩戴硬质义齿基托，尤其适用于下颌牙槽嵴形态不规则并缺少黏膜覆盖的患者。

（二）自凝型丙烯酸酯类软衬材料（Self-curing acrylate soft lining material）

自凝型丙烯酸酯类软衬材料是在室温聚合的材料。由粉、液两组分组成。

粉剂：主要是聚甲基丙烯酸乙酯基质和过氧化物引发剂。

液剂：主要是甲基丙烯酸乙酯或丙酯单体、邻苯二甲酸二丁酯增塑剂和叔胺促进剂。

粉液混合后，液体渗入到粉剂中，粉剂中珠状聚合体的小颗粒溶解，大颗粒充分溶胀，整个材料呈凝胶（gel）状。将凝胶状物涂于义齿组织表面，让患者戴上义齿，以使材料挤到各个组织部位，待固化后，取下稍加修整即可。也有的配方是在液剂成分中将增塑剂事先溶在乙醇溶液中，粉液混合后，增塑剂随乙醇分子均匀渗入到聚合物中。自凝型材料在口腔内完成固化反应，反应过程中放热。ANSI/ADA规定，使用过程中最高温度不能超过75℃，固化时间不能超过6～15分钟，否则会烫伤皮肤。固化后的凝胶开始很软，具有黏弹性，受到负荷后，慢慢发生永久变形。凝胶的黏弹性、强度等性能受聚合物的分子量、增塑剂的种类及含量的影响。

丙烯酸酯类软衬材料的优点是与义齿有较好的黏附性，冷却条件下可以抛光，以减少细菌的附着和生存。这种材料在使用一段时间后，吸水和溶解值增加。水的吸收使软衬层变形，降低了和义齿基托的粘接性，严重的会使软衬从义齿基托上脱落，而增塑剂及其他成分的渗出会使材料逐渐变硬、变色，产生异味，并有细菌繁殖。临床上作为临时性义齿软衬材料，建议3天或1～2周更换一次，直至受伤的黏膜组织恢复正常。

除上述材料以外，还有以带有亲水基团的聚甲基丙烯酸羟乙酯（polyhydroxyethyl methacrylate）为主体的产品，该产品为双组分剂型，有凝胶状或粉液两组分状。这种材料固化后较硬，并且具有脆性，但遇到水后变软。

（三）光固化型丙烯酸酯类软衬材料（Light-curing acrylate soft lining material）

光固化型丙烯酸酯类软衬材料为单组分剂型。其组成同光固化型义齿基托树脂，加入使聚合体软化的增塑剂。这种材料的优点是操作方便。其使用方法如下：先在义齿基托组织面上涂布粘接剂，放上软衬材料，取模型，去掉取模型时挤出的多余部分，连同基托一起放入特定的光固化室内，经光照完成固化。优点是固化时间短，完成一个软衬制作只需 30 ~ 40 分钟，但价格较贵。

二、硅橡胶义齿软衬材料 Silicone rubber denture soft lining material

硅橡胶所特有的弹性使之成为义齿软衬的理想材料，分热凝型和自凝型硅橡胶软衬材料。

（一）热凝型硅橡胶软衬材料（Heat-curing silicone rubber soft lining material）

热凝型硅橡胶软衬材料通过加热固化，多为单组分的膏状或凝胶状剂型。组成如下。

1. 甲基丙烯酸硅氧（烷）酯（siloxane methacrylate）或端羟基聚双甲基硅氧烷〔hydroxy terminated poly（dimethyl siloxane）〕 作为基质。

2. 气相二氧化硅 填料（filler），起增稠和赋形的作用。

3. 过氧化物 引发剂。

4. 色素。

使用时，将糊剂涂于基托上，放入患者口腔，取模后，去掉挤出的多余的材料，经加热、修整，得到具有弹性的衬层。热凝型硅橡胶软衬材料的交联度（cross-link degree）较高，抗撕裂强度（resist tear strength）及老化（aging）性能都好于自凝型硅橡胶材料，临床上使用可以达 1 年左右，一般可用作永久性软衬材料。

（二）自凝型硅橡胶软衬材料（Self-curing silicone rubber soft lining material）

自凝型硅橡胶软衬材料主要为双组分型，组成与室温固化型硅橡胶印模材料类似。其反应类型可分为缩合型和加成型。

缩合型材料由基质糊剂和催化剂糊剂组成。两组分调和后在口腔内成型并固化，得到弹性体。不足之处是伴随固化反应产生一定的尺寸变化。尺寸变化的原因是基质糊剂中带有端羟基的聚二甲基硅氧烷与催化剂糊剂中的交联剂硅酸乙酯在聚合过程中产生副产物乙醇，乙醇挥发使聚合物产生孔隙；另一方面，聚合是在有机锡催化条件下进行，在口腔内进行的聚合反应并不完全，软衬从口腔内取出后反应仍在进行，也会造成体积收缩。

加成型材料由基质糊剂和催化剂糊剂组成。基质糊剂含乙烯基封端的聚二甲基硅氧烷、交联剂和增强填料。催化剂糊剂含乙烯基封端的聚二甲基硅氧烷和铂氯酸催化剂。两组分等量调和后，室温下聚合生成交联的大分子，生成物没有小分子副产品，具有一定的尺寸稳定性和精确度，但价格较高。

硅橡胶义齿软衬材料的黏弹性好，厚度在 1.5 ~ 2.0 mm 时有较好的吸收冲击力和缓冲咀嚼力的能力。但抗撕裂能力低，与基托黏附性差。黏附性差的解决方法是在基托组织面上涂一层粘接剂或涂硅烷偶联剂（silane coupling agent），硅烷偶联剂在基托表面水解（hydrolysis）后，可与丙烯酸基托表面吸附的—OH 基团结合，分子另一端的乙烯基与软衬中的乙烯基交联，提高衬层与基托的粘接强度。其表面不能抛光，易生真菌。自凝型材料交联度较低，几周或 1 ~ 2 个月就会在唾液中发生溶胀，细菌进入疏松的孔内，软衬易变形并降低断裂强度。其使用时间不宜过长。临床调查发现，老年患者下颌义齿软衬材料有真菌黏附的占 75%，其中最常见的是白念珠菌。这些真菌加速材料老化和着色，是导致全口义齿患者患义齿性口腔黏膜炎的重要原因。

三、其他义齿软衬材料 Other denture soft lining material

其他义齿软衬材料可以是增塑的乙烯基树脂（vinyl resin），如聚氯乙烯 [poly（vinyl chloride）]、聚乙酸乙烯 [poly（vinyl acetate）]，这些材料较热凝型丙烯酸酯的弹性好；而聚甲基乙烯醚和羟甲纤维素的混合物是具有较强黏合力的义齿稳固剂，患者可以方便使用。聚氨酯（polyurethane）、聚磷嗪（polyphosphazine），以及含氟橡胶则有更好的吸收冲击力的能力。

四、性能 Properties

临床常见的软衬材料性能如下（表 8-1）。

表 8-1　临床常见的软衬材料性能

材料	优点	缺点
热凝型丙烯酸酯类	与基托粘接性好 抗撕裂强度高 冷却条件下可抛光 对义齿清洁剂稳定	弹性差 增塑剂会析出而变形
自凝型丙烯酸酯类	口腔内直接衬垫，使用方便 与基托粘接性较好 冷却条件下可抛光	残余单体含量高于热凝型 增塑剂会析出而变形
热凝型硅橡胶	弹性好 吸收冲击力的能力强 吸水溶解性好于丙烯酸酯类	与基托黏附性差，靠粘接剂粘接 抗撕裂强度低 不易打磨和抛光
自凝型硅橡胶	弹性、吸收冲击力、吸水 溶解性同热凝型硅橡胶 省时、方便，在口腔内固化	与基托无黏附性，靠粘接剂粘接 缩合型有尺寸变化 对义齿清洁剂敏感

义齿软衬材料长期使用会粗糙、变硬，从基托上脱落。

五、注意事项

1. 与化学固化软衬不同，热固化材料通常更耐用，可被视为长期软衬。但这些材料随着时间的推移会降解，因此不是永久性的。

2. 硅橡胶软衬材料较好，不依赖于易浸出的增塑剂，能长期保持弹性。但硅橡胶仍会失去与基托的附着力。

3. 软衬层对义齿基托也有影响。软衬层厚度增加，义齿基托的厚度必须减小，导致义齿基托强度降低。与软衬结合使用的材料（如黏合剂和单体）可能导致所附义齿基托的部分溶解，使义齿基托在使用中折断。

4. 软衬材料不易有效清洗，会有不愉快的味道和气味。软衬材料的孔隙可能造成白色念珠菌生长。氧合型和次氯酸盐型义齿清洁剂可用于软衬的清洁，但对软衬层，特别是硅酮材料会造成严重损坏。虽然机械清洁软衬层可能导致损坏，但对软衬进行机械清洁通常是必要的。可将软刷与温和的清洁剂溶液或非研磨性洁牙剂一起使用。

第二节　颌面赝复材料
Maxillofacial prosthetic materials

颌面赝复材料用于修补因意外受伤、肿瘤手术、先天畸形等造成的颌面部组织缺损，以及头颈部，如鼻、耳、眼和眼窝等部位缺失的修复。

理想的颌面赝复材料应无毒性、无刺激性，具有生物相容性，其颜色、光泽、质感必须和皮肤相匹配，并具有和皮肤相近的弹性、抗撕裂性，使材料能随面部的表情活动产生相应的变化。这种材料应具有较长的半衰期，稳定的颜色和良好的物理机械性能。因为完成颌面赝复体在技术上有很多困难，如果材料不稳定，需要多次更换赝复体，会给患者的精神、经济上带来很大的负担。

临床应用的有机颌面赝复材料有丙烯酸酯类树脂、聚氯乙烯类、聚氨酯和硅橡胶等材料。无机材料有羟基磷灰石、磷酸三钙、生物陶瓷类、骨水泥等，这些材料是人工骨和充填物的外科修复材料。本节介绍有机类的颌面赝复材料。

一、聚甲基丙烯酸甲酯颌面赝复材料 Polymethyl methacrylate maxillofacial prosthetic material

聚甲基丙烯酸甲酯是制作颌面修复体的主要材料。其具有较好的生物相容性，制成的修复体适当着色后外观比较逼真。这种材料可以是热凝型或自凝型，其组成和制作与义齿基托用聚甲基丙烯酸甲酯相同。缺点是硬而重，当面部活动时，没有褶皱，不能与面部一起协调运动，因而缺少皮肤的质感。自凝型材料在反应时放热，可能会引起周围组织炎症，固化后所产生的聚合收缩会在修复体和组织之间留下缝隙。另外，残余单体具有细胞毒性，也是一个值得考虑的问题。

二、增塑型聚氯乙烯颌面赝复材料 Plasticized polyvinyl chloride maxillofacial prosthetic material

增塑型聚氯乙烯曾广泛用于颌面修复。其主要成分为聚氯乙烯、增塑剂、交联剂、紫外线稳定剂（ultraviolet stabilizer）。由于聚氯乙烯的玻璃转化温度高于室温，在室温下呈玻璃状的固态，加入增塑剂，可以降低玻璃转化温度，使其在室温下具有可塑性。交联剂可以增加强度，紫外线稳定剂可以使其颜色稳定。产品是由很细的聚氯乙烯颗粒悬浮在含有增塑剂的溶剂中形成的悬浮液。将此悬浮液在金属模具中加热至150℃，聚氯乙烯颗粒溶解在溶剂中形成黏稠的液体，冷却至室温固化，形成的塑性体在室温条件下具有弹性和柔软性。此种材料耐腐蚀，受力后的伸长率低于聚氨酯和硅橡胶，具有一定的剪切强度和拉伸强度。但耐热、耐光性差，易变色。当增塑剂逐渐从修复体内析出后，修复体失去弹性而变硬。

三、聚氨基甲酸酯颌面赝复材料 Polyurethane maxillofacial prosthetic material

聚氨基甲酸酯简称聚氨酯。聚氨酯的合成是在引发剂作用下，将二异氰酸酯（diisocyanate）和多元醇（polyol）反应。反应在干燥的空气中进行，生成具有弹性、多孔的聚氨酯树脂，并伴随二氧化碳的产生。聚氨酯的塑形温度为100℃，制作修复体时使用石膏模型成形。此种赝复体有弹性和柔软性，给人以仿真感。受力后最大伸长率可达 422%，有良好的抗撕裂能力。但不能随着温度的改变产生与皮肤同样的弹性和颜色变化，并且性能稳定性差，拉伸强度较低。

四、硅橡胶颌面赝复材料 Silicone rubber maxillofacial prosthetic material

硅橡胶是 20 世纪 40 年代开发出的产品，分热固化型硅橡胶（heat-curing silicone rubber）和室温固化型硅橡胶（room temperature curing silicone rubber）。其大分子链含硅、氧和有机官能团（如甲基 -CH₃、乙基 -CH₂CH₃、乙烯基 -CH═CH₂、芳基 -C₆H₅）或其他特种有机基团。这种材料有良好的温度稳定性、理想的弹性，受力时所产生的变化与面部组织的弹性相适应，防止修复体撕裂。临床使用时，应采用粘接剂固位。

（一）热固化型硅橡胶（Heat-curing silicone rubber）

通过加热经硫化反应（vulcanization）达到硬固的硅橡胶称热固化型硅橡胶。主要成分为聚二甲基乙烯基硅氧烷（polydimethyl vinyl siloxane）及带有 0.5% 乙烯基支链（vinyl side chains）的硅氧烷的共聚体。引发剂为 2,4- 过氧化二氯苯甲酰（2,4-dichlorobenzoyl peroxide），填料采用烧结的甲基硅烷（burning methyl silanes）。引发剂经热分解产生自由基，引发共聚体聚合，生成具有三维结构（three dimensional structure）的大分子链的弹性体。加工时先取印模，复制出患者的缺损部位，模型包埋及型盒加热步骤与制作义齿基托的方法相同，加工温度约 220℃。对于复杂的部位，可分成 3 ～ 4 个模型部位来完成。做好的弹性体经染色，使之与皮肤颜色、光泽相匹配，然后用粘接剂固位于患处。热固化型硅橡胶的伸长率可达 441%，在同类产品中其拉伸强度最高，可达 5.87 MPa。如此，当修复体随患者的面部运动时，可以满足不同部位受力时需要的变化。

（二）室温固化型硅橡胶（Room temperature curing silicone rubber）

室温固化型硅橡胶又称为室温硫化硅橡胶（room temperature vulcanized silicone rubber，RTV），与加成型硅橡胶印模材料在组成上相似。主要成分是含有乙烯基的硅氧烷，并采用铂氯酸为催化剂，在室温下即可固化。这种材料的伸长率为 445%，受力后有较大的形变和抗剪切强度。实验表明，室温固化型硅橡胶在运动情况下比热固化型硅橡胶更柔软，其拉伸强度略低于热固化型硅橡胶。由于有良好的物理机械性能，且容易着色和加工，所以室温固化型硅橡胶比其他颌面赝复材料应用更普遍。

（徐永祥　张祖太）

第九章 口腔修复用金属材料

Metals for Prosthodontics

金属不仅是口腔修复体和正畸治疗中使用的一种口腔材料，也是构成各种口腔治疗器械和工具的主要材料。在口腔中使用与口腔硬组织、软组织的各种性能完全不同的金属材料，其最大的原因是金属材料所具有的力学特性，例如：强度、硬度、延展性等。

第一节　铸造合金
Casting alloys

一、贵金属铸造合金 Noble metal casting alloys

贵金属在干燥的空气中具有良好的金属质表面。贵金属易与硫反应，形成硫化物，但在被加热或进行铸造、焊接的过程中不易发生氧化、失泽和腐蚀现象，而且适合于在口腔中使用。贵金属包括：金（gold，Au）、铂（platinum，Pt）、钯（palladium，Pd）、铱（iridium，Ir）、铑（rhodium，Rh）、锇（osmium，Os）和钌（ruthenium，Ru）。这些贵金属还可分为两个组。属于第一组的贵金属有钌、铑和钯，原子量约为 100，密度为 $12 \sim 13$ g/cm^3。属于第二组的贵金属有锇、铱、铂和金，原子量约为 190，密度为 $19 \sim 23$ g/cm^3。每组贵金属的熔点都是随原子量的增加而降低，钌的熔点为 2310℃，铑的熔点为 1966℃，钯的熔点为 1554℃。在第二组中，熔点的范围从锇的 3045℃到金的 1064℃。在口腔领域，银不被认为是贵金属。2003 年，美国牙医协会（ADA）根据贵金属总含量对铸造合金进行分类，分为四大类：高贵金属合金、贵金属合金、非贵金属合金，以及钛及钛合金（表 9-1）。三种贵金属合金在牙科领域有着不同的应用（表 9-2）。

表 9-1　铸造合金分类（ADA，2003）

合金类型	成分
高贵金属合金（high noble metal alloys）	金和铂族金属含量 ≥ 60% 且金含量 ≥ 40%
贵金属合金（noble metal alloys）	金和铂族金属含量 ≥ 25%
非贵金属合金（base metal alloys）	金和铂族金属含量 < 25%
钛及钛合金（titanium and titanium alloys）	钛含量 ≥ 85%

注：贵金属包括 Au、Pd、Pt、Rh、Ru、Ir 和 Os。

表 9-2　常用贵金属铸造合金及用途

合金类型	用途	说明
高贵金属合金		
Au-Pt（Zn）	全金属修复体 烤瓷熔附金属修复体（PFM）	合金模量低，易腐蚀 部分含有少量锌以使合金变硬
Au-Pd（Ag）	全金属修复体 烤瓷熔附金属修复体 可用于种植修复	合金可能含银，也可能不含 用途最广的高贵金属合金 在不同口腔环境下低腐蚀
Au-Cu-Ag	全金属修复体	低熔点合金 不能用于烤瓷熔附金属修复体
贵金属合金		
Au-Ag-Cu	全金属修复体	低金合金 不能用于烤瓷熔附金属修复体 比 Au-Cu-Ag 易腐蚀
Pd-Cu	全金属修复体 烤瓷熔附金属修复体	模量高于金基高贵金属合金 比金基高贵金属合金易腐蚀 高强度，中等硬度 难以铸造和操作
Ag-Pd	全金属修复体 烤瓷熔附金属修复体	瓷层容易变色（绿） 最易腐蚀的贵金属合金
非贵金属合金		
Ni-Cr（Be）	烤瓷熔附金属修复体 局部义齿支架	合金含有铍 铸造，精细抛光较困难 高模量，高硬度 最硬的铸造合金 最易腐蚀的铸造合金 镍的致敏性
Ni-Cr（不含 Be）	烤瓷熔附金属修复体 局部义齿支架	合金不含铍 铸造，精细抛光较困难 高模量，高硬度 最硬的铸造合金 腐蚀性低于 Ni-Cr（Be） 镍的致敏性
Co-Cr	烤瓷熔附金属修复体 局部义齿支架 可用于种植修复	铸造，精细抛光较困难 高模量，高硬度 最硬的铸造合金 腐蚀性介于 Ni-Cr 和贵金属合金 钴的致敏性

（一）铸造用金合金（Gold casting alloy）

纯金的硬度很低，不适于制作铸造修复体，所以，在临床使用的一般是在金中加入银（silver）、铜（copper）、铂（platinum）、钯（palladium）和锌（zinc）等元素的金合金。

1. 克拉和纯金度　表示金的品位，除使用成分百分数的方式以外，也常用克拉（carat，K）或纯金度（fineness of gold）表示。宝石的 1 克拉，相当于 0.2 g。但在口腔医学中，以 24 K 金表示 100% 的纯金；18 K 金则表示含有 75% 的金。

纯金度的值是将 100% 表示为 1000，多在表示铂和银制品时使用。

2. 组成　铸造用的金合金包括：20 K、18 K、16 K、14 K 金合金，以及金铂合金等。另外，还包括用于金属烤瓷的金合金。部分金合金商品的成分构成见表 9-3。

表 9-3　部分金合金商品的化学成分

	Au	Ag	Cu	Pd	Pt	Zn	其他
金铂合金	65%～77%	5%～16%		1%～6%	1%～11%		
20 K	83.5%	5%～6%	9%～20%				
18 K	75.0%	4%～9%	9%～10%	6%			
16 K	67.7%	9%～14%	14%～16%	3%			
14 K	58.3%	8%～27%	12%～19%	3%～6%		2%～5%	
烤瓷金合金	77%～88%	1%～3%	11%～28%	1%～8%	4%～16%	1%～7%	铟 In　锡 Sn

3. 各组分的影响

（1）金：为面心立方晶格，密度 19～32 g/cm³，熔点 1064.4℃，具有最佳的延展性和最佳的电化学特性，不易发生氧化和硫化反应，耐酸性强，是最稳定的金属。在金合金中，随金含量的增加，密度增加，颜色趋向金黄色。但金的黄色不易保持，随银、钯、铂等元素的添加，颜色较易变白，熔点提高，延展性下降。

（2）银：与金为同族元素，面心立方晶格，原子半径与金相同。金合金中加入银后，对合金的强度、硬度、延伸率的影响都很小，使熔点下降的幅度也不大。银在合金中可以抵消因加入铜而使金合金发红色的变化。

（3）铜：Au-Cu 合金可以形成无限固溶体。由于铜的原子半径比金小，特定配比形成的固溶体可以在一定温度下发生晶格转变，所以使合金具有通过热处理改变机械性能的性质。铜的加入使合金的颜色发红，硬度和强度增加；使合金熔点降低，加入铜 9.9% 可获得最低熔点911℃；延伸率的降低很小。

（4）铂、钯：均可与金形成无限固溶体，均可使合金的熔点上升。铸造用合金一般添加10% 以下；烤瓷合金需要提高熔点，降低线胀系数，一般添加 10% 以上。合金中添加 5% 的铂或钯，可使合金颜色变白；铂可提高合金的弹性极限。

（5）锌：为了防止合金在制造过程中被氧化，锌一般作为氧化剂使用。另外，加入锌可降低熔点，增加流动性，常在贵金属钎焊合金中加入 10% 左右的锌。

4. 热处理　金合金可以通过热处理调整其机械性能。热处理包括软化热处理和硬化热处理。

（1）软化热处理：通过均匀加热使合金组织成为单相固溶体，急冷后使修复体软化，同时使拉伸强度和比例极限下降，延伸率提高。通常，软化热处理是把材料放入电炉中，700±10℃加热 10 分钟后，水中急冷。

（2）硬化热处理：硬化的原理是利用变形晶格向正常晶格转变后，Au-Cu 合金中的析出物在基体中起到了阻碍晶格滑移的作用，使合金硬化，强度增加。硬化热处理的温度和时间参数与合金的组成有关，最好按照使用说明书的要求进行热处理。

5. 铸造用金合金的分类　一般采用美国牙医协会（ADA）的标准进行分类。ADA 标准中按照铸造金合金的硬度分类，共分为 I 型、II 型、III 型、IV 型 4 个型号，详见表 9-4。

表9-4 4种型号金合金的性能（ANSI/ADA NO.5）

合金类型	软硬程度	用途	屈服强度（MPa）	延伸率
Ⅰ	软	嵌体等修复体	< 140	18%
Ⅱ	中	嵌体及贴面	140 ～ 200	18%
Ⅲ	硬	冠、短跨度固定局部义齿	201 ～ 340	12%
Ⅳ	极硬	薄壁冠、长跨度固定局部义齿、可摘局部义齿	> 340	10%

（二）铸造用金银钯合金（Gold-silver-palladium casting alloy）

银具有良好的耐氧化和耐蚀性。但缺点是易与硫形成黑色的硫化银（Ag_2S）。因此，为了防止在口腔内发生变色，可在银中适当加入钯或金；为了降低熔点，也可加入少量的铜和锌。虽然镉（cadmium）也是能够有效降低合金熔点、防止合金变色的元素，但因其对环境产生污染，已不再被牙科合金材料采用。

铸造用金银钯合金主要用于制作冠、嵌体、桥体等修复体。合金产品的成分一般为：金20%、钯20%、银48% ～ 58%、铜10% ～ 18%、锌0 ～ 3%。合金的熔点900 ～ 1000℃，拉伸强度和延伸率在不同状态下分别为：软化状态（51 ～ 53）×10 MPa，15% ～ 20%；硬化状态（77 ～ 86）×10 MPa，4% ～ 5%。硬度（HB）分别为：软化状态140 ～ 165；硬化状态250 ～ 266。

金银钯合金的软化热处理是在700℃加热5分钟或在800℃加热3 ～ 10分钟后，水中急冷；硬化热处理是在450℃保温20分钟后缓冷，或者用30分钟从450℃降至250℃，然后缓冷。

（三）铸造用银钯合金（Silver-palladium casting alloy）

不含金的银钯合金可以作为金银钯合金的廉价代用品。这种合金的种类与组成见表9-5。

表9-5 铸造用银钯合金的化学成分

种类	组成					
	Ag	Pd	Cu	Sn	In	Zn
Ag-Sn-Zn	65% ～ 76%	—	—	6% ～ 22%	—	8% ～ 18%
Ag-In-Zn	68% ～ 71%	0% ～ 2%	—	—	22% ～ 24%	5% ～ 7%
Ag-Pd-In	48% ～ 67%	10% ～ 25%	0% ～ 4%	—	16% ～ 20%	0% ～ 5%
Ag-Pd-Cu	55% ～ 58%	25% ～ 29%	8% ～ 18%	—	—	0% ～ 8%

银钯铟合金具有Ⅱ型或Ⅲ型金合金的拉伸强度，延伸率不足10%，主要用于嵌体和单冠。银钯铜合金的拉伸强度为300 ～ 580 MPa，可用于制作嵌体、桥体，但质量受铸造技术的影响较大。

（四）铸造用银合金（Silver based casting alloy）

由于在银中加入了防止银变色的钯，以及可以形成浅色硫化物的铟、锡、锌等元素，银合金是一种在口腔内不易变色的合金。虽然加入镉也可以有效地防止变色，但由于与金银钯合金相同的原因，现已不采用。

银合金中的银约占60%以上。银合金主要分为两种：第一种为银铟合金，含铟不大于5%；第二种为银钯铟合金，含钯10%以下，铟5%以上，拉伸强度290 MPa以上，延伸率在

3% 以上。

银钯铟合金由银 61% ～ 79%、铟 7% ～ 24%、钯 0% ～ 10%、锌 0% ～ 12%、锡 0% ～ 6% 组成。钯和铟使合金不易变色，且因没有超过银的固溶度（21%），合金不发脆，但强度和硬度也不高。

银锡锌合金由银 65% ～ 75%、锡 9% ～ 25%、锌 9% ～ 20% 组成，在低温下不易变色。这种合金中的锡在银中的固溶度大于 10.2%，延展性不好，所以必须考虑嵌体的窝洞边缘形态及紧密配合的适应性。

银铜合金中含 10% ～ 20% 的铜，可经热处理硬化，机械性能较好，但耐蚀性差，易变色，所以适用范围只限于要求必要强度的基牙固位体和桩钉。

二、非贵金属铸造合金 Base metal casting alloys

口腔修复用的非贵金属主要有钛（Ti）、镍（Ni）、铜（Cu）、银（Ag）、钴（Co）和锌（Zn）。作为贵金属合金的替代物，牙科非贵金属合金需要满足以下要求：①合金不应对患者或医护人员产生毒性或致敏；②口腔修复体应该耐腐蚀且耐受口腔物理环境的改变；③物理和机械性能，如热导率、熔化温度、线胀系数及机械强度，都应满足各种口腔修复体设计的最小值；④加工和使用所需要的专业知识对技师及口腔医生来说简单易学；⑤金属、合金及配套材料来源广泛，价格相对低廉，即使在紧急时期也容易获得。国际标准 ISO 22674 "牙科学固定和活动修复用金属材料"中，没有对各种金属材料的成分作具体的规定，但明确规定有害金属元素镉和铍的含量不能超过 0.02%（质量分数）；镍含量大于 0.1%（质量分数）时，应在产品的包装和标签上标示含量，并规定材料中的镍含量不能超过规定的数值。

（一）镍铬铸造合金（Ni-Cr base metal casting alloys）

铸造用镍铬合金属于高熔合金。随着高温包埋材料、高频离心铸造机以及研磨工具的普及，用镍铬合金制作具有良好密合性的冠、桥修复体已比较容易。

1. 组成 镍为面心立方晶格，铬为体心立方晶格。如图 9-1 所示，铬含量小于 30% 可以形成固溶体，35% 以上则形成共晶。共晶点铬含量为 49%，熔点为 1345℃。合金以镍为主要成分，铬 7% ～ 19%，铜 0% ～ 19%，锰 0.4% ～ 24%，硅 0% ～ 5.1%，铟、钼、钴、铁等小

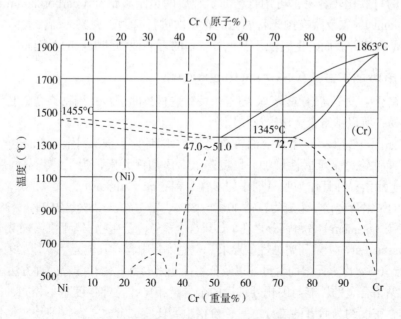

图 9-1 铬镍合金的状态平衡图（相图）

于10%。另外，为了降低熔点，有的镍铬合金中含有6.2%的锗（germanium）、23.8%的铜和27.5%的锰（manganese）。

2. 性能　由于镍和铬都具有高熔点，所以一般在通过合金化（形成共晶）降低熔点的同时，也通过添加锗、钾（kalium）、锰、锌和铜等元素，使熔点下降到适合于进行铸造的1230～1330℃。

铸造用镍铬合金的各种性能如表9-6所示。经比较可以发现，性能的变化范围大于成分的变化范围，如硬度150～320 Hv，屈服强度245～559 MPa，拉伸强度210～732 MPa，延伸率0.3%～8%等。在一般情况下，铬含量多，则硬度、屈服强度、拉伸强度高；镍和铜的含量高，则耐酸蚀的性能提高，变色的现象减少，但不利的一面是铸件打磨困难。因此，高铬合金的耐腐蚀性能比较好，低铬合金的腐蚀、变色现象较多，一般比金银钯合金差。

表9-6　铸造用镍铬合金的性能

编号	硬度（Hv）	屈服强度（MPa）	拉伸强度（MPa）	延伸率
A	316	559	732	1.0%
B	237	348	416	2.4%
C	208	330	416	6.4%
D	211	334	554	4.1%
E	144	245	343	7.9%
F	282	—	210	0.3%

3. 铸造与打磨　由于镍铬铸造合金为高熔点非贵金属合金，所以在铸造中存在一些问题。

首先，铸造收缩率较高，可达1.8%～2.3%，可采用高膨胀率的磷酸盐包埋材料补偿铸造收缩。熔点高的金属在熔化状态下的流动性较差，容易导致合金与包埋材料发生烧结现象、铸件表面粗糙，以及因铸道狭窄而使铸造失败的结果。

在合金熔化的状态下，应采用压力、离心或负压吸引铸造机，在惰性气体保护下进行铸造，以防止合金元素氧化。

镍铬合金的打磨比较容易，可用打磨非贵金属的金刚砂钻针（carborundum point）、硅砂钻针（silicon point），以及蘸有抛光膏的抛光轮依次进行打磨、抛光。铸件表面应特别精心地打磨，因为这是将铸件表面发生腐蚀、变色等缺陷的可能性降到最低的关键。

（二）钴铬铸造合金（Co-Cr casting alloys）

铸造用钴铬合金也是高熔点合金。随着相关铸造材料的进步，用钴铬合金制作密合性良好的基托已很容易，所以钴铬合金被广泛使用。

1. 组成　如图9-2所示，合金中的铬含量为42%时，构成α固溶体，熔点也随之降为1402℃。为了使钴铬合金延展性增加、硬度降低，添加镍元素；为了防止晶间腐蚀，加入钼（molybdenum）元素；并且作为脱氧剂添加了锰、铝和硅（silicon）等元素。

一般市售的钴铬合金化学组成为：钴40%～85%、铬10%～28%、镍3%～28%、锰0%～7%，以及钼、钛（titanium）各占百分之几。如果合金能够满足生物安全性能［如毒性（toxicity）、致敏性（hypersensitivity）］及耐腐蚀性的要求，也允许其中含有其他元素。但必须在产品的包装上标明含量达到0.5%以上元素的含量，以及公害性元素的百分比和推荐处理方法。

2. 性能　钴铬合金的性能与硬化处理后的金合金相比，拉伸强度基本相同，但弹性模量约为后者的2倍，密度约为后者的二分之一，价格也要便宜二分之一。一般要求钴铬合金的产品

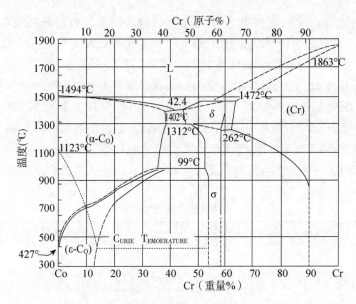

图 9-2 钴铬合金的状态平衡图（相图）

说明书中应包括合金最小的延伸率（elongation percentage）、屈服强度（yield strength）和弹性模量（elastic modulus）等内容。钴铬合金的机械性能见表 9-7。

表 9-7 钴铬合金的机械性能

合金	0.2% 屈服强度（MPa）	拉伸强度（MPa）	延伸率	密度（g/cm³）	硬度（Hv）	弹性模量（GPa）
Co-Cr	460～640	520～820	6%～15%	7.5～7.6	330～465	145～220

3. 铸造与打磨　由于钴铬合金在铸造时的熔化温度达到 1300～1400℃，所以一般采用高频电炉熔化合金。当使用氧乙炔火焰或者碳极电弧熔化合金时，合金中的碳元素增加，性能变得硬而脆，且耐腐蚀性下降。由于石膏在高温下会发生热分解，铸造时多采用高温磷酸盐包埋材料。钴铬合金的铸造收缩率较高，为 1.8%～2.5%，因此，仅靠包埋材料的固化膨胀和加热膨胀来补偿合金的收缩是很困难的，还需要利用吸水膨胀予以弥补。

铸造用钴铬合金的机械性能受铸造条件的影响较大，铸造温度会直接引起合金组织的变化，改变合金的拉伸强度，特别是延伸率。一般来说，铸造温度越高，越容易形成不连续的球状碳化物，使合金的延伸率增加。但铸造温度过高会使合金与包埋材料之间发生烧结现象，导致铸件表面粗糙，所以铸造温度是有上限的。

钴铬合金的打磨抛光比镍铬合金困难，要花费较多的时间，使用的打磨器具与镍铬合金相同。有时在进行机械抛光之前，先做化学抛光。

（三）铸造钛及钛合金（Casting titanium and titanium alloy）

1. 纯钛（pure titanium）　是银灰色金属，密度为 4.5 g/cm³、熔点为 1677℃，屈服强度约为 441 MPa，延伸率约为 20%。同时，纯钛还具有耐腐蚀、耐高温等特点，并具有良好的弹性。钛具有同素异构转变的性质，在 885℃下为密排六方晶格的 α-Ti，在此温度以上为体心立方晶格的 β-Ti。市售的纯钛分为 4 个等级，它们之间的区别在于氧（0.18%～0.40%）和铁（0.20%～0.50%）的含量。这些微小的含量差别会对材料的物理机械性能产生明显的影响。

钛表面可形成厚度小于 1 nm 的非常稳定的氧化层（oxide layer），被破坏后可以在约几纳秒（nanosecond）内恢复。钛材表面的这种氧化物结构，使其具有良好的耐腐蚀性和生物相容性的基础，因此，钛在牙科被称为理想的修复材料。但钛的铸造特性较差，需要在惰性气体保护下使用含氧化镁（magnesia）的包埋材料。纯钛的拉伸强度较低（250 ～ 500 MPa）。

2. 钛合金（titanium alloy） 口腔材料中使用的钛合金主要是 Ti-6Al-4V，它是在纯钛中加入 6% 铝和 4% 钒，在标准中的牌号为 TC4，金相组织为 α ＋ β（β 相占 10%）。铝是钛合金中最重要的强化 α 相并提高耐热性（heat resisting property）的元素；钒属于 β 相稳定化元素，钒的加入可改善材料的加工性能，提高强度还能保持良好的塑性。钛合金强度可达 950 MPa，热处理后可达 1200 MPa，与钴铬合金的强度接近。表 9-8 为纯钛及钛合金的物理性能对比。

表 9-8　纯钛及钛合金的物理性能

名称	拉伸强度（MPa）	屈服强度（MPa）	硬度（Hv）	延伸率
一级纯钛	240	170	126	24%
二级纯钛	340	280	178	20%
三级纯钛	450	380	221	18%
四级纯钛	550	480	263	15%
Ti-6Al-4V	117	860	320	10% ～ 15%

在应用于口腔修复治疗方面，钛及钛合金在以下 4 个方面具有突出的优点。

（1）生物相容性（biocompatibility）：钛及钛合金与人体细胞组织的相容性好，不发生过敏等不良反应。

（2）比强度（specific strength）：到目前为止，钛及钛合金的比强度（材料的破坏强度与密度之比）是所有结构材料中最高的。钴铬合金的比强度约为 11，铝合金为 18 ～ 21，而钛合金的比强度可达 26。这说明，在保证同等使用强度的条件下，用钛合金制作的修复体可以是最轻的。

（3）弹性模量（elastic modulus）：钛及钛合金的弹性模量较低，由此会影响制品的刚度，这对其在航空工业的应用来讲是一个缺点，但对其在医用植入物的应用方面却是一个优点，因为弹性模量低的材料可以在受力时吸收较多的能量，从而减少对人体硬组织的破坏。

（4）耐腐蚀性（corrosion resistance）钛及钛合金在 600℃以下，表面形成致密的氧化膜，且与基体结合紧密，能阻止进一步的氧化，所以在人体组织或口腔环境中使用时具有很高的耐腐蚀性。

第二节　烤瓷合金
Alloys for procelain-fused-to-metal restorations

随着金属烤瓷技术的发展，专门用于制作金属烤瓷修复体的合金——烤瓷合金（alloys for procelain-fused-to-metal restorations）应运而生，这类金属应至少满足以下 3 个特征：①能够与烤瓷结合；②热收缩系数与烤瓷的热收缩系数匹配；③固相温度足够高，在烤瓷烧结过程中不会软化。

一、分类 Classification

烤瓷合金的种类较多，一般按以下方式分类。

（一）贵金属合金（Noble metal alloys）

1. 金合金（gold alloy）

    金铂钯合金（gold-platinum-palladium alloy）Au-Pt-Pd

    金钯合金（gold-palladium alloy）Au-Pd

    金钯银合金（gold-palladium-silver alloy）Au-Pd-Ag

2. 钯合金（palladium alloy）

    钯银合金（palladium-silver alloy）Pd-Ag

    钯铜合金（palladium-copper alloy）Pd-Cu

（二）非贵金属合金（Base metal alloys）

1. 镍铬合金（nickel-chromium alloy，Ni-Cr alloy）

2. 钴铬合金（cobalt-chromium alloy，Co-Cr alloy）

3. 钛合金（titanium alloy）

二、组成及性能 Composition and properties

按照以上分类，贵金属烤瓷合金的化学成分见表 9-9，机械性能见表 9-10。非贵金属烤瓷合金的化学成分见表 9-11，机械性能见表 9-12。

表 9-9 贵金属烤瓷合金的化学成分（wt%）

合金	Au	Pt	Pd	Ag	Cu	其他	贵金属总含量	颜色
Au-Pt-Pd	84～86	4～10	5～7	0.2	—	Fe、In、Re、Sn 2～5	96～98	黄
Au-Pd	45～52	—	38～45	0	—	Ru、Re、In 8.5、Ga 1.5	89～90	白
Au-Pd-Ag	51～52	—	26～31	14～16	—	Ru、Re、In 1.5、Sn 3～7	78～83	白
Pd-Ag	—		53～88	30～37	—	Ru、In 1～5、Sn 4～8	49～62	白
Pd-Cu	0.2	—	74～79	—	10～15	In、Ga 9	76～81	白

表 9-10 贵金属烤瓷合金的机械性能

合金	极限拉伸强度（MPa）	0.2% 屈服强度（MPa）	弹性模量（GPa）	延伸率	硬度（DPH, kg/mm²）	密度（g/cm³）	铸造温度（℃）
Au-Pt-Pd	480～500	400～420	81～96	3%～10%	175～180	17.4～18.6	1150
Au-Pd	700～730	550～575	100～117	8%～16%	210～230	13.5～13.7	1320～1330
Au-Pd-Ag	650～680	475～525	100～113	8%～18%	210～230	13.6～13.8	1320～1350
Pd-Ag	550～730	400～525	95～117	10%～14%	185～235	10.7～11.1	1310～1350
Pd-Cu	690～1300	550～1100	94～97	8%～15%	350～400	10.6～10.7	1170～1190

注：DPH（diamond pyramid hardness）为维氏硬度，采用金刚石压头。

表 9-11 非贵金属烤瓷合金的化学成分（wt%）

合金	镍 Ni	铬 Cr	钴 Co	钛 Ti	钼 Mo	铝 Al	钒 V	铁 Fe	铍 Be	镓 Ga	锰 Mn	铌 Nb	钨 W	硼 B	钌 Ru
Ni-Cr	69~77	13~16	—	—	4~14	0~4	—	0~1	0~2	0~2	0~1	—	—	—	—
Co-Cr	—	15~25	55~58	—	0~4	0~2	—	0~1	—	0~7	—	0~3	0~5	0~1	0~6
Ti	—	—	—	90~100	—	0~6	0~4	0~0.3							

表 9-12 非贵金属烤瓷合金的机械性能

合金	极限拉伸强度（MPa）	0.2% 屈服强度（MPa）	弹性模量（GPa）	延伸率	硬度（DPH, kg/mm^2，）	密度（ g/cm^3 ）	铸造温度（℃）
Ni-Cr	400~1000	255~730	150~210	8%~20%	210~380	7.5~7.7	1300~1450
Co-Cr	520~820	460~640	145~220	6%~15%	330~465	7.5~7.6	1350~1450
Ti	240~890	170~830	103~114	10%~20%	125~350	4.4~4.5	1760~1860

注：DPH 为维氏硬度，采用金刚石压头。

（一）贵金属合金

1. 金铂钯合金 Au-Pt-Pd 合金的硬度取决于固溶体的硬度和一种 $FePt_3$ 化合物的形成。最佳的热处理条件是在 550℃保温 30 分钟，但事实上硬度的变化发生在烤瓷工艺的加热过程中。在合金的铸造过程中会使合金损失一些非贵金属元素，因此，建议在重复使用铸道合金进行第二次铸造时，添加 50% 的新合金，这些新合金可以提供足够的非贵金属元素，使合金产生适当的氧化物和保持一定的硬度。

由表 9-10 可知，这种合金具有较高的刚性（stiffness）、弹性模量、强度和硬度，以及理想的延伸率，但是合金的抗弯垂（sag resistance）性能稍差。合金的铸造温度相当高；虽然钎焊性能很好，但仍须注意，因为钎焊温度仅比合金的熔点低 50℃。最后，虽然合金中含有铂和钯，但合金的颜色仍然是黄色的，不过这比白色合金更容易使烤瓷的颜色产生令人满意的美学效果。

2. 金钯合金 具有良好的耐腐蚀性能，虽然减少了金，但增加了钯的含量。由于合金的钯含量高，尽管它含有 50% 的金，但合金的颜色更接近白色（有时称为灰白色）。

这种合金比 Au-Pt-Pd 合金具有更高的强度、刚性和硬度，并具有更高的延伸率和铸造温度。合金具有较高的铸造温度，所以具有良好的铸造性能和钎焊性能。合金的密度较低，这将减少合金进入铸道的（惯性）力，因此需要更加注意铸造过程的控制。

3. 金钯银合金 由于加入了银，合金中的钯含量少于金钯合金。尽管如此，合金仍具有良好的耐腐蚀（corrosion resistance）性能。此外，银和锡的加入是为了加强与陶瓷的结合；钌是为了提高铸造性能；铼的作用是使晶粒细化（grain refining）。硬度取决于固溶体的条件。由表 9-10 可知，其机械性能与金钯合金近似。

4. 钯银合金 钯银合金中不含金，含有适度的银，在 5 种贵金属烤瓷合金中，钯银合金的贵金属含量是最低的。合金中铟和锡的作用是促进与陶瓷的结合，钌的作用是改善铸造条件。除密度较低外，合金的性能与金钯银合金近似。

5. 钯铜合金 具有非常高的钯含量，并含有 10%～15% 的铜。合金中的铟可促进与陶瓷的结合，镓可控制铸造温度。合金具有较高的强度和硬度，适中的刚度和延伸率，以及较低的密度。但缺点是易形成暗色的氧化物。合金的颜色为白色，与除金铂钯合金外的贵金属烤瓷合金相同。

（二）非贵金属合金

1. 镍铬合金 铬为合金提供耐失泽（tarnish）和耐腐蚀性，合金中的铝和钛通过形成致密的化合物 Ni_3Al 或 Ti_3Al 使合金被强化。钼的增加可减小线胀系数，铍可改善铸造性能（通过降低熔点）和硬度。这类合金比贵金属合金硬，但具有比较低的屈服极限。镍铬合金也具有较高的弹性模量，并且能够做成较薄的基托或支架。它们具有很低的密度（ $7 \sim 8$ g/cm³）和比较高的铸造温度。

2. 钴铬合金 铬为合金提供耐失泽和耐腐蚀性。与钴铬局部义齿合金不同，金属烤瓷合金更适于固溶强化（solution strengthening），而不是生成碳化物。钼有助于降低膨胀系数，钌可改善铸造性能。钴铬合金的强度和硬度高于贵金属合金和镍铬合金，并具有与镍铬合金大致相同的密度和铸造温度。要获得一个同样的精密铸造体，钴铬合金的铸造和钎焊都比贵金属合金更困难。

3. 钛合金 纯钛和钛合金（Ti-6A1-4V）均为重要的金属烤瓷修复材料，但是由于 $1760 \sim 1860℃$ 的铸造温度和易于被氧化的性质，铸造和加工都需要采用特殊的方法和设备。一般钛及钛合金的机械性能低于其他非贵金属合金，但具有显著低的密度和良好的生物相容性。

三、合金元素的作用 Effects of alloying elements

（一）贵金属合金

1. 合金中各主要元素的作用

（1）金（gold）Au：是金合金中的主要成分，属于极富延展性和化学稳定性的金属。但是由于硬度过低、熔点（1063℃）过低而无法单独使用。线胀系数为 14.2×10^{-6}/℃。金所具有的独特的金黄色是调整烤瓷色彩的理想金属色泽，但加入少量呈白色的金属（Pt、Pd、Ni等）即可使合金的颜色变白。

（2）铂（platinum）Pt：在金中加入铂可以提高合金的机械强度和熔点（固相线温度），同时还有降低线胀系数的效果。

（3）钯（palladium）Pd：性质和作用与铂相似，但价格远低于铂，所以被用于替代铂。添加到金中改变金的金黄色为白金色。

（4）银（silver）Ag：银的加入可使熔点降低，线胀系数提高。但是由于具有使陶瓷变黄的倾向，所以一般不加入银或只限加入少量的银。

（5）锡（tin）Sn、铟（indium）In、铁（iron）Fe：是用于加强合金与陶瓷的结合而加入的微量元素，通过氧化处理形成的 SnO_2、In_2O_3、FeO（或 Fe_2O_3）等氧化膜，在烤瓷过程中可以起增加合金与陶瓷的润湿效果，提高化学结合能力的作用。

（6）铱（iridium）Ir、铑（rhodium）Rh：在金中几乎不固溶，但却是分散于合金中的形核物质，它的作用是使合金的晶粒细化。因此，铱和铑可使合金的硬度增加，拉伸强度和延伸率也增加，成为具有较强韧性的合金。

2. 钯合金中的添加元素及其作用

（1）银（silver）Ag、镍（nickel）Ni、锑（antimony）Sb、铜（copper）Cu：4种添加元素的作用是使钯的机械性能进一步强化，使合金的固相线温度下降。镍、锑的作用是通过氧化处理可使合金表面形成氧化膜，从而使合金更易与遮色瓷牢固结合。

（2）锡（tin）Sn、铟（indium）In、钙（calcium）Ca：3种添加元素的作用一方面是使合金强化，另一方面是增强与陶瓷的结合。

（二）非贵金属合金

镍铬合金的组成及各元素的作用如下。

1. 铬（chromium）Cr　添加到镍中，使耐腐蚀性进一步增强。铬被氧化可形成非常稳定的 Cr_2O_3，这种氧化膜在口腔环境下可以有效地抑制合金的变色和腐蚀。

2. 钼（molybdenum）Mo　可以增加合金的韧性，使线胀系数下降。

3. 铍（beryllium）Be　对合金与陶瓷的烧结起促进作用。对合金的晶粒细化和提高铸造性能都有较明显的效果。但铍具有一定的毒性，国际标准 ISO 22674 "牙科学固定和活动修复用金属材料"中规定，金属中铍的含量不能超过 0.02%。含铍合金的使用正在受到限制。使用含铍合金时，应在铸造和打磨过程中注意对粉尘污染的防护。

四、必要的特性 Essential characteristics

为了使烤瓷粉能够熔附在金属烤瓷合金的表面，并牢固地结合在一起，金属烤瓷合金应具备以下必要的特性：

1. 熔点（固相点）应在 1100 ～ 1400℃，最理想的是 1200 ～ 1300℃。

2. 布氏硬度应达到 150 HB 以上，理想的硬度是烤瓷完成后达到 180 HB 以上。

3. 拉伸强度应在 390 MPa 以上，理想的拉伸强度是烤瓷完成后达到 490 MPa。

4. 延伸率应为 2% 以上，理想的延伸率是烤瓷完成后达到 5% 以上。

5. 线胀系数（室温→600℃）应为（135 ～ 14.5）$\times 10^{-6}$/℃。

6. 经氧化处理后生成的氧化物颜色应为无色、灰白色或很淡的其他颜色，而且氧化物呈极薄的膜状。

7. 电化学性能稳定，在口腔环境下不变色。

8. 与陶瓷的烧结不但牢固，而且符合审美的要求。

9. 铸造性能和铸造精度优良。

第三节　锻制合金
Wrought alloys

在合金的再结晶温度以下，通过锻压、轧制、冲压、拉伸等机械加工方法制作成型或被改变外形的合金制品，一般被称为锻制合金（wrought alloys）。合金在锻制过程中，在外力作用下产生的形变是其内部组织结构发生形变的反映。晶粒发生变形后，会使合金的内应力、硬度、强度增加，而使延展性、耐腐蚀性、抗裂纹扩展性降低。消除锻制加工缺陷，恢复合金性能的方法是进行再结晶化处理，通过在变形晶粒基础上的再次结晶，使合金的性能恢复到变形前的水平。

一、碳素钢 Carbon steel

碳素钢指铁碳合金中含碳量在 0.02% ～ 2.11% 的一类铁基合金。在这类碳素钢中加入镍、铬等其他元素可使铁碳合金具有其他特殊性能，一般被称为特殊钢（special steel）。

碳素钢中的碳以 Fe_3C 的形式存在，被称为渗碳体（cementite）。碳素钢的重要特点是可以通过热处理改变合金的性能。碳素钢的热处理方法主要如下。

（一）退火（Annealing）

钢的退火处理常用于使钢的化学成分均匀化，消除或减少因锻制及焊接加工产生的内应力，改善加工性能。一般的处理程序是将钢加热到全部转变为奥氏体的温度后，经过充分保温，再使其缓慢冷却到室温。

（二）正火（Normalizing）

正火处理的目的是细化晶粒，提高强度和硬度，改善韧性和切削性能。基本处理方法是将钢加热转变成奥氏体后，保温一定时间，然后在静止的空气或保护气氛中冷却，使钢的组织转变成珠光体。

（三）淬火（Quenching）

淬火处理的目的是提高钢的硬度和强度。基本处理方法是将钢加热到适当温度，保温一段时间以获得相应的高温相，然后快速冷却，最终得到非平衡状态的介稳组织，使钢得到强化。

（四）回火（Tempering）

回火处理的目的是通过松弛淬火应力和使组织向稳定状态过渡，改善材料的延展性和韧性，使钢获得一定的机械性能和加工后保持稳定的几何尺寸。基本的处理方法按照回火温度分为 4 种：低温（150～200℃）回火、中温（400～500℃）回火、高温（500～600℃）回火、高温（A_1 点以下 20～40℃）软化回火。

碳素钢在口腔科有较多应用，例如钳子、剪刀、雕刻刀等技工用的工具，都是经过热处理提高强度和硬度的钢制品。这类工具的刃口如遇火焰加热，会使组织发生变化，硬度降低，刃口功能下降。

二、不锈钢 Stainless steel

在外界介质的作用下，金属表面或界面之间发生化学、电化学或其他反应造成材料本身损坏或恶化的现象称为腐蚀（corrosion）。腐蚀分为化学腐蚀（chemical corrosion）和电化学腐蚀（electrochemical corrosion）两种形式，合金材料在口腔中发生的主要是电化学腐蚀。电化学腐蚀是金属与电解质溶液（酸、碱、盐）接触时发生作用而引起的腐蚀，腐蚀过程中有电流产生，即有微电池作用。唾液是电解质溶液，在唾液中，不同的合金或合金中不同的相之间，如果存在电极电位差，则电极电位低的合金或合金中的相将被腐蚀。

在碳素钢中加入铬、镍金属元素，可使钢的耐腐蚀性能得到明显改善。一般将在大气中能够抵抗腐蚀的钢称为普通不锈钢；在各种腐蚀性介质（酸、碱、盐）中能抵抗腐蚀的钢称为耐酸不锈钢。但常把这两种不锈钢统称为不锈钢。不锈钢按照金属组织结构可以分为铁素体不锈钢和奥氏体不锈钢等。

（一）铁素体不锈钢（Ferritic stainless steel）

铬含量为 15%～30%，显微组织为铁素体相（体心立方晶格）的铁基合金被称为铁素体不锈钢。铁素体不锈钢一般不含镍或含少量镍，抗应力腐蚀性能好，但抗冲击韧性差，抗点蚀性差，对晶间腐蚀敏感。铁素体不锈钢在口腔环境中的耐腐蚀性差，因此在口腔材料中除用于制作金属冠外，一般不使用此类不锈钢。

（二）奥氏体不锈钢（Austenitic stainless steel）

在常温下，显微组织为奥氏体相（面心立方晶格）的不锈钢被称为奥氏体不锈钢。含铬

18%和镍8%的不锈钢是最典型的奥氏体不锈钢，通常被称为18-8不锈钢。奥氏体不锈钢在较宽的温度范围内都具有很高的强韧性，并富于延展性，易于采用锻制加工，但不能通过热处理提高硬度。这类不锈钢的耐蚀性和耐酸性都优于铁素体不锈钢。

不锈钢中各合金元素的主要作用是使组织均匀；提高电极电位；在钢的表面形成钝化膜，提高耐腐蚀性。

铬（chromium）是决定耐蚀性的主要元素。它能使合金表面生成一层铬的氧化层，防止金属继续被破坏；能提高合金组织的电极电位，一般不锈钢中的含铬量均在13%以上。

镍（nickel）的作用之一是形成并稳定奥氏体组织。镍与铬配合使用可使钢具有更好的耐腐蚀性。

碳（carbon）的主要作用是提高钢的强度和硬度，但碳易与不锈钢中的铬形成碳化物，使铁碳固溶体中的铬减少。固溶体中的含铬量越低，钢的电极电位就越低，钢的耐腐蚀性也越低。因此，对要求高硬度、高耐磨的不锈钢应提高含铬量。

钼（molybdenum）能增加不锈钢的耐腐蚀性，提高铬镍不锈钢的抗晶间腐蚀的能力。

铜（copper）可以显著提高奥氏体不锈钢在硫酸中的耐腐蚀性。

锰（manganese）和氮（azote）都是促进奥氏体形成的元素，因此可以替代镍。但锰本身并不防腐蚀。

硅（silicon）在冶炼中起脱氧作用，也可提高钢的耐腐蚀性。

口腔科使用的锻制合金材料主要为奥氏体不锈钢，用于制作活动义齿支架、基托、无缝冠、成型片、正畸钢丝、托槽、颊面管等。

三、镍铬合金 Ni-Cr alloy

镍铬合金板（也称白合金片）具有良好的塑性，因此具有理想的加工性能。主要用于有缝焊接冠或无缝冠。镍铬合金丝有较好的弹性，易于进行钎焊，所以也用于卡环、正畸丝等。

（一）成分

镍铬合金板中含有镍83%～90%、铬5%～8%、铜1%～6%、铁0.4%～0.5%；用于卡环和正畸制品的镍铬合金中含有镍77%～80%、铬11%～14%、铁2%～8%，也额外添加了铜、钼、钒（vanadium）等元素。

（二）性能

为了防止氧化和碳元素的侵入，一般是用真空熔解法制作镍铬合金板。镍铬合金板的拉伸强度可达392～441 MPa，延伸率可达30%～45%，属于比较软的合金。但与金合金、金银钯合金相比，镍铬合金虽然耐磨性较好，成型性仍略显不足。用于卡环及正畸丝的镍铬合金在通过冷加工提高材料的机械性能的同时，也常通过添加钼、钒元素来防止钎焊时的软化作用。镍铬合金丝的耐热性略高于不锈钢丝，但略低于钴铬合金丝。镍铬合金丝的机械性能见表9-13。

表 9-13   镍铬合金丝的机械性能

加工状态	拉伸强度（MPa）	弹性模量（GPa）	延伸率	硬度（HB）
退火	610	213	25%～35%	142～157
变形加工	1132	—	0%～1%	201～225
强变形加工	1373	—	0%	—

镍铬合金具有良好的焊接性能。在进行正畸用镍铬合金丝的焊接时一般采用钎焊（soldering）。为了使焊接时输入的热量对合金丝的弹性影响最小，应尽量采用熔点低、流动性好的银合金焊料和低熔焊剂。

镍铬合金卡环的钎焊多采用流动性好的金合金焊或银合金焊，并采用含有氟化物，可以去除氧化铬钝化层的焊剂。焊接中应尽量减少输入热量对卡环弹性的影响。

四、镍钛合金 Ni-Ti alloy

镍钛合金是一种具有特殊变形特性的合金，是镍、钛以等摩尔比（molar ratio）构成的金属间化合物。镍钛合金的化学成分见表9-14。

表 9-14　医用镍钛合金的化学成分

元素	Ni	C	H	O	Fe	杂质总量	Ti
百分比	54.5% ~ 56.3%	≤ 0.050%	≤ 0.003%	≤ 0.050%	≤ 0.400%	≤ 0.050%	余量

通过不同的热处理方法，镍钛合金依据特有的热弹性型马氏体相变，可以表现出形状记忆（shape memory）效应和超弹性（super-elasticity）特性。除此之外，镍钛合金还有良好的耐磨性能和耐腐蚀性能、良好的生物相容性，以及减震阻尼特性。在口腔医学领域，镍钛合金多用于正畸丝及根管锉等。

（一）形状记忆效应

镍钛合金的形状记忆效应是指在较低的温度环境中，使合金产生塑性变形。当合金处于较高温度环境时，其变形可以恢复到原始状态。这一变化过程的机制是：在合金的 M_f 点（马氏体转变结束点）以下，合金处于马氏体状态时，应力产生的塑性变形是伴随马氏体的晶间界面和孪晶界面的移动产生的，应力除去后，马氏体不发生变化，变形保持不改变。当温度升高到 A_f 点（奥氏体转变结束点）以上，马氏体发生逆变，马氏体结晶返回到母相（奥氏体）的晶格排列方位，变形消失，形状回复到原始状态。

（二）超弹性特性

镍钛合金的超弹性是指在合金发生弹性变形时，其变形远高于胡克定律所对应的值。超弹性特性产生的机制是：合金的非线性弹性变形发生于 A_f 点以上（奥氏体）的环境中。在 A_f 点以上的母相中，外部施加的应力可以诱发马氏体相变，同时产生马氏体的孪晶变形。当应力除去后，在温度不变的情况下，马氏体发生逆变，结晶形态返回到母相（奥氏体）的晶格排列方位，变形消失，形状回复到原始状态。

第四节　数字化口腔金属材料
Digital dentistry metal materials

近年来，随着数字化技术的进步，增材制造（3D打印）和计算机辅助设计/计算机辅助制造（CAD/CAM）金属加工工艺越来越多地被用于牙科金属修复体的制作。为了满足此类加工方法的特殊需要，合金材料的研制也随之飞速发展。

一、增材制造金属材料 Additive manufacturing metal materials

增材制造技术（additive manufacturing）也称 3D 打印技术，是一种以数字模型文件为基础，运用粉末状金属或高分子等可黏合材料，通过逐层打印的方式来构造物体的技术。与传统制造技术相比，增材制造技术的优势十分明显：①提高制造精度；②简化繁琐的制作过程；③节约加工材料和人力资源，经济环保；④缩短生产时间，提高生产效率；⑤实现个性化制作。目前较为常用的金属材料增材制造方法有 3 种：电子束选区熔化（electron beam selective melting，EBSM）成形技术、激光选区熔化（selective laser melting，SLM）成形技术，以及金属激光熔融沉积成形技术（laser direct melting deposition，LDMD）。

电子束选区熔化是在真空环境下以电子束为热源，以金属粉末为成形材料，通过不断在粉末床上铺展金属粉末，用电子束扫描熔化，使一个个小的熔池相互熔合并凝固，这样不断进行形成一个完整的金属零件实体。这种技术可以成形出结构复杂、性能优良的金属零件，但是成形尺寸受到粉末床和真空室的限制。激光选区熔化成形技术的原理与电子束选区熔化成形技术相似，也是一种基于粉末床的铺粉成形技术，只是热源由电子束换成了激光束，通过这种技术同样可以成形出结构复杂、性能优异、表面质量良好的金属零件，但目前这种技术无法成形出大尺寸的零件。金属激光熔融沉积成形技术以激光束为热源，通过自动送粉装置将金属粉末同步、精确地送入激光在成形表面上所形成的熔池中。随着激光斑点的移动，粉末不断地送入熔池中熔化然后凝固，最终得到所需要的形状。这种成形工艺可以成形大尺寸的金属零件，但是无法成形结构非常复杂的零件。

激光熔融沉积成形对粉末粒度的适应性较宽，从几十微米到几百微米都可以应用，细粉末适合打印精细结构，粗粉末适合打印大尺寸和大加工余量的结构。但粉末粒度小于 40 μm 时，送粉稳定性变差，不利于成形；而粉末粒度过大时，需要采用大功率，过大的热输入将影响某些材料的力学性能。对于激光熔融沉积成形来说，采用粗粉末的打印效率要明显高于细粉末，节约打印时间，降低打印成本。激光和电子束选区熔化成形比较合适的粉末粒度为 25～45 μm，粉末粒度过大或过小将会增加打印件的表面粗糙度和内部孔隙率。增材打印时要根据打印方法和零件技术要求，来选择不同粒度的粉末。金属粉末粒度、球形度、流动性、夹杂、气体含量等都会影响打印件的质量。3D 打印粉末的价格较高，尤其是钛合金粉末，高成本也限制其应用。目前，应用在口腔医学领域的 3D 打印金属材料主要有 Ti-6Al-4V 合金、Co-Cr 合金，纯钛、钽合金等。

（一）种植体（Dental implant）

各个系统的种植体尺寸参数都是预设的，而 3D 打印个性化种植体能够更好地模拟自然牙与牙槽骨之间的力学性质，在即刻种植手术中与天然牙槽窝产生最大的初始骨接触。意大利学者使用 3D 打印技术制作出个性化根形钛合金（Ti-6Al-4V）种植体，拔除上颌前磨牙后即刻种植修复，术后 1 年随访显示 3D 打印种植体功能良好且美观（图 9-3）。Francesco Mangano 等学者将 37 枚 3D 打印的窄直径种植体植入 16 名患者体内，随访 2 年后存留率达 100.0%，而成功率为 94.6%。

（二）固定修复体（Fixed prosthesis）

近年来，国内外学者尝试利用 3D 打印技术制作固定修复体，如固定桥（fixed partial denture，FPDs）、全冠等，3D 打印金属固定修复体在金瓷结合力及边缘密合度等方面都显示出一定的优势。瑞典学者将 4 种工艺（传统失蜡法铸造、CAD/CAM 切削蜡型后失蜡铸造、CAD/CAM 直接切削和 3D 打印）制作出的三单位 Co-Cr 合金固定桥进行比较，结果显示，3D 打印的 Co-Cr 固定桥显示出最佳的边缘密合度和内部密合度。Xu 等学者对比了 SLM 与铸造法

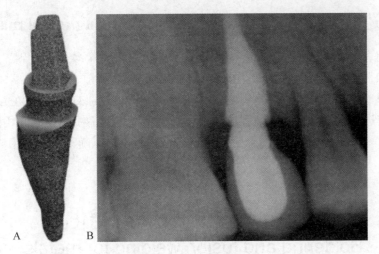

图 9-3　3D 打印种植体
A. 个性化 3D 打印种植体的设计图；**B**. 术后 1 年，种植修复体的 X 线片

制作的钴铬合金单冠，研究显示，SLM 制作的钴铬合金单冠的边缘间隙（102.86 μm）小于铸造法（170.19 μm）。其他学者的研究也得到了类似的结果。李国强等的研究比较了 SLM 与传统铸造法制作的钴铬金属基底冠的金瓷结合力，结果表明，SLM 制作钴铬金属基底冠与瓷层有较好的结合力。

（三）可摘除局部义齿支架（Removable partial denture framework）

为了保证可摘除局部义齿支架的坚固，并防止形变及断裂，要求 3D 打印可摘局部义齿（removable partial denture，RPD）支架的金属材料具有良好的机械性能。针对传统制造方法在钛及钛合金可摘局部义齿支架制造中的不足，利用 SLM 技术制造出的钛合金可摘局部义齿支架完全可以满足生产要求。北京大学口腔医院的学者对 Kennedy class Ⅰ～Ⅳ 4 类缺损进行分析，发现 3D 打印 Co-Cr 可摘局部义齿支架是可以接受的，但对于复杂的可摘局部义齿支架设计，精密铸造技术略优于 3D 打印（图 9-4）。

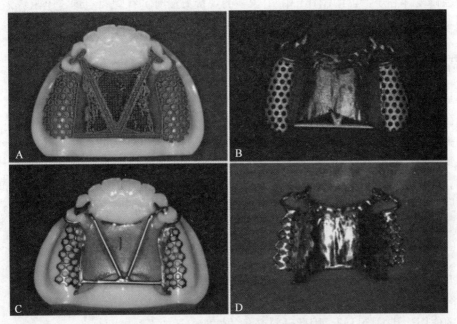

图 9-4　制作出的可摘局部义齿支架
A. SLM 3D 打印支架；**B**. SLM 3D 打印支架的组织面；**C**. 失蜡法铸造支架；**D**. 失蜡法铸造支架的组织面

二、减材制造金属材料 Subtractive manufacturing metal materials

减材制造是指将原材料固定在设备上，通过切削工具去除多余的材料，保留需要的结构。在数字化口腔中，CAD/CAM 是主要的减材制造技术。目前，常用的减材制造金属材料主要是纯钛和钛合金、钴铬合金。德国学者对 23 个患者口内的 31 个 CAD/CAM 切削纯钛烤瓷固定桥修复体进行了 6 年临床随访，成功率只有 58.6%，存留率为 88 %。相同学者对 21 个患者口内的 41 个 CAD/CAM 切削纯钛烤瓷单冠进行了 6 年临床随访，成功率为 67.8%，存留率为 91.3 %。

第五节　金属的钎焊与熔化焊
Soldering and fusion welding for metals

口腔修复及正畸治疗中，经常需要用焊接的方法连接金属修复体或金属矫治器的部件。焊接是指把金属加热到适当的温度，加压或不加压，用或不用充填材料，使金属结合在一起的技术。焊接分为非熔化焊（non fusion welding）和熔化焊（fusion welding）两种。

非熔化焊也称钎焊，焊接时母材（base metal，也称被焊金属）不发生熔化，通过焊料（熔点低于被焊金属的特制合金）的熔化与凝固使被焊金属连接在一起。按照焊料的熔点，钎焊被分为两种：低于 430℃ 的称为软钎焊（soldering）；高于 430℃ 的称为硬钎焊（brazing）。软钎焊所需的焊接温度较低，甚至可以在 260℃ 左右实现焊接，所以在电子、航空等领域得到广泛应用。但由于软钎焊的抗腐蚀性能较差，在口腔修复体上很少使用。牙科多使用硬钎焊，而且一般习惯上将二者统称为钎焊，英文中采用 soldering 一词。

熔化焊一般称为焊接（welding），焊接时被焊金属的相接部位发生局部熔化，形成熔池（molten pool），根据需要可向其中添加其他金属，熔池凝固后，被焊金属连接为一体。电弧焊（arc welding）、电阻焊（resistance welding）、激光焊（laser beam welding）等均为熔化焊。

在口腔修复体和矫治器的制作中使用较多的焊接方法有：钎焊、点焊（电阻焊），以及激光焊接等。

一、钎焊 Soldering

钎焊是通过加热使充填金属熔化后，利用液态金属在固体表面的润湿和毛细现象，使液态金属充盈在被焊金属之间，冷却固化后达到连接被焊金属的目的。

有两种用于焊接修复体的钎焊技术：一种是手工钎焊（free hand soldering），一般用于焊接正畸及其他矫治器；另一种是包埋钎焊（investment soldering），通常用于焊接修复桥及类似的修复体。手工钎焊是用手工操作方式完成的焊接过程，其优点是可以准确控制施加的热量。当充填金属发生流动时，立即使被焊部件相接触，并及时停止加热，使焊接部位冷却，避免因过度加热造成的变形或钢丝弹性丧失。包埋钎焊是将被焊冠、桥等部件用包埋材料包埋固定后进行焊接的方法，它的优点是可以使被焊部件准确定位，并减少焊接变形。

（一）钎料（Solder）

钎焊时用作充填被焊金属之间的缝隙，形成钎焊缝的充填金属称为钎料（solder）。钎焊是通过钎料的作用达到焊接目的，因此钎料必备的性能包括如下几方面。

（1）熔点低于母材 100℃ 以上。

（2）在口腔中不发生腐蚀和变色。

（3）流动性好，与母材表面有良好的润湿性。

（4）颜色与母材相近。

（5）具有与母材近似的强度。

在牙科修复治疗中使用的钎料主要有：金基钎料、银基钎料，以及金银钯基钎料等。金基钎料耐蚀，不退色，被广泛用于冠、桥修复体。银基钎料一般用于正畸矫治器。牙科的金基或银基钎料一般都采用专用的喷枪加热。

1. 金基钎料（gold based solders） 金基钎料除了在金合金、金铂合金的钎焊中使用外，也用于非贵金属合金（不锈钢等）的钎焊。金基钎料由金、银、铜三元合金构成，为了增加流动性、调整熔点，少量添加了锡和锌。有时为了追求焊料的白颜色，也添加少量镍元素。与其他的焊料相比，金焊料有良好的耐腐蚀性能。

典型金基钎料的化学成分和熔化温度见表 9-15。

表 9-15 典型金基钎料的化学成分和熔化温度

钎料	成分（质量分数）					熔化温度（℃）
	Au	Ag	Cu	Sn	Zn	
1	80.9%	8.1%	6.8%	2.0%	2.1%	868
2	80.0%	3.8%	8%～12%	2%～3%	2%～4%	746～871
3	72.9%	12.1%	10.0%	2.0%	2.3%	835
4	65.0%	16.3%	13.1%	1.7%	3.9%	799
5	60.0%	12%～32%	12%～22%	2%～3%	2%～4%	724～835
6	45.0%	30%～35%	15%～20%	2%～3%	2%～4%	691～816

金基钎料的机械性能与其热处理后的状态有关，软质金基焊料的强度和硬度低于硬质金基焊料，但其延伸率大于后者。典型金基钎料的机械性能见表 9-16。

表 9-16 典型金基钎料的机械性能

钎料	拉伸强度（软质/硬质）（MPa）	比例极限（软质/硬质）（MPa）	延伸率（软质/硬质）	布氏硬度（软质/硬质）（kg/mm²）
1	259	142	18%	78
2	248/483	166/424	7%/＜1%	103/180
3	303/634	207/532	9%/＜1%	111/199

2. 金银钯钎料 用于金银钯合金的钎焊连接，是在金、银、钯、铜四元合金中添加了少量降低熔点的锌（zinc）。金银钯钎料中金元素与钯元素之和占 30%～35%，熔化温度比银基钎料高，超过 800℃；耐腐蚀性也较好。

3. 银基钎料（silver based solders） 主要用于银合金、不锈钢、镍铬合金、钴铬合金等非贵金属的钎焊。银基钎料为银、铜、锌三元合金，为了促进被焊金属元素的扩散，其中添加了镍、锰等元素。银基钎料的熔点较低，对容易因加热而氧化的非贵金属合金的钎焊有利，但与金基钎料和金银钯钎料相比耐腐蚀性较差。银基钎料的化学成分及熔化温度见表 9-17。

表9-17   银基钎料的化学成分及熔化温度

钎料种类	Ag	Cu	Ni	Zn	Mn	Cd	熔化温度（℃）
1	40	28	5	15	1	Au 10	760～780
2	63	72		10			700～730
3	50	15.5	3	15.5		16	—

（二）钎剂（Soldering flux）

钎剂（soldering flux）也称焊媒、焊药，是钎焊时必不可少的辅助材料。它的作用是清除钎料和被焊金属表面的氧化物，并保护被焊金属和液态钎料在钎焊过程中免于氧化，改善液态钎料对被焊金属的湿润性。

对钎剂性能的要求如下。

（1）熔化温度应比钎料低50℃左右。

（2）能够清除被焊金属表面的氧化物。

（3）能够防止金属表面的再次氧化。

（4）易于去除，不腐蚀被焊金属。

制作牙科修复体时，适用于金钎焊、银钎焊的典型钎剂配方见表9-18。使用时，一般是将表中所示成分的材料混合，加入适量的无水乙醇（absolute alcohol）、煤油（coal oil）、机油（lube）、凡士林（vaseline）等，调成糊状使用。

用于不锈钢丝、镍铬丝钎焊的钎剂使用的是氟化钾（KF）、酸性氟化钾（KHF_2）、硼砂（borax）、硼酸（boracic acid）等材料的混合物。因其含有氟化物，所以能够有效地去除铬氧化膜。

表9-18   几种典型钎剂的配方

用途	组成（质量分数）
金钎焊、金银钯钎焊	（1）无水硼砂粉末55%，硼酸35%，硅10% （2）无水硼砂粉末50%，硼酸50%
高熔合金钎焊	硼氟化钾60%，氟化钾20%，氯化钾10%，偏硼酸钠10%
银钎焊	（1）无水硼砂粉末70%，氯化钾30% （2）无水硼砂粉末20%～80%，氯化钾10%～50%，氟化钠10%～50% （3）无水硼砂粉末20%～80%，氟化钠10%～50%，氯化钠10%～50%

二、熔化焊 Fusion welding

熔化焊（fusion welding）是熔化焊接的简称，也称熔焊，在牙科修复体和矫治器上都有广泛的应用。熔焊是指通过加热或同时加压，使被焊金属发生局部熔化后形成牢固连接的方法。由于牙科修复体和正畸矫治器体积小，形状不规则，金属的熔化只允许在很小的局部发生，所以牙科使用的熔焊方法主要是电阻焊和激光焊接。

（一）电阻焊（Resistance welding）

电阻焊（resistance welding）是利用被焊金属之间的接触电阻进行焊接的方式。在电流经过金属的接触点时，产生的电阻热使接触部位及邻近区域发生熔化，同时通过电极施加的压力，将被焊金属焊接在一起。金属之间的接触电阻与产生的电阻热呈正比，与产生同样热量所需的电流呈反比，电阻焊的热量计算公式如下。

$$W = I^2 Rt \qquad (9\text{-}1)$$

式中：W——焊接能量。

I——电流。

R——电阻。

t——电流做功的时间。

由式 9-1 可以看出，为获得足够的焊接能量，当接触电阻很小、通电时间很短时，所需的电流非常大。所以，导电性能极佳的金属（如金合金）不适于采用电阻焊。牙科技工室中采用的电阻焊电流为 250 ～ 750 A，电流做功时间为 1/25 ～ 1/50 秒。

牙科多采用点电极进行电阻焊焊接，所以电阻焊一般也被称为点焊（spot welding）。

（二）激光焊接（Laser beam welding）

激光焊接（laser beam welding）是以激光束为能源的焊接方法。按照能量注入方式可分为连续激光焊和脉冲激光焊。激光焊工艺可分为熔化焊和小孔焊两种形式。熔化焊时，功率密度不高，一般小于 105 W/cm^2，使金属表面熔化，但温度不超过沸点。小孔焊需要功率密度足够大，一般大于 106 W/cm^2。在激光束照射下，金属表面急剧熔化并气化，形成凹坑，激光束进入凹坑并不断深入，直至贯穿板厚形成小孔。金属在小孔前方熔化，流动至小孔后方重新凝固而形成焊缝。

激光焊的优点是：功率密度高，热影响区窄，应力变形小，可用于高熔点金属和陶瓷的焊接。激光焊特别适合于焊接体积小、形状复杂的修复体和矫治器，焊接薄金属片时，厚度可小至 0.1 mm；焊接细金属丝时，直径可小至 0.02 mm。也适用于易氧化、不宜钎焊的非贵金属材料焊接和不同金属之间的焊接。

第六节　修复用金属制品
Metal products for prosthodontics

一、根管钉（桩）Root canal anchor

根管钉是为了在牙齿残根的基础上进行牙冠修复而采用的一种修复装置。金属根管钉一般采用不锈钢、纯钛或其他金属合金制作，其外形与牙齿根管的形状相似。有的根管钉表面带有螺纹，可以用自攻方式固定在根管内；也有的根管钉为光滑或有槽的表面，可以用粘接的方法固定。根管钉与牙冠修复体连接的一端，为了获得可靠的结合，也被做成便于固位的结构。也有的根管钉的上端被做成便于拆卸的固位结构，如球形结构。根管钉被做成各种不同直径和长度尺寸的规格，供临床选用。

二、磁性固位体 Magnetic attachments

磁性固位体是一种利用铁磁性材料的磁力提高义齿固位力的修复装置，由磁铁和衔铁两部分组成（图 9-5）。一般是将磁铁安装在义齿的组织面，将与磁铁配套的衔铁固定在基牙的相应位置。义齿就位后依靠磁铁对衔铁的吸引力，使义齿的固位力得到增强。磁铁与衔铁之间的吸引力可达约 7 N。磁铁采用永磁合金材料制作，较多采用的有 Al-Ni-Co、Pt-Co、Nd-Fe-B 合金等。磁铁的耐腐蚀性能很差，在口腔内使用时，须用导磁不锈钢将磁铁封闭。

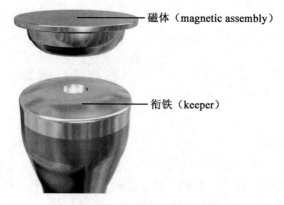

磁体（magnetic assembly）

衔铁（keeper）

图 9-5　磁性固位体示意图

三、冠内 / 冠外附着体 Intracoronal/extracoronal attachments

　　口腔修复治疗中使用的冠内 / 冠外附着体是一类利用精密机械加工的特殊几何结构和紧密配合效果，实现修复体与基牙可靠联结的固位机构。附着体一般分为两部分，一部分被固定在基牙上；另一部分被利用铸造、焊接或包埋等方式安装在义齿一侧。使用时，附着体的两部分依靠凹凸部位装配结合后，为了防止其松动，可以采用多种固位形式将二者锁固，实现义齿的稳定、可靠固位。常用的固位形式有摩擦固位、可调节摩擦固位、卡式固位、螺钉固位和栓锁固位等。附着体的主体结构一般是用金属制作的，但为了使紧密配合的部位便于拆卸，有些附着体在这些部位也采用有一定弹性的塑料。

（邓旭亮）

第十章 口腔陶瓷

Dental Ceramics

第一节 口腔陶瓷概述
Introduction of dental ceramics

陶瓷（ceramics）一词过去是陶器与瓷器的总称，现泛指无机非金属材料经过高温处理后形成的多晶聚集体。通常是由稳定化合物的粉体，通过成型（shaping）、烧结（sintering）、加工（processing）而成。本章主要介绍烤瓷材料和全瓷修复材料（口腔植入陶瓷材料见第十六章）。

一、口腔陶瓷的发展历史 History of dental ceramics

陶瓷是第一类人造材料，其发展经历了一个漫长的历史时期，可分为陶器和瓷器。陶器以黏土为主要原料，烧制温度为 950～1165℃，一般坯体结构较疏松、不透明、致密度差，且有一定的吸水率。瓷器以高岭土、长石、石英为主要原料，烧结温度为 1200～1300℃，质地致密，基本上不吸水，含有玻璃质成分，有一定的半透明性。

约在 50 万年前，人类学会用火后，就开始用火烧制陶器，这是通过热处理改变材料性质的开始，是人类发展史上的一大进步。我国原始陶瓷的发展可以上溯到距今 10000 年左右。约 5000～6000 年前，当时烧制陶器的温度已达 950℃，烧制的陶瓷是含有三价铁的"红陶"，也是"仰韶文化"的标志。距今 4000 年左右，烧陶温度已达 1050℃，窑炉内还可保持还原气氛，红色的三价铁还原成二价铁，烧成了薄胎的"黑陶"。获得高温的方法和控制窑炉气氛的技术极大促进了烧陶工艺的提高和发展。东汉时期，我国瓷器的生产技术已相当成熟，到宋代，瓷器的生产规模和水平之高已相当惊人，并大量销往海外。第二次世界大战以来，随着尖端技术的发展及对材料性能的要求越来越高，新一代高性能陶瓷问世，被称为现代陶瓷或特种陶瓷，是指一些具有各种特殊力学、物理或化学性能的陶瓷。

陶瓷在口腔中的应用也具有悠久的历史。早在 18 世纪初，巴黎的药剂师 Alexis Duchateau 就尝试使用陶瓷来制作瓷牙以替换他自己的象牙义齿，后来在一位牙医和一家陶瓷制造商的帮助下，于 1774 年制备出了整副陶瓷牙，具有良好美观性和口腔卫生控制能力。陶瓷牙的应用对口腔义齿修复是革命性的。但当时的陶瓷牙主要起到美观作用，难以发挥咀嚼功能。直到 1886 年，Charles Land 将长石或氧化铝陶瓷烧结于铂箔上，烤制了第一个兼具美学和功能的瓷冠，可认为是全瓷冠的鼻祖，然而由于材料含有较高的玻璃相成分，其脆性和低强度在很长一段时期限制了它在口腔临床的应用。1962 年，Weinstein 等发明了含白榴石的瓷粉，白榴石线胀系数较高，通过调节其含量解决了瓷与金属线胀系数匹配的问题，极大地促进了烤瓷修复系统的发展，兼具金属高强度和陶瓷美观性能的金属烤瓷修复体在临床广泛应用至今。金属基底的不透光性使金属烤瓷修复体缺乏天然牙的活力，促使更加美观、自然及生物安全的全瓷修复材料不断发展。早期口腔全瓷修复材料的主要成分以长石为主，又称为长石质瓷，由于强度低，限制了其临床应用。此后几十年的发展，主要围绕提高陶瓷材料的强度和美观性能。1965 年，Mc Lean 将 30% ～ 35%（体积分数）的氧化铝加入到长石质陶瓷中，使其弯曲强度提高 1 倍，但由于脆性、边缘准确性不足，强度仍然较低，临床应用较少。1983 年，Coors Biomedical 公司推出了铝镁尖晶石陶瓷，但由于修复体的断裂发生率较高，后来被公司淘汰。其后，Vita 公司推出相似成分的材料 Hi-ceram 系统，但是仍然不能用于后牙的修复。1990 年，Vita 公司推出了 In-ceram 系统以替代 Hi-ceram 系统，In-ceram 系统氧化铝含量可达 70%，玻璃通过高温渗入氧化铝骨架材料中，形成两相互联的结构，材料弯曲强度 450 MPa，随后又推出了玻璃渗透尖晶石和玻璃渗透氧化锆增韧的氧化铝。1993 年，Precera 公司推出了全新的修复理念，采用完全致密烧结的氧化铝瓷核，弯曲强度可达 675 MPa。直到 1998 年，更高强度的氧化锆陶瓷材料进入口腔领域，其弯曲强度可达 1200 MPa，临床适用范围较为广泛，可用于后牙多单位桥修复。近年来，氧化锆全瓷材料的透光性和美学性能都有明显改进，而且目前很多氧化锆全瓷系统都可提供多种不同颜色的瓷块供选择，甚至不同层色的多层氧化锆瓷块，或者可通过染色获得与修复体目标颜色相协调的基底冠或修复体。引入增材制造技术后，当前采用的氧化锆已经能够制作兼具力学可靠性及美学质感的全解剖结构修复体。

二、口腔陶瓷的分类 Classification of dental ceramics

口腔陶瓷可根据熔融温度（fusion temperature）、应用（application）、修复体制作工艺、结晶相等分类。

（一）按熔融温度（Fusion temperature）分类

1. 高熔陶瓷（high fusing ceramic） 1315 ～ 1370℃。

2. 中熔陶瓷（medium fusing ceramic） 1090 ～ 1260℃。

3. 低熔陶瓷（low fusing ceramic） 870 ～ 1060℃。

4. 超低熔陶瓷（ultra low fusing ceramic） ＜ 870℃。

高熔和中熔陶瓷粉多用于制作人工牙，低熔和超低熔陶瓷粉用于制作烤瓷全冠修复体。超低熔陶瓷粉用于钛合金的熔附。

（二）按应用（Application）分类

1. 烤瓷（porcelain）材料 包括金属烤瓷（ceramic fused to metal）和瓷核烤瓷（ceramic fused to ceramic）。

2. 全瓷（all-ceramic）修复材料 美观需要的全瓷冠、嵌体、高嵌体、贴面、固定局部义齿。

3. 陶瓷牙（ceramic teeth）。

4. 植入陶瓷（implant ceramics）。

（三）按修复体制作工艺分类

1. 烧结陶瓷（sintered ceramics）。

2. 热压铸陶瓷（hot-pressed，injection-molded，or castable ceramics） 临床上简称为"铸瓷"，又称注射成型玻璃陶瓷（injection-molded glass-ceramics）、注射成型牙科陶瓷（injectable dental ceramics）或预压陶瓷（pressable ceramics），是采用注射成型法（热压工艺）将陶瓷在

半熔化状态加压注入型腔制作全瓷修复体的陶瓷。

3. 玻璃渗透陶瓷（glass-infiltrated ceramics）或粉浆涂塑陶瓷（slip-cast ceramics）。

4. 可切削陶瓷（machinable ceramics） 是指能够用普通金属加工机械进行车、刨、铣、钻孔等工艺加工的特种陶瓷。

5. 增材制造陶瓷（additive manufactured ceramics） 又称三维打印陶瓷（3D printed ceramics）。

（四）按晶相分类

陶瓷的结晶相可以是氧化锆（zirconia）、氧化铝（alumina）、二硅酸锂（lithium disilicate）、尖晶石（spinel）、长石（feldspar）、白榴石（leucite）、氟磷灰石（fluorapatite）、硅氟云母（mica）等。

（五）按临床使用部位分类

1. 植入体内的陶瓷。
2. 非植入体内的陶瓷。

三、口腔陶瓷修复体的制备技术 Manufacture techniques of dental ceramic prosthesis

口腔修复体的制作方式多种多样。口腔陶瓷材料也因口腔修复体，因制作方式的不同而呈现不同形式，如长石质烤瓷材料可以粉状形式用于金属或全瓷等基底材料的饰瓷制作，也可以初步晶化瓷块的方式用于热压工艺，还可以预烧结或全烧结形态用于可切削工艺。目前，用于口腔陶瓷修复体的制备技术主要有如下几种。

（一）烤瓷

1. 成型（shaping） 选择合适色调的烤瓷粉，用蒸馏水或烤瓷专用液调成糊状，将糊状物用毛笔涂于代型上，用雕刻刀加压雕塑修复体的外形。加压可减少堆积体内的气孔，提高烧结后修复体的强度和透明性。为弥补烧结后修复体的体积收缩，在塑型时须将烤瓷预制体尺寸按正常修复体体积放大 13% ～ 20%。之后脱水，并在已预热至 650℃的炉内干燥几分钟，使残留水分挥发。

2. 烧结（sintering） 在真空烤瓷炉中烧结烤瓷预制体，使瓷粉颗粒表面产生熔融而相互凝聚成结晶体。烧结过程中产生失水及烧结后的致密，烤瓷预制体将出现明显的体积收缩。烧结过程一般分为 3 个阶段：在低温烧结阶段，瓷粉的玻璃基质软化、流动，瓷粉粒间产生不全凝集，此时烤瓷预制体内气孔多，但体积收缩不明显；在中温烧结阶段，瓷粉粒间完全凝集形成致密体，烤瓷预制体体积明显收缩；在高温烧结阶段，凝集的瓷粉颗粒互相熔接在一起成为牢固的结晶整体，此阶段预制体的体积收缩趋于稳定。烧结后离炉冷却。之后根据需要对修复体进行调磨修改或补瓷再烧。口内试戴后，于修复体表面上釉（glazing），行最后一次烧结。烧结次数和烧结温度对烤瓷修复体的强度和颜色将会产生影响，应予以控制。

（二）热压工艺

热压工艺又称高温注射成型（high-temperature injection molding），是在高温高压下使材料成型烧结的工艺。热压可避免瓷体中大孔隙的存在，并可促进玻璃基质中晶相很好地分散。制作时，用磷酸盐包埋材料包埋蜡型，采用失蜡技术制作耐火模腔。热压温度在陶瓷的软化点附近。通过耐火活塞，施加 0.3 ～ 0.4 MPa 压力，使软化的陶瓷压入模腔。之后保持高温 10 ～ 20 分钟。热压技术需要专门设计的自动压力炉，以使晶体相在玻璃相中很好的分散，从而获得比烧结陶瓷更高的结晶度、更小的晶体粒度和更优良的力学性能。

（三）粉浆涂塑玻璃渗透工艺

粉浆涂塑（slip-casting）的基本原理是预先制作一多孔陶瓷修复体，随后向孔隙中渗透熔融的玻璃，制作出致密的修复体。具体过程是，在耐火代型上将胶状烤瓷粉浆分层涂塑，耐火代型上的孔隙能够经毛细管作用虹吸粉浆中的水分，使涂塑体致密，形成冠核。之后将其连同耐火代型一起于高温下烧结，通常耐火代型收缩较致密涂塑体大，故烧结后，冠核可容易从代型上取下。通过烧结使烤瓷粉粒表面初步熔接，形成一个稳定的立体网络结构。该烧结过程完成后，形成一多孔冠核。随后，向此多孔冠核中渗透熔融玻璃，即在高温下使熔融的玻璃经毛细管作用渗入瓷粉颗粒之间的孔隙中，形成复杂的网状交联结构。其显微结构由两个互穿网络组成，一个是晶体的基础结构，另一个是玻璃相。最终修复体孔隙少、缺陷小、韧性大、强度高，从而使材料具有良好的综合物理机械性能。

（四）切削成形技术

切削成形技术又称 CAD/CAM 技术，是用计算机辅助设计和计算机辅助切削（computer aided design-computer aided machining technology，CAD/CAM）工艺将可切削陶瓷制成修复体的技术。CAD/CAM 技术是将光电子技术、微机信息处理技术及自控机械加工技术用于修复体制作的一门新兴的口腔修复制作工艺。CAD/CAM 技术是采用电子-光学方法，用光学扫描仪对预备好的牙体进行扫描，取得牙预备体的光学"印模"（三维几何信息），将光学信息数字化输入计算机中，得到牙预备体的立体影像（此步骤代替人造石代型）。再在其上用计算机辅助设计修复体（此步骤代替蜡型制作）。最后用计算机控制的铣床（milling machine），对可切削陶瓷瓷块进行机械加工，制作成修复体（此步骤代替失蜡铸造技术）。

1. 椅旁 CAD/CAM 技术　利用口内扫描获取数字印模，使用计算机辅助设计软件进行修复体设计，并通过数控切削技术制作修复体，通常在门诊完成，对于适合的病例可以实现一次就诊完成修复治疗。

椅旁 CAD/CAM 技术含下列 3 步：在数字化模板中获取数据、在计算机上设计合适的修复体、将预成形材料快加工成修复体。此技术可用于制作精确的贴面、冠、嵌体及高嵌体的组织面；修复体核心部陶瓷内孔隙少。切削过程仅几分钟，不需要取印模，省时，患者就诊一次即可完成。虽然方便，但 CAD/CAM 系统设备昂贵，且制作的修复体边缘精确性相对差。有些系统需要花费大量时间用于手工调磨修整殆面外形及抛光。

2. 技工室 CAD/CAM 技术　近年来，工业（技工室）CAD/CAM 技术逐渐用于制作修复体。技术人员将代型进行扫描，数据被输送到工作站，在那里用计算机控制切削机，切削出一个放大的代型以补偿烧结收缩。随后于代型上压实氧化铝粉，再次切削，最后于高温下烧结。缺点为不能一次就诊完成，设备昂贵。

3. 复制切削技术（copy-milling technology）　采用复制切削技术将可切削陶瓷块制成嵌体、高嵌体及贴面。在传统人造石代型上制作硬树脂模型（pattern），之后以树脂修复体为模型，用类似配钥匙的缩放仪（pantograph）切削陶瓷块，制作出与树脂模型一致的瓷修复体。但修复体的边缘精确性仍是问题，且设备昂贵。

如由苏黎世大学的 Eidenbenz 等研制的 Celay 系统（Vident，Baldwin Park，CA），是一台计算机控制的多轴切削机，工作原理类似配钥匙。该系统由两部分组成：一部分直接读取在口内或人造石代型上先期制作的暂时性树脂修复体表面外形数据，以此硬树脂修复体为切削模板；另一部分像配钥匙一样同步切削瓷块，制作出与树脂模型一致的瓷修复体。

与 CAD/CAM 技术相比，其缺点是需要取印模，修复体不能一次就诊完成，且设备昂贵。用复制切削技术制作的修复体边缘准确性与传统的烤瓷烧结技术相同。现这一技术业已成为历史。

第二节 长石质烤瓷材料
Feldspathic porcelains

一、概述

烤瓷（porcelain）特指特定组成范围的陶瓷，由长石（feldspars）、石英（quartz）和高岭土（kaolin，水合硅酸铝）混合，在高温下烧结而成。从习惯上讲，烤瓷是指在口腔修复治疗时，直接采用各种粉状瓷料经过烧结、加工、制作烤瓷修复体或金属烤瓷修复体的一种工艺过程。习惯上将用于制作烤瓷修复体的粉状瓷料称为烤瓷材料或烤瓷粉（porcelain material，dental porcelain，porcelain powder）。最早用于口腔临床的陶瓷材料也属于此类。1900 年代，前牙烤瓷甲冠（porcelain jacket crown）出现，它是由长石或氧化铝陶瓷烧结于铂箔上形成，可认为是全瓷冠的鼻祖。此后，基于该类材料发展了很多陶瓷修复技术，如 1949 年真空烧结技术的发展、高速手机的发明、弹性印模材料的开发等，极大促进了口腔固定修复技术的发展。但玻璃相含量高，力学性能和耐裂纹扩展能力差限制了此类材料的临床使用。直到 1962 年，Weinsteins 发展了含白榴石（leucite）的长石质烤瓷粉，通过调节具有高膨胀系数的白榴石含量，解决了金属与陶瓷饰面匹配性差的问题，极大促进了金属烤瓷修复体系的发展，并沿用至今。随着全瓷修复材料的快速发展，该类材料也用于瓷基底烤瓷。本节主要介绍长石质烤瓷和增强的长石质烤瓷，金属烤瓷材料见本章第三节。

二、烤瓷材料的基本原料组成 Basic raw material composition of dental porcelain

烤瓷材料主要由长石、石英、高岭土或白陶土、助熔剂、着色剂、遮色剂等原料组成。

1. 长石 是烤瓷材料的主要成分，主要采用天然钾长石（$K_2O \cdot Al_2O_3 \cdot 6H_2O$）或钠长石（$Na_2O \cdot Al_2O_3 \cdot 6H_2O$）或二者的混合物。长石融化后形成玻璃基质（glass matrix）。不同金属氧化物与钾长石在高温（$1250 \sim 1500℃$）下烧结后，可生成白榴石（硅酸铝钾，$KAlSi_2O_6$）结晶及玻璃相，使材料软化并烧结致密。

2. 石英 主要成分为二氧化硅（silicon dioxide，silica），是组成许多陶瓷的基础，分子式为 SiO_2，熔点约 1800℃。它在烧结过程中不发生变化，呈细晶体颗粒悬浮在玻璃相（熔化的长石及白陶土）中，作为增强剂增加材料的强度。因石英的折光系数较大，为 1.55，在不连续的界面上产生光散射，故石英含量大时能降低烤瓷的透明度。

3. 高岭土或白陶土 为一种黏土，分子式 $Al_2O_3 \cdot 2SiO_2 \cdot 2H_2O$，易与长石结合，提高陶瓷的韧性和不透明性。本身有可塑性，使材料易于塑形，烧结后有一定强度，但不透明，失水后收缩率大。

4. 助熔剂（flux） 在烤瓷材料烧结中起助熔作用，降低熔融温度，增加流动性。主要有四硼酸钠（borax，俗称硼砂），分子式 $Na_2B_4O_4 \cdot 10H_2O$；碳酸盐（carbonate），如碳酸钠、碳酸钾、碳酸钙等。助熔剂可降低长石的熔融温度，使瓷的熔化范围减小，从而减少陶瓷中的残余孔隙。碱性氧化物，如钾、钠、锂、钙、镁、钡的氧化物，可以切割玻璃基质 Si-O 三维结构的交联，从而降低熔融温度，增加材料熔融状态下的流动性。

5. 着色剂（pigments） 烤瓷粉有不同的颜色，多是将金属氧化物与长石熔化后研成粉末，加入瓷料中调色而成。常用的金属氧化物有氧化钛（白色）、氧化铈（黄色）、氧化铁（褐色）、氧化镍（灰色）、氧化钴（蓝色）、磷酸锰（红色）。氧化铈、氧化镨等稀土氧化物作为荧光剂，增加烤瓷修复体的自然色感。

6. 其他玻璃改性剂（glass modifier）　如在中、低熔烤瓷粉中加入氧化硼（boron oxide，分子式 B_2O_3），或者碱性碳酸盐，可减小黏度，降低软化温度或熔点；加入氧化铝（Al_2O_3）可增加烤瓷的强度、黏度及硬度，并改变软化点，同时减少烧结收缩；黏合剂（binder）使瓷粉结合紧密，以便在烧结前雕刻塑形。釉料（glaze）由石英和助熔剂组成，可增加修复体表面的光泽度。

三、传统烤瓷材料 Tradition dental porcelain

长石质烤瓷材料是以长石和二氧化硅为基本成分组成的玻璃态陶瓷材料，又称传统烤瓷材料（traditional dental porcelain，conventional dental porcelain）。其结构中含玻璃基质相及一个或多个结晶相，白榴石（$K_2O \cdot Al_2O_3 \cdot 4SiO_2$）为其结晶相之一，故也称白榴石烤瓷（leucite porcelain）。根据各成分配比不同及加入不同的添加剂，可以调整烤瓷材料的熔化温度、烧结温度、线胀系数，以及与天然牙齿相匹配的色调，制成熔点范围不同的烤瓷材料。

（一）组成（Composition）

长石质烤瓷材料主要由长石、石英和不同的助熔剂组成。高熔烤瓷的组成中各组分含量（质量分数）：石英多（29%），助熔剂少（10%），长石占61%。低熔烤瓷中石英少（12%），助熔剂多（28%），长石占60%。中熔烤瓷的组成介于以上两者之间。

一般高熔烤瓷的强度、耐溶解性、透明性及在反复烧结时精确度的保持上性能较好。且高熔烤瓷易于修复、填补、着色或上釉。

（二）性能（Properties）

长石质烤瓷材料的许多物理机械性能与牙釉质相似。其压缩强度172 MPa，比牙釉质（400 MPa）低；弯曲强度65 MPa；弹性模量为83 GPa，与牙釉质（84 GPa）相似；线胀系数 12×10^{-6} /K，也与牙釉质（11.4×10^{-6} /K）相似。烧结后的烤瓷材料硬度（布氏硬度400）接近于牙釉质的硬度（布氏硬度300），且耐磨性与牙釉质相当。色泽美观，化学性能稳定，能长期耐受口腔环境的唾液和微生物的作用而不发生变化。其为惰性材料，生物相容性良好。适合作为牙体缺损、缺失的修复材料。可作为金属冠及固定义齿用陶瓷，满足全瓷冠、嵌体、高嵌体、贴面和陶瓷牙的美观需要。但材料的脆性大，弯曲强度低，故临床应用受到限制。通过改变其组成，改进烤瓷材料的性能，如向长石质烤瓷中加入 Al_2O_3 陶瓷，可明显改善材料的机械性能。

（三）应用（Application）

传统烤瓷材料由于烧结后体积收缩大、机械强度差，主要用于制作烤瓷全冠修复体，很少用于制作嵌体及其他义齿修复体。因此，虽然烤瓷材料应用较早，但单纯用其制作修复体时，有质脆易折等缺点，限制了其临床应用范围，现已逐渐被金属烤瓷修复体及新的全瓷修复材料和技术替代。

四、氧化铝基长石质烤瓷 Alumina-based feldspathic ceramics

（一）组成（Composition）

氧化铝增强的长石质烤瓷是在长石质烤瓷基础上发展起来的，即在传统长石质瓷中加入了

40% ～ 50% 质量分数（35% 体积分数）、粒径小于 20 μm 的氧化铝晶体。氧化铝基核瓷的烧结温度为 1050℃。

（二）性能（Properties）

由于 Al_2O_3 比长石质烤瓷中的 SiO_2 晶体的强度高、弹性模量大、断裂韧性高，且氧化铝晶体的线胀系数与玻璃基质相似，氧化铝晶体相与玻璃基质相的结合较好，故氧化铝晶体起到很好的增强和增韧作用，能更有效地预防裂纹扩展，使铝瓷的弯曲强度达 118 MPa，压缩强度可达 148 MPa，弹性模量 123 GPa，线胀系数为 $5.6×10^{-6}$/K。

（三）应用（Application）

由于氧化铝的折射系数与玻璃基质相差较大，材料的半透明性差，只能用于制作全瓷冠的核心部分（核瓷、底层）及烤瓷罩冠的内层，其外表面再烧结上强度较低但透明度较好的牙本质瓷及釉质瓷。氧化铝质烤瓷的机械强度明显高于长石质烤瓷，可用于修复前牙，但不能用于后牙和 3 个单位的桥。

五、镁基核瓷 Magnesia-based core porcelain

镁基核瓷的成分基本同上述的氧化铝基核瓷，但是由氧化镁代替了氧化铝，玻璃基质中含镁结晶，因此强度明显提高。烧结后未上釉的镁基核瓷的弯曲强度达 131 MPa，为传统长石质烤瓷（70 MPa）的 2 倍。线胀系数大，为 $(13 ～ 14.5)×10^{-6}$/K。上釉后因釉料浸渗入孔隙中，使表面层处于压力状态，修复体断裂前须先克服此应力，故上釉后压缩强度可达 269 MPa。

广泛应用于金属烤瓷系统的金属烤瓷粉均可熔附于镁基核瓷上，该烤瓷适合于制作大多数前牙冠。因不需金属核，故较金属烤瓷修复体美观。缺点是不能用于桥体制作。因烧结陶瓷烧结收缩率较大，具有边缘适合性不精确以及制作技术复杂的问题，目前较少使用。操作简便的热压，以及可切削全瓷材料正不断替代烧结全瓷材料。

第三节　金属烤瓷材料
Ceramics for porcelain fused to metal

一、金属烤瓷材料的性能要求 Properties requirements of ceramics for porcelain fused to metal

金属烤瓷修复体所需的烤瓷材料是一种特殊的陶瓷，它除了应具备陶瓷特有的性质，还需要具备与金属匹配、结合的能力。烤瓷材料必须具备的特性主要有如下几方面。

1. 具有天然牙的色泽。

2. 能够遮盖金属基底冠的颜色。

3. 具有良好的可操作性（水调和瓷粉的成型性、凝聚收缩性）。

4. 与金属形成机械、化学结合。

5. 与金属的线胀系数相匹配（最理想的是比金属小 $0.5×10^{-6}$/℃）。如果金属与陶瓷之间的线胀系数差过大，冷却时就会在二者接触的界面上及其内部产生应力，造成剥离破坏或使陶瓷中出现裂纹。

6. 具有适当的软化温度。

7.具有较高的机械强度。特别是应有较高的比例极限和弹性模量。

二、材料组成和性能

（一）组成（Composition）

金属烤瓷用烤瓷粉的化学成分是比较复杂的，既要遮盖金属颜色，又要与金属牢固结合。根据金属烤瓷粉的化学组成，主要有二氧化硅（玻璃相和晶相）玻璃基质、白榴石（SiO_2、AlO_3、K_2O），用于调节烤瓷粉熔融（软化）、结晶析出和膨胀率的调节剂（Na_2O、BaO、CaO、MgO、B_2O_3、SnO_2、In_2O_3、Li_2O、ZrO_2等）。促进瓷粉与金属润湿、结合的结合剂（SnO_2、In_2O_3、Fe_2O_3），用于遮挡金属底色的遮色剂（ZrO_2、SnO_2），用于调节色彩的着色剂（TiO_2）等组分（表10-1）。

表10-1 3种烤瓷粉的化学成分（wt%）

组成商品	使用位置	SiO_2	Al_2O_3	K_2O	Na_2O	BaO	CaO	MgO	B_2O_3	SnO_2	In_2O_3	Li_2O	ZrO_2	Fe_2O_3	TiO_2
A															
	O	53.13	14.92	8.66	4.97	5.76	0.057	0.08	2.13	0.51	0.51			0.056	3.33
	B	62.71	12.97	7.61	5.21	3.49	0.076	0.24	1.50					0.052	1.65
	E	63.21	13.15	8.34	5.40	3.73	0.33	0.28	1.16					0.065	1.64
B															
	O	51.32	11.23	7.03	3.22	2.62	0.061	5.44		10.75		1.25	5.77	0.056	0.25
	B	61.20	12.95	9.42	6.80			5.98		0.51		1.14			
	E	63.00	13.19	9.28	6.73			7.43				1.08			
C															
	O	50.73	17.17	8.62	6.02		0.07		4.29	7.99					3.92
	B	61.71	17.32	9.66	5.91		0.07		4.29						
	E	64.25	16.18	8.86	6.02		0.08		3.05						

注：O——遮色瓷；B——体瓷（牙本质色）；E——釉质瓷（牙釉质色）。

（二）金属烤瓷粉的种类（Classification of porcelain fused to metal powder）

根据金属烤瓷粉的不同作用，金属烤瓷粉主要分为以下几种。

1. 遮色瓷（Opaque porcelain） 是涂布于烤瓷合金上的第一层瓷粉，可以是粉剂或糊剂。主要作用是遮盖金属底色并获得良好的金-瓷结合。一般会在遮色瓷中加入具有遮色作用的金属氧化物成分，如氧化钛（TiO_2）和氧化锆（ZrO_2）等，和促进与金属基底结合的结合剂，如SnO_2、In_2O_3、Fe_2O_3等。遮色瓷堆积厚度通常不超过0.1 mm，为其他瓷粉预留足够的空间。

2. 体瓷/牙本质瓷（body/dentine porcelain） 体瓷烧结于遮色瓷上，为修复体提供半透明性和匹配的颜色。瓷粉颜色来源于添加的金属氧化物。通常每一种体瓷均有相应颜色的遮色瓷，即使是不同的生产厂商提供的相同色号的瓷粉，其颜色仍可能存在较大的差异。烤瓷粉的颜色调整是通过添加色料来实现的，这些色料能耐高温，颜色主要由金属离子产生，如铁、铬、钴、铱、银、镍、金、锡、钛、锰等，添加铈、钐可以产生荧光效果。

3. 切端瓷/釉质瓷（enamel porcelain） 釉质瓷透明度较高，与牙本质瓷相比，主要区别在于玻璃基质含量高，色料含量较少，提供釉质样质感，因此，修复体的颜色主要取决于其下方牙本质瓷的颜色。牙本质瓷和釉质瓷第一次烧结的体积收缩为15%～25%，遮色瓷在第一次烧结后会产生一些裂纹，但体积较稳定。

4. 特殊用途瓷粉 生产商还提供其他有修饰效果的瓷粉。如色彩修饰瓷粉、边缘（肩台）瓷粉、具有乳光和荧光效果的瓷粉、恢复牙龈的牙龈瓷粉和修改缺陷的修改瓷粉等。

（三）性能（Properties）

金属烤瓷材料烧结后的许多物理机械性能（表10-2、图10-1）与牙釉质相似。其断裂韧性 $0.92 \sim 1.26$ MPa·m$^{1/2}$，与牙釉质 $0.6 \sim 1.5$ MPa·m$^{1/2}$ 相似；其弹性模量为 70 GPa，与牙釉质（$70 \sim 100$ GPa）相似；线胀系数 $(12 \sim 14) \times 10^{-6}$/K，也与牙釉质（$11.4 \times 10^{-6}$/K）相似。烧结后的烤瓷材料硬度（6 GPa）接近于牙釉质的硬度（$3 \sim 5$ GPa），且耐磨性与牙釉质相当。玻璃含量高，色泽美观，化学性能稳定，能长期耐受口腔环境的唾液和微生物的作用而不发生变化，生物相容性良好。

表 10-2　金属烤瓷材料的主要性能

性能	值	性能	值
抗压强度（MPa）	175	线胀系数（$\times 10^{-6} \cdot$ K^{-1}）	$12 \sim 14$
弯曲强度（MPa）	$60 \sim 70$	热导率［W/（m·K）］	1.204
弹性模量（GPa）	70	体积收缩	33%～40%
硬度（GPa）	6	透明度	0.27
断裂韧性（MPa·m$^{1/2}$）	$0.92 \sim 1.26$	密度（g/cm^3）	2.4

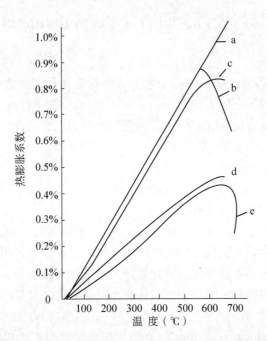

图 10-1　金属烤瓷用合金及各种陶瓷材料的热膨胀曲线
a. 金属烤瓷合金；b. 烤瓷材料中的遮色瓷；c. 烤瓷材料中的牙本质瓷；d. 全瓷冠的核瓷；e. 全瓷冠的牙本质瓷

三、金属烤瓷修复体制作工艺 Fabrication process of porcelain fused to metal restoration

（一）制作金属基底冠

选用与烤瓷材料相匹配的合金制作金属基底冠。制作方法与常规铸造金属修复体相同，但要在保证强度的基础上，为烤瓷材料预留足够的空间。

（二）金属基底冠表面的预处理

为了获得金属与瓷之间的牢固结合，须对金属基底冠的瓷结合面进行预处理，以提高瓷对金属的润湿性，增加接触面积，并获得致密的金属氧化层。

1. 粗化处理　采用物理、机械或化学的方法，如喷砂、超声清洁、电解等，除去金属表面的杂质和污染物，以获得清洁的表面，并粗化金属基底冠表面。

2. 排气和预氧化　将清洁后的金属基底冠充分干燥后，放入800℃真空烤瓷炉内，保持3～5分钟，然后升温至1100℃后放气，在空气中预氧化5分钟，使金属基底冠表面形成一薄层均匀、致密的氧化膜，以提高金-瓷结合力。

（三）瓷粉堆塑成型（Shaping）

参见本章第一节相关内容。

（四）烧结（Sintering）

参见本章第一节相关内容。

（五）修整、上釉

按照制作要求对烤瓷修复体进行形态修整，完成上釉。

四、金属烤瓷材料与烤瓷合金的结合 Ceramic-metal bonding

（一）结合原理

金属烤瓷用陶瓷与烤瓷合金的结合一般被认为存在4种结合方式，即化学结合、机械结合、范德瓦耳斯力结合和压缩应力结合。

1. 化学结合（chemical bonding）　关于陶瓷与合金的化学结合方式，有以下几种认识。

（1）以氧化物作为中介层形成的结合。

（2）以离子交换的方式结合。

（3）通过熔融状态下的原子扩散形成的结合。

（4）通过氧化还原反应产生的结合。

但无论哪一种认识都认为，合金表面的 In_2O_3、SnO_2、NiO，以及其他金属氧化物构成的氧化膜与陶瓷成分中的金属氧化物之间相互作用，形成原子结合，产生了金属与陶瓷之间的烧结力。在使用中，合金表面通过特殊的氧化处理（脱气，degassing）形成稳定的氧化膜。这种氧化膜首先应该是能够与陶瓷牢固结合的氧化物，同时氧化膜自身也有较高的强度，而且与合金结合紧密。在金属烤瓷的结合强度中，化学结合产生的结合力大约占49%。

2. 机械结合（mechanical retention）　在陶瓷与合金之间产生机械结合的条件，首先是合金的表面具有适当的粗糙度（roughness），或者特意制作出易于固位（retention）的形态。通过烤瓷烧结，将陶瓷嵌入到凹陷的部位中，形成机械固位结构。在金属烤瓷的结合强度中，机械结合产生的结合力占大约22%。

3. 范德瓦耳斯力（van der Wall's forces）结合 范德瓦耳斯力产生的结合是相邻分子或原子之间的引力形成的。合金表面氧化膜的存在提高了烧结过程中陶瓷的润湿性，使分子之间更加接近，范德瓦耳斯力的作用更强。但这种力属于弱电力，在金属烤瓷的结合强度中仅占大约 3%。

4. 压应力（compressive stresses）结合 陶瓷的膨胀系数一般都比烤瓷合金的膨胀系数小一些，导致瓷粉烧结后的冷却收缩量也小于烤瓷合金。于是，由于合金的收缩量略大于陶瓷，使陶瓷承受一定的压应力，在合金与陶瓷的结合界面处，陶瓷受到压应力，合金受到拉应力。

（二）金-瓷结合的影响因素

1. 合金表面的氧化层 贵金属合金表面在烤瓷前都要求做预氧化处理，在金属表面形成氧化层，以利于和烤瓷结合。氧化层应有适当的厚度。合金表面氧化层不足会影响结合，相反，氧化层过厚，其线胀系数与合金或瓷不同，当加热/冷却时，会产生不同应力而导致界面出现裂缝，降低金-瓷结合强度。一般来说，合金表面氧化层厚度以 $0.2 \sim 2\ \mu m$ 为佳。

研究表明，非贵金属合金表面尤其要避免过厚的氧化层。高铬含量的镍铬合金容易产生较厚的氧化层。合金中加入铝元素，氧化后形成氧化铝，有助于减低因富含铬形成的氧化层厚度。在低大气压下，烧结形成的合金氧化层厚度一般要低于在空气中形成的氧化层厚度。操作中要按照合金氧化及烤瓷烧结过程的规范要求进行。

2. 合金表面的粗糙度 合金表面通常用氧化铝喷砂以形成粗糙表面。界面粗糙所增加的表面积为化学键的形成提供了更多的位点，而且熔融的瓷流入表面的凹坑内，能够形成强有力的机械嵌合。如果出现瓷在金属上润湿不良或瓷未充分烧结，也会降低金-瓷结合。

3. 金-瓷线胀系数的匹配性 金属和烤瓷之间的线胀系数（CTE）必须匹配，以获得良好的界面结合。通常金属的线胀系数为 $(13.5 \sim 14.5) \times 10^{-6}/K$，烤瓷为 $(13.0 \sim 14.0) \times 10^{-6}/K$，要求二者之差在 $(0 \sim 0.5) \times 10^{-6}/K$。如果金属与烤瓷的线胀系数差异太大，在冷却过程中，瓷很容易产生龟裂和剥脱。当烤瓷的线胀系数大于金属时，冷却过程中金属收缩小于烤瓷，瓷层内将形成拉应力，由于烤瓷的拉伸强度低，容易产生裂纹；如果金属的线胀系数明显高于烤瓷，当温度降到室温时，在合金表面烤瓷层内就会形成较大的压应力，烤瓷可能剥脱。理想的情况是二者的线胀系数相等或烤瓷的线胀系数稍小于金属，如图 10-2 所示。这时界面处的烤瓷内部形成轻微的压缩力，而陶瓷对压应力的抵抗能力远高于拉应力。通常烤瓷粉的抗压强度为 170 MPa，而抗拉强度仅 $23 \sim 33$ MPa，这样瓷不会被压碎而且有利于金-瓷的结合。

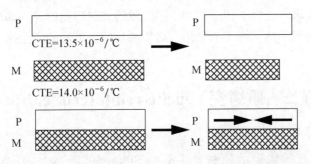

图 10-2 金-瓷结合示意图

为了适应不同的金属，可通过加入低线胀系数的物质，如硅酸铝锂，或者高线胀系数的物质，如白榴石晶体，来调整烤瓷材料的线胀系数。

在金属烤瓷修复体中，金属的线胀系数相对恒定，而瓷的线胀系数可能因为烧结温度、烧结次数、冷却速度等的不同有较大的变化。多次烧结可能使瓷体中白榴石晶体含量增加，导致烤瓷材料的线胀系数变大，使原本匹配的金属烤瓷体系不匹配，降低了金-瓷结合力，引起瓷层脱落。

所以，线胀系数是影响金-瓷结合的重要因素，而烧结温度、烧结次数、冷却工艺等可通过影响线胀系数而影响金-瓷结合。

4. 瓷粉熔融后在合金表面的润湿性　瓷粉熔融后在合金表面的良好润湿性是确保二者化学性结合、物理性结合和机械嵌合的基础。这需要合金表面具有较大的表面能。合金表面清洁、不被污染（例如手指的触碰、包埋材料及研磨材料的残留物），能提高其表面能。通常，喷砂后将金属基底冠放入乙醇溶液中进行超声波清洗可清洁金属表面。

第四节　玻璃陶瓷
Glass ceramics

一、概述

玻璃陶瓷，又称微晶玻璃，是将特定组成（含有晶种）的基础玻璃，在加热过程中通过控制晶化而得到的一类含有大量微晶相和残余玻璃相的多晶固体材料。玻璃陶瓷通过玻璃的受控析晶（crystallization）制成。玻璃的受控析晶是指适当组分的玻璃通过一定的热处理制度使玻璃成核及结晶相生长。通过调整基础玻璃组分、析晶时间和温度调控晶体种类、晶体成核的数量、晶体生长的速度、大小，以及晶相的含量等，从而调控材料的性能。

MacCulloch 于 1968 年首先提出可将 Li_2O-ZnO-SiO_2 系统的玻璃陶瓷应用于牙科领域，Hench 等在 1971 年首次报道了使用可铸造玻璃陶瓷系统制作牙科修复体的病例。1987 年，Dentsply 公司首次将玻璃陶瓷商品化，推出 Dicor 铸造玻璃陶瓷，是第一个应用于牙科的玻璃陶瓷。由于玻璃陶瓷具有与天然牙相近的半透性，越来越多的产品被相继开发应用于口腔修复领域。

玻璃陶瓷的制备一般包括两个基本步骤。一是基质玻璃的制备：一般采用熔融法制作，将一定组成的配料按比例混合后，经高温熔融，然后退火成为均匀的基质玻璃熔块；也可采用热压玻璃粉形成基质玻璃熔块。二是对基质玻璃的热处理：促使其核化、晶化，最终转变为玻璃陶瓷制品。根据热处理制度的不同，此步骤又可分为两个或多个阶段，如产生晶核的低温阶段和促进晶粒生长的一个或多个高温处理阶段。正是基于玻璃陶瓷的这一特性，可根据临床修复体不同制作工艺的需求，提供不同形式和不同阶段的玻璃陶瓷制品，如玻璃陶瓷粉可用于粉浆堆塑工艺、陶瓷铸块用于热压铸工艺制作、初步晶化的玻璃块和完全晶化的玻璃块用于可切削成形等。

二、白榴石增强长石质烤瓷 Leucite-reinforced feldspathic porcelain

（一）组成

白榴石增强长石质烤瓷的原材料主要由 SiO_2（59%～63%）、Al_2O_3（19%～23.5%）、K_2O（10%～14%）、Na_2O（3.5%～6.5%）、B_2O_3（0%～1%）、CeO_2（0%～1%）、CaO（0.5%～3%）、BaO（0%～1.5%）、TiO_2（0%～0.5%）等组成。四方白榴石晶体在玻璃基质的表面成核，向玻璃基质中延伸生长。因此，为了增加成核的密度，并确保晶体在玻璃基质中均匀生长和分布，需要使用细的玻璃粉，并压制成型。这样晶体可以在细的玻璃粉表面成核和生长，然后进一步在950℃的情况下烧结形成致密、结构均匀的玻璃陶瓷块。为了最大化晶体生长速率，需要在1050℃下二次热处理。晶粒的含量和晶体的生长动力由玻璃前驱体的化学成分和热处理制度决定。通过添加Na_2O、Li_2O、LiF可以进一步降低玻璃的熔融温度，增加白榴石晶化的速率。

（二）性能

在长石质烤瓷中加入45%的四方晶系白榴石作为增强相。白榴石晶体可阻止裂纹的扩展，其晶体均匀分散于长石形成的玻璃相中。高含量的白榴石使其弯曲强度（104 MPa）及压缩强度增加。白榴石晶体较玻璃基质具有较高的线胀系数，前者线胀系数为$20 \sim 25 \times 10^{-6}$/K，后者为$8 \times 10^{-6}$/K，导致白榴石结晶与玻璃基质在冷却收缩方面差异较大，线胀系数的不匹配造成在冷却时晶体比周围玻璃基质收缩大，从而在玻璃基质中产生切向压缩应力，使玻璃在冷却时处于压缩状态，进一步增强了其强度。该切向压缩应力的存在对裂纹起到偏转作用，增强了较弱玻璃相抗裂纹扩展的能力。

白榴石玻璃陶瓷具有优良的美学性能，由于白榴石和玻璃基质具有相似的折光指数，材料的半透明性较好。尽管强度是传统长石质烤瓷的2倍，其用于后牙固定修复强度依然不足。

（三）应用

商品，如Optec HSP，是白榴石增强的长石质烤瓷，白榴石含量达50.6%。

修复体的制作同传统的长石质烤瓷及氧化铝质烤瓷，分为体瓷（body porcelain）和切缘瓷（incisal porcelain），可用于嵌体、高嵌体及低应力的冠和贴面。与金属烤瓷或氧化铝质烤瓷冠核相比，它仅有一较小的不透明层（核），故修复体比氧化铝质烤瓷冠及玻璃浸渗氧化铝瓷冠更透明。其强度高于金属烤瓷修复体中的长石质烤瓷。采用白榴石增强长石质烤瓷制作修复体的优点是不需金属或不透明核，修复体透明性好，弯曲强度高。但因烤瓷烧结收缩，修复体的边缘适合性稍差，不能用于后牙修复。

三、云母基玻璃陶瓷 Mica-based glass ceramics

（一）结构和组成

云母基玻璃陶瓷（mica-based glass ceramics）的主晶相为硅氟云母（$K_2Mg_5Si_8O_{20}F_4$）的铸造陶瓷材料。其化学组成：成分SiO_2（56%～64%）、MgO（15%～20%）、K_2O（12%～18%）、F（4%～9%）、Al_2O_3（0%～2%）、ZrO_2（0%～5%）、少量的氧化铈以模拟天然牙的荧光特征。分为K_2O-MgO-Al_2O_3-SiO_2-F_2系列（国产）或K_2O-MgF_2-MgO-SiO_2-ZrO_2（Dicor）系列。

云母基玻璃陶瓷涉及两步晶化过程：首先将基质玻璃在625℃处理1～6小时，导致玻璃相分离，形成细小的球形云母晶粒。然后在1000～1150℃处理1～8小时，细小球形云母晶粒融合再结晶形成大小1～2 μm的板状晶粒，厚度0.5 μm，可阻止裂纹扩展。这样的微结构对于可切削性能、透明性和玻璃陶瓷的强度有重要意义。因此，热处理的温度、加热速率和退火时间对于晶粒的形成、分散，以及晶体的形状、大小、分布至关重要。

（二）性能

材料最终云母晶体含量约55%，挠曲强度达120～150 MPa。云母晶体细小，其折射率与周围玻璃相接近，半透明性更接近牙釉质，因此具有良好的美学性能及化学稳定性，硬度与牙釉质相似，具有良好的可切削性能。

（三）应用

云母基玻璃陶瓷可用于嵌体、贴面和冠的制作。目前有两种形式的云母基玻璃陶瓷可供临床使用，即可铸造玻璃块和可切削玻璃块。

可铸造玻璃块：在特定的机器内，以1370℃熔融玻璃块6分钟，然后离心将熔融的玻璃铸入经失蜡工艺的模腔中。然后在1075℃中晶化1.5小时，形成晶粒细小的玻璃陶瓷修复体。最后采用着色玻璃上釉。

可切削玻璃块：为预先晶化的云母玻璃陶瓷，含有约70%的云母玻璃，与铸造玻璃具有相似的机械性能，尽管透明性稍微降低。由于云母板状晶粒结构具有良好的耐裂纹扩展能力，从而具有良好的可切削性能。

缺点是在晶化过程中的体积收缩，修复体制备的耗时较长、工序复杂，具有产品不均一的较大风险，与瓷熔附全冠相比边缘密合性较差，目前这一类的材料临床使用较少。

四、二硅酸锂玻璃陶瓷 Lithium disilicate glass ceramics

（一）结构与组成

二硅酸锂玻璃陶瓷是基于 SiO_2-Li_2O 系统的陶瓷体系。其原材料主要由 SiO_2（57%～80%）、Li_2O（11%～19%）、K_2O（5%～13%）、P_2O_5（3%～11%）、ZrO_2（2%～8%）等组成，其中，P_2O_5 为成核剂。根据修复体制作方式的不同，可分为可切削二硅酸锂玻璃陶瓷和热压二硅酸锂玻璃陶瓷，根据切削和热压工艺对材料不同性能的要求，对上述原材料采用不同的热处理制度获得不同微结构和性能的玻璃陶瓷块。

可切削二硅酸锂玻璃陶瓷：将上述原料压入不锈钢模具中加热熔融，获得均匀的基质玻璃，然后在450～550℃的烤炉中退火释放应力，并保温一定的时间（5～60分钟）以初步成核，以获得最大数量的晶核，确保形成足够数量的偏硅酸盐晶体，这一过程也可以直接在熔融冷却阶段进行。第二步是在690～710℃处理10～30分钟形成偏硅酸锂晶体，并冷却到室温，此时不成熟的偏磷酸盐晶体为0.2～1 μm，呈板样，均匀分散，含量约40%，材料的弯曲强度约130 Mpa，适合于切削加工，玻璃陶瓷以此阶段的材料供应给技工和医生使用。玻璃块经切削加工成适宜形状的修复体后，再在850℃热处理20～31分钟，充分晶化，形成大量硅酸锂（$Li_2Si_2O_5$）晶体和少量正磷酸锂晶体。在此阶段，偏硅酸锂晶体与周围的硅玻璃完全反应，形成小棒样相互锁结的1.5 μm 长的二硅酸锂晶体，体积分数70%。可切削玻璃陶瓷弯曲强度360 Mpa，断裂韧性2.25 MPa·$m^{1/2}$。

热压铸二硅酸锂玻璃陶瓷：基质玻璃块的制备和初步纳米成核处理条件和步骤同可切削二硅酸锂玻璃陶瓷，然后在750～850℃热处理2小时晶化，获得可供技工和医生使用的铸造玻璃陶瓷块。然后采用失蜡技术，在890～920℃下，将铸造玻璃块压入模腔，保温5～15分钟。热压工艺形成3～6 μm 长的针样二硅酸锂晶体，这些晶体均匀随机分布于玻璃基质中，晶体之间互相锁结，体积分数约70%。材料的弯曲强度高达400 MPa，断裂韧性2.75 MPa·$m^{1/2}$。

（二）性能

同白榴石基热压陶瓷类似，在二硅酸锂晶体和玻璃基质之间热膨胀的不匹配，可使裂纹偏转。并且显微结构中高度互锁的长晶体也使裂纹向多方向偏转，从而提高了抗裂纹扩展的能力。热压也促使晶体沿着压力方向排列，更提高了在垂直于晶体排列方向抗裂纹扩展的能力。该类材料的弯曲强度比白榴石增强的长石质瓷高3倍，为350～450 Mpa，断裂韧性2.9～3.2 MPa·$m^{1/2}$，二硅酸锂晶体的光折射系数与玻璃基质接近，具有较高的半透明性，但透明度不如白榴石增强的长石质瓷。弹性模量为95 GPa，维氏硬度为5.5 GPa，线胀系数为10.5。由于与常规的长石质烤瓷材料的线胀系数差别较大，二硅酸锂玻璃陶瓷必须用磷灰石玻璃陶瓷进行饰面处理。

（三）应用

该类产品用于嵌体、贴面、前牙冠桥和后牙单冠修复体的制作。制作的修复体密合度高，边缘适合性好，具较高的弯曲强度。美观，容易达到仿真效果，不需金属核或遮色瓷材料。耐磨性接近牙釉质。但不透明，在后牙区修复体易折断，且修复体制作需特殊设备。

五、磷灰石基玻璃陶瓷 Apatite glass ceramics

（一）结构与组成

磷灰石基玻璃陶瓷的主晶相为磷灰石的铸造陶瓷材料，为磷酸钙结晶类玻璃陶瓷。典型的成分 SiO_2（60%～65%），Al_2O_3（8%～12%），Na_2O（6%～9%），K_2O（6%～8%），ZnO（2%～3%），CaO，F 和 P_2O_5（2%～6%），其他氧化物（2%～8.5%），颜料（0.1%～1.5%）等组成。又可分为主晶相为磷灰石 $[Ca_{10}(PO_4)_6(OH,F)_2]$ 的 MgO-CaO-SiO_2-P_2O_5-F 系统（如 Cerapearl）和主晶相为偏磷酸钙 $[β-Ca_3P_2O_4]$ 的 CaO-Al_2O_3-P_2O_5 系统。其晶化前玻璃体含较多 P_2O_5 和 CaO，晶化后生成物是磷灰石类结晶。

通过热处理制度控制晶体的成核，可获得两种晶相的磷灰石玻璃陶瓷，一种是纳米氟磷灰石玻璃陶瓷，晶体为直径 100 nm、长度 300 nm 的氟磷灰石晶体；一种是直径 300 nm、长度 2～5 μm 的微米氟羟基磷灰石晶体。晶体含量 19%～23%。通过调整晶体的含量，以及两种大小晶体的比例，从而调控材料的半透明性（微米晶体含量）、亮度和乳光特性（纳米晶体含量）。

（二）性能

磷灰石基玻璃陶瓷的弯曲强度高于一般烤瓷材料，约为 90 MPa，与牙釉质接近。物理性能，如硬度、导热率、折光率、透明性和半透明性（透明性达 50%）等均与天然牙釉质接近。在口腔环境中化学性能稳定，对机体的生物安全性好。

（三）应用

早期的氟磷灰石玻璃陶瓷是铸造陶瓷的一种，采用铸造工艺制作修复体，但由于强度低，现在基本不再单独用于修复体的制作，主要用于全瓷修复体瓷基底的饰瓷。

第五节　玻璃渗透陶瓷
Glass infiltrated ceramic

玻璃渗透陶瓷又称粉浆涂塑玻璃渗透陶瓷（slip-cast all-ceramic material）、玻璃浸渗核瓷（glass-infiltrated core material）、浸渗陶瓷（infiltrated ceramic）等，是将镧系玻璃粉涂覆于部分烧结的陶瓷晶体骨架上，玻璃粉熔融后通过毛细管作用渗入陶瓷颗粒之间的孔隙中，形成一种互穿网络结构。其显微结构由两个互穿网络组成，一个是晶体的基础结构，另一个是玻璃相。因其特殊的显微结构，大部分学者把该类陶瓷归为特殊的一类。根据玻璃渗透陶瓷中晶体骨架种类的不同，分为氧化铝基玻璃渗透全瓷材料（glass infiltrated alumina-based all-ceramic material）、尖晶石基玻璃渗透全瓷材料（spinel-based slip-cast all-ceramic material）、玻璃渗透氧化锆全瓷材料（glass infiltrated zirconia all-ceramic material）。

一、氧化铝基玻璃渗透陶瓷 Glass-infiltrated alumina-based all-ceramics

（一）结构与组成

氧化铝基玻璃渗透陶瓷又称氧化铝基粉浆涂塑全瓷材料（alumina-based slip-cast all-ceramic material）、玻璃渗透氧化铝核瓷（glass-infiltrated alumina core material）。基体瓷粉为高纯氧化铝（Al_2O_3）微粒，粒径 $2 \sim 5$ μm。由于氧化铝熔点太高，不易通过液相烧结，若使粉完全密实，只能通过固相烧结。在初次烧结过程中，由于颗粒间仅是氧化铝颗粒接触点连接在一起，形成一个多孔结构，氧化铝质冠核仅产生较小的体积收缩。故其边缘适合性及修复体内层与牙齿的适合度均较好。但该多孔核强度较低，仅 $6 \sim 10$ MPa，之后可在其上涂敷镧系玻璃。玻璃料主要由 La_2O_3、SiO_2、Al_2O_3 和 CaO 组成，粒径 $20 \sim 30$ μm，在 1100℃烧 $4 \sim 6$ 小时，低黏度熔化的玻璃浸入多孔结构中，使陶瓷致密。冠核制作完成后，用传统长石质烤瓷材料制作瓷基底饰面，构建修复体的美观和功能外形，完成整个修复体的制作。

（二）性能

氧化铝基体线胀系数为 $7.2 \times 10^{-6} \cdot K^{-1}$，稍大于渗透玻璃的 $7.0 \times 10^{-6} \cdot K^{-1}$。在玻璃渗透后的冷却过程中，氧化铝的收缩量大于玻璃，从而在玻璃中产生压应力，在裂纹扩展时必须克服此压应力，起到增强的作用。氧化铝基玻璃渗透陶瓷具有较高的强度，玻璃渗透后瓷核弯曲强度可达 450 MPa，断裂韧性 4.49 MPa·$m^{1/2}$，弹性模量 95 GPa，维氏硬度 9.4 GPa。玻璃渗透氧化铝瓷核的透明性较差，大约只有牙本质的一半。耐磨性类似牙釉质。

（三）应用

用该材料制成的冠核不透明，通常用于制作单个前牙、后牙和前牙三单位固定桥的基底核，不能被常规酸蚀及硅烷处理，与牙齿不粘接。制作需特殊设备，制作过程时间长，花费也大。代表性产品为 In-Ceram Alumina。

二、尖晶石基玻璃渗透陶瓷 Spinel-based slip-cast all-ceramic

尖晶石基玻璃渗透陶瓷是以镁铝尖晶石（$MgAl_2O_4$）为主晶相的玻璃陶瓷，它是镁质瓷的一种。其铝镁尖晶石含量78%，玻璃含量22%。铝镁尖晶石晶体与玻璃基质的光线折射指数像金，再加上在真空环境下进行玻璃渗透，陶瓷更加致密、孔隙少，因此，尖晶石基玻璃渗透陶瓷的半透明性是玻璃渗透氧化铝瓷的 2 倍多，但其弯曲强度和断裂韧性也是 3 种玻璃渗透陶瓷中最低的，弯曲强 350 MPa，断裂韧性 2.7 MPa·$m^{1/2}$。可用于嵌体、前牙冠修复。修复体制作同 In-Ceram 氧化铝粉浆涂塑全瓷材料。代表性产品为 In-Ceram Spinel。

三、玻璃渗透氧化锆全瓷材料 Glass-infiltrated zirconia all-ceramic material

氧化锆增韧的氧化铝玻璃浸渗陶瓷（zirconia-toughened alumina glass infiltrated ceramics）是在 In-Ceram Alumina 的基础上添加了 33% 氧化铈稳定的氧化锆，由 56% Al_2O_3、24% ZrO_2、20% 渗透玻璃组成。是玻璃渗透陶瓷中强度最高的陶瓷，弯曲强度可达 700 MPa。缺点是它混合了玻璃、氧化铝、氧化锆，使核材料不透明，且修复体制作时间长。可用于制作后牙三单位固定桥、代表性产品为 In-Ceram Zirconia。

第六节 氧化物多晶陶瓷
Oxide polycrystalline ceramics

一、概述

氧化物多晶陶瓷是由一个以上氧化物晶相组成的陶瓷,不含或者含有很少量的非晶相。这类陶瓷具有较高的熔点,高温下具有优良的力学性能、良好的电绝缘性,特别是优良的化学稳定性和抗氧化性能。在氧化物陶瓷中,氧化铝和氧化锆的强度为最高。氧化铝陶瓷在口腔中使用有很长的历史。早在1933年,氧化铝就已在口腔中使用,20世纪60年代,致密烧结的氧化铝就用于制作口腔种植体。早期的氧化铝陶瓷在口腔修复材料中多以分散增强的颗粒使用,如1965年,Mclean首先将氧化铝陶瓷(35%)加入传统长石质瓷,将长石质烤瓷材料的弯曲强度增加1倍。1983年出现的Cerestore铝瓷冠是采用一种收缩极小的铝瓷材料(含85% Al_2O_3),经失蜡注塑形成内冠,再经高温烧烤,此时体积发生膨胀,可补偿烤瓷的烧结收缩,然后在表面常规上瓷而成。1988年出现的商品In-Ceram Alumina,瓷粉中含99.99%高纯度的氧化铝晶粒,材料的弯曲强度高,可用于制作牙冠及桥。冠核制作后,用常规涂层烧结法烧结体瓷,完成整个修复体的制作。由于氧化铝陶瓷美观性能较差且强度不足,临床失败率较高,现临床已不再使用。

近20多年来,随着数字口腔医学的快速发展,数字化快速制造材料发展迅速,如早期采用干压加烧结技术制作纯氧化铝核(pure alumina cores)。首先通过计算机辅助设计一个放大的代型以补偿烧结收缩(12%~20%),然后通过干压技术制作高纯氧化铝基核,最后烧结获得平均粒径4 μm的高结晶度陶瓷,挠曲强度可达600 MPa。但由于氧化铝的强度较低,逐渐被发展起来的氧化锆材料取代。

1990年,氧化锆开始用于关节置换的关节头和髋臼杯的制作,开启了氧化锆作为生物医用材料应用的先河。在口腔医学中,氧化锆最早用于制作根管桩、正畸托槽和牙科种植体。随着计算机辅助制造和辅助制作技术(CAD/CAM)的快速发展,氧化锆材料以其优良的可切削性能、较高的强度和逐渐改善的半透明性,逐渐在口腔修复中得到广泛使用。1998年,氧化锆可切削瓷块开始应用于口腔修复,主要为3%氧化钇稳定四方相氧化锆多晶陶瓷(3Y-TZP),其弯曲强度可达1200 MPa,临床适用范围较为广泛;由于饰瓷3Y-TZP冠呈现相对较高的崩瓷风险,目前更倾向于使用单层氧化锆修复体。但是,氧化锆材料的半透性是限制单层瓷修复体推广应用的主要障碍。近年来,氧化锆全瓷材料的透光性和美学性能都有明显改进。2011年,高透性氧化锆出现,此材料将氧化铝的含量减少为0.05%以下,提高了氧化锆的半透明性;2014年出现了5%氧化钇稳定的部分稳定氧化锆(5Y-PSZ),该材料含有较多的立方相氧化锆,半透明性更高,但其弯曲强度只是3Y-TZP的一半;2016年,4Y-PSZ推向市场;2017年,高透性的6Y-PSZ、多层色氧化锆,以及TZP和PSZ混合氧化锆面世。目前,氧化锆是口腔固定修复最常用的材料之一,而且很多氧化锆全瓷系统都可提供多种不同颜色的瓷块供选择,甚至不同层色的多层氧化锆瓷块,或者可通过染色获得与修复体目标颜色相协调的基底冠或修复体,产品多达十几种类型。引入增材制造技术后,当前三维打印氧化锆已经能够制作兼具力学可靠性及美学质感的全解剖结构修复体。本节主要介绍氧化锆多晶陶瓷、氧化铝多晶陶瓷和氧化锆-氧化铝复合陶瓷。

二、氧化锆多晶陶瓷 Zirconia polycrystalline ceramics

氧化锆多晶陶瓷是由高纯氧化锆构成的一种近于惰性的生物陶瓷，将含有少量稳定剂的高纯氧化锆通过高温烧结而制得。

（一）分类

1. 根据氧化锆稳定剂的种类不同，可分为氧化钇稳定的氧化锆、氧化铈稳定的氧化锆、氧化镁稳定的氧化锆等。

2. 根据氧化锆晶体相组成的不同，又可分为四方相氧化锆、部分稳定氧化锆和全稳定氧化锆。

四方相氧化锆（tetragonal zirconia polycrystal，TZP）：主要由细晶粒的四方相组成的致密氧化锆陶瓷，氧化钇的含量在 2%～3%。口腔氧化锆陶瓷以 3% 氧化钇稳定的四方氧化锆最为常用，又称 3Y-TZP。

部分稳定氧化锆陶瓷（partially stabilized zirconia，PSZ）：氧化锆在加入适量的稳定剂时（如氧化钇含量在 3%～6%），会形成由四方相和立方相混合组成的部分稳定氧化锆陶瓷，其中立方相是稳定的，四方相是亚稳定的，在外力作用下可能诱发四方相向单斜相的马氏体相变，从而起到增韧的作用。部分稳定的氧化锆又根据氧化钇稳定剂含量的不同分为 4Y-PSZ 和 5Y-PSZ 等，即 4% 氧化钇稳定的部分稳定氧化锆和 5% 氧化钇稳定的部分稳定氧化锆等。

全稳定氧化锆陶瓷（fully stabilized zirconia，FSZ）：当氧化锆中加入的稳定剂足够多时（如氧化钇含量＞6%），形成主要有立方相组成的氧化锆陶瓷，消除了四方相向单斜相的转变，此时材料韧性较差。

（二）结构与组成

氧化锆多晶陶瓷由氧化锆（氧化铪 2%～5%）、稳定剂、加工助剂、颜色等组成。稳定剂可以是氧化钇（Y_2O_3）、氧化镁（MgO）、氧化铈（CeO_2）、氧化钙（CaO）等，其中以氧化钇最为常用，含量为 3%～6%；加工助剂可以是氧化铝（Al_2O_3）、氧化硅（SiO_2）等，以氧化铝最为常用，含量为 0%～0.25%，主要起到降低烧结温度、抑制低温老化的目的；着色剂主要为稀土氧化物和过渡金属氧化物，如 CeO_2、Er_2O_3、Pr_6O_{11}、V_2O_5、Fe_2O_3、MnO_2、Bi_2O_3 等。稳定剂的含量不同，氧化锆的组织结构也不同。以 Y_2O_3 为例，当 Y_2O_3 的含量为 3% 时，四方相含量 80%～85%，立方相含量 15%～20%，晶粒大小为 0.3～0.5 μm；Y_2O_3 为 4% 时，立方相含量大于 25%；Y_2O_3 为 5% 时，立方相含量大于 50%。当氧化钇的含量大于 5% 时，得到均匀的稳定立方相固溶体，晶粒大小为 1～1.5 μm。

（三）性能

氧化锆稳定剂的种类和含量、添加剂的种类和含量、烧结，以及热处理制度是决定氧化锆材料性能的作用因素。氧化锆材料最大的优点是强度、生物相容性和耐腐蚀性能，最大的挑战是美学性能。

1. 物理机械性能　氧化锆的机械性能与氧化钇含量及其微结构有关，3Y-TZP 的力学性能最好，抗弯强度为 900～1200 MPa，断裂韧性为 8～12 MPa·m$^{1/2}$。一般情况下，随着氧化钇含量的增加，立方相氧化锆含量增加，四方相减少，材料的半透明性增加，耐老化能力增加，但力学强度和断裂韧性下降，不同的产品机械性能差别较大，弯曲强度为 500～800 MPa，断裂韧性 5～8 MPa·m$^{1/2}$。不同氧化锆之间的硬度和弹性模量差别不大，维氏硬度 13 GPa，弹性模量 200～210 GPa。氧化锆具有很低的热传导性，大约是氧化铝的 20%。

2. 半透明性 核瓷材料的半透明性是控制美观的首要因素。半透明性是口腔修复体重现天然牙色彩的重要因素之一。半透明性是穿过混浊介质传播的光的相对量或穿过混浊介质在底物表面漫反射的光的相对量。半透明性常用的参数有：透射率百分比，是描述材料半透明性最直接的评价方法，透射率百分比又分为直线透射率（$Td\%$）和总透射率（$Tt\%$），通常采用总透射率评价氧化锆的半透明性；CR（contrast ratio）的值是利用光线照射在样品上的发射系数 Y（光的反射辐射通量与入射辐射通量的比例）来表示，CR 值在 0 ～ 1 变化，越透明的材料 CR 值越接近 0。

不同氧化锆材料的半透明性差异较大，传统氧化锆有白垩色的不透明特质。降低氧化铝含量、增加密度、减少气孔率、降低晶粒大小、增加立方相含量、增加纯度、减少结构缺陷可提高半透性。但是排除孔隙和减少材料不纯度不足以改善材料的半透性。增大氧化锆晶粒可减少晶界的数量，减少光的散射，但是大的晶粒也会导致材料性能的降低和四方相稳定性的降低。目前主要采用增加稳定剂（如氧化钇）的含量，形成更多光学各向同性的立方相氧化锆，减少光线在晶界处的折射，提高半透明性，但氧化锆材料的强度也发生不同程度的降低。

3. 低温老化（low temperature degeneration，LTD）性能 在温湿的环境中，氧化锆会自发地发生四方相向单斜相的相变，从而降低材料的力学性能，这种自发相变称为低温老化。低温老化过程可以分为两个阶段：首先在材料表面发生四方相向单斜相变，体积膨胀使材料表面产生微裂纹，随后环境中的水分通过微裂纹渗入到材料内部，进一步引发材料内部氧化锆发生四方相向单斜相变。通过降低晶粒大小或增加稳定剂的含量，可以抑制低温老化，但也会导致材料的断裂韧性降低。低温老化可导致材料表面晶粒拔出、表面粗糙、磨损率增加、力学性能降低等。低温老化性能与晶粒大小、稳定剂的含量和残留应力等有关。虽然氧化锆的低温老化是一个被一直非常关注的性能，但到目前为止，没有修复体失败与氧化锆低温老化有关的临床证据报道。

（四）应用

氧化锆陶瓷具有较高的强度和断裂韧性，可用于制作前后牙区的单冠和固定桥修复体，以及种植体的上部结构，也可制作长跨度的固定桥支架等。弯曲强度小于 800 MPa 的氧化锆材料不推荐用于四单位及以上修复体的制作。

氧化锆修复体可为单层瓷结构（monolayered or monolithic zirconia，full-contour），或者称全解剖氧化锆（anatomic/full-contour zirconia），即全部采用氧化锆材料直接形成修复体最终的外形和结构，然后再通过染色形成最终修复体。也可为双层瓷结构（bilayered zirconia）：由氧化锆基底冠和饰瓷构成。双层瓷结构修复体具有良好的美学性能，缺点是牙体预备量较多，饰瓷崩瓷率高。单层瓷结构可减少牙体预备量，避免崩瓷的风险，但当前美观性仍然不足，在美学区域的修复一般还须采用双层瓷结构的修复体。

氧化锆瓷块目前主要以部分烧结或未烧结状态提供以进行切削成形，首先切削一个体积放大的修复体雏形以补偿烧结收缩（20% ～ 25%），然后在 1350 ～ 1550℃烧结 2 ～ 6 小时。对于双层瓷结构，当前有 3 种方式制备氧化锆修复体的饰瓷，粉浆堆塑、热压成形和饰瓷切削成形，然后与氧化锆基底粘接固位。前 2 种工艺需要使用线胀系数与氧化锆相匹配的专用烤瓷粉或铸瓷块。

双层瓷结构的氧化锆修复体主要的临床并发症是崩瓷或饰面瓷的脱落，根据报道，单冠 3 ～ 5 年的崩瓷率 6% ～ 10%；5 ～ 10 年的固定桥崩瓷率 20% ～ 32%，远高于烤瓷冠桥 15 年 2.7% ～ 6% 的崩瓷率。主要原因与氧化锆低的热传导性导致较大的界面残留应力、氧化锆弹性模量和饰瓷的匹配性较差、线胀系数、饰瓷和基底的设计、降温速度、饰瓷的强度等有关。

全解剖牙冠可以减少牙体组织预备量，避免了氧化锆基底与饰瓷脱落的风险，但是氧化锆调磨困难，不适当的调磨可降低材料强度，增加修复体表面粗糙度，导致对颌天然牙的过度磨损。粗砂车针调磨后，应逐级采用细砂车针和相应的抛光工具进行抛光。

氧化锆冠桥的粘接：氧化锆修复体一般建议采用强度较高的树脂粘接剂粘固。一般采用牙冠内表面喷砂粗化表面，以改善粘接效果，但应避免采用较大颗粒喷砂粉长时间喷砂，以避免对修复强度产生明显影响，对于临床牙冠厚度较薄者应慎用。研究表明，采用磷酸酯的氧化锆预处理剂可以一定程度上改善粘接强度，可通过采用含磷酸酯单体的粘接剂或氧化锆表面预处理剂等提高粘接强度，但氧化锆修复体仍难以与粘接剂形成较强的化学性粘接，机械固位仍是修复体固位力的主要来源。也有研究表明，氧化锆修复体的成功率与粘接剂的种类没有直接的相关性。

三、氧化铝多晶陶瓷 Alumina polycrystalline ceramics

氧化铝多晶陶瓷是由高纯度的（＞99.5%）α-氧化铝构成的一种近于惰性的生物陶瓷。将粒径2～4 μm的纯氧化铝粉末压制成坯块，然后进行较低温度的预烧结，仅使粉末颗粒轻度烧结在一起。切削成形后进行高温（1550℃）致密化烧结，烧结后成为致密的氧化铝陶瓷。烧结过程中同样伴有大约20%的体积收缩，所以切削时也应对修复体进行尺寸放大。氧化铝烧结切削陶瓷的弯曲强度为600～700 MPa，断裂韧性为5.0 MPa·m$^{1/2}$，弹性模量380 GPa。弹性形变能力差，不能缓冲应力。多用于制作前牙单冠或多单位桥的基底冠。

四、氧化锆-氧化铝复合陶瓷 Zirconia-alumina composite ceramics

氧化锆陶瓷的微观结构如图10-3所示。氧化锆-氧化铝复合陶瓷根据复合物中各成分含量的多少分为氧化锆增韧的氧化铝（ZTA）和氧化铝增韧的氧化锆（ATZ）。前者是指以氧化铝作为基质相，氧化锆作为添加相的复合物；后者是指以氧化锆作为基质相，氧化铝作为添加相的复合物（图10-4）。这两种材料通过另一颗粒的加入互相抑制了对方晶粒的生长，使材料颗粒更加精细、大小均匀一致，减少了缺陷尺寸和数量，增加了强度和韧性，也增加了耐低温老化能力。

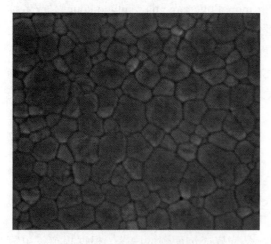

图10-3　氧化锆陶瓷的微观结构

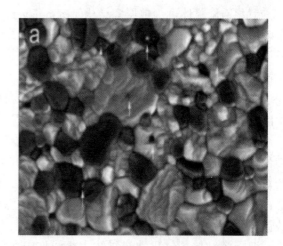

图10-4　氧化铝增韧的氧化锆陶瓷的微观结构

第七节　成品陶瓷牙
Ceramic denture teeth

一、概述 Introduction

由陶瓷材料制成的人造牙称陶瓷牙或瓷牙（ceramic teeth）。成品陶瓷牙（ceramic denture teeth）是由工厂加工生产的、由陶瓷材料制成的各种规格和色号的人造牙，用于牙列缺损、缺失的修复。一般是用高熔陶瓷粉真空烧结制成。成品陶瓷牙的制作工艺包括配料、成型和烧结，即经模制工艺形成牙胚（包括混料、配色和混蜡，常压排蜡），真空烧结（1250～1350℃），上釉料再烧结而成。

二、种类 Classification

按面形态分为解剖式（anatomic）、半解剖式（half-anatomic）和无尖（non-cusp）瓷牙。

按固位形式分为无孔瓷牙、有孔瓷牙（diatoric teeth）、固位钉瓷牙（pin teeth）。

有孔瓷牙（diatoric teeth）：在瓷牙上有固位槽和（或）孔。

固位钉瓷牙（pin teeth）：在瓷牙上带有固位钉。

按加工形式分为双层瓷牙（two layers porcelain teeth）、多层瓷牙（multilayers porcelain teeth）。

按色泽又分为各种色型。还可以分为全口牙、牙列和单个牙包装。

三、组成 Composition

成品陶瓷牙由体瓷料（胎料）及釉瓷料（釉料）组成。主要成分是长石、石英。一般先制作基料（玻料），即将混合好的配料在1400℃熔融，之后骤冷、粉碎而成。在基料中加入其他成分，配成体瓷料及釉瓷料。体瓷料用于制作瓷牙的瓷体，釉瓷料制作瓷牙的釉面。在体瓷料中含着色剂和荧光剂以模拟自然牙的色泽。

基料的组成：石英 47.2%

长石 24.2%

硼酸 19.7%

硼砂 7.8%

硫酸钠 1.1%

体瓷料的组成（质量分数）：基料 93%～94%，石英 3%～5%，高岭土 2%，玻璃粉 0.75%。

釉瓷料的组成：基料 98%，高岭土 2%，玻璃粉 0.15%。

除了成品陶瓷牙外，还有成品瓷牙面，用于瓷贴面（porcelain veneer）修复，它的原料组成同瓷牙，也为高熔陶瓷真空烧结而成。

四、性能 Properties

成品陶瓷牙与口腔组织的生物相容性好，自然美观，颜色稳定，外观与自然牙接近。其耐磨性和机械强度均高。但质脆不耐冲击，外形难以修改及抛光。与丙烯酸义齿基托之间结合差，须借助瓷牙的固位钉和固位孔实现机械固位。且二者线胀系数不同，界面易产生应力，发生断裂。此外，陶瓷牙的密度大、质量重，咬合时有声音，是其缺点。

成品陶瓷牙的压缩强度要求大于 160 MPa；透光率 0.35～0.55；含砷量小于 0.0002%；煮沸 24 小时后的 pH 为 5.9～6.8；在水中 24 小时的溶解度应小于 1.4%。

ISO 4824 Dentistry-Ceramic denture teeth 对陶瓷牙的性能做了如下规定。

（1）瓷牙的放射性（radioactivity of ceramic teeth）：其放射性活度不大于 1.0 Bq.g^{-1} 铀^{238}。

（2）瓷牙的尺寸（dimensions of teeth）：与制作商的图谱尺寸相差不大于 7%。

（3）颜色（color）：与制造商比色板一致。

（4）表面光洁度（surface finish）：光滑无孔，可被抛光。

（5）有孔瓷牙的固位（anchorage of diatoric teeth）：能与基托材料良好固位。

（6）耐温度刺激（resistance to thermal shock）：能耐受（100±2）℃与（1±1）℃的冷热水刺激，而不产生微裂。

并且对内部孔隙（porosity）的数量和大小进行了规定。

（韩建民）

第十一章　树脂基充填材料

Resin-based Filling Materials

第一节　概述
Introduction

一、基本概念 Basic concept

（一）牙齿充填材料（Dental filling materials）

牙齿充填材料是用于充填修复各种原因造成的牙齿缺损，恢复牙齿外形和功能的材料。

1. 性能　理想的牙齿充填材料应具备以下性能。

（1）生物安全性：材料在固化前、固化期间，以及固化之后，均应具有良好的生物安全性，对牙体硬组织、牙髓以及口腔软组织无刺激、无伤害。能够抑制细菌生长；阻碍或防止继发龋的发生。

（2）良好的操作性能：在口腔环境中易于操作；在指定的时间范围内固化；固化期间无较大的体积收缩或膨胀。

（3）材料固化后具有良好的理化性能：不溶于唾液；具有与牙体硬组织组织近似的线胀系数、弹性模量和硬度；是热和电的不良导体；最好与牙体组织有粘接性。

（4）外观：固化后的材料具有良好的抛光性能，具有与牙体组织类似的结构和色泽。

2. 种类　牙齿充填材料按其组成可以分为金属类、树脂类和水门汀类充填材料；按临床应用可以分为暂时性充填材料和永久性充填材料。本章集中介绍树脂类充填材料。

（二）树脂基充填材料（Resin-based filling materials）

树脂基充填材料是一类以可聚合的树脂为基质，添加增强填料所形成的复合材料，这类材料主要用于牙齿缺损或牙齿缺失的直接或间接的修复，也可用于粘固、固定各种修复体。这类材料主要有用于牙齿缺损直接充填修复的复合树脂、复合体、桩核材料，以及牙齿缺损间接修复的复合树脂和数控切削成型复合材料。

二、发展 Evolution

第一代牙齿缺损修复用树脂基充填修复材料是自凝丙烯酸树脂（self-curing acrylate resin），它于20世纪40年代问世，为粉、液剂型，组成与自凝义齿基托树脂相似。粉剂是甲基丙烯酸甲酯聚合粉，含有过氧化物引发剂。液剂是甲基丙烯酸甲酯单体，含有叔胺促进剂。使用时混合粉、液，然后将混合物充填至牙齿缺损处，在数分钟内固化。由于液剂中的甲基丙烯酸甲酯单体刺激性大，且容易挥发，这种材料后来被复合树脂取代。

第二代牙齿缺损修复用树脂基充填修复材料是自凝复合树脂（self-curing composite resin），于 20 世纪 60 年代初问世，为粉、液剂型。粉剂是无机增强填料，含有过氧化物引发剂，液剂是大分子甲基丙烯酸树脂，含有叔胺促进剂。自凝复合树脂的刺激性较自凝丙烯酸树脂明显降低，强度及耐磨耗性能也明显提高。

第三代树脂基充填修复材料是光固化复合树脂（light-curing composite resin），出现于 20 世纪 70 年代末，最初为紫外光光固化，由于紫外光对人眼有害，后被可见光光固化取代。该材料为单糊剂型，使用方便。固化后的材料几乎没有气泡，质地致密，强度高，不易变色。

近 30 年来，复合树脂的发展主要集中在增强填料的改进方面，如何在复合树脂中最大限度地添加填料，并保持良好的抛光性能是研究发展的热点，由此发展出许多具不同填料特色的复合树脂材料。

三、分类 Classification

相关标准将树脂基充填材料分为 2 型，Ⅰ型是用于涉及牙齿殆面修复的材料，Ⅱ型是用于除殆面修复以外牙齿其他部位修复的材料。每型又分为 3 类，Ⅰ类为自凝固化（self-curing）材料，即通过引发剂和促进剂的混合而引发聚合的材料；Ⅱ类为通过外部能源（如光、热）引发聚合的材料，Ⅲ类为双重固化（dual-curing）材料，即既可以自凝固化，又可通过外部能源固化。

第二节　复合树脂
Composite resin

一、组成 Composition

复合树脂主要由可固化的树脂基质、增强填料、固化引发体系及其他成分组成。

（一）树脂基质（Resin matrix）

树脂基质是一类可快速固化的黏性人工合成大分子化合物，赋予材料可塑性和固化特性，并将增强填料黏附在一起。大多数复合树脂使用的树脂基质是甲基丙烯酸酯类树脂，常用的有：双酚 A- 二甲基丙烯酸缩水甘油酯（bisphenol A-diglycidyl methacrylate，Bis-GMA）、二甲基丙烯酸氨基甲酸酯（urethane dimethacrylate，UDMA），它们的分子结构式如下。

树脂基质黏度较大。为了降低黏度，以便加入较多的增强填料，需要加入低黏度的甲基丙烯酸酯类稀释性单体，例如，三乙二醇二甲基丙烯酸酯（TEGDMA），其分子结构如下。

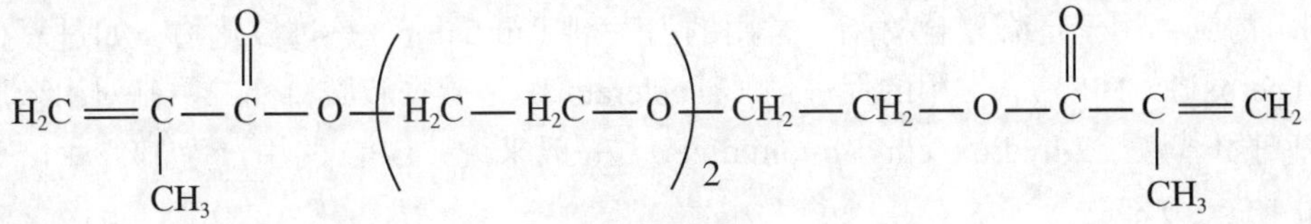

TEGDMA

近年来，一些以环氧基为反应性端基的树脂被用作树脂基质。环氧基在固化过程中经历开环聚合，聚合收缩明显小于甲基丙烯酸酯类树脂，有利于提高修复体的边缘密合性。图 11-1 是一种用于复合树脂材料的含有 4 个环氧基的树脂单体结构示意图。

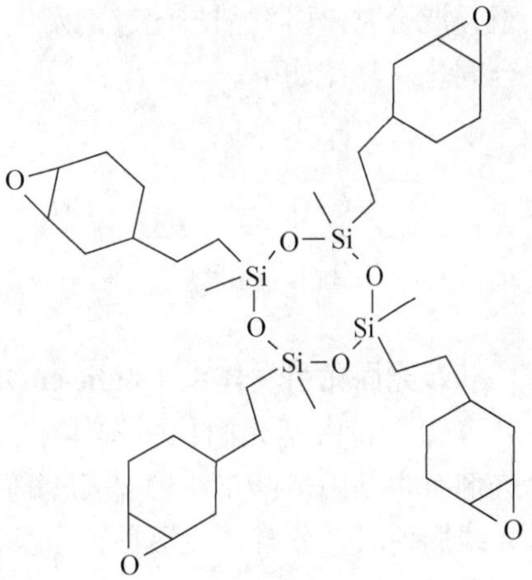

（二）填料（Filler）

树脂基质虽然能够固化成固体，但其强度低。在树脂基质中添加高强度的增强填料可以显著提高复合树脂固化后的硬度、强度和刚性，减少固化过程中的体积收缩，降低线胀系数和吸水性，使材料呈面团状，容易操作。常用的增强填料是无机填料（inorganic filler），如石英粉、玻璃粉、气相二氧化硅、纳米二氧化硅。填料的种类对复合树脂的性能有显著的影响，例如，以石英粉

图 11-1 有 4 个环氧基的树脂单体

为填料的复合树脂硬度较高，但不易抛光；含元素钡（Ba）、锶（Sr）、锆（Zr）等氧化物的填料可赋予复合树脂射线阻射性，便于临床探查修复体悬突、充填物边缘密合性和继发龋。填料的折射率也必须与树脂基质相匹配，以便复合树脂具有较好的透明性。

增加填料含量可提高复合树脂的弹性模量、强度和抗磨损性能，并减少聚合收缩。为了把尽量多的填料加入到树脂中，一般要求填料具有一定的粒度分布。有些混合填料型复合树脂，填料具有至少 3 种以上粒径，能够做到在复合树脂内紧密堆积，使填料量达到 85% 以上。

无机填料与树脂基质间的牢固结合是发挥填料增强作用的基础，良好的结合有利于应力在两者间的界面处传递。用硅烷偶联剂（silane coupling agent）处理无机增强材料可以显著提高增强材料与树脂间的结合。常用的有机硅烷是 γ- 甲基丙烯酰氧丙基三甲氧基硅烷，其分子一端为甲基丙烯酸酯基（—R），另一端为—Si(OCH$_3$)$_3$，经水解后变为—Si(OH)$_3$，—Si(OH)$_3$ 可与无机填料表面的—OH 缩合成—Si—O—键而互相联结，甲基丙烯酸酯基（—R）能与树脂基质聚合，这样，无机填料就能与树脂间形成化学结合（图 11-2）。

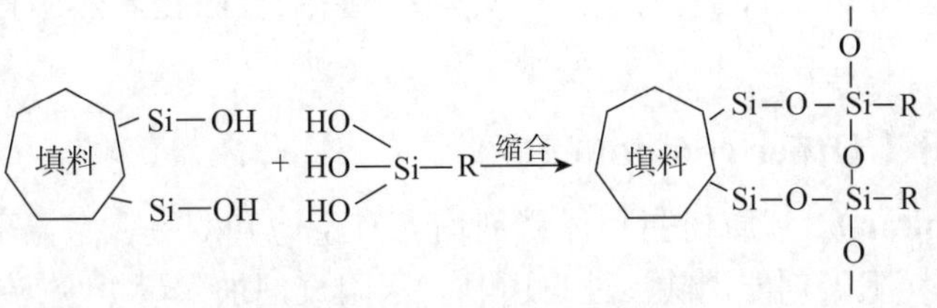

图 11-2 无机填料表面偶联

（三）固化引发体系（Curing initiation system）

1. 氧化还原引发体系（redox initiation system） 该体系由引发剂（氧化剂）和促进剂（还原剂）构成，用于自凝复合树脂。常用的引发剂（initiator）是过氧化物，如过氧化苯甲酰（benzoyl peroxide, BPO）。常用的促进剂（accelerator）是芳香叔胺，如二甲基对甲苯胺、N,N-二羟乙基对甲苯胺（2-hydroxyethyl-*p*-toluidine）。一般来说，BPO 的用量为 1% ～ 1.5%，叔胺用量为 0.4% ～ 0.8%。

自凝复合树脂为双组分，其中一个组分中含有引发剂，另一个组分中含有促进剂，当两个组分混合时，引发剂与促进剂发生氧化还原反应，产生活性自由基，引发树脂基质和稀释剂聚合固化。具体如下。

过氧化苯甲酰　　　　　　二甲基对甲苯胺　　　室温　　自由基　　引发甲基丙烯酸树脂聚合

2. 光固化引发体系（light-curing initiation system）

（1）自由基光固化引发体系：一般由光敏剂和促进剂组成，常用的光敏剂是樟脑醌，促进剂有甲基丙烯酸二甲氨基乙酯等。樟脑醌在促进剂存在下，当受到波长为 440 ～ 500 nm 的光线照射时，分解产生活性自由基，引发树脂基质和稀释剂交联固化。具体如下。

樟脑醌　　　　　　甲基丙烯酸二甲氨基乙酯　　hv　440～500 nm　自由基　　引发甲基丙烯酸树脂聚合

（2）阳离子光固化引发体系：常用的阳离子光引发剂是碘鎓盐，碘鎓盐在光照下产生质子酸，碘鎓盐与樟脑醌的混合物可吸收 250 ～ 480 nm 的光线，反应后产生强质子酸（H^+）。

樟脑醌　　　　　　碘鎓盐　　hv　250 ～ 480nm　质子酸

质子酸可以引发含有环氧基团的单体进行阳离子聚合反应。

3. 热引发体系 常用的树脂基复合材料的热引剂为过氧化苯甲酰。过氧化苯甲酰加热至 60 ～ 80℃时，它就会分解出自由基，引发单体及树脂聚合固化。热固化材料一般用于间接修复。

（四）其他成分（Other components）

1. 阻聚剂（inhibitor） 基质树脂和稀释剂均含有不饱和双键，室温下可缓慢聚合。因此需要加入微量阻聚剂，阻聚剂能消除活性自由基。因阻聚剂加入量极少，对复合树脂的正常固化影响很小。常用的阻聚剂是一些酚类化合物，如对苯二酚、2,6- 二叔丁基对甲酚。

2. 着色剂（pigment）和遮色剂（opaque） 加入微量颜料以使材料的色泽与牙齿相同或相似，颜料的种类对复合树脂修复体颜色稳定性有明显影响。

二、分类 Classification

（一）按照固化方式（Classification based on setting）

1. 自凝复合树脂（self-curing composite resin） 又称化学固化复合树脂（chemically activated composite resin），为粉、液剂型或双糊剂型，其中一组分含有引发剂 BPO，另一组分含有促进剂二羟乙基 - 对甲基苯胺，使用时混合两组分，室温下 2 ~ 5 分钟固化。该材料所含的芳香叔胺促进剂影响固化后材料的颜色稳定性，长时间材料容易变黄。

2. 光固化复合树脂（light-curing composite resin） 材料为单一糊剂，含有光引发体系，不需混合，固化后质地致密，但需要用光固化灯（curing light）照射固化，固化后的颜色稳定性好。目前临床应用的复合树脂大多属于光固化复合树脂。

3. 热固化复合树脂（heat-curing composite resin） 材料为单一糊剂，通常以有机过氧化物为引发剂，塑型后在专用的热压固化器中固化，因此固化程度较高，强度、硬度较大。该材料主要用于在技工室制作树脂冠桥修复体。

4. 双重固化复合树脂（dual-curing composite resin） 通常为双糊剂型，材料中既含有氧化还原引发体系，又含有光引发体系，使用时需要混合两组分。该材料充填成形后可光照即刻固化，快速定形，之后材料内部继续进行氧化还原反应引发的自凝固化。该材料主要用于需要一次固化体积较大的修复体，例如制作冠核的复合树脂。

（二）按照填料粒径（Classification based on filler size）

增强填料对复合树脂的力学性能、抛光性能有很大影响，因此市售的复合树脂大多以增强填料类型进行分类。

1. 超微填料复合树脂（micro-filled composite resin） 超微填料（micro-filler）的初级粒子平均粒径为 0.04 μm，初级粒子表面能很高，他们相互黏附成疏松的网链状的次级粒子（图 11-3），粒径 0.4 ~ 0.7 μm。次级粒子具有巨大的表面积，将这种填料加入树脂基质中，增稠作用极大，因此填料的加入量受到限制，添加量一般不超过 38%。

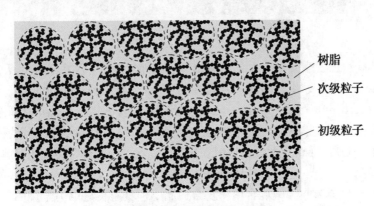

树脂
次级粒子
初级粒子

图 11-3 超微填料复合树脂结构

为了提高超微填料添加量，事先在工厂中通过机械强力混合向树脂基质中加入较多的超微填料，形成非常黏稠的混合物，热压固化后，通过机械方式将聚合物粉碎成 20 ~ 30 μm 的预聚合填料（pre-polymerized filler）。将预聚合填料与超微填料按一定的比例添加到树脂基质中，制备出含有预聚合填料的复合树脂（图 11-4）。通过此法可将超微填料的添加量提高到 50%，可明显提高超微填料复合树脂的力学性能，降低了聚合收缩和吸水率。

由于无机填料含量小，该种复合树脂的强度不高，弹性模量低，聚合收缩较大，吸水率也较大，也不具有射线阻射性。但是，这种复合树脂的透光性能、抛光性能及保持表面光滑性能

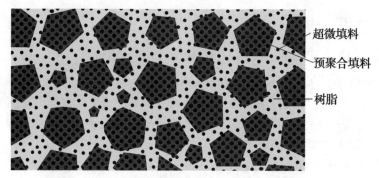

超微填料

预聚合填料

树脂

图 11-4 含有预聚合填料的超微填料复合树脂结构

极佳，而且耐磨耗性能较好。因为在抛光及磨耗过程中，超微填料磨损速度与树脂基质相近，而且填料颗粒因磨损、脱落形成的表面凹坑极小，小于可见光的波长，肉眼不可见，因此超微填料复合树脂在打磨抛光及磨耗后能保持优良的光滑度。

2. 混合填料复合树脂（hybrid composite resin） 该树脂的填料由大量的粒度分布宽的大颗粒填料（0.1～10 μm）和少量超微填料（0.04 μm）混合组成（图 11-5）。大颗粒填料的表面积小，增稠作用小，在树脂中的添加量（质量分数）较大。因此，混合填料型复合树脂的无机填料含量大，力学性能好，聚合收缩小。目前市售的复合树脂大多采用混合填料。

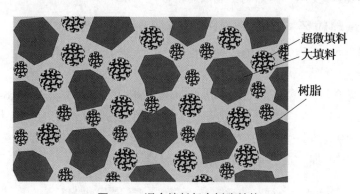

超微填料
大填料

树脂

图 11-5 混合填料复合树脂结构

根据大颗粒填料粒度的大小，混合填料复合树脂可分为细混合填料复合树脂（midi-fill hybrid composite resin）、超细混合填料复合树脂（mini-fill hybrid composite resin）及微混合填料复合树脂（micro-hybrid composite resin）。细混合填料复合树脂的大颗粒填料粒度可达10 μm，超细混合填料复合树脂的大颗粒填料粒度不超过 5.0 μm，微混合填料复合树脂的大颗粒填料粒度不超过 3.0 μm。大颗粒填料粒度越小，复合树脂的抛光性能和耐磨耗性能越好。粗糙的表面容易附着菌斑、色素，造成修复体着色。

超细混合填料复合树脂和微混合填料复合树脂不但具有良好的力学性能，也具有良好的抛光性能，能满足口腔多数牙齿缺损修复的基本要求，因此，这种复合树脂又称为通用型复合树脂（universal or all-purpose composite resin），但是混合填料复合树脂磨损后大颗粒填料脱落，在材料表面形成凹坑，使表面粗糙，不能长期保持表面光滑。

近来出现的纳米混合填料复合树脂（nano-hybrid composite resin）是用单分散纳米尺度的填料粒子替换微混合填料复合树脂中的超微填料而成。与其他混合填料复合树脂相比，纳米混合填料型复合树脂虽然在抛光性上有改善，但是由于较大填料的存在，其保持表面光滑性能方面改善不明显，表面磨损后仍显粗糙。

3. 纳米填料复合树脂（nano-filled composite resin） 该树脂的填料一般由单分散纳米粒子（nanomer）和纳米粒子团簇（nanocluster）构成（图 11-6A），前者的粒度为 75 nm，后者是由许多纳米粒子通过粒子接触点间熔结而成的致密的二级粒子（图 11-6B），粒度为 0.6 ～ 1.4 μm。通过单分散纳米粒子与纳米粒子团簇的优化配比，可有效减少填料间的空隙，提高填料堆积密度，填料含量可达 79%。因此，纳米填料复合树脂聚合收缩较小，力学性能与混合填料复合树脂相当，而且纳米粒子团簇上熔结的纳米颗粒在打磨、磨损过程中会磨损或脱落，形成的凹陷尺度小于光线波长，使表面保持光滑和光泽，显示出优异的抛光性能和保持表面光滑性能。纳米填料复合树脂在临床上作为通用复合树脂使用。

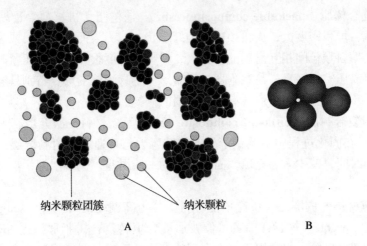

纳米颗粒团簇　　　　纳米颗粒

A　　　　　　　　　　　B

图 11-6　纳米填料复合树脂结构（A）及纳米粒子团簇（B）

（三）按照应用部位（Classification based on application site）

1. 前牙复合树脂（anterior composite resin）　该树脂具有优良的色泽、半透明性和抛光性能，以满足前牙的功能。超微填料复合树脂就是一种前牙复合树脂。

2. 后牙复合树脂（posterior composite resin）　指可用于后牙咬合面较大缺损修复的材料，通常含有大量的填料（质量分数可达 90%），填料粒度分布范围广（0.1 ～ 10 μm），堆积密度大。因此，固化后具有较高的抗压强度、硬度，能较好地承受咀嚼力，不易断裂，能维持修复体边缘的完整性。可压紧复合树脂就是一种后牙复合树脂。

3. 通用复合树脂（universal composite resin）　该树脂大多为混合填料复合树脂，特别是微混合填料复合树脂。由于填料细小、含量较大，这种材料既具有较好的力学性能，也具有临床可接受的抛光性能，性能上兼顾了前牙修复和后牙修复的要求，能满足临床上多数牙齿缺损的修复。但用于后牙时只能用于中、小缺损的修复。

4. 桩核用复合树脂（core build-up composite resin）　该树脂通常含有大量无机填料，具有较高的强度，特别是压缩强度和弯曲强度较高，以满足桩冠修复的要求。为了更好地成形，桩核复合树脂通常为化学固化或双重固化（化学固化和光固化），可以整体成形固化。

5. 临时冠桥（temporary crown & bridge）复合树脂　专门用于制作临时冠、桥、嵌体等修复体的复合树脂，通常为双糊剂型自凝复合树脂，其填料含量较少，流动性较好。

（四）按照临床使用过程（Classification based on applying process）

1. 直接修复复合树脂（direct composite resin）　该树脂用于牙齿缺损的直接充填修复，在口腔内进行固化。目前，大多数复合树脂用于直接充填修复。由于口腔环境的限制，材料只能自凝固化或光固化，不能加热或加压，因此材料的固化程度不高。

2. 间接修复复合树脂（indirect or laboratory composite resin）　该树脂固化过程在体外光固化箱或热压聚合器内进行，可以多方向、长时间固化，所以固化程度更高，力学性能更好。主要用于制作牙冠、嵌体、桥及金属修复体的饰面等。

（五）具有特殊操作性能的复合树脂（Composite resin with special handling properties）

1. 可流动复合树脂（flowable composite resin）　该树脂的突出特点是固化前具有较大的流动性，可通过注射头将材料注射到牙齿的微小窝洞内。大多数流动性复合树脂的无机填料含量较少，固化后弹性模量较低，有良好的柔韧性，力学强度一般为混合填料复合树脂的60%～80%，聚合收缩也较大。

2. 可压紧复合树脂（packable composite resin）　该树脂无机填料含量高（70%～87%），填料粒度分布宽，堆积密度大，无机填料或为纤维状，或为表面多孔状，或为具有特殊表面微细结构的颗粒，填料颗粒间相互滑动的阻力大，材料的稠度很大，充填压紧时材料不易从充填器周围挤出，容易压实，而且不易黏附器械，塑形后不易流淌变形，特别是容易形成良好的后牙邻面接触点。该材料主要用于后牙有较大缺损的修复。

3. 大块充填复合树脂（bulk-fill composite resin）　该材料一次充填、固化深度可达4～5 mm，而且材料在固化过程中对洞壁产生的收缩应力与普通复合树脂分层充填固化相当，可以减少充填操作时间，减少多层充填、固化带来的一些风险，例如层间污染、结合问题，气泡卷入问题等。

根据固化前材料的稠度，大块充填复合树脂分为高稠度的可雕塑（sculptable）树脂和低稠度的可流动（flowable）树脂，前者可像普通混合填料复合树脂那样进行充填、堆塑成形，容易形成良好的邻面接触，主要用于宽大窝洞的充填；后者一般通过注射头来注射充填，主要用于深而窄的牙齿缺损的牙本质部分的充填，表面需要用后牙复合树脂或者通用型复合树脂覆盖。可流动大块充填树脂的力学性能低于后牙复合树脂和通用复合树脂，也低于高稠度大块充填树脂。

大块充填复合树脂通常具有较高的透明度，使用的光敏引发剂也经过改良和优化，因此具有较深的固化深度。由于透明度大，材料的美观性方面相对较差。而且一次大体积充填窝洞，材料不易和洞壁紧密接触，容易在窝洞角落处卷入气泡或者形成微缝隙。

大块充填复合树脂主要通过选用高分子量的可聚合单体或者具有低聚合收缩率的可聚合单体作为树脂基质来控制聚合收缩，使大块树脂充填物的聚合收缩控制在临床可接受的范围内。

大块充填复合树脂的力学性能总体上低于纳米混合填料复合树脂，因此主要用于后牙较深缺损的充填修复。

三、固化反应 Curing reaction

以甲基丙烯酸树脂为基质的复合树脂的固化反应是以活性自由基打开丙烯酸酯双键的聚合反应，聚合过程中经历了链引发、链增长及链终止阶段（参见第一章第二节）。

含有环氧基团单体的复合树脂的固化反应是由活性阳离子（质子酸 H^+）打开环氧基团而聚合的反应。具体如下。

阳离子聚合的最大优点是没有空气氧阻聚问题，而且环氧基开环聚合过程中存在分子链的伸展现象，所以聚合收缩较小。

四、性能 Properties

（一）固化特性（Characteristics of curing）

1. 工作时间和固化时间 当自凝复合树脂的两组分混合后，引发剂开始反应，产生的活性自由基首先被材料中的稳定剂（阻聚剂）"中和"，待阻聚剂消耗完后，新产生的自由基开始引发树脂基质聚合，经过一段时间后，树脂聚合到材料失去流动性，即材料开始凝固。从材料开始混合至材料开始凝固的这段时间称为工作时间（working time），是供医生操作的时间。从材料开始混合至材料基本凝固的时间称为固化时间（setting time）。相关标准要求自凝复合树脂的工作时间应不少于90秒，固化时间不超过5分钟，双重固化复合树脂的自凝固化时间不应超过10分钟。

固化时间受气温和组分混合比例的影响很大，气温高则固化快，气温低则固化慢。对于粉液型复合树脂，液多粉少固化慢，液少粉多固化快。对于双糊剂型复合树脂，催化糊剂（catalyst）比例大则固化快，基质糊剂（base）比例大则固化慢。

2. 聚合程度（polymerization conversion） 固化后复合树脂中的基质单体并非全部发生聚合，仍有部分单体未能聚合，成为残余单体（residual monomer）。复合树脂的聚合程度通常用官能团转化率表示，例如双键转化率，即可聚合的双键打开转变为 C-C 单键的百分率。复合树脂的双键转化率通常为 50% ～ 70%，间接修复复合树脂的双键转化率可达 80%。但是，这并不意味着余下的都是未聚合的单体，因为有相当一部分单体的一端双键发生聚合，而另一端双键未反应，但整个分子已经聚合到交联的网络中。

空气中的氧对以甲基丙烯酸酯树脂为基质的复合树脂有阻聚作用，因此在空气中固化的复合树脂的表面有一层薄的未固化层，称为氧阻聚层（oxygen inhibited layer），若用透明塑料薄膜、型片或隔氧凝胶覆盖树脂，因隔绝氧而表面无氧阻聚层。光固化复合树脂聚合程度最高的部位在光源照射的表面下 0.5 ～ 1.0 mm 处。

复合树脂的聚合程度影响复合树脂的物理性能、力学性能和生物相容性，聚合程度高的复合树脂通常具有更高的强度和弹性模量，更小的吸水率和溶出率，以及更好的生物相容性。

许多因素影响复合树脂的聚合程度。影响光固化复合树脂固化深度的因素都会影响聚合程度。

3. 固化深度（depth of cure） 材料的透光率随深度的增加而减小，因此光固化复合树脂的有效光照固化深度是有限的。固化程度高的复合树脂的硬度较高，因此可以通过测量光固化复合树脂不同深度处的硬度来表征其固化深度，一般以固化后的硬度值不低于其表层硬度值的 80% 作为有效固化深度的指标。也可以直接测量固化部分的材料的厚度。相关标准规定，照射 20 秒，普通复合树脂的有效固化深度应不小于 1.5 mm。大多数浅色复合树脂的固化深度为 2.0 ～ 3.0 mm，大块充填复合树脂的有效固化深度不低于 4 mm。因此，用普通复合树脂修复较深窝洞时需要分层充填、分层固化，一般每层不超过 2 mm，大体积充填复合树脂可一次充填、固化 4 mm。

影响固化深度的因素有材料的透明度、照射光源有效波长的光强度、照射时间和光源离材料表面的距离。材料透明度越差，固化深度越小，延长照射时间能在一定程度上提高固化深度。用于遮色的不透明树脂因透明度低而需要较长的照射时间（40 ～ 60 秒）。照射时，光源离材料表面的距离应为 1 ～ 2 mm。

光固化复合树脂暴露于环境光线中较长时间也会逐渐固化，因此未用的材料注意避光保存。

4. 固化放热　复合树脂树脂基质的聚合反应是放热反应，释放的热量可以使材料的温度明显升高。如果温度增加过多，而牙髓未被有效隔离，可能会引起牙髓激惹、敏感，或者更严重的不可逆损伤。化学固化和光固化材料的反应热相似，但是导致材料温度升高程度有明显不同。中等大小的修复体，前者升温 1 ～ 5℃，而后者升温 5 ～ 15℃（依据单体和填料量而异）。这是因为光固化的聚合速度快，在很短时间内集中释放热量，同时，照射光的热量也是材料升温较高的原因之一。

5. 聚合收缩（polymerization shrinkage）　复合树脂在固化过程中由可流动的糊剂凝固成密度更大的固体，体积发生收缩，称为聚合收缩，原因是固化前树脂基质的分子间距离较大，固化后这些分子间形成了化学键，距离缩短，导致体积收缩。复合树脂充填物的聚合收缩会在洞壁产生收缩应力，收缩应力是破坏洞壁界面结合的重要因素，可使修复体边缘出现微缝隙，轻者导致术后牙齿敏感，修复体边缘着色、发生微渗漏，重者导致釉质开裂、发生继发龋等。

不同树脂基质的聚合收缩率不同。以甲基丙烯酸酯类树脂为基质的复合树脂的聚合体积收缩率为 1.5% ～ 4.0%，以环氧树脂为基质的复合树脂的体积收缩率可小于 1%。环氧树脂开环聚合时，一方面，环氧单体间的距离由固化前的范德瓦耳斯（范德华）距离变为固化后的共价键距离，这一过程造成一定的体积收缩；另一方面，聚合时单体上环氧基的打开，分子内的共价键距离变成类似于分子间的范德瓦耳斯距离，导致体积膨胀，部分抵消了成键带来的体积收缩，二者的总结果是使环氧树脂固化后体积收缩量较小。

复合树脂的体积收缩率取决于单位体积材料中发生聚合反应的官能团（例如可聚合双键）的数量，官能团数量越多，收缩率越大。使用大分子量的树脂基质和添加无机填料可有效减少单位体积材料内官能团的数量，进而减少体积收缩率。

复合树脂固化过程经历两个阶段。固化初期，由于聚合程度浅，材料仍具有一定的流动性，可以通过充填物表面的凹陷来补偿体积的收缩。固化到一定程度后，材料因为凝胶而失去流动性，进一步的固化所致的体积收缩便会在材料与牙齿的结合界面上产生能破坏结合的收缩应力。复合树脂固化初期，通过表面流动凹陷补偿收缩的能力与其充填物的洞型因素值（configuration factor value，C value）密切相关。洞型因素值是指充填物粘接面面积与自由面（未粘接面）面积的比值，洞型因素值越大，表示充填物可供表面凹陷以补偿收缩的面积越小，意味着充填物通过表面凹陷来补偿聚合收缩的能力越小，因此洞壁收缩应力会越大。

化学固化复合树脂固化时间较长，材料失去流动性前的时间较长，表面凹陷流动变形补偿体积收缩的效果较大。光固化复合树脂固化时间短，流动变形补偿体积收缩的效果较差，因此光固化复合树脂的收缩应力大于化学固化复合树脂。应用软启动（soft-start）光固化灯可以降低光固化复合树脂的聚合速率，进而降低聚合收缩应力。

复合树脂固化后的弹性模量也影响其聚合收缩应力，弹性模量小的材料在收缩应力作用下可以通过自身的变形而降低收缩应力。

研究表明，不论是化学固化复合树脂还是光固化复合树脂，固化过程中体积收缩均趋向修复体中心，但是应用酸蚀技术和良好的粘接剂之后，收缩方向则趋向洞壁。

（二）物理性能（Physical properties）

1. 热性能（thermal properties）　主要是热膨胀性和热传导性。复合树脂的线胀系数在 $(15 \sim 70) \times 10^{-6} \cdot K^{-1}$，明显大于牙齿硬组织的线胀系数 $[(8 \sim 11) \times 10^{-6} \cdot K^{-1}]$。在口腔遇到冰冷食物时，复合树脂充填物的收缩程度明显大于牙齿硬组织，就会在修复体与牙齿的结合界面上产生破坏性收缩应力，即使这种破坏力不大，但在口腔这种温度多变的环境中长期反复作用，就会使修复体与牙齿的结合发生疲劳破坏，造成边缘缝隙。

复合树脂的热传导性均与牙体组织相似，属于热不良导体。

复合树脂的热性能主要取决于无机填料含量，例如，无机填料含量多的混合填料复合树脂的线胀系数为（25～40）×10^{-6}·K^{-1}，无机填料含量少的超微填料复合树脂的线胀系数为（50～60）×10^{-6}·K^{-1}，可见，随填料量增加，线胀系数减小。

2. 吸水性及溶解性（absorption and solubility） 是反映复合树脂耐水解的重要指标。相关标准规定，复合树脂的7天吸水值应不大于40 μg/mm^3，溶解值应不大于7.5 μg/mm^3。吸水后容易使无机填料和有机树脂中可溶性成分析出，并可使有机树脂与无机填料间的化学键破坏，降低材料的强度和耐磨性能。但是复合树脂吸水后体积有所膨胀，有益于改善充填物边缘密合性。大多数复合树脂浸水7天后吸水膨胀达到平衡。

复合树脂的吸水性主要由树脂基质分子结构上的亲水性基团引起，单位体积复合树脂含有的亲水性基团数量越多，吸水性越大，因此，超微填料复合树脂的吸水值显著大于混合填料复合树脂。

复合树脂固化后分子结构为三维网络结构，具有不熔、不溶性，但是其中未反应的残留小分子在浸水后会溶出，无机填料也会溶出离子。在浸水的最初30天，溶出的硅可高达15～17 μg/ml，随后逐渐降低。存在于玻璃填料中的硼、钡、铯及铅可从复合树脂中析出。复合树脂溶解值的大小与以下几个因素有关：唾液等周围环境的成分、树脂基质的固化程度、无机填料的溶解性等。

3. 射线阻射性（radio-opacity） 市售的复合树脂大多具有射线阻射性，以利于X线检查。含有钡、锶、锆元素的无机填料可赋予复合树脂射线阻射性。超微填料复合树脂使用的填料是二氧化硅，射线阻射性较差。

4. 色泽（shade） 复合树脂修复体长期使用后会发生色泽改变现象，产生的原因主要有两方面，即内源性变色和外源性变色。内源性变色是由于材料内某些物质随时间增加而变色，最终导致材料变色，例如，自凝复合树脂固化后，材料中仍残留微量促进剂叔胺，长期氧化后叔胺颜色变深，导致材料变黄。由于光固化复合树脂中不含易变色的叔胺，因此具有良好的色泽稳定性。外源性变色是指由于色素附着于修复体上导致的变色，例如，由于修复物边缘不密合，导致色素渗入，使修复体边缘变色；由于修复物表面粗糙，不够光洁而导致有色物附着，引起表面变色。外源性变色较内源性变色更易发生。

（三）力学性能（Mechanical properties）

与其他充填修复材料相比，复合树脂具有较好的力学性能，质地坚韧而不易脆裂折断。但是，不同种类复合树脂的力学性能差异较大，同一种类不同品牌的复合树脂的力学性能也有差异。表11-1列举了各类常见复合树脂的平均力学性能。

材料的压缩强度和弯曲强度是表征材料抵抗咀嚼压力的重要指标，具有较高压缩强度和弯曲强度的材料，在口腔中能有更长的使用寿命。当修复材料比较薄时，弯曲强度尤为重要，材料弯曲强度高，就不易因局部受压而折断。复合树脂的弯曲弹性模量较低时，其充填物受到较大咬合力时变形较大，容易破坏洞壁部位的结合，产生边缘微裂隙，并使洞缘牙釉质容易折裂。

复合树脂的力学性能受到其无机填料含量、填料与树脂基质的结合强度、填料颗粒粒度及其分布的影响。一般说来，填料越多，力学性能越强。

（四）表面特性及耐磨耗性（Surfacial characteristics and wear resistance）

1. 表面硬度和粗糙度（surface hardness and roughness） 复合树脂的表面硬度及粗糙度与填料量和填料粒度密切相关。纯树脂固化后的硬度较低，添加增强填料后硬度显著提高，而且随着填料含量的增加，硬度也随之增加（表 11-1）。

表 11-1　常见复合树脂的平均力学性能

性能	混合填料复合树脂	超微填料复合树脂	纳米填料复合树脂	可压紧复合树脂	可流动复合树脂	牙釉质
弯曲强度（MPa）	100～160	70～110	100～155	85～130	60～100	80～110
弯曲模量（GPa）	6.0～13	3.0～6.9	7～11	8.0～15	2.6～5.0	120～150
压缩强度（MPa）	300～350	250～320	300～340	280～370	210～300	384
压缩模量（GPa）	5.5～8.3	2.6～4.8	5.0～7.8	5.8～9.0	2.6～5.9	30～50
径向拉伸强度（MPa）	50～70	30～50	50～65	40～65	33～48	10～40
断裂韧度（MPa·m$^{1/2}$）	1.5～2.2	0.5～1.3	1.4～2.1	1.5～2.3	—	0.7～1.1
努氏硬度（MPa）	500～600	250～350	450～600	500～600	—	3430

复合树脂固化时表面覆盖成形片，可使其表面光滑且有光泽。随着表面的磨损，相对软的树脂易被磨掉，坚硬的填料粒子突出于表面，使表面粗糙，而且随着磨耗，填料的脱落又会在表面形成凹坑。显而易见，填料粒子越大，表面越粗糙。因此，超微填料复合树脂和纳米填料复合树脂表面磨耗后仍然能保持光滑的表面。另外，粗糙度升高的另一个原因是材料中的孔隙暴露，这在所有的自凝复合树脂中均可见到，因为自凝复合树脂在调和过程中容易混入气泡。

2. 耐磨性（wear resistance）　又称耐磨耗性。充填材料磨耗过多时，会使修复体的解剖形态改变。由于口腔环境的复杂性，现在对复合树脂的磨耗机制仍不是很清楚。目前认为，大颗粒填料和混合填料复合树脂的磨耗过程与超微填料复合树脂不同，而且修复体在牙体上的不同部位有着不同的磨耗机制。

大颗粒填料和混合填料复合树脂的磨耗过程是：较软的树脂基质首先被磨除，使较硬的填料颗粒突出于表面，当树脂基质被磨耗到一定程度，不能再使填料颗粒固位时，填料脱落，又暴露出下面的树脂基质，而开始新一轮的磨耗过程。超微填料复合树脂是填料与树脂基质形成一个整体，以同一速率被磨除。

修复体在牙齿的咬合面接触区和非接触区的磨耗机制也不相同。非接触区是三体磨耗，食物在上、下牙之间形成食团，咬合时，食团主要磨损牙面上的食物溢出道，形成修复体的整体磨耗；而咬合接触区为两体磨耗，对合的接触性牙尖直接作用于修复体表面，此时在上、下牙之间存留的食物粒子可以对牙齿表面造成刮痕、刻痕。影响复合树脂修复体邻面磨耗的主要因素是牙齿咬合时邻面不断地摩擦；因唾液对邻面的冲洗作用小，食物、唾液、菌斑中的有机成分对树脂基质产生软化作用，而影响摩擦过程，所以邻面磨耗被认为是受化学腐蚀严重影响的两体磨耗现象。

尽管多年来研究人员开发并改进了多种试验方法，设计出多种磨耗试验机，模拟口腔中复合树脂修复体的磨耗过程，以期达到客观评价材料抗磨耗性能的目的，但因口腔环境和咀嚼过程非常复杂，迄今为止，还没有一项体外磨耗试验的结果被广泛接受用以预测材料的临床耐磨性。

（五）临床寿命（Survival probability）

复合树脂修复体的临床寿命与修复体的大小、材料、与牙齿的粘接效果等因素密切相关。复合树脂后牙大缺损充填修复体（extensive restoration）的平均寿命为 7～10 年，低于银汞合金修复体，修复体失败的主要原因有修复体的折裂，折裂的原因可能与修复体与对颌牙有早接触点有关，早接触点处材料的应力集中非常明显，使材料的疲劳强度下降。因此，复合树脂后牙充填修复体应当避免咬合早接触。

（六）生物相容性（Biocompatibility）

复合树脂中的树脂基质单体均有一定的细胞毒性，因此，未固化的复合树脂有一定的刺激性，对某些人有致敏性。充分固化后的复合树脂具有良好的生物相容性，可以安全地用于牙齿修复。但是固化后的复合树脂仍有少量的残余单体，释放的残余单体在某些情况下会对紧邻的牙髓组织或牙龈产生轻微的刺激，因此，复合树脂的生物相容性与其固化程度密切相关。另外，复合树脂固化过程中产生的热量也可能刺激紧邻的牙髓组织。

复合树脂充填修复后，牙齿可能出现术后敏感症状，有的甚至出现牙髓炎性反应，其确切原因目前尚不确定，多数学者认为并非是材料本身刺激牙髓的结果，而是复合树脂修复体边缘微渗漏所致。渗入的细菌及其代谢产物对牙髓有刺激性，导致牙髓刺激症状。

五、应用 Application

（一）适应证（Indication）

混合填料复合树脂可用于前牙及后牙的大多数缺损的修复，用于Ⅰ、Ⅱ类洞修复时，只能用于中、小缺损，不能涉及牙尖。

后牙复合树脂适用于后牙中等至较大的Ⅰ、Ⅱ类洞缺损的修复，包括近殆远中洞的修复，特别是涉及咬合面尖、嵴的缺损。可压紧复合树脂特别适合于后牙Ⅱ类洞及近殆远中洞的修复。

超微填料复合树脂主要用于非应力承受区缺损的修复，特别适用于对美观要求高的前牙的修复，如：①较小Ⅲ、Ⅴ类洞修复；②直接贴面修复；③瓷及复合树脂修复体小缺损的修补；④Ⅰ、Ⅱ、Ⅳ类洞修复时，用于充填物表层（1 mm）覆盖（缺损主体用混合填料复合树脂或可压紧复合树脂修复）；⑤制作牙周夹板。

可流动复合树脂适用于：①微小Ⅰ、Ⅲ、Ⅳ类洞和浅的Ⅴ类洞（牙颈部缺损）的修复；②Ⅰ、Ⅱ类洞复合树脂充填修复的洞衬垫底（厚度不超过1 mm），能降低粘接界面的应力集中，提高边缘密合性，因为低弹性模量的可流动复合树脂能在粘接界面均匀分散聚合收缩产生的应力，避免局部出现应力集中；③充填窝洞倒凹；④美容性间接修复体（复合树脂、瓷修复体）小缺损的修补；⑤窝沟点隙封闭；⑥乳牙缺损修复。

（二）应用注意事项（Tips for application）

1. 应用粘接剂 大多数复合树脂黏稠度较大，在牙齿表面润湿性较差，因而复合树脂对牙齿的粘接性能较差，需要与粘接剂联合应用。一般来说，甲基丙烯酸树脂类复合树脂可与甲基丙烯酸酯类粘接剂联合应用，环氧树脂类复合树脂应与环氧类粘接剂联合应用，最好使用厂家配套的粘接剂。以叔胺为促进剂的自凝复合树脂通常不能与酸性的粘接剂联合应用，因为粘接剂的酸性会影响自凝复合树脂中促进剂叔胺的活性。

2. 分层充填、固化 用光固化复合树脂分层充填修复深洞时，前一层复合树脂固化后表面的氧阻聚层不要去除或被污染，因为充填后一层材料后，此氧阻聚层被隔绝氧后，可以随后一层复合树脂一起光固化，从而使前一层复合树脂与后一层复合树脂牢固结合。为了使大块充填光固化复合树脂充分固化，应当使用说明书推荐的光强和照射时间。

3. 牙髓保护 如果窝洞底部接近牙髓，应当先行间接盖髓，通常使用氢氧化钙水门汀盖髓，然后在其上垫底。玻璃离子水门汀是合适的垫底材料。不可用氧化锌丁香油水门汀直接在复合树脂下垫底，因为该水门汀含有影响复合树脂固化的丁子香酚。

第三节　复合体
Compomer

复合体（compomer）是一种聚酸改性复合树脂（polyacid-modified composite resin），组成上是复合树脂和玻璃离子水门汀的杂化材料，性能介于两者之间，但更偏向于复合树脂。

一、组成和固化反应 Composition and curing reaction

（一）组成（Composition）

复合体在组成上与复合树脂相似，主要由树脂基质、可聚合酸性单体、反应性玻璃粉、引发体系等组成（表 11-2）。

表 11-2　复合体的基本组成

成分	作用
二甲基丙烯酸氨基甲酸酯（如 UDMA）	树脂基质，赋予光固化
含有羧酸基的二甲基丙烯酸酯	赋予光固化和离子交联双重固化
二甲基丙烯酸甘油酯	稀释剂，赋予亲水性能
反应性氟锶硅酸钙玻璃粉 *	增强、离子交联、长期释氟
樟脑醌 / 还原剂胺	光敏引发体系

* 氟锶硅酸钙玻璃粉部分经过硅烷处理

含有羧酸基的二甲基丙烯酸酯是一种分子链上有 2～4 个羧酸基团的亲水性功能性单体，该单体除了进行常规的自由基聚合外，其分子结构上的羧酸基团可与多价金属阳离子反应而使分子交联（参见玻璃离子水门汀）。图 11-7 展示的是一种含有 4 个羧酸基团的二甲基丙烯酸酯单体。

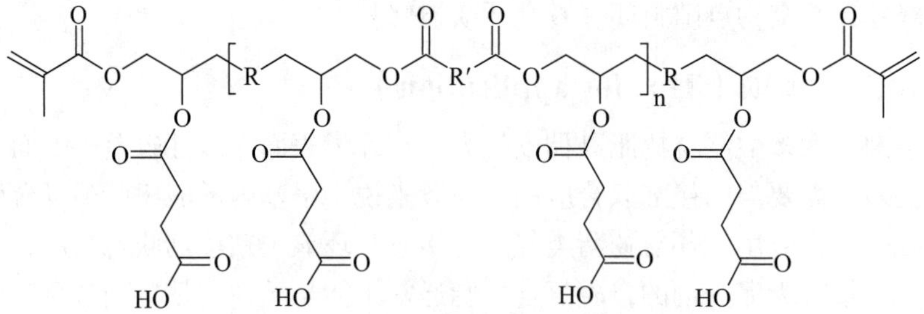

图 11-7　一种含有 4 个羧酸基团的二甲基丙烯酸酯单体

复合体所用的无机填料与玻璃离子水门汀的粉剂相同，为反应性氟锶硅酸钙玻璃粉，其表面经过部分硅烷化处理，以确保既能与树脂形成一定的化学结合，又能与二甲基丙烯酸酯上的羧酸基团发生离子化结合。凝固的玻璃离子水门汀中氟离子主要从已反应的基质中释放。为了提高复合体的释氟性，一些产品将氟锶硅酸钙玻璃粉与聚丙烯酸进行预反应，然后将反应物粉碎，形成微细填料，以此填料作为复合体的无机填料，这样形成的复合体固化后能够释放更多的氟离子，这种复合体又称为预反应玻璃离子体填料复合树脂（pre-reacted glass ionomer filler composite resin）。

（二）固化反应（Curing reaction）

复合体的固化过程分两个阶段。当材料充填入窝洞后，首先进行光照固化，其机制与光固化复合树脂相同，主要是光敏引发剂产生的自由基引发二甲基丙烯酸酯上的双键交联。光固化后，材料在口腔环境中缓慢吸收水分，吸收的水分使交联分子上的羧酸基团解离羧酸根，呈现酸性，与玻璃粉发生反应，该反应与玻璃离子水门汀中的聚丙烯酸与玻璃粉的反应相似。反应中，Sr^{2+}、Ca^{2+}、Si^{4+}与羧酸根通过离子键结合，使光交联后的分子进一步交联固化，而F^-会缓慢释放出来。由于材料的吸水过程缓慢，所以这种离子交联固化会持续很长时间。

二、性能 Properties

1. 释氟（fluoride release）性能　复合体具有长期缓慢释放氟离子的功能，但其释氟量小于传统玻璃离子水门汀，只有后者的 10% ～ 20%，而且不同品牌的产品差异也较大。在充填牙齿的最初几天内复合体释氟量较大，随后释氟量逐渐减少，但可持续释氟达 1 年。释放的氟离子可以增强相邻牙齿硬组织的抗龋坏能力。口腔唾液的酸碱度明显影响复合体的释氟量，复合体在酸性唾液中能释放更多的氟离子。预反应玻璃离子体填料复合树脂比普通复合体能释放更多的氟离子。

与玻璃离子水门汀相似，复合体也具有再充氟性，只是该能力远低于玻璃离子水门汀。

2. 力学性能　复合体的力学性能介于复合树脂与玻璃离子水门汀之间（表 11-3）。

表 11-3　复合体与玻璃离子水门汀、复合树脂力学性能比较（浸水 24 小时）

性能	复合体	GIC	光固化 GIC	混合填料复合树脂
弯曲强度（MPa）	80 ～ 110	9 ～ 19	30 ～ 60	100 ～ 160
压缩强度（MPa）	180 ～ 250	140 ～ 190	180 ～ 240	300 ～ 350
径向拉伸强度（MPa）	30 ～ 48	8 ～ 15	20 ～ 35	50 ～ 70
弯曲模量（GPa）	6 ～ 7	7 ～ 9	4 ～ 6	8 ～ 13
固化体积收缩	2.4% ～ 3.0%	1.2% ～ 2%	2.5% ～ 4.5%	1.5% ～ 3.0%
维氏硬度（kg/mm²）	45 ～ 55	50 ～ 70	40 ～ 50	50 ～ 80
抛光性	较好	差	较差	好
耐磨性能	较好	差	较差	好

3. 吸水性和溶解性　由于复合体聚合后含有较多的亲水性基团，因此复合体的吸水性及溶解性比复合树脂大，但远小于玻璃离子水门汀，浸水 24 小时吸水值为 30 ～ 40 $\mu g/mm^3$。吸水后虽然有利于启动第二步酸碱固化反应，但是材料长期吸水后强度、硬度下降，浸水 4 周后压缩强度、弯曲强度、拉伸强度均会明显下降，浸水 3 个月后弯曲强度可下降 30% ～ 40%。

复合体吸水后体积有轻微膨胀，浸水 24 小时，体积膨胀 0.1%，浸水 30 天，体积膨胀 1.2% ～ 1.8%，质量增加 0.9% ～ 1.3%。这种吸湿性膨胀（hygroscopic expansion）可以部分抵消材料聚合引起的体积收缩，所以其修复体的边缘密合性优于复合树脂。但是复合体的吸水膨胀小于传统玻璃离子水门汀。

4. 表面特性　复合体的表面耐磨性不如复合树脂，临床半年磨损程度是混合填料复合树脂的 2～3 倍。

复合体的表面抛光性及磨损后的表面光滑性优于传统玻璃离子水门汀及光固化传统玻璃离子水门汀，但不及复合树脂，特别是不及超微填料复合树脂。

复合体的颜色稳定性不如复合树脂，但优于玻璃离子水门汀。

5. 粘接性能　复合体本身对牙齿的粘接性较低，远低于玻璃离子水门汀，因此复合体需要与配套的粘接底涂剂（primer）联合应用。复合体也可与牙齿粘接剂联合使用，粘接剂的使用方法参照其说明书进行。使用粘接剂后，复合体对牙釉质的粘接强度可达 18 MPa，对牙本质的粘接强度可达 14 MPa，高于玻璃离子水门汀与牙齿硬组织的粘接强度。

三、应用 Application

1. 适应证　复合体一般用于低应力承受区域缺损的修复，例如，恒牙Ⅲ类洞、Ⅴ类洞、牙颈部缺损及牙根面龋修复，乳牙Ⅰ类洞及Ⅱ类洞修复，也可用作Ⅱ类洞的垫底材料。该材料特别适合于具有中等龋发生风险以上的患者。

2. 应用注意事项　在用复合体充填深洞时，应当注意保护牙髓。例如，在窝洞近髓处用氢氧化钙水门汀间接盖髓，然后在其上垫底。不可用氧化锌丁香酚水门汀直接在复合体下垫底，因为该水门汀含有影响树脂固化的丁子香酚。

复合体充填时，窝洞通常事先不需酸蚀，清洗吹干后涂布粘接底涂剂，但是釉质洞缘斜面需要酸蚀处理。额外使用酸蚀剂预处理牙齿表面可提高粘接强度。

第四节　数控切削成形复合材料
Composite blocks or discs for digital milling

随着 CAD/CAM 技术在口腔医学的广泛应用，通过数控切削（digital milling）成形制作修复体的复合材料也越来越多。目前，数控切削成形复合材料主要有两种：树脂基复合材料切削块和陶瓷基树脂渗透复合材料切削块，临床使用的材料为已经预成形的切削块（blocks/discs）。

一、组成与结构 Composition and structure

（一）树脂基复合材料切削块（Resin-based composite milling block）

这种材料在组成和结构上与复合树脂非常相似，也是由可聚合树脂（Bis-GMA、UDMA、TEGDMA 等）和无机增强填料构成。为了提高材料的力学性能，无机增强填料含量通常高于充填用的复合树脂，可高达 85%。这种复合材料是在工厂中将树脂与增强填料通过机械真空混合、模压成形固化制成供临床应用的切削块状材料（milling block），结构上以聚合物为连续相，无机增强填料为分散相。这种材料结构致密，气孔非常少。代表性的产品有 Lava Ultimate、Cerasmart。

（二）陶瓷基树脂渗透复合材料切削块（Ceramic-based resin-infiltrated composite milling block）

这种材料在结构上与玻璃渗透全瓷材料相似，不同之处在于渗透材料是可聚合树脂单体，而不是玻璃。首先将含有氧化铝微晶和氧化锆微晶的长石质瓷粉进行模压成形，然后进行低温烧结，使瓷粉颗粒间接触部位熔接，形成由瓷粉颗粒骨架组成的、具有多孔结构的瓷坯块。

用硅烷偶联剂对瓷坯块多孔结构表面进行硅烷化处理，然后用可聚合树脂单体（UDMA、TEGDMA 等）对瓷坯块多孔结构进行渗透，最后使渗透的树脂单体原位充分聚合，便形成了以多孔瓷骨架为连续相，聚合物为分散相的树脂渗透陶瓷基复合材料（图 11-8）。其中，长石质瓷骨架体积占 75%，聚合物占 25%。因此，这种材料又称树脂渗透瓷（resin-infiltrated ceramic），如 Vita 公司的 Enamic。

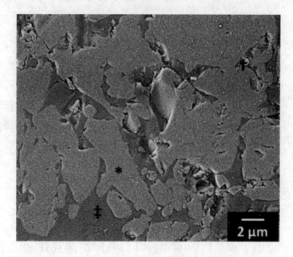

图 11-8　陶瓷基树脂渗透复合材料结构
由长石质瓷骨架（＊）、渗透树脂（‡）和微量的氧化锆（†）构成

二、性能 Properties

（一）力学性能（Mechanical properties）

与切削成形长石质陶瓷相比，切削成形复合材料具有较低的弹性模量和表面硬度，相对较高的弯曲强度（表 11-4），这些性能特点与其结构中含有低弹性模量、低硬度、高韧性的聚合物有关。这样的力学性能使该材料在与对颌牙接触时，通过接触点处材料的弹性变形扩大接触面积，减小材料局部的应力集中，进而减少材料中破坏性裂纹的出现，提高材料的抗疲劳性能。同时，材料局部的弹性变形可以将咬合力更加均匀地传导到整个牙体组织，避免牙齿局部应力过大，减少牙齿折裂发生的风险。另一方面，由于刚性较低，临床上对切削成形的复合材料修复体的厚度有一定的要求，通常冠的厚度不应小于 1.5 mm。

树脂基复合材料虽然组成结构与复合树脂基本相同，但由于切削块是在工厂中高温、高压下固化成形，材料交联固化程度很高，双键转化率高达 84%，同时材料中的缺陷较少，因此其力学性能优于相应的充填用复合树脂固化后的性能。

陶瓷基树脂渗透复合材料的结构主体是长石质陶瓷，因此其力学性能接近长石质切削瓷，弯曲模量和硬度显著高于树脂基复合材料，显示出较大的刚性，但是仍然低于长石质切削瓷。由于材料结构中韧性高的聚合树脂具有阻止裂纹扩展的能力，所以陶瓷基树脂渗透复合材料显示出优于长石质切削瓷的断裂韧度和弯曲疲劳强度，并且显示出较高的强度可靠性。

表 11-4　数控切削成形复合材料与长石质切削瓷力学性能比较

材料	压缩强度 MPa	弯曲强度 MPa	弯曲模量 GPa	回弹模量 J/m^3	断裂韧度 MPa·m$^{1/2}$	硬度 GPa	切削边缘粗糙度 μm
树脂基复合材料	370～430	160～210	7～14	1.02～3.00	1.4～1.7	0.7～1.0	20～70
陶瓷基复合材料	250～270	135～155	22～30	0.42	1.3～1.5	1.5～2.6	70～90
切削长石瓷	280～340	100～140	30～50	0.21～0.35	1.1～1.4	5.4～7.0	170～200

树脂基复合材料的回弹模量显著高于陶瓷基树脂渗透复合材料（表 11-4）。回弹模量（modulus of resilience）是指材料受力发生弹性变形，在弹性极限时单位体积材料受力变形吸收的能量，可以用材料应力-应变曲线上弹性变形范围内曲线与应变轴所包括范围的面积来表示。因此，材料的回弹模量大小与材料的弹性模量（曲线直线部分的斜率）和弹性极限有关，弹性模量大的材料回弹模量相对较小。橡胶是具有极高回弹模量的材料，而陶瓷的回弹模量很

小。高回弹模量的材料制成的修复体在咀嚼过程中能够通过自身的形变吸收更多的𬌗面撞击能量，一方面缓冲对牙齿的冲击，起到减震作用，另一方面通过受力部位局部变形，减小局部接触应力（压强），进而减少修复体的破坏，改善材料的耐疲劳性能。

修复体的高回弹模量也带来负面影响，例如，嵌体在受力时产生的较大弹性形变会对修复体边缘产生较大的破坏性应变，降低边缘的密合性。高回弹模量的固定桥在桥体受力弯曲变形时会对基于产生较大的扭力。此外，材料的回弹模量影响其切削性能，高回弹模量材料在磨削时，材料的弹性变形不利于精细切削。

（二）磨耗性能（Wear properties）

陶瓷基树脂渗透复合材料的耐磨耗性能优于树脂基复合材料，与长石质切削瓷相当，它对对颌牙的磨损也与长石质切削瓷相当。树脂基复合材料表面硬度相对较低，对对颌牙磨损的风险小于长石质切削瓷，其自身的耐磨耗性能优于充填复合树脂。

（三）切削性能（Millability）

从结构上看，无论是树脂基复合材料还是陶瓷基树脂渗透复合材料，均由细小的无机颗粒与聚合物组成。在切削过程中，无机颗粒容易逐个地被切削下来，而且切削中形成的裂纹在聚合物-无机填料界面容易转向，因此，切削成形复合材料表现出优良的切削性能，其切削性能优于长石瓷材料，切削后修复体边缘的完整性、精确性高于长石质瓷材料。这一特性也使切削成形复合材料能够快速切削，减少了切削工具的磨耗和损坏，临床上也容易打磨和修形。将两种复合材料进行对比，树脂基复合材料的切削性能略优于陶瓷基树脂渗透复合材料，切削边缘的粗糙度更小、更光滑（表 11-4）。

（四）粘接性能（Adhesion properties）

切削成形复合材料本身强度不够高，制作的修复体需要牢固地粘固到基牙上，以提高修复体抗破碎能力，因此，这种材料的修复体通常需要进行粘接性粘固。陶瓷基树脂渗透复合材料主体是长石质瓷，因此可以用氢氟酸对材料的粘接面蚀刻（5% 氢氟酸溶液蚀刻 60 秒），然后应用硅烷偶联剂底涂剂，可以显著增强粘接强度。由于无机填料含量相对来说较少，树脂基复合材料粘接面氢氟酸蚀刻效果没有陶瓷基树脂渗透复合材料好，因此，树脂基复合材料粘接面既可以用氢氟酸蚀刻进行粗化，也可以通过喷砂来粗化，然后应用硅烷偶联剂底涂剂进行粘接。

粘接性树脂水门汀对陶瓷基树脂渗透复合材料的剪切粘接强度为 18 ～ 25 MPa，对树脂基复合材料的剪切粘接强度为 5 ～ 10 MPa。

（五）吸水性及溶解性（Absorption and solubility）

切削成形复合材料的吸水率及溶解率小于充填用复合树脂，但略大于陶瓷材料，其中，陶瓷基树脂渗透复合材料的吸水率及溶解率小于树脂基复合材料，吸水值为 5.7 $\mu g/mm^3$，溶解值小于 1.2 $\mu g/mm^3$。

（六）美观性能

1. 抛光性能　大多数切削成形树脂基复合材料所用无机增强填料粒度细小，而且材料结构致密，具有优良的可抛光性能，抛光后表面光滑，富有光泽。树脂基复合材料采用的无机填料属于纳米尺度的填料，因此其切削后的边缘粗糙度低于陶瓷基树脂渗透复合材料（表 11-4），抛光性能及保持表面光滑的能力也优于后者。

2. 颜色　与牙本质相似，切削成形复合材料在微观结构上由无机物颗粒与聚合树脂构成，因此，着色的复合材料具有牙本质样色泽和半透明性，也具有一定的视觉遮色力（visual opacity）。为了模拟牙齿的颜色层次感，可以在成形后的修复体表面用光固化复合树脂进行局部着色，然后涂布光固化透明涂层，达到个性化美观修复效果。

由于含有聚合物成分，切削成形复合材料修复体的颜色稳定性低于陶瓷材料，其中，树脂基复合材料因为聚合物含量更高，其颜色稳定性低于陶瓷基树脂渗透复合材料，但是这两种材料的颜色稳定性均优于相应的充填用复合树脂材料。

（七）生物相容性（Biocompatibility）

切削成形复合材料中的聚合物是在工厂中通过高温、高压聚合，残留单体含量低于临床充填修复用复合树脂，因此具有良好的生物相容性。

三、应用 Application

1. 适用范围 由于强度有限，切削成形复合材料只能用于制作单个牙齿修复体，例如前牙贴面、前后牙单冠、种植体牙冠、后牙嵌体及高嵌体等永久性修复体，树脂基复合材料也可以制作长期临时冠、桥修复体。

2. 应用注意事项 切削成形复合材料修复体需要用粘接性树脂水门汀来粘固，粘固时修复体粘接面需要用 5% 氢氟酸溶液蚀刻 60 秒，冲洗、吹干后涂布硅烷偶联剂底涂剂。如果用复合树脂对修复体表面进行修饰，需要先用车针略微打磨或者喷砂修复体表面，冲洗、吹干后局部涂布牙齿粘接剂，光固化后再覆盖复合树脂。

由于冠的固位形较好，因此粘固冠修复体时，传统的粘接性树脂水门汀和自粘接水门汀都可以使用，但是嵌体及贴面最好用粘接性能更好的传统粘接性树脂水门汀进行粘固。

（赵信义）

第十二章　口腔粘接材料

Adhesive Materials for Dentistry

第一节　概述
Introduction

一、基本概念 Basic concept

粘接（adhesive bonding/adherence）是指两个同种或异种的固体物质，通过介于两者表面的另一种物质的作用而产生牢固结合的现象。能够将一种或数种固体物质粘接起来的材料，称为粘接剂（adhesives agents，bonding agents）。被粘接的固体物质称为粘接体、被粘物或被粘体（adherends）。粘接是在粘接界面处发生的复杂的物理、化学过程，其大小取决于粘接剂的组成、被粘物的表面结构和性质，以及粘接剂与被粘物表面的作用，而且与粘接的实施过程密切相关。

用于口腔颌面部软硬组织粘接用的材料称为口腔粘接材料（adhesive materials for dentistry）。专门用来粘接口腔修复体或口腔修复材料到牙齿硬组织表面的粘接剂称为牙齿粘接剂（dental adhesives agents，dental bonding agents）。牙齿粘接剂及其辅助材料，如表面酸蚀剂，统称为牙齿粘接材料（dental adhesive materials）。

粘接剂与两个被粘物形成一个粘接接头（bonding joint）。牙齿粘接修复的粘接接头有两种情况，一种是牙齿缺损直接充填修复的粘接接头（图12-1A），涉及粘接剂与牙齿硬组织的粘接界面和粘接剂与充填材料的粘接界面；另一种是固定修复体与牙齿的粘接接头（图12-1B），涉及牙齿硬组织与粘接水门汀的粘接和粘接水门汀与修复体的粘接。但是，窝沟封闭剂与牙釉质表面间的粘接则只有一个粘接界面。

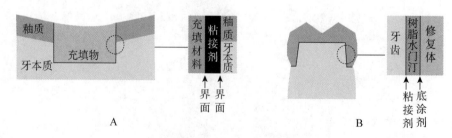

图12-1　口腔粘接修复的粘接接头示意图
A.充填修复粘接接头；**B**.固定修复粘接接头

二、粘接的基本原理 Basic mechanisms of adhesion

粘接剂与被粘物表面之间形成粘接力的机制很复杂，目前主要有下面几种理论。

1. 化学吸附理论（chemical adsorption theory） 该理论认为有些粘接剂与被粘物之间所形成强大粘接力的原因是粘接剂与被粘物之间有化学键（chemical bonds）形成，主要是离子键和共价键，合作包括配位键。化学键键能高，难于破坏。例如，粘接剂分子上的羧基（—COOH）能够与金属表面氧化物间形成氢键或者配位键，硅酸盐无机物表面硅羟基（≡Si—OH）能够与水解后的硅烷偶联剂反应，形成化学键，提高粘接强度。

如果粘接剂与被粘物之间能够形成广泛的化学键结合无疑有很多好处。但是，广泛形成的化学键必须满足一定的量子化学条件，并不是粘接剂与被粘物的每一个接触点都能形成化学键。在单位面积上，化学键的数目要比次价键（例如分子间作用力）少得多。但是，提高化学键结合的数量可以使粘接更加有效和持久，能抵抗应力集中和环境的侵蚀。

2. 物理吸附理论（physical adsorption theory） 固体表面的原子或分子与内部的原子或分子不同，它们存在着剩余的作用力（图 12-2），能够物理性地吸附外界的原子或分子。根据计算，当两个理想平面距离为 10Å 时，因范德瓦耳斯力的作用而产生的吸附强度可达 10～100 MPa；当距离为 3～4Å 时，可达 100～1000 MPa。因此，该理论认为，只要两个物体表面广泛地紧密接触，仅靠吸附力就能产生很高的黏附强度。

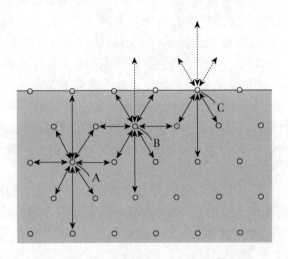

图 12-2　固体表面原子或分子有剩余的作用力

3. 机械嵌合理论（mechanical interlocking theory） 这种理论认为，任何物体的表面即使用肉眼看来十分光滑，但放大起来看还是十分粗糙、遍布沟壑的，有些表面还是多孔性的。粘接剂渗透到这些凹凸或孔隙中，固化之后就像许多小钩子似的把粘接剂和被粘物连接在一起。

4. 扩散理论（diffusion theory） 该理论认为，粘接剂与被粘物之间仅互相接触是不够的，必须发生成分的互相扩散才能形成牢固的粘接。互相扩散实质上就是在界面上发生互溶，这样粘接剂和被粘物之间的界面消失了，变成了一个过渡区域，有利于应力的传递，最终形成良好的粘接强度。

综上所述，粘接剂和被粘物之间可以通过上述的机制形成牢固的结合，但是对于某一个具体粘接来说，上述各种粘接机制的贡献大小不尽相同，有些甚至不存在，要依据粘接剂的种类、被粘物的表面形态结构、被粘材料的种类等而定。不过对于一般的粘接来说，分子间作用力和微机械嵌合是普遍存在的。

要实现上述的各种粘接机制，前提是粘接剂必须与被粘物表面的原子或分子形成广泛的紧密接触，这就要求粘接剂在固化前能够充分地润湿（wetting）被粘物表面。因此，粘接力形成的必要条件是粘接剂能够充分润湿被粘物表面。粘接剂对被粘物表面的润湿情况，可用润湿接触角来表示（参见第二章第一节图2-3）。

三、牙齿粘接剂应具备的条件 Requirements for dental adhesives

除了上述的必要条件外，牙齿粘接剂通常还需要具备如下的条件。

1. 常温下3～5分钟内能够快速固化，固化过程中体积缩小，固化后具有较高的强度。
2. 具有良好的生物相容性，对牙髓无刺激性。
3. 化学稳定性好，在口腔环境内不溶解，不变色，不降解。
4. 对牙齿硬组织及修复材料良好的粘接性能和持久的粘接力。
5. 临床使用方便，技术敏感性低。

四、牙齿粘接的特点 Characteristic of adhesion to tooth

（一）牙齿硬组织结构特点（Structure characteristic of dental hard tissues）

1. 釉质（enamel） 是高度矿化的组织，含有约97%质量分数的无机矿物质（主要是羟基磷灰石）、少量的水（2%）及微量的有机物质（1%）。结构上，釉质由釉柱和釉柱间质构成，釉柱由束状排列的扁细长条状的羟基磷灰石晶体构成。在体釉质表面通常被釉护膜覆盖，呈现非极性，表面能较低，不利于粘接。釉质表层有一薄层无釉柱釉质，乳牙的无釉柱层更厚，无釉柱釉质较正常釉质耐酸蚀。此外，釉质表面下30μm厚的区域中含有较多的氟化物，具有较强的抗酸能力。因此，釉质粘接面通常需要打磨，去除这些不利于粘接的表层结构，但是在牙体预备的过程中，高速车针对釉质的切割会在釉质表面形成一层碎屑层，称为玷污层（smear layer），由羟基磷灰石微晶碎屑构成，其结构疏松，但是水枪冲洗不能去除。

2. 牙本质（dentin） 主要由约70%的羟基磷灰石、约18%的胶原蛋白、约10%的水和约1.5%的其他有机物质组成。结构上，牙本质由小管及小管内的成牙本质细胞突起、管周及管间牙本质构成。小管贯通整个牙本质，从髓腔向釉质牙本质界面呈放射状排列。小管近牙髓一端较粗，单位横截面上小管数目也较多；越近表面，小管越细，数目也越少。小管中的液体因小管的毛细管虹吸作用而循环流动。

牙本质中的蛋白质主要是胶原纤维，呈交织网状存在于管间牙本质及管周牙本质中，管周牙本质胶原纤维含量较少，管间牙本质胶原纤维含量较多，呈致密束状交叉排列。

在牙体预备过程中，牙本质表面也会形成厚1～5μm的玷污层（图12-2），它由无机物碎屑和凝固的胶原纤维碎屑组成，这些碎屑深入牙本质小管口形成管塞。玷污层能降低牙本质的通透性，但是玷污层与牙本质结合不良，不利于牙本质的粘接。硬化牙本质的牙本质小管中有矿化物颗粒，使该牙本质酸蚀效果不佳而粘接强度下降。

（二）口腔环境（Oral environment）

口腔环境是口腔粘接的工作环境，它对粘接效果及寿命有直接的影响。

1. 湿度 口腔有大量的唾液，湿度特别大，而且牙本质小管有液体循环流动，因此牙齿隔湿特别困难，难于形成干燥的粘接面。潮湿多水的环境也不利于粘接接头长期保持良好的粘接强度。

2. 温度 口腔内温度变化大，为4～60℃。粘接剂和修复体的线胀系数均高于牙体组织，温度急剧变化时，线胀系数的差异将在粘接界面产生破坏性应力。

3. 应力　在咀嚼过程中，牙齿所受应力不仅高达 18 MPa，且是一种复杂的综合性应力。由于牙齿粘接面积有限，在很小面积上形成的粘接力难以长期承受如此大而复杂的应力，容易发生应力疲劳破坏。

4. 微生物和酶　牙齿表面常紧密附着细菌及其代谢产物，使其表面能降低。口腔中的多种酶容易促使牙本质粘接界面混合层中的胶原纤维和粘接剂发生降解，导致粘接界面逐渐被破坏。

5. 化学反应　粘接剂通常必须在口腔中快速固化（2～7分钟），不能加压、加热。这些条件限制了许多粘接材料的应用，也不利于粘接界面化学键的广泛形成，难于形成高强度的粘接。

6. 临床操作　良好的粘接效果依赖于良好的粘接操作条件。口腔环境潮湿、狭窄、视线不佳，以及粘接操作步骤较多、时间有限，都给形成良好的粘接带来困难。

五、分类 Classification

实际上，除了称为粘接剂的材料用于粘接外，其他一些材料也可用于粘接，只是这些材料的粘接效果不如粘接剂好。例如，水泥砂浆可以将砖块粘接到一起。

目前，临床上可用于粘接的材料可分为两大类：一类为水门汀（cement）类，另一类为以树脂为主要成分的粘接材料。水门汀类粘接材料将在第十四章"牙科水门汀"中介绍，本章只介绍合成树脂类粘接材料。

树脂类粘接材料品种繁多，分类方法也各有不同。按照口腔粘接对象可分为牙齿粘接剂、骨粘接剂、软组织粘接剂等，其中，牙齿粘接剂是口腔临床应用最多的粘接材料。牙齿粘接剂中，有用于粘接充填修复的牙釉质粘接剂（enamel adhesive）和牙本质粘接剂（dentin adhesives），也有用于间接修复体粘接的树脂水门汀。它们的固化方式可以是化学固化（自凝）、光固化或者双重固化（自凝＋光固化）。

第二节　牙釉质粘接剂
Enamel adhesives

牙釉质粘接剂是用于将材料或者修复体牢固地粘接至牙釉质上的粘接材料。牙釉质粘接剂有光固化型和自凝型，前者多为单一组分，后者为粉-液型或者双糊剂型。按照操作步骤，牙釉质粘接剂可分为酸蚀-冲洗型和自酸蚀型，前者使用单独的酸蚀剂，后者则不使用酸蚀剂。

一、组成 Composition

1. 酸蚀-冲洗型粘接剂（etch and rinse adhesive）　由酸蚀剂（etching agent）和粘接剂（bonding agents）两部分组成。常用的酸蚀剂为 35%～37% 的磷酸溶液，大多数的酸蚀剂含有增稠剂和染料。

该型粘接剂的组成与复合树脂相似，只是不含填料或者含有少量的纳米或亚微米填料，黏度较低，以便充分润湿牙齿表面。添加填料可以提高粘接剂的强度。牙釉质粘接剂通常含有能增强粘接力的粘接性单体（adhesive monomer）。表 12-1 是酸蚀-冲洗型光固化牙釉质粘接剂的基本组成。

表 12-1　酸蚀-冲洗型光固化牙釉质粘接剂的基本组成

成分	含量（%）
树脂基质（如 Bis-GMA）	30%～60%
稀释剂（如 TEGDMA）	70%～80%
粘接性单体（如 4-META）	0%～5%
光敏剂引发体系（如樟脑醌）	0.3%～0.5%
稳定剂	微量

　　粘接性单体的分子结构上含有能与牙齿硬组织形成化学键或较强分子间作用力的粘接性基团（adhesive group），同时又含有能与树脂聚合的双键。根据粘接性基团的类型，粘接性单体主要有磷酸酯类单体和羧酸类单体。甲基丙烯酰癸基二氢磷酸酯（methacryloyloxydecyl dihydrogen phosphate，MDP）是常用的磷酸酯类单体，甲基丙烯酰氧乙基偏苯三酸酐酯（4-methacryloyloxyethyl trimellitic anhydride，4-META）是常用的羧酸类单体。

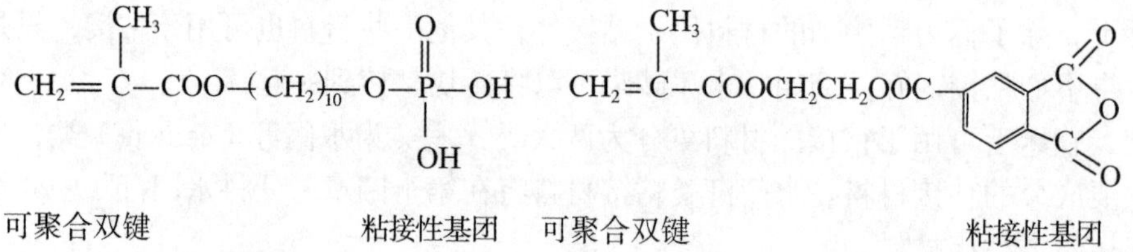

可聚合双键　　　　　　　　　粘接性基团　　可聚合双键　　　　　　　　　　粘接性基团

MDP　　　　　　　　　　　　　　　　　　4-META

　　这些单体分子上的粘接性基团能与牙齿硬组织中的 Ca^{2+} 形成离子键、配位键或较强的分子间作用力（图 12-3），显著提高粘接剂与牙齿的粘接强度。

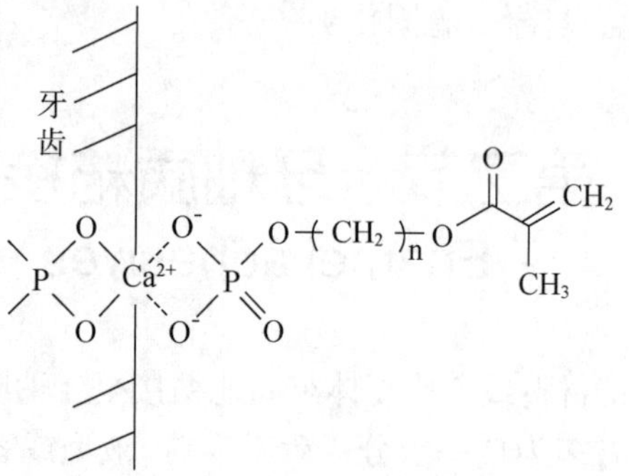

图 12-3　甲基丙烯酸磷酸酯类单体与牙齿硬组织反应示意图

　　2. 自酸蚀型粘接剂（self-etch adhesive）　用于牙釉质粘接的自酸蚀型粘接剂主要是中等酸性（moderate aggressive）或强酸性（strong aggressive）的牙本质自酸蚀型粘接剂，它们都含有酸性粘接性单体及微量水分，它们的详细组成参见相应的牙本质粘接剂。

二、釉质粘接机制 Mechanism of bonding to enamel

　　为了使粘接剂与釉质能够形成良好的界面机械嵌合作用，釉质表面需要预处理以形成凹凸不平的表面，形成这一表面的途径有用酸蚀剂酸蚀釉质表面，或者使用具有酸性的粘接剂来蚀刻。

1. 酸蚀-冲洗型粘接剂　该类粘接剂采用酸蚀剂蚀刻釉质表面，使釉质表面呈凹凸不平的"蜂窝"状结构（图 12-4），粘接剂渗入其中，固化后形成大量的树脂突（resin tags）（图 12-5），它们与釉质形成强大的微机械（micro-mechanical）结合力。酸蚀还可以提高釉质的表面能，利于粘接剂在釉质表面润湿。粘接剂中的粘接性单体的粘接性基团能与釉质中的 Ca^{2+} 形成较强的分子间作用力，甚至化学键，进一步提高粘接强度。

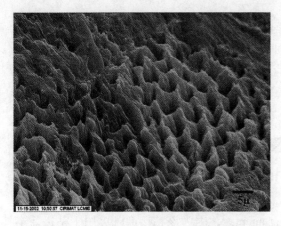

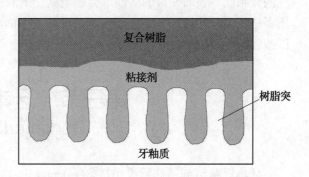

图 12-4　35% 磷酸溶液酸蚀后釉质表面呈蜂窝　　　图 12-5　蚀刻釉质粘接界面微机械嵌合

2. 自酸蚀型粘接剂　通过自酸蚀底涂剂（self-etching primer）或粘接剂固化前所呈现的酸性蚀刻釉质，蚀刻的同时粘接剂渗入蚀刻后凹凸不平的釉质表面，形成微机械嵌合力及其他结合力。但是，自酸蚀型粘接剂凝固前的酸性差异较大，酸性较弱的粘接剂对釉质的蚀刻作用较弱。同样地，自酸蚀型粘接剂中的粘接性单体也能够与釉质中的 Ca^{2+} 形成较强的分子间作用力，甚至化学键。

三、性能 Properties

目前牙釉质粘接剂与釉质的剪切粘接强度为 12 ~ 40 MPa，不同品牌粘接剂的粘接强度差距明显，酸蚀-冲洗型粘接剂对釉质的粘接强度高于自酸蚀型粘接剂，而且耐久性也更好，两步法自酸蚀型粘接剂粘接釉质的效果优于一步法自酸蚀型粘接剂。原因有两方面：①多数自酸蚀型粘接剂凝固前的酸性弱于酸蚀剂，釉质的蚀刻作用较弱，因而形成的机械嵌合作用较弱；②自酸蚀型粘接剂凝固后的胶层亲水性较大，在体内吸水后强度会下降，而且容易降解。

未固化的粘接剂对人体组织有一定的刺激性和致敏性，临床操作时应当避免接触患者口腔黏膜。

四、应用 Application

1. 适应证　主要用于釉质的粘接或粘接面 80% ~ 90% 是釉质的粘接。例如，釉质树脂贴面修复、釉质缺损修复、正畸附件的粘接等。

2. 应用注意事项　应用酸蚀-冲洗型粘接剂时，恒牙釉质的酸蚀时间为 20 ~ 30 秒（35% ~ 37% 磷酸溶液），釉质酸蚀后应当充分冲洗，冲洗后吹干酸蚀面，此时釉质表面为白垩色。恒牙及乳牙釉质表面的无釉柱层可以通过打磨去除，或者通过延长酸蚀时间（30 ~ 60 秒）来去除。氟斑牙釉质耐受酸蚀，也需要延长酸蚀时间（延长到 1 ~ 2 分钟）。若酸蚀面被唾液污染，需重新酸蚀 10 秒。

在应用弱酸性自酸蚀型粘接剂粘接未切割过的釉质时，预先用 35% ～ 37% 磷酸酸蚀剂酸蚀釉质 30 ～ 60 秒，可显著提高粘接强度。涂布自酸蚀粘接剂时，涂布时间应当不少于 20 秒，以增强其对釉质的脱矿作用。

在处理过的釉质表面涂布粘接剂后应当用气枪吹均匀。在涂粘接剂之前，应保持牙面干燥，不被唾液等污染。

酸蚀后的釉质表面应用含氯己定的制剂会显著降低粘接强度。刚经过过氧化物漂白剂处理过的牙釉质，表面残留的活性氧会影响粘接剂的固化而降低粘接强度，因此牙齿漂白后 2 周内不要进行牙齿粘接修复。在漂白过的牙釉质表面应用抗氧剂，例如 5% 的抗坏血酸钠溶液，可以减轻或者消除活性氧的影响。

第三节　牙本质粘接剂
Dentin adhesives

牙本质粘接剂又称牙齿粘接剂（dental bonding agents），因为该粘接剂既可用于粘接牙本质，又可用于粘接釉质，但它更偏重于对牙本质的粘接。

一、分类和组成 Classification and composition

牙本质粘接剂分为两大类：酸蚀-冲洗型（etch and rinse system）和自酸蚀型（self-etch system）（表 12-2）。两者的区别在于前者需要用单独的酸蚀剂酸蚀牙本质，后者则不需要。绝大多数的牙本质粘接剂是光固化的。

表 12-2　牙本质粘接剂的分类及组分

	酸蚀-冲洗型		自酸蚀型	
	三步法	两步法	两步法	一步法
组分	酸蚀剂	酸蚀剂	底涂剂	粘接剂
	底涂剂	粘接剂	粘接树脂	粘接树脂
玷污层	去除	去除	溶解	溶解或部分溶解

1. 酸蚀-冲洗型粘接剂　根据应用步骤，酸蚀-冲洗型粘接剂分为"三步法（three-step）"和"两步法（two-step）"两种，目前临床上广泛使用的是"两步法"粘接剂。

（1）"三步法"粘接剂：由酸蚀剂、底涂剂（primer）和粘接树脂（adhesive resin）三瓶组成。酸蚀剂通常为 37% 的磷酸溶液。底涂剂由亲水性功能性单体（如甲基丙烯酸 β - 羟乙酯，如下）、交联剂（二甲基丙烯酸酯）、光固化引发剂（樟脑醌）和挥发性溶剂（丙酮或乙醇）组成，具有亲水性及与水混溶性。粘接树脂具有疏水性，由 Bis-GMA、稀释剂（TEGDMA）、光固化引发剂等组成。

$$CH_2 = \overset{\overset{\textstyle CH_3}{|}}{C} - \underset{\underset{\textstyle O}{\|}}{C} - O - CH_2CH_2 - OH$$

甲基丙烯酸 β - 羟乙酯（HEMA）

（2）"两步法"粘接剂：该粘接剂将底涂剂和粘接树脂合并为一瓶。

2. 自酸蚀型粘接剂　根据应用步骤，自酸蚀粘接剂分为"两步法（two-step）"和"一步法（one-step）"两种；根据粘接剂固化前呈现的酸性，自酸蚀型粘接剂分为弱酸性（mild aggressive，pH ≥ 2）、中等酸性（moderate aggressive，pH 1 ~ 2）和强酸性（strong aggressive，pH ≤ 1）三种。

（1）"两步法"粘接剂：由底涂剂和粘接树脂两瓶组成。底涂剂的主要成分是酸性粘接性单体（如 MDP、4-META 或二甲基丙烯酸磷酸甘油酯）、水、挥发性溶剂（乙醇或丙酮）和光敏引发剂，呈酸性（pH 0.8 ~ 2.7），具有亲水性。粘接树脂主要由 Bis-GMA、UDMA、TEGDMA、光敏引发剂组成，具有疏水性。

（2）"一步法"粘接剂：该粘接剂是将两步法自酸蚀型粘接剂的底涂剂和粘接树脂合并成一瓶，主要成分是酸性粘接性单体（同前）、可聚合单体（Bis-GMA、TEGDMA、HEMA 等）、水、挥发性溶剂（乙醇或丙酮）和光敏引发剂，呈酸性（pH 0.8 ~ 2.7），具有亲水性。

3. 通用型粘接剂（universal bonding agent）　这种粘接剂本质上仍然属于自酸蚀型粘接剂，其 pH 为 2.0 ~ 3.2。其特点是既可选择酸蚀-冲洗型模式（etch and rinse mode），又可选择自酸蚀型模式（self-etch mode）使用。可与光固化型、自固化型和双固化型树脂水门汀联合使用。可用于直接充填体和间接修复体的粘接，也可用于修复体组织面的处理，但其粘接效果不如金属和陶瓷专用处理剂。

二、粘接机制 Principles of bonding

由于牙本质在组成和结构上不同于釉质，富含水分，因此粘接剂对牙本质的粘接难度远高于釉质。目前，粘接剂对牙本质的粘接机制是建立在粘接界面形成混合层（hybrid layer）和树脂突结构的基础上的，混合层是粘接剂与牙本质间的杂化过渡结构，其内既有牙本质的胶原纤维网状结构，又有渗入胶原纤维网内的粘接剂成分（图 12-6），该结构的作用实质是界面互相渗透和形成微机械嵌合。另外，粘接剂分子结构上的活性基团（羧基、磷酸基团）能够与牙本质胶原纤维上的羟基、羧基、氨基及羟基磷灰石的钙离子形成较强的分子间作用力（包括氢键），甚至配位键、离子键，进一步提高粘接强度。

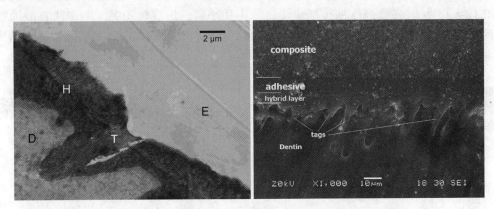

图 12-6　牙本质粘接界面纵剖面透射电镜照片（左）和扫描电镜照片（右）
D. 牙本质；H. 混合层；E. 粘接剂；T. 伸入牙本质小管的树脂

1. 酸蚀-冲洗型粘接剂　牙本质表面的玷污层影响粘接剂与牙本质的粘接，需要通过酸蚀去除（图 12-7A）。酸蚀剂在酸蚀牙本质去除玷污层的同时也使玷污层下面的正常牙本质表层脱矿，暴露胶原纤维网。冲洗后未吹干水分时，胶原纤维网因水的表面张力作用而呈膨松状态（图 12-7B）。若吹干牙面，胶原纤维网因失去水分支撑而塌陷，胶原纤维网变得致密，粘接剂很难渗入其中，更不能与胶原纤维网下面的正常牙本质粘接。因此，酸蚀-冲洗型粘接剂酸蚀、冲洗后牙本质表面应当保留一些水分，在此表面涂布亲水性的底涂剂（三步法）或亲水性粘接剂（两步法），底涂剂或粘接剂能够混溶于胶原纤维网内的水中，之后充分吹干，底涂剂或粘接剂中的挥发性溶剂能够携带水分挥发，最终胶原纤维网中充满底涂剂或粘接剂中的单体及其他成分，它们能够与胶原纤维网下的未脱矿牙本质形成粘接。对于三步法粘接剂，其后涂粘接胶液，疏水性的粘接胶液能进一步渗入经过底涂剂润湿的胶原纤维网中。光照固化后，在粘接剂与牙本质间形成一层既有牙本质胶原纤维网，又有粘接剂的混合层结构，同时底涂剂或粘接剂也渗入牙本质小管内，形成树脂突（图12-7C）。由于此过程要求牙本质表面保持湿润，因此又称为湿粘接（wetting bonding）。三步法酸蚀-冲洗型粘接剂在混合层表面有一层疏水的粘接树脂层（图12-7C），两步法则没有此层结构。

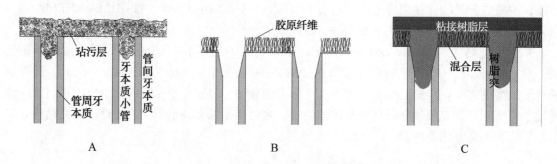

图 12-7 酸蚀-冲洗型粘接剂形成混合层过程示意图

A. 预备后的牙本质表面有一层玷污层；**B.** 酸蚀使牙本质表层脱矿，胶原纤维网暴露；**C.** 三步法酸蚀-冲洗类粘接剂形成的粘接界面

2. 自酸蚀型粘接剂　自酸蚀底涂剂（两步法）或粘接剂（一步法）含有酸性单体及水分，呈现一定的酸性。将其涂布于牙本质表面，它们可以溶解或部分溶解玷污层，同时也使玷污层下面的牙本质表层脱矿，底涂剂或粘接剂渗入脱矿的胶原纤维网中。酸性的底涂剂或粘接剂因为与牙齿矿物质的反应及脱除水分而酸性显著降低，光照固化后在粘接剂与牙本质间形成一层既有牙本质胶原纤维网，又有玷污层残余颗粒、溶解的矿物质盐及粘接剂的混合层结构（图12-8），同时底涂剂或粘接剂也渗入牙本质小管，形成树脂突。两步法自酸蚀粘接剂表面有一层疏水的粘接树脂层（图12-8A），而一步法自酸蚀粘接剂表面则没有该层结构（图12-8B）。

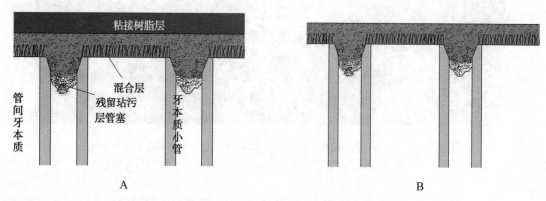

图 12-8 自酸蚀粘接剂粘接牙本质的界面

A. 两步法自酸蚀粘接剂粘接牙本质界面；**B.** 一步法自酸蚀粘接剂粘接牙本质界面

　　自酸蚀粘接剂的酸性强弱会影响形成的混合层的厚度，弱酸性底涂剂/粘接剂形成的混合层厚度明显小于强酸性底涂剂/粘接剂，但是牙本质的粘接强度并不与形成的混合层厚度有明

显的相关性，主要与混合层的致密性、疏水性、强度等有关。

三、性能 Properties

（一）粘接强度（Bonding strength）

大多数粘接剂对牙本质的剪切粘接强度（shear bonding strength）为 13 ～ 35 MPa，酸蚀-冲洗型粘接剂和两步法自酸蚀粘接剂对牙本质的粘接强度较高，一步法自酸蚀粘接剂对牙本质的粘接强度较低。此外，不同品牌粘接剂的粘接效果也不一样。

影响牙本质粘接的因素如下。

1. 牙本质因素 粘接部位牙本质小管的密度、直径及牙本质小管的通透性影响牙本质的粘接效果。通常粘接部位离牙髓越近，粘接效果越差。年龄大的牙本质存在牙本质硬化现象（小管内有钙化物沉积），磨损的牙本质深部存在无小管的修复性牙本质，这些都会影响酸蚀后牙本质表面的粗糙度，降低粘接强度。因此，在用自酸蚀粘接剂粘接这些牙本质时，额外使用酸蚀剂可以显著提高粘接强度。

2. 粘接剂因素 如前所述，不同类别的粘接剂对牙本质的粘接效果不一样，即使同一类粘接剂，不同品牌对牙本质的粘接强度也可能不同。粘接剂保存不恰当也会影响粘接强度。粘接剂应当具有适当的黏稠度和亲水性，能够充分润湿牙本质表面，渗入牙本质表面微细结构中并驱赶其中的气泡和水分。

3. 临床操作因素 ①一般牙本质的酸蚀时间为 15 ～ 20 秒，过度酸蚀会降低粘接强度；②酸蚀-冲洗型粘接剂在酸蚀、冲洗后牙本质表面应当保持一层水膜，吹干或水分过多均会降低粘接强度；③粘接剂的固化程度越高，粘接强度越大；④底涂剂的涂布次数：对大多数粘接剂来说，涂两遍底涂剂的粘接强度高于涂一遍的强度；⑤唾液、血液等污染严重影响牙本质的粘接强度。

（二）粘接的耐久性（Bonding durability）

牙本质粘接的耐久性与粘接界面混合层结构的致密性、疏水性及粘接剂固化程度有密切关系。结构致密、疏水的混合层赋予良好的粘接耐久性，因为这样的结构在口腔环境中不容易吸水降解、破坏。

酸蚀-冲洗型粘接剂的底涂剂或粘接剂在渗入脱矿的胶原纤维网过程中，并不能完全充满其中，容易在胶原纤维网深部区域形成未渗入的含水微小空隙，其周围的胶原纤维暴露。这些微小空隙为外界物质分子或离子的扩散和渗透提供了通道，从而形成纳米渗漏（nanoleakage）。在水及被酸蚀激活的牙本质固有的基质金属蛋白酶（MMPs）长期作用下，暴露的胶原纤维会降解、破坏。此外，混合层中已经聚合的粘接剂由于亲水性较大，长期吸水后也会缓慢降解破坏。

三步法酸蚀-冲洗型粘接剂在混合层表面还覆盖有一层疏水性的粘接树脂，该树脂能够隔离外界水分对混合层的侵蚀，因此，三步法酸蚀-冲洗型粘接剂的粘接耐久性优于两步法粘接剂。

对自酸蚀型粘接剂来说，牙本质脱矿深度与粘接剂酸性单体的渗入深度是同步的。但是在吹除水分过程中，总有残余的水分存在，在随后的固化过程中，底涂剂（两步法）或粘接剂（一步法）可能发生相分离现象，在混合层及粘接剂中形成含水的串珠状结构（纳米渗漏）。

由于两步法自酸蚀型粘接剂在混合层表面覆盖有一层疏水性的粘接树脂，因此两步法自酸蚀型粘接剂的粘接耐久性优于一步法粘接剂。

底涂剂及粘接剂的充分固化也能有效改善牙本质粘接的耐久性，因此，适当延长底涂剂、粘接剂的照射固化时间可改善粘接的耐久性。

目前，牙本质粘接充填修复的临床使用寿命为 5～6 年。酸蚀-冲洗型粘接剂和两步法自酸蚀型粘接剂的 2 年修复体保留率大于 90%～95%，一步法自酸蚀型粘接剂为 60%～80%。

（三）术后敏感（Post-operative sensitivity）

自酸蚀型粘接剂的术后敏感发生率显著少于酸蚀-冲洗型粘接剂。酸蚀-冲洗型粘接剂酸蚀后应当充分用水冲洗，可减少术后敏感发生率。

（四）技术敏感性（Technique sensitivity）

自酸蚀型粘接剂的操作步骤少、时间短，技术敏感性低于酸蚀-冲洗型粘接剂。

（五）与自凝复合树脂的相容性（Compatibility with self-curing composite resin）

有些两步法酸蚀-冲洗型粘接剂和一步法自酸蚀型粘接剂固化后表面的厌氧层呈酸性，会影响随后应用的以叔胺为促进剂的自凝复合树脂或树脂水门汀的固化，因为酸能与碱性的叔胺反应，影响其活性。三步法酸蚀-冲洗型粘接剂和两步法自酸蚀型粘接剂因为有中性的粘接树脂覆盖，不会影响自凝复合树脂或自凝树脂水门汀的固化。

（六）生物学性能

粘接牙本质时，如果保留牙本质厚度小于 0.5 mm，酸蚀剂及粘接剂中残留的单体可能通过牙本质小管渗入牙髓，刺激牙髓，造成牙髓暂时炎性改变。因此，这种情况下应当应用诸如氢氧化钙水门汀、玻璃离子水门汀这样的材料进行垫底，或者用流动性复合树脂进行洞衬。

酸蚀剂和未聚合的粘接剂对牙龈、口腔黏膜和皮肤有刺激性，聚合后则几乎没有毒副作用，因此应当避免接触未固化的粘接剂。

四、应用 Application

（一）适应证（Indication）

可用于复合树脂充填修复时的牙齿粘接及间接修复体粘接时牙本质表面的粘接。

（二）应用注意注意事项（Tips for application）

1.酸蚀-冲洗型粘接剂　牙本质表面酸蚀、冲洗后不能吹干水分，可以轻吹 2～3 秒，以吹除多余的水分，但是牙本质表面要保持润湿，以表面有一层反光的水膜为准。如果水分被吹干，需要用棉球蘸水重新润湿，重新轻吹。然后涂布底涂剂，并停留 20～30 秒，以便底涂剂向胶原纤维网内充分扩散。之后充分吹至少 20 秒，以便吹除水分，最后涂布粘接树脂（三步法），进行光照固化。应用中的关键点是酸蚀、冲洗后酸蚀面应当保持适当的湿润，干燥或水分过多均会影响粘接强度。

有研究表明，在酸蚀、冲洗后的牙本质表面涂布 2% 氯己定溶液（洗必泰溶液），可以抑制牙本质 MMPs 的活性，改善粘接的耐久性。

2.两步法自酸蚀型粘接剂　牙本质表面涂底涂剂后应当停留 20 秒，或者用小毛刷反复涂搽 15～20 秒，以便酸性底涂剂与牙本质反应，然后用气枪充分吹至少 20 秒，以便吹除水分。最后涂粘接树脂并轻吹均匀，光照固化。

3.一步法自酸蚀型粘接剂　涂粘接剂后停留 10～20 秒，或者用小毛刷反复涂搽 10～20 秒，然后用气枪充分吹至少 20 秒，最后涂粘接树脂并轻吹均匀，光照固化。

第四节 与固定修复体的粘接
Adhesion to fix restorations

具有良好固位力的固定修复体（如冠、嵌体）可以用常规的无机水门汀粘固到基牙上（参见第十四章），如果修复体的固位力较差，就需要使用树脂类粘接材料来粘固，这种粘接涉及树脂水门汀对牙齿的粘接和对修复体的粘接（图 12-1B）。与牙齿的粘接参见本章第二节及第三节。采用树脂水门汀对修复体的粘固参见第十四章第七节。口腔固定修复体的材质主要有金属和陶瓷两大类，对它们的粘接主要通过表面预处理及涂布粘接性底涂剂来实现。

一、金属的粘接 Adhesion to metal

（一）金属粘接面的预处理（Pretreatment of metal）

无污染的金属表面，如刚打磨清洗过的金属表面，表面能较高，粘接剂能较好地在其表面润湿。然而，金属表面通常被无机物或有机物污染，表面能较低，不利于粘接剂的润湿。而且大多数的金属表面容易被氧化，多数氧化膜结构疏松，不易形成牢固的粘接。

金属常用的表面处理方法有打磨、喷砂、化学蚀刻、电解蚀刻等，其中，打磨是临床上最常用的方法。这些方法的作用主要是粗化金属表面，增加表面积，提高表面能。常用的化学蚀刻剂有 10% 氢氟酸、浓硝酸、浓硫酸、1% 高锰酸钾和 3% 硫酸的混合物，或者 36% 盐酸、61% 硝酸的混合物。

此外，通过摩擦化学（tribochemistry）的方法可在贵金属表面附着一层二氧化硅涂层，再用硅烷偶联剂预处理，可以使贵金属表面与粘接剂间形成化学性粘接，增强粘接强度。

（二）金属粘接用底涂剂（Primer for metal）

1. 非贵金属用底涂剂（primer for base metal） 通常由粘接性单体和挥发性溶剂（如丙酮）组成，常用的粘接性单体有 MDP、4-META 及甲基丙烯酰氧烷基硫代磷酸酯衍生物（methacryloyloxyalkyl thiophosphate derivatives，MEPS）。粘接性单体的酸性极性基团（羧基、酸酐和磷酸基团）能够与非贵金属表面的氧化膜反应，形成氢键或者配位键，产生牢固的结合（图 12-9）。磷酸酯类粘接性单体粘接非贵金属的耐久性优于羧酸类粘接性单体。

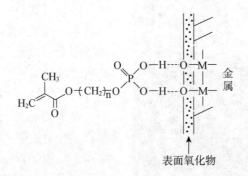

图 12-9 甲基丙烯酸磷酸酯与金属表面氧化膜反应

2. 贵金属用底涂剂（primer for nobel metal） 贵金属表面几乎没有氧化层，一般的粘接性单体难于与其形成化学键。含有硫醇基的粘接性单体能够与贵金属中的金发生反应，形成稳定的 Au-S 化学键，提高与贵金属的粘接效果。但是硫醇基的稳定性差，容易与酯类单体反应而失去活性，而硫酮基、联硫基的储存稳定性好，当含有硫酮基或联硫基的单体与金合金接触时，分解成硫醇基，进而与金发生反应。因此，贵金属粘接底涂剂主要由含有联硫基或硫酮基的粘接性单体和挥发性溶剂组成。常用的粘接性单体有甲基丙烯酰氧葵基硫辛酯、10-甲基丙烯酰氧基癸基-6,8-二硫辛酸酯（10-methacryloyloxydecyl 6,8-dithiooctanoate，10-MDDT）、4-乙烯苯基-正丙基氨基三嗪二硫酮（4-vinylbenzyl-n-propyl amino triazine dithione，VBATD）。10-MDDT 含有联硫基团，VBATD 在与金等贵金属元素接触过程中能产生硫酮-硫醇的互变异构。具体如下。

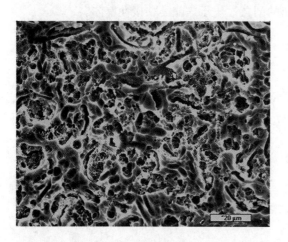

10-MDDT

VBATD　　　　　　　　　　VBATD 硫醇

二、陶瓷的粘接 Adhesion to ceramic

（一）陶瓷表面的预处理（Pretreatment of ceramic）

陶瓷的表面处理方法有两类，一是表面粗糙化，二是表面清洁。表面粗糙化常用的方法有打磨、喷砂及氢氟酸蚀刻，其中，打磨、喷砂对所有的陶瓷都有效，氢氟酸蚀刻对硅酸盐类陶瓷有效，氢氟酸能与硅酸盐陶瓷中的二氧化硅反应而溶解之：$4HF + SiO_2 = SiF_4 \uparrow + 2H_2O$。由于陶瓷结构中的晶相和玻璃相耐酸蚀能力不同，玻璃相更容易被酸蚀，所以硅酸盐陶瓷经氢氟酸酸蚀后，表面形成凹凸不平的蜂窝状结构（图 12-10）。

通常用4%～5%的氢氟酸溶液蚀刻硅酸盐类陶瓷2～5分钟，具体蚀刻时间应当根据陶瓷中玻璃成分的含量来确定，玻璃成分多的，蚀刻时间较短，晶体成分多的，蚀刻时间较长。以氧化铝或氧化锆为主要成分的陶瓷能耐受氢氟酸的作用，几乎不被酸蚀，氢氟酸酸蚀效果不佳，因此这两种瓷的表面粗化主要通过打磨、喷砂来实现。

表面清洁可以用汽水枪、蒸汽冲洗表面，最好用超声清洗。用37%的磷酸酸蚀剂涂布于陶瓷表面，能够溶解、清除一些表面吸附的可溶解性杂质，提高表面清洁效果。如果陶瓷表面已经用氢氟酸蚀刻，则不要再用磷酸酸蚀剂进行清洗。

图 12-10　硅酸盐陶瓷经氢氟酸酸蚀后表面呈蜂窝状

（二）陶瓷粘接用底涂剂（Primer for ceramics）

1. 硅酸盐陶瓷用底涂剂　硅酸盐陶瓷表面富含 Si—OH，它容易与甲基丙烯酸酯类硅烷偶联剂发生化学反应，而偶联剂的甲基丙烯酸酯基又可以与丙烯酸树脂类粘接剂聚合，最终使粘接剂与硅酸盐陶瓷形成化学性粘接（参见第十一章）。因此，在硅酸盐陶瓷表面应用含有甲基丙烯酸酯类硅烷（silane methacrylate）偶联剂的底涂剂可以显著增强粘接剂与陶瓷之间的粘接。通常硅酸盐陶瓷用底涂剂由甲基丙烯酸酯类硅烷偶联剂和挥发性溶剂组成。硅烷偶联剂必须水解后才能与陶瓷表面的—Si—OH 发生化学反应（参见第十一章），一般是将底涂剂涂布于陶瓷表面后等待其自然水解，这样往往水解不够充分，影响粘接效果。含有预水解硅烷偶联剂的底涂剂粘接效果更好，但是这种底涂剂贮存期短，因为硅烷偶联剂水解后容易自聚合。双瓶装底涂剂贮存期长，粘接效果好，因为其中一瓶是贮存稳定的硅烷偶联剂丙酮溶液，另一瓶是乙酸水溶液。当两瓶液体混合时，乙酸能加速硅烷水解，提高粘接强度。

氧化铝陶瓷和氧化锆陶瓷表面没有 Si—OH，不能用硅烷偶联剂形成化学性粘接，可先用摩擦化学的方法在氧化铝陶瓷和氧化锆陶瓷表面黏附一层二氧化硅层，再应用硅烷偶联剂底涂剂。

2. 氧化锆瓷及氧化铝瓷用底涂剂　氧化铝瓷 / 氧化锆瓷的底涂剂主要由可聚合的有机磷酸酯单体（phosphoric acid monomers）或有机膦酸酯单体（phosphonic acid monomers）和溶剂组成。常用可聚合有机磷酸酯单体是 MDP，常用有机膦酸酯单体有 6- 甲基丙烯酰氧乙基 3- 膦酰乙酯（6-MHPA）、6- 甲基丙烯酰氧乙基 3- 膦酰丙酯（6-MAPP）。这些酸性单体能够与氧化铝瓷和氧化锆瓷表面的金属氧化物水合层形成氢键、离子键或配位键（图 12-11），而单体另一端的双键可以与甲基丙烯酸树脂共聚合，从而显著提高树脂与氧化铝瓷 / 氧化锆瓷的粘接强度。

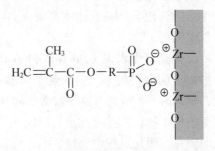

图 12-11　磷酸酯类单体与氧化锆陶瓷粘接
（化学粘接）

三、其他材料的粘接 Adhesion to miscellaneous materials

（一）复合树脂修复体的粘接（Adhesion to resin composite restorations）

对已有的复合树脂修复体进行粘接时，需要先进行表面处理，常用的方法包括打磨、喷砂等使表面粗糙化，然后进行表面清洗，最好采用超声清洗，用汽水枪充分冲洗、吹干。由于复合树脂中含有大量的硅酸盐无机填料，因此，其表面可以应用含有硅烷偶联剂的底涂剂来形成化学性粘接，具体应用技术可参见硅酸盐陶瓷用底涂剂。

（二）玻璃 / 石英纤维修复体的粘接（Adhesion to glass/quartz fibers restorations）

玻璃 / 石英纤维修复体，例如纤维桩，在口腔临床应用广泛。这些纤维表面富含 Si-OH，因此可以应用含有硅烷偶联剂的底涂剂来形成化学性粘接。但是，纤维桩的树脂基质通常是环氧树脂，这种树脂与甲基丙烯酸酯类硅烷偶联剂反应性很差，因而诸如纤维桩这样的修复体，只有暴露的玻璃 / 石英纤维可以形成良好的粘接。因此，在应用硅烷偶联剂底涂剂之前，需要对纤维桩表面进行必要的粗糙化，例如用细砂纸打磨或者喷砂，然后进行充分的清洗、脱脂。玻璃 / 石英纤维修复体表面一般不推荐进行氢氟酸酸蚀，因为氢氟酸蚀刻会损伤纤细的玻璃 / 石英纤维。

第五节　其他粘接剂
Other adhesives

一、骨粘接剂 Adhesives for bone bonding

主要用于骨组织外伤，疾病及畸形治疗的粘接修复，如人工关节固位、骨折固定、骨缺损的修复等，这类材料在临床习惯称为骨水泥（bone cement）。

1. 聚甲基丙烯酸酯骨水泥（polymethacrylate bone cement） 通常为粉、液剂型，组成上与自凝义齿基托树脂基本相同，只是纯度非常高，凝固时间较长。这种骨水泥成形容易，使用方便，在骨缺损修复中得到广泛应用。但是这种骨水泥固化过程中产热量大，聚合后残留单体多，有一定的细胞毒性，而且力学强度和粘接强度不高，与骨组织接触后可产生骨质热坏死并导致血压降低等并发症。

为改善聚甲基丙烯酸酯骨水泥的性能，人们对其进行了一系列改进，如加入金属丝和玻璃纤维的增强骨水泥；加入可溶性、可吸收性和降解性物质制得的多孔性骨水泥；加入微胶囊化抗生素或其他药物制成药物释放性骨水泥，以及 X 射线阻射性骨水泥、低黏度骨水泥和水乳性骨水泥等。

2. 磷酸钙骨水泥（calcium phosphate bone cement） 通常为粉、液剂型，粉剂为两种或两种以上磷酸钙粉末，例如羟基磷酸钙、磷酸二氢钙、磷酸三钙、磷酸四钙等，液剂通常为水，稀磷酸、柠檬酸、共聚酸等也可作为液剂。粉、液按一定比例混合后，先形成一种可任意塑形的糊状物，然后通过水化反应和结晶反应，最终转变为最稳定的羟基磷灰石晶体或磷酸钙盐而固化，固化过程中放热量小，对周围组织无热损害。

磷酸钙骨水泥凝固时间为 10 ～ 60 分钟，数小时至 24 小时后压缩强度为 30 ～ 90 MPa。磷酸钙骨水泥具有良好的生物相容性和生物活性，植入体内后具有一定的溶解性，与骨组织形成骨结合。自 20 世纪 80 年代中期问世以来，这种性能优异的骨水泥在组成配方的优化、理化性能的改善、生物相容性的检测等研究及临床应用方面不断取得进展，显示出良好的发展前景。

二、软组织粘接剂 Bonding systems for soft tissue

软组织粘接剂主要用于外科手术创口的粘接吻合和止血，以代替或部分替代手术缝合。

（一）氰基丙烯酸酯粘接剂（Cyanoacrylate adhesive）

1. 组成 主要成分是高纯度 α - 氰基丙烯酸长链烷基酯，例如 α - 氰基丙烯酸正辛酯。还加有适量的稳定剂（二氧化硫）、增稠剂（聚甲基丙烯酸甲酯）和增塑剂（邻苯二甲酸二丁酯）。产品为单组分液体形式，无溶剂，密封保存于玻璃安瓿中。

2. 聚合原理 当 α - 氰基丙烯酸酯接触到人体组织蛋白质中的—OH、—COOH 及—NH$_3$ 或其他碱性物质时，这些基团能够快速引发 α - 氰基丙烯酸酯发生阴离子聚合，在数秒钟之内固化。具体如下。

3. 性能　①α-氰基丙烯酸酯粘接剂固化速度快，号称瞬间粘接剂，但是固化速度受到被粘物表面的酸碱度影响，酸性物质能延缓固化速度，碱性物质加速固化；②粘接强度高，固化后有一定的柔韧性，但是耐水稳定性不佳，水中会缓慢降解；③毒性、刺激性与酯链长短有关，酯链长，对组织刺激性小；④有一定的抑菌作用；⑤操作方便，不需要混合。

4. 适用范围　α-氰基丙烯酸酯粘接剂具有止血、封闭、粘接、堵漏、栓塞、粉碎骨固定、防粘连等作用，适用于皮肤切口粘接，脏器、神经、肌肉、血管等的粘接及鼻黏膜出血的止血等。

（二）纤维蛋白粘接剂（Fibrin adhesive）

1. 组成　纤维蛋白粘接剂又称为纤维蛋白胶（fibrin glue），通常由三组分构成，一瓶为冻干纤维蛋白原及 XIII 因子，一瓶为冻干人凝血酶，另一瓶为氯化钙溶液。

2. 固化机制　利用人体的凝血机制。纤维蛋白原在凝血酶的作用下变成可溶性的血纤维蛋白，再在 Ca^{2+} 和血液凝固第 XIII 因子的作用下纤维蛋白原逐渐聚合，最终形成纤维蛋白网络，变成不溶性的血纤维块，粘接、封闭组织。为了防止血纤维蛋白块的过早溶解，维持粘接效果，添加胰蛋白酶抑制剂（抑肽酶），以抑制蛋白质分解。

3. 性能　①凝固速度快：10 秒内就会开始凝固，凝固后 30 ~ 90 分钟最高粘接强度可达 60 kPa；②可降解吸收：约 2 周后，粘接剂在血浆酶的作用下逐渐降解、吸收；③无毒、无刺激，无致癌、致畸、致突变性；④存在异体免疫反应问题。

4. 应用　主要用于止血、黏合组织、覆盖伤口等。使用时，将纤维蛋白原溶解液涂抹于粘接部位，然后立即涂抹凝血酶溶液，将待黏合组织定位数分钟以达到黏合效果。凝血酶溶液的浓度对凝固速度影响很大。涂胶前吸干粘接面，提供一个干爽的表面，涂胶后 60 秒内不要压迫伤口。

（赵信义）

第十三章　牙科银汞合金

Dental Amalgam

　　牙科银汞合金（dental amalgam）是汞（mercury）与由银、锡、铜（有时加入少量锌）组成的合金粉发生反应生成的合金。生成牙科银汞合金的合金粉，称为牙科银合金粉（alloy of dental amalgam）。牙科银合金粉为细屑状或球形颗粒状粉剂，以便有利于与汞混合形成牙科银汞合金。

　　汞与牙科银合金粉混合初期具有可塑性，便于充填牙齿窝洞。银汞合金表现出来的银灰色金属光泽和因腐蚀作用而导致的牙齿发生变色，使其一般仅被用于后牙牙体缺损的修复。牙科银汞合金作为最耐用的充填材料之一在牙科治疗中的应用已经超过了 100 年。

第一节　牙科银汞合金的发展史
Development of dental amalgam

　　牙科银汞合金是一种历史悠久的牙体充填材料。早在我国唐代，苏恭著《唐本草》（公元 659 年）中就有银膏补齿的记载，李时珍所著的《本草纲目》（公元 1578 年）对此进行了更加详细的描述。英国化学家约瑟夫·贝尔（Joseph Bell，1812 年）和法国奥古斯特·塔维（Auguste Taveau，1816 年）先后发明了现代牙科汞合金。19 世纪 30 年代中期，银汞合金开始在美国应用于牙体修复。

　　早期的银膏是采用由银币研磨制成的粉末，与汞混合生成牙科银汞合金。这种银汞合金的某些性能符合或接近现行的牙科银汞合金的标准。

　　19 世纪后期，许多学者从事牙科银汞合金的基础研究和产品开发改进等方面的工作。其中成绩显著的学者有 Elisha Townsend 和 J.F.Flagg。Elisha Townsend 的突出贡献是材料的改性，他将等量的银和锡合金粉代之以银-铜组成的粉末。J.F.Flagg 在 Elisha Townsend 的建议下，又对银合金的成分做了进一步的改进。改进后银合金粉的组成为：银 60%、锡 35%、铜 5%，并添加少量的金和铂。

　　1895—1896 年，G.V.Black 阐述了牙科银汞合金的成分对其性能的影响。Black 结合洞型设计原理，研制出一种由 68.5% 银、25.5% 锡、5% 金和 1% 锌组成的合金，并将银汞推向了现代牙科。Black 研究了银合金粉的成分及混合操作对牙科银汞合金的强度和固化收缩及膨胀的影响，这些研究工作为牙科银汞合金的进一步发展奠定了基础。

　　继 Black 之后，英国学者 James McBain 和美国学者 A.W.Gray 研究了牙科银汞合金的固化反应及其试验方法。1929 年，美国牙医协会（ADA）就改进后的牙科银汞合金粉制订了第一个牙科材料标准（ADA No.1 标准），由美国国家标准局（现为美国国家标准与技术研究院）

颁布并实施。该标准首次确定了牙科银汞合金的性能及其试验方法，规定了牙科银汞合金粉的成分。此项标准的执行提高了牙科银汞合金产品的稳定性和缺损牙体的充填修复效果。

自 1929 年后，不仅美国，欧洲、日本和澳大利亚也为改进牙科银汞合金的使用性能和操作性能做了大量的研究工作。当时的研究工作还涉及产品的混合操作和牙齿窝洞的充填方法。

我国牙科银汞合金产品生产始于 20 世纪中期，上海齿科材料厂采用切削工艺生产的无规则片状低铜银合金粉供全国口腔临床使用。20 世纪 80 年代以前，我国牙科银汞合金产品的产量远不能满足临床需要，不得不采取定量供应。1986 年，冶金工业部钢铁研究总院将"急冷工艺"用于该产品的开发，研制出高铜银合金粉。随后，昆明贵金属研究所、长沙国防科技大学和浙江大学等院所相继研究开发低铜或高铜银合金粉的样品或产品。1987 年，我国组建了全国口腔材料和器械设备标准化技术委员会，并且在第一届技术委员会年会上审定通过国家标准 GB9935-1988"齿科材料 银合金粉"。该标准等效采用国际标准 ISO1559：1986"Dental Materials——Alloy for Dental Amalgam"，使我国牙科银合金粉产品的质量管理实现了与国际接轨。

第二节　牙科银合金粉的成分
Composition of dental amalgam alloy

在我国医药行业标准 YY 1026-2019"牙科学 牙科银汞合金"中规定了银合金粉的主要成分（表 13-1）。该标准等同采用国际标准 ISO 24234：2004"Dentistry-dental amalgam"。

表 13-1　银合金粉的主要成分

金属元素	银	锡	铜	铟	钯	铂	锌	汞
含量	≥40%	≤32%	≤30%	≤5%	≤1%	≤1%	≤2%	≤3%

银合金粉的化学成分主要是银、锡、铜和少量的铟、钯、铂、锌及汞等元素。由于银合金中各成分的比例可以在很大范围内变化，所以没有一个标准的成分构成比例，表 13-2 中列出一些元素比例的变化范围。

表 13-2　银汞合金各成分比例范围

元素	质量分数
银	40%～74%
锡	25%～30%
铜	2%～30%
锌	0%～2%
汞	0%～3%

含锌量大于 0.01% 的银合金粉称为"含锌银合金粉"；含锌量小于 0.01% 的银合金粉称为"无锌银合金粉"。加入锌元素的主要作用是防止银合金粉在冶炼过程中银、铜、锡等元素的氧化。然而，有许多银合金粉从加工工艺角度改进铸锭性能，并不需要加入锌元素。含

锌银合金粉和无锌银合金粉所形成修复体的光泽并无显著差异。含锌银合金粉与汞混合及充填时，更需要隔湿，否则充填体会在牙齿窝洞内产生过大的后期膨胀（excessive delayed expansion）。

本章第三节表列出了一些银合金粉产品的大致成分比例和颗粒类型。银合金粉按其含铜量的不同，分为低铜银合金粉和高铜银合金粉。低铜银合金粉又称传统型低铜银合金粉（conventional low-copper silver alloy），其铜含量低于6%，银含量为68%～70%。一般采用切削（fine-cut）和研磨工艺制备。此类合金粉颗粒的形状为无规则屑状，其中，银、锡元素构成 Ag_3Sn。混合型（admixed）银合金粉由屑状和球形颗粒混合而成，1/3为球形颗粒，其中，银、铜元素构成 Ag_3Cu_2 共熔体，而2/3的屑状颗粒中的银、锡元素构成 Ag_3Sn。高铜银合金粉的铜含量高于6%而低于30%，银含量为40%～60%。银合金粉颗粒的微观结构如图13-1所示。

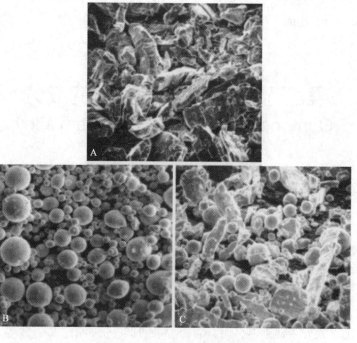

图 13-1 银合金粉的微观结构
A. 屑状型；B. 球状型；C. 混合型

第三节　银合金粉的制备
Preparation of dental amalgam alloys

一、屑状 Lathe-cut

银合金锭的制备：将合金各成分在真空条件下熔化后浇铸到特定的模具中，铸成直径3.8 cm、长度20～25 cm的银合金锭。

屑状颗粒的制备：银合金锭在缓慢冷却过程中生成主要成分 Ag_3Sn（γ 相）和一些 Cu_3Sn（ε 相）。在银合金锭完全冷却后，为了形成更多均质的 Ag_3Sn，还要使其再加热至400℃并保温6～8小时。最后经特定的车床切削和球磨而加工成屑状颗粒。对颗粒大小和直径的控制是至关重要的，大多数产品标明是切削的（图13-1A），这些颗粒通过100目或更细的细筛，然后经过球磨形成合适大小的颗粒。通常，储存后的银合金粉比新制备的银合金粉汞齐化速度减缓，为此，需要对银合金粉进行老化，以便改善、稳定银合金粉的储存期。银合金粉的老化过程，其实质是释放合金锭被切削时产生的应力。在室温条件下，残余应力释放需数周或数月。传统型银合金粉在 60～100℃的温度条件下老化需 1～6 小时。

二、球状 Spherical

球状颗粒是通过将熔融的合金在充满惰性气体的密闭容器中雾化，合金液滴穿过惰性气体落在容器底壁的过程中凝固而形成。也有将其溅落在水中的制法，以造成球状颗粒表面更加不规则。典型球状银合金粉形态如图 13-1B 所示。球状银合金粉粒度是 2～43 μm。银合金粉的成分随产品不同而不同。传统球状银合金粉属低铜银合金，主要由 Ag_3Sn 和一些 Cu_3Sn 组成。混合型高铜银合金粉（admixed high-copper silver alloy）中含有 Ag_3Cu_2。单一型球状高铜银合金粉（unicompositional high-copper silver alloy）的颗粒表面银含量高于球心，而锡含量低于球心，铜成分则均匀分布。铜含量为 13% 的银合金粉中含有 Ag_3Sn 和 Cu_3Sn。铜含量为 30% 的银合金粉中还含有一些 Cu_6Sn_5（η 相）。银合金粉的粒度分布、成分和热处理决定银汞合金的性能。

球状合金粉末的比表面积比屑状合金小，所以调和时需要的汞量较少，可以使银汞合金中残留的汞减少。

三、银-锡合金 Silver-tin alloy

表 13-3 中列出了几种商品化银合金粉的成分，其中，银和锡是两大主要成分，因此有必要对银-锡相合金进行研究。图 13-2 展示的是银-锡合金相图。

表 13-3 一些银合金粉制品的大致成分和颗粒形状

产品	主要元素（质量分数）			颗粒形状
	银 Ag	锡 Sn	铜 Cu	
传统低铜银合金粉				
屑状型	68%～70%	26%～28%	2%～4%	无定形
球状型				
Caulk Spherical	68%～70%	26%～28%	2%～4%	球形
Kerr Spherical	68%～70%	26%～28%	2%～4%	球形
Shofu Spherical	68%～70%	26%～28%	2%～4%	球形
高铜银汞合金				
混合型				
Dispersalloy				
One third	72%	0%	28%	球形
Two third	68%～72%	26%～28%	2%～4%	无定形
纯球状型				
Sybraloy	40%	30%	30%	球形
Tytin	60%	27%	13%	球形

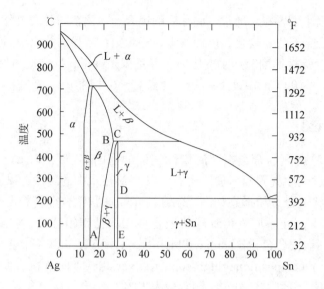

图 13-2　银合金粉中的银-锡相图

图 13-2 中最重要的一点是：从银-锡合金的角度观察，在锡含量为 27% 的合金慢慢冷却至 480℃时便产生 Ag$_3$Sn 金属间化合物（intermetallic compound），或称之为 γ 相。这种银-锡化合物仅在低温（480℃）且锡含量在 25%～27% 时才能产生。图 13-2 中所示合金，银含量为 73.15%，锡含量为 26.85%。

一般情况下，在采用切削工艺制备的银合金粉中，锡含量过大或过小均会对银汞合金的最终性能产生不利影响。当锡含量超出 25%～27% 时，可使 Ag$_3$Sn 的量减少，压缩强度降低，增大蠕变值。目前使用的合金粉中，银和锡的比例均在此范围内。如果 2%～4% 银被等量的铜取代，便会产生铜-锡化合物（Cu$_3$Sn）。

银合金粉中的银-锡化合物 Ag$_3$Sn 在正确的调和操作下与汞反应，固化期间的尺寸变化很小。此外，减少锡，增加银，会缩短固化时间。

第四节　汞齐化过程
Amalgamation process

为了使银合金粉与汞之间的反应达到理想的速度，银合金粉应被磨细并与汞密切接触，以使汞充分湿润合金粉的颗粒表面而进行反应。混合时间与银合金粉产品及混合设备相关。混合时，汞应溶于合金粉。汞向合金粉表面扩散，合金粉被润湿，然后反应生成金属化合物——银汞合金。银合金粉与汞反应生成银汞合金的过程称为汞齐化过程（amalgamation process）。

一、传统低铜银合金粉 Conventional low-copper alloy

屑状或球状的传统低铜银合金粉按照下列反应方程式与汞发生反应。

$$Ag_3Sn（γ）_{过量的（excess）} + Hg → Ag_3Hg_4（γ_1） + Sn_8Hg（γ_2） + Ag_3Sn（γ）_{未反应的（unreacted）}$$

（13-1）

反应中，一些 Cu$_3$Sn 转变为 Cu$_6$Sn$_5$。传统低铜银合金粉与汞反应固化生成 γ、γ$_1$、γ$_2$ 相和 Cu$_6$Sn$_5$ 等。注意：传统低铜银合金粉与汞反应，在生成的银汞合金中含有 γ$_2$ 相。

二、高铜银合金粉 High-copper alloy

高铜银合金粉与低铜银合金粉的主要区别是含有银铜固溶体（Ag_3Cu_2），与汞的固化反应如式 13-2 所示。

$$Ag_3Sn（\gamma）_{过量的} + Ag_3Cu_{2\,共晶体} + Hg \rightarrow$$
$$Ag_3Hg_4（\gamma_1） + Sn_8Hg（\gamma_2） + Ag_3Cu_{2\,未反应的} + Ag_3Sn（\gamma）_{未反应的} \qquad （13\text{-}2）$$

固化后的银汞合金，在口腔环境中数天内继续反应，如式 13-3 所示。

$$Sn_8Hg（\gamma_2） + Ag_3Cu_2 \rightarrow Ag_3Hg_4（\gamma_1） + Cu_6Sn_5（\eta） \qquad （13\text{-}3）$$

高铜银合金粉可提供足够的 Ag_3Cu_2（银铜固溶体）与 Sn_8Hg（γ_2）反应，所以最终反应生成的银汞合金中无 γ_2 相。高铜银合金粉（无论混合型或球型）与汞完全固化反应所生成的银汞合金中均不含 γ_2 相。γ_2 相的存在对银汞合金修复体的性能有重要影响，它使修复体的强度降低且易腐蚀。合金中存在的 Cu_6Sn_5（η 相）是一种棒状结构的合金组织，其存在于 γ_1 相的晶粒之间，起到一定的固位增强作用。

三、银汞合金的微观结构 Microstructure of amalgam

在反应完成后的银汞合金中，未参加反应的合金被反应生成物所包裹，这是因为反应主要发生在合金颗粒的表面，反应生成物将未参加反应的合金颗粒粘接在一起。汞与合金粉发生反应所形成的银汞合金由塑性状态迅速硬化。然而，汞齐化过程最终结束却需要数天至数周的时间。在此期间，银汞合金的机械性能不断增强。

屑状低铜银汞合金的微观结构如图 13-3 所示，图内标记 A 指示的是未反应颗粒的外形；标记 B 指示的是 γ_1、γ_2 相的外形；标记 D 指示的是孔隙。球状低铜银汞合金的微观结构如图 13-4 所示，图内标记 A 指示的是未反应颗粒的外形；标记 B 指示的是 γ_1、γ_2 相的外形；标记 D 指示的是孔隙。

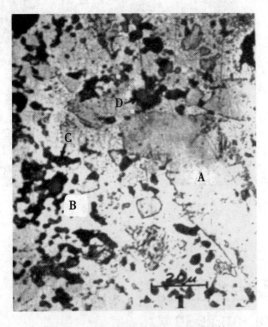 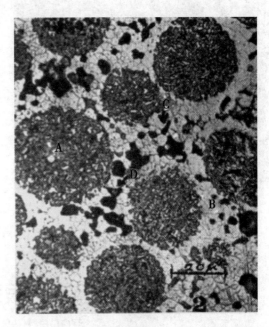

图 13-3　屑状低铜银汞合金微观结构　　　　图 13-4　球状低铜银汞合金微观结构

四、银汞合金中各相的强度 Strength of various phases for amalgam

研究发现，在固化的银汞合金试样中有微裂产生。图13-5所示为银汞合金试样的微裂。对传统低铜银汞合金中所存在的四个合金相的强度进行研究的结果是：强度最高的相是未反应的颗粒，即 Ag_3Sn（γ）；强度次之的是银-汞相，即 Ag_3Hg_4（γ_1）；强度再次之的是锡-汞相，即 Sn_8Hg（γ_2）；强度最差的是试样中的孔隙。已知在汞齐化中，银-汞相和锡-汞相的作用是将未反应的颗粒粘接在一起。因此，在能够满足粘接未反应颗粒需要的前提下，银-汞相和锡-汞相的量越少，银汞合金固化后的强度就越大。由此可见，如果反应中的汞占有较多的比例，就会生成更多比例的银-汞相和锡-汞相，相应地使得未反应的颗粒大大减少，导致银汞合金强度降低。所以，在银汞合金操作时，注意银合金粉与汞的比例，切勿使用过量的汞，以免降低银汞合金的强度。

五、银汞合金中各相的腐蚀 Corrosion of various phases for amalgam

腐蚀是金属材料和周围环境发生化学或电化学作用而产生的破坏。如前所述，银汞合金由不同相组成，各个相的耐腐蚀性不同。在低铜银汞合金中，耐腐蚀性最差的相是锡-汞相（γ_2相）。尽管 γ_2 相在银汞合金中所占比例很小（1%～3%），但考虑到是在口腔环境中应用，所以这种比例还是较高的。γ 相和 γ_1 相是耐锈蚀相。研究发现，γ_2 相可引起整个修复体腐蚀，原因是 γ_2 相呈网状结构遍布修复体；同时，腐蚀会使 γ_2 相中的锡变成氧化锡和氯化锡，释放出的汞又与未反应的 γ 相发生反应，生成新的 γ_2 相，导致腐蚀不断产生。

高铜银汞合金中无 γ_2 相，代之以具有抗腐蚀性很强的 Cu_6Sn_5。图13-6所示为银汞合金修复体，远中部位是球状低铜银汞合金，近中部位是混合型高铜银汞合金。该修复体在口腔使用的时间为3年，远中部位比近中部位有较大的边缘破损，可推断是 γ_2 相腐蚀的结果。

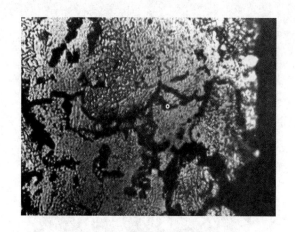

图13-5　银汞合金中微裂扩展

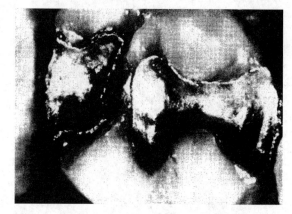

图13-6　银汞合金修复体中的腐蚀

第五节　银汞合金的性能
Properties of amalgam

银汞合金与其他合金相比具有一些独特的性能。表13-4列出某些银汞合金固化1小时和7天后的压缩强度、汞的百分比和蠕变值等。其中，固化期间的膨胀、收缩就是银汞合金的独特性能之一。银汞合金固化期间的尺寸变化是汞向合金粉中扩散溶解，以及随后的汞与银、锡反应的结果。反应完成后，银汞合金达到其最大极限强度。银汞合金具有较高的压缩强度，其压缩强度大于拉伸强度和剪切强度，所以在设计制备洞形时，应尽量使修复体承受的是压缩力，而不是拉伸力或剪切力。在我国医药行业标准 YY1026-2009 "齿科材料银合金粉"中，对固化后的银汞合金性能规定如下：①银汞合金的蠕变值不应超过 2.0%；②银汞合金在固化 24 小时后的尺寸变化应为 －0.10%～＋0.20%；③银汞合金固化 1 小时后的压缩强度，手调和型产品应不小于 50 MPa，胶囊型产品应不小于 80 MPa；④固化 24 小时后压缩度不小于 300 MPa。

表 13-4　银汞合金的压缩强度和蠕变值

产品	汞	1 小时后压缩强度（MPa）	7 天后压缩强度（MPa）		蠕变
		加荷速度（mm/min）			
		0.5	0.2	0.05	
传统低铜银汞合金					
屑状型					
Caulk 20th centuryMicroCut	53.7%	45	302	227	6.3%
Spherical　Caulk Spherical	46.2%	141	366	289	1.5%
球状型					
Kerr Spherical	48.5%	88	380	299	1.3%
Shofu Spherical	48.0%	132	364	305	0.50%
高铜银汞合金					
屑状球状混合型					
Dispersalloy	50.0%	118	387	340	0.45%
纯球状型					
Sybraloy	46.0%	252	455	452	0.05%
Tytin	43.0%	292	516	443	0.09%

一、压缩强度 Compressive strength

根据表 13-4，高铜银汞合金固化 1 小时压缩强度超过 250 MPa，早期压缩强度最高。两种传统低铜银汞合金和高铜球状屑状混合型银汞合金的 1 小时压缩强度为 118～141 MPa，传统低铜球状银汞合金的 1 小时后压缩强度为 88 MPa，而传统屑状低铜银汞合金 1 小时压缩强度最低，仅为 45 MPa。这组数据表明，传统屑状低铜银汞合金的 1 小时压缩强度不符合我国银合金粉医药行业标准的要求。高铜银汞合金 7 天后的压缩强度最高。如表 13-4 中显示，压缩强度与加荷速度有关。同种材料，加荷速度大（0.2 mm/min）时比加荷速度小（0.05 mm/min）时测得的压缩强度高。所以，在比较各种银汞合金的压缩强度的检测时，须采用相同的加荷速度。银汞合金早期（1 小时后）的高压缩强度是很重要的，这样可减少充填后早期的过大咬颌力造成的修复体破裂。

二、弹性模量 Elastic modulus

银汞合金在低速加荷时，例如 0.025 ～ 0.125 mm/min 时，弹性模量是 11 ～ 20 GPa。如果提高加荷速度，在银汞合金的黏弹性未能显现出来时，弹性模量可高达 62 GPa。

三、蠕变 Creep

银汞合金在压力作用下，具有蠕变（或流变）的特性。即在完全固化后，若持续承受小于屈服极限的恒定压力，也会发生持续变形的现象。蠕变会导致银汞合金在窝洞边缘形成无基银汞，这种菲薄边缘很脆弱，并能进一步被腐蚀。在长期往复的咀嚼应力下，银汞合金充填体的边缘会发生逐渐折断，而后在边缘形成缝隙，影响边缘密合性（图 13-7）。这种边缘的缝隙很容易造成继发龋坏。高铜银汞合金的蠕变远小于低铜合金，因此低铜银汞合金在充填后造成的折断远超高铜合金，目前市售的产品几乎都是高铜银汞合金。

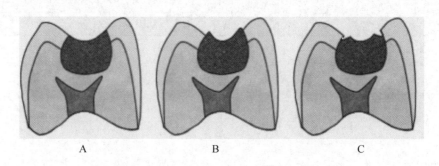

A　　　　　　　　　　B　　　　　　　　　　C

图 13-7 蠕变形成无基银汞后折断的示意图

表 13-4 为某些银汞合金的蠕变值。传统屑状低铜银汞合金的蠕变值高达 6.3%，而高铜银汞合金的蠕变值仅为 0.05% ～ 0.09%。但其中一种传统球型低铜银汞合金的蠕变值和一种混合型高铜银汞合金的蠕变值非常接近，分别为 0.50% 和 0.45%。其他两种传统球型低铜银汞合金分别为 1.5% 和 1.3%。

临床发现，低蠕变值的银汞合金充填体具有较高的抗边缘破损性能。但是二者之间的直接关系尚缺乏更多的实验基础。此外，γ_2 相与抗边缘破损性能低有直接关系，然而某些传统球型低铜银汞合金（如表 13-4 中的 Shofu Spherical）尽管抗边缘破损性能低，却仍有较低的蠕变值（0.50%）。

表 13-4 中显示，固化 7 天的银汞合金，用较低加荷速率（0.05 mm/min）进行测试，所得压缩强度值比较高加荷速率（0.2 mm/min）的压缩强度值低。研究证明，低加荷速率比高加荷速率所测得压缩强度能较好地反映银汞合金的临床性能。

四、拉伸强度 Tensile strength

各种银汞合金 15 分钟和 7 天后的拉伸强度如表 13-5 所示。无 γ_2 相与含 γ_2 相的银汞合金 7 天后的抗拉强度没有显著区别。由于拉伸强度值仅为压缩强度值的若干分之一，因此，在设计和制备洞形时，应设法减少修复体内部因咀嚼引起的拉应力。固化 15 分钟后，纯球状型高铜银汞合金的拉伸强度比其他类型银汞合金高 75% ～ 175%。纯球状型银汞合金在固化早期（固化 15 分钟）拉伸强度较高，可抵抗咀嚼所产生的较大拉应力，因此具有重要临床意义。

表 13-5　银汞合金的拉伸强度和尺寸变化

产品	拉伸强度 *（MPa）		尺寸变化（m/cm）
	15 分钟后	7 天后	
传统低铜银汞合金			
屑状型			
Caulk 20th centuryMicroCut	3.2	51	−19.7
球状型			
Caulk Spherical	4.7	55	−10.6
Kerr Spherical	3.2	55	−14.8
Shofu Spherical	4.6	58	−9.6
高铜银汞合金			
屑状球状混合型			
Dispersalloy	3.0	43	−1.9
纯球状型			
Sybraloy	8.5	49	−8.8
Tytin	8.1	56	−8.1

* 加荷速度：0.5 mm/min

五、尺寸变化 Dimension change

多数银汞合金的固化前后尺寸变化为负值，即固化后收缩。固化初期（20 分钟）的收缩，是汞向合金颗粒溶解的结果。随后金属间化合物的形成，产生膨胀，而尺寸变化的最终结果是负值。含锌银汞合金在潮湿的口腔环境中，其中的锌与口腔中的酸发生置换反应，产生氢气，使修复体膨胀。

表 13-5 列出了某些银汞合金的尺寸变化。其中，传统屑状型低铜银汞合金的尺寸变化最大，为 −19.7 μm/cm；高铜混合型银汞合金的尺寸变化最小，为 −1.9 μm/cm。其他银汞合金的尺寸变化在 −8.8 μ ～−14.8 μm/cm。目前尚不能确定尺寸变化的大小与其他机械性能的关系。

六、腐蚀和失去光泽 Corrosion and tarnish

一般采用电化学方法测定银汞合金中各相单独存在时的抗腐蚀性能。其结果是，Ag_3Hg_4 具有最强的抗腐蚀性能，其次为 Ag_3Sn、Ag_3Cu_2、Cu_3Sn、Cu_6Sn_5 和 Sn_8Hg 等。这种排序仅限于各相单独存在（纯净相）。但在银汞合金中并非是各相单独存在的。另外，由于在 Ag_3Sn 相中通常含有铜和少量锌；在 Ag_3Hg_4 相中溶解少量锡；同样，Cu_3Sn、Cu_6Sn_5 和 Sn_8Hg 各相中都溶有其他元素。因此，采用合金相描述银汞合金的组成，相对于用纯化合物描述更为准确。

γ 相、$γ_1$ 相和 $γ_2$ 相中含有少量锡、银和铜，这些元素会影响银汞合金的抗腐蚀能力，例如，在银汞合金的 $γ_1$ 相中含有 1% ～ 3% 的锡。$γ_1$ 相中含锡量越高，抗腐蚀能力越差。通常，低铜银汞合金中含锡量比高铜银汞合金中含锡量高，因此，低铜银汞合金较高铜银汞合金抗腐蚀能力差。

第六节　牙科银汞合金的使用
Use of dental amalgam

银汞合金的调制可分为手工研磨和机器调拌两种方法，机器调拌使用方便，汞和银合金粉的比例较精确，调制出来的银汞合金质量好，是现在最常用的方式。而手工研磨的速度和压力均较低，为了增加汞和银合金粉的接触，一般需要增加汞的含量，所以调制完成后必须用力挤出余汞。手工调制银汞合金的方式已被淘汰。由于汞对环境的污染问题备受关注，也有学者在进行汞的替代研究，如镓合金等研究。银汞的合金调制完成后，用银汞输送器（图13-8）将其少量、多次地送入窝洞内，再用充填器以捻压的方式填入窝洞，压实。尽管银汞合金具有良好的耐磨性、临床操作时间短、成本较低等优点，但其缺点也十分显著：不美观（图13-9），与牙体组织无粘接性，需要机械固位，通常要损伤更多的健康牙体组织，汞会引起环境及个人安全问题等。

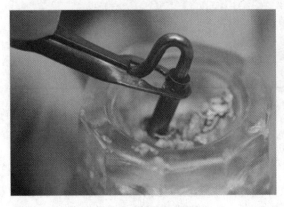

图13-8　银汞输送器

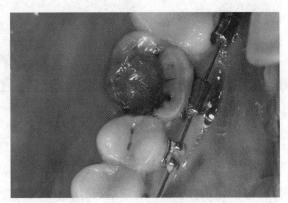

图13-9　使用银汞合金充填后的上颌第1磨牙

第七节　汞的防护
Protection of mercury

调制比例恰当的银汞合金完全硬固后，无汞蒸气析出，对患者无害。但在调制充填过程中可能造成汞污染，还应注意对汞的防护，如采用胶囊装产品、淘汰直接手工调和的操作或在通风橱内调和、妥善保管汞及剩余的银汞合金、防止汞蒸汽在环境中扩散等防护措施。银汞合金可通过汞蒸气的形式对口腔医师造成职业危害。挪威学者的研究表明，口腔医师的血汞浓度是对照组的2倍，尿汞浓度是对照组的4倍，并且口腔医师患肾病和记忆障碍的风险较高。

2013年10月，联合国环境规划署在日本召开会议并签署了《水俣条约》，针对银汞合金提出了九项措施，逐步减少银汞合金的使用。2018年9月，在阿根廷召开的世界牙科联盟（FDI）大会上，FDI发布了"逐步减少牙科银汞合金使用"的声明。FDI建议以下四项措施：①加强疾病预防和健康促进；②加强研发优质无汞的修复材料，包括研究材料对环境的潜在影响因素；③针对银汞合金的废弃物，促进实施最佳的环境管理措施，包括银汞胶囊的处理；④尽可能减少或避免银汞合金的使用。我国已发布医药行业标准"牙科学银汞合金分离器"，在牙科诊所采用汞合金分离器处理废水，可以有效阻止银汞合金的残渣对环境的污染。

（张学慧）

第十四章　牙科水门汀

Dental Cements

一、概述 Introduction

牙科水门汀（dental cements）常指以金属氧化物或金属盐作为粉剂与专用液剂调和而成的无机非金属暂时性充填材料，因而常用于粘固固定修复体及正畸附件，又被称为粘固剂（luting cement）。水门汀适用作修复体及正畸附件的粘固（cementation or luting），窝洞衬层和垫底（cavity liner and bases），以及窝洞充填（restoration or filling）。还可用于窝洞的暂封（temporary and intermediate restoration）、盖髓（pulp capping）、根管充填（root canal filling）、窝沟封闭（pit and fissure sealing）及修复体桩核（core and post）等。

水门汀一般由粉剂（powder）和液剂（liquid）组成，粉剂为金属氧化物或玻璃粉（glass powder），液剂为酸溶液（acid solution）。除氢氧化钙水门汀外，大多数水门汀都是通过酸碱反应固化（set by acid-base reaction）。19 世纪中后期，氧化锌丁香酚水门汀（zinc oxide-eugenol cement）、磷酸锌水门汀（zinc phosphate cement）和硅水门汀（silicate cement）分别用于口腔临床。20 世纪 60 年代初，与牙齿有化学粘接作用的新型有机水门汀（organic cement）——聚羧酸锌水门汀（zinc polycarboxylate cement）问世。随后，英国学者 Wilson 和 Kent 于 1971 年开发了玻璃离子水门汀（glass ionomer cement）。与此同时，硅水门汀因溶解性高、对牙髓刺激性大，已被临床淘汰。20 世纪 80 年代又出现了树脂改性的玻璃离子水门汀（resin modified glass ionomer cement），以弥补玻璃离子的脆性。近 20 年来，随着全瓷修复的快速发展，需要更高强度和粘接性能的水门汀，树脂水门汀（resin cement）发展迅速。

二、牙科水门汀的分类

依据其组成基质，牙科水门汀可归类如下。

（一）磷酸盐水门汀（Phosphate cement）

1. 磷酸锌水门汀（zinc phosphate cement）

2. 硅磷酸锌水门汀（zinc silico-phosphate cement）

（二）螯合物水门汀（Chelate compound cement）或酚盐水门汀（phenolate cement）

1. 氧化锌丁香酚水门汀（zinc oxide-eugenol cement）及不含丁香酚的氧化锌水门汀（non-eugenol zinc oxide cement）

2. 氢氧化钙水门汀（calcium hydroxide cement）

（三）聚链烯酸盐水门汀（Polyalkenoate cement）

1. 聚羧酸锌水门汀（zinc polycarboxylate cement）

2. 玻璃离子水门汀（glass-ionomer cement，glass polyalkenoate cement）

3. 树脂改性玻璃离子水门汀（resin-modified glass-ionomer cement）

（四）树脂水门汀（Polymer-based cement，resin-based cement）

1. 丙烯酸树脂水门汀（acrylic resin cement）

2. 粘接树脂水门汀（adhesive resin cement）

3. 二甲基丙烯酸酯水门汀（dimethacrylate cement）

根据主要固化反应机制的不同，牙科水门汀可以分为酸碱反应固化类、螯合反应固化类、外部能量固化类，具体包括如下材料种类。

ISO 9917 "Dental water-based cements" 将仅通过酸-碱反应而固化的含水水门汀称为水基水门汀（water-based cement）。包括硅酸盐水门汀（silicate cement）、磷酸锌水门汀（zinc phosphate cement）、硅磷酸盐水门汀（silico-phosphate cement）、聚羧酸水门汀（polycarboxylate cement）、玻璃离子水门汀（glass polyalkenoate cement）。并将水基水门汀按用途分为粘固用水门汀（luting cement）、充填用水门汀（restorative cement）、垫底衬层用水门汀（base/lining cement）。

本章主要介绍目前临床应用比较广泛的几种水门汀。

第一节　磷酸锌水门汀
Zinc phosphate cement

磷酸锌水门汀（zinc phosphate cement）是指经氧化物粉末（主要组成为氧化锌）与磷酸水溶液反应而固化的水门汀。主要用于衬层、粘接和充填。常作为高强度垫底材料（high strength base material），用于金属修复体的粘接固位、正畸带环的粘接和窝洞的暂时充填。

一、组成 Composition

磷酸锌水门汀由粉、液两组分组成，具体见表 14-1。

表 14-1　磷酸锌水门汀的组成

成分	质量分数	作用
A. 粉剂（powder）		
氧化锌（zinc oxide）	75% ～ 90%	基质成分，与酸反应
氧化镁（magnesium oxide）	8% ～ 10%	提高强度，减小溶解性，降低烧结温度
二氧化硅（silica dioxide）	< 2%	惰性填料，增加强度
氧化铋（Bi_2O_3）	< 1%	延缓固化，增加延展性，使水门汀基质光滑
B. 液剂（liquid）		
正磷酸（phosphorous acid）	45% ～ 55%	基质成分，与金属氧化物反应
水（water）	30% ～ 50%	调节固化反应速度
氧化铝（aluminum oxide）	2% ～ 3%	形成缓冲体系，延缓、调节固化反应速度
氧化锌（zinc oxide）	0% ～ 3%	形成缓冲体系，延缓、调节固化反应速度

粉剂主要由氧化锌（ZnO）、氧化镁（MgO）、填料（如 SiO_2）及其他微量成分（如 Bi_2O_3）组成。有些商品含氟。上述各成分混合后于 1000 ～ 1300℃煅烧（calcination）4 ～ 8 小时。煅

烧使各组分融化成烧结的团块。再研磨筛分成细粉。

液剂主要由正磷酸（H_3PO_4）和水（H_2O）组成，氧化铝（Al_2O_3）和氧化锌（ZnO）与正磷酸形成缓冲体系（buffer system），可以延缓水门汀固化反应速度。

充填用水门汀（restorative cement）的典型配方组成 如下。

粉剂：ZnO（90.2%）、MgO（8.2%）、SiO_2（1.4%）、Bi_2O_3（0.1%）、Ba_2SO_4、CaO（0.1%）。液剂：H_3PO_4（38.2%）、H_3PO_4（AlZn，16.2%）、Al（2.5%）、Zn（7.1%）、H_2O（36.0%）。改性磷酸锌水门汀：在磷酸锌粉中加入氧化铜（CuO）成为黑铜水门汀，加入氧化亚铜（Cu_2O）成为红铜水门汀。还有加入碘化亚铜、硅酸盐或银盐。但这类材料粉液比低，调和物酸性高，易造成牙髓刺激。其溶解性高、强度低，抗菌能力也有限。

二、固化反应 Setting reaction

固化反应为酸碱放热反应。

磷酸锌水门汀粉、液调和后，氧化锌与正磷酸发生如下反应，在数分钟内凝固。

$$2ZnO + 2H_3PO_4 + 4H_2O \longrightarrow 2ZnHPO_4 \cdot 3H_2O \rightarrow Zn_3(PO_4)_2 \cdot H_2O + 3H_2O + 热量$$

反应形成多孔、不溶于水的无定形磷酸锌基质，其内包裹着未反应的氧化物颗粒。固化时有多余水存在时，可随后形成 $Zn_3(PO_4)_2 \cdot 4H_2O$ 晶体。固化反应放热并伴随体积收缩。

三、性能 Properties

1. 工作时间（working time）和固化时间（setting time）　水门汀粉、液调和后应有足够的操作时间使修复体固位、边缘贴合、正畸带环粘接、垫底及暂时修复体成形。室温下，磷酸锌水门汀工作时间为 3～6 分钟，固化时间为 5～14 分钟。在冷的厚玻璃板上调和水门汀可以延长工作时间，同时改善水门汀的强度和耐溶解性。但玻璃板温度不能低于露点（dewpoint），以防冷凝水使调和物稀释，缩短固化时间。

影响磷酸锌水门汀固化速度的因素如下。

（1）由生产厂控制的因素（controlled by manufacture）：粉的组成（powder composition）；粉煅烧的程度（degree of powder calcinations）；粉粒子尺寸（particle size of powder）；液剂的缓冲（buffering of liquid）；液剂中水的含量（water content of liquid）。

（2）由操作者控制的因素（controlled by operator）：粉液比（powder/liquid ratio）；粉加入液剂中的速度（rate of powder incorporation）；调和温度（mixing temperature）；调和方式（manner of spatulation）；液剂吸水或失水（water absorption or loss from liquid）。

2. 机械性能（mechanical properties）　取决于粉液组成、粉液比、调和方式及操作。磷酸锌水门汀凝固后即可承受一定的咀嚼应力，其压缩强度可达 130 MPa（98～133 MPa）。压缩强度受粉液比的影响，通常粉液调和比为（2.5～3.0）：1，在此范围内增加粉液比可明显提高压缩强度。该水门汀呈脆性，拉伸强度为 5～7 MPa，弹性模量为 13 GPa。固化 1 小时内压缩强度可达最终强度的 2/3。粉液比不当、调和速度过快及污染，均会使强度下降。垫底用水门汀的强度大于粘接用的。若已达最大粉液比，再添加粉不但不能提高强度，反而因存在过多未黏合在一起的粉而使强度下降。故调和时粉应均匀加入调和物中。

3. 溶解性（solubility）和尺寸稳定性（dimensional stability）　未完全固化的水门汀若过早与水接触将发生溶解和表面成分析出。已固化的水门汀长期浸泡于水中也会发生侵蚀（erosion）和可溶性物质的析出。在口腔内，水、磨损、食物残渣均可加速其分解。提高粉液比可降低其溶解性和分解性。磷酸锌水门汀 23 小时溶解率 ADA 标准规定为 0.2%；含氟的磷酸锌水门汀由于氟的溶出，溶解率高达 0.7%～1.0%。在酸性环境下，水门汀溶解性增加。在固化过程中及固化后，磷酸锌水门汀有一定的体积收缩，线收缩率为 0.04%～2.0%。溶解和收缩都容易造成修复体与牙齿之间出现微漏导致细菌侵入，这是该类水门汀的主要缺点。

4. 粘接性能（bonding ability） 磷酸锌水门汀与牙齿之间的粘接主要是机械嵌合作用（mechanical interlocking）。固化初期，磷酸锌水门汀为酸性，使牙釉质牙本质脱钙、表面粗糙，水门汀与牙齿之间借机械嵌合力结合，使修复体粘接于牙体组织上。磷酸对牙齿和修复体还具有清洁作用，有助于其粘接。可用于固定修复体的粘固。

5. 生物学性能（biological properties） 新鲜调和的水门汀呈酸性，pH 为 1～2，调和 1 小时以后 pH 达 4，24 小时以后 pH 可升到 6～7，48 小时近于中性。游离酸可刺激牙龈，磷酸渗透入牙本质小管内可刺激牙髓。因此，若剩余牙本质较薄，水门汀早期的酸性可引起牙髓炎症。牙髓正常时，该反应是可逆的，5～8 周后可恢复正常。但若牙髓已受损，该反应为不可逆的，可造成牙髓坏死。故深龋时使用该水门汀应有护髓措施，如用树脂洞衬、洞漆、氢氧化钙和氧化锌丁香酚水门汀垫底，或者使用牙本质粘接剂。粉液比越低，材料的刺激性越大。

6. 稠度（consistency）和薄膜厚度（film thickness） 稠度取决于用途和所需固化时间。粘固用水门汀的稠度和薄膜厚度应小。垫底或充填用水门汀稠度较大，用于正畸带环粘固的稠度介于二者之间。薄膜厚度对铸造修复体与牙体组织的密合程度和固位粘接强度有很大影响，理想的薄膜厚度应小于 25 μm。稠度越稠，薄膜越厚，修复体完全固位就差。薄膜厚度取决于粉的粒度，其次为粉液比或水门汀的稠度，粉液比大，稠度大，水门汀在修复体下的铺展困难，修复体难以完全就位。薄膜厚度与粘接时施加的力及在修复体上施力的方式有关，与修复体形状是否能使水门汀容易从边缘挤出也有关。全冠粘接固位问题最大。

稠度大的水门汀可隔绝热和化学刺激，并可做高强度垫底和暂时充填材料。

7. 热及电传导性（thermal and electric conductivity） 磷酸锌水门汀为热和电的不良导体，但不如牙本质本身，潮湿可影响水门汀的不导电性。磷酸锌水门汀可用于金属修复体下方垫底以隔绝外界对牙髓的刺激。

四、临床操作及应用 Clinical manipulation and application

（一）应用（Application）

磷酸锌水门汀广泛用于金属修复体及烤瓷修复体的粘接固位和正畸带环的粘接；作为龋洞衬层材料（深龋间接衬层，中龋直接衬层）或高强度垫底材料（high strength base material），可隔绝机械、热、电等对牙髓的刺激；还可作为暂时或较长期性的充填修复材料和根管充填材料。该水门汀对牙髓有刺激性，故在做深龋衬层应用时，应使用具有护髓作用的氧化锌丁香酚水门汀做双层衬层。

磷酸锌水门汀远非粘接、充填的理想材料，但因该水门汀具有良好的操作性能并且能很快固化，固化后具有一定的强度，因此在口腔临床得到了持久而广泛的应用，并且常被作为开发新型水门汀的对照材料。

（二）临床操作（Manipulation）

使用窄的不锈钢调刀在宽、厚的冷玻璃板上大面积调和。调和时，将粉分成小、大、小 3 份，逐份加入液剂中。开始先将少部分粉加入液剂中调和，使液剂缓慢中和，这样产热少，且热量易分散，反应速度易控制。调和中期可加入大量粉，此时未反应的酸很少，故放热也少。最后，再加入剩余的少部分粉，以获得理想的稠度。调和时间 60～90 秒。调和时间过长，水门汀基质与未反应的粉的结合将被打破，使基质变弱。

在粘接复杂桥及正畸带环时，可采用冷冻玻璃技术（frozen slab method）以延长工作时间

（4～11分钟），缩短水门汀在口腔内的固化时间。先将玻璃板置于 -6℃或 -10℃的冰箱中，取出后在其上进行调和，此时加入的粉量比正常的多 50%～75%，因在室温下玻璃板上会有冷凝水混入。该法调和的水门汀强度及溶解性与正常调和的相差不大。

第二节　氧化锌丁香酚水门汀
Zinc oxide–eugenol cement

氧化锌丁香酚水门汀（zinc oxide-eugenol cement，ZOE）自 1890 年代应用以来一直用作窝洞的暂封、护髓、衬层，口腔软组织塞治、根管充填，以及修复体暂时及永久性粘接材料。不含丁香酚的氧化锌水门汀主要作为根管封闭剂、牙龈组织保护剂、外科敷料和用于修复体的暂时粘接。

一、组成 Composition

由粉剂和液剂组成，或者糊剂–糊剂型。

（一）粉–液剂型氧化锌丁香酚水门汀

粉–液剂型氧化锌丁香酚水门汀的组成见表 14-2。有些产品液中加入小于 1% 的乙醇或乙酸，以及少量水以促进固化反应。

表 14-2　氧化锌丁香酚水门汀的组成

成分	质量分数	作用
粉剂（powder）		
氧化锌（zinc oxide）	69.0%	基质成分，消毒和收敛
树脂（resin，如松香）	29.3%	增加黏性与韧性，减少脆性
硬脂酸锌（zinc stearate）	1.0%	增塑剂，加速固化
醋酸锌（zinc acetate）	0.7%	加速固化，提高强度
液剂（liquid）		
丁香油（eugenol）	85.0%	基质，参与固化反应
橄榄油（olive oil）	15.0%	增塑剂，增加黏性与韧性

由于氧化锌丁香酚水门汀本身强度低、粘接性差，且丁香酚对树脂的聚合有一定的阻聚作用，因此又发展了一些改性的氧化锌丁香酚水门汀，如：聚合物增强氧化锌丁香酚水门汀、EBA-氧化铝增强氧化锌丁香酚水门汀、无丁香酚的氧化锌水门汀。

（二）聚合物增强氧化锌丁香酚水门汀（Polymer reinforced ZOE）

氧化锌粉中加入 10%～40% 树脂，如聚甲基丙烯酸甲酯（PMMA）、聚苯乙烯、聚碳酸酯或松香以增加强度和减小溶解性。液主要为丁香酚，也可含溶解的上述树脂和加速剂乙酸。

该水门汀工作时间长，抗压强度可达 35～55 MPa，抗张强度 5～8 MPa，溶解性稍改善，但仍溶于水，生物学性能同 ZOE。粘接性强，可用于粘接固定修复体和水门汀垫底，以及暂时充填材料。

（三）EBA-氧化铝增强氧化锌丁香酚水门汀（EBA-aluminum reinforced ZOE）

粉由 70% 氧化锌和 30% 氧化铝（W/W）组成，可加入聚合物增强剂，如 PMMA，或者加入松香和共聚物以减少脆性和薄膜厚度，改进调和性能。丁香酚液剂中含 50%～66%（W/W）的正乙氧基苯甲酸（ortho-ethoxybenzoic acid，EBA）。

该水门汀调和性能和流动性好，固化时间长达 7～13 分钟。固化后几天可达最大强度，抗压强度 55～70 MPa，抗张强度 3～6 MPa，但易塑性变形。粘接性强，但比磷酸锌水门汀差。溶解性和生物学性能似聚合物增强氧化锌丁香酚水门汀。

丁香酚和 EBA 的结构式分别如图 14-1、图 14-2 所示。

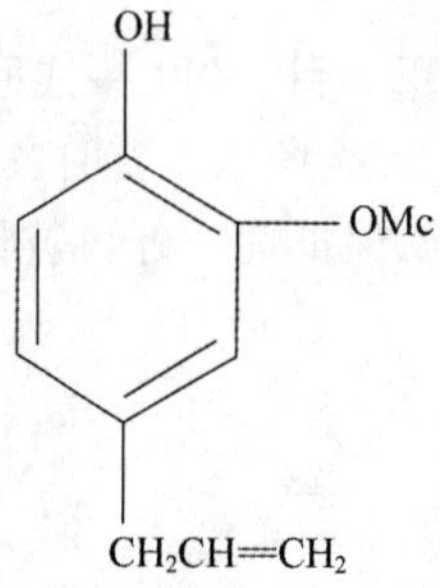

图 14-1　丁香酚的结构式 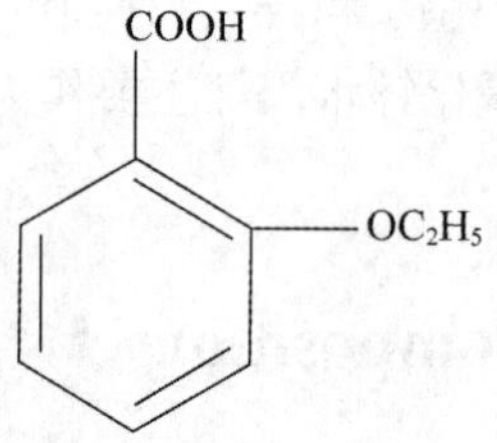　　　　　　　图 14-2　EBA 的结构式

（四）无丁香酚的氧化锌水门汀（Non-eugenol zinc oxide cement）

无丁香酚的氧化锌水门汀是 EBA 水门汀的一种。丁香酚为自由基聚合阻聚剂，可阻碍复合树脂的聚合反应。将丁香酸酯或 n- 己基香兰酸酯溶于正乙氧基苯甲酸中取代丁香酚，成为不含丁香酚的氧化锌水门汀。

二、固化反应 Setting reaction

丁香油的主要成分为丁香酚（占 75% 质量分数），其内含正甲氧基团，该基团与粉中的氧化锌反应生成丁香酚锌螯合物而固化。固化的水门汀由无定形的丁香酚锌基质组成，其内包裹了未反应的氧化锌颗粒或未反应的丁香酚。氧化锌和丁香酚的固化反应如图 14-3 所示。

$$氧化锌 + 丁香酚 \xrightarrow{H_2O} 丁香酸锌$$

图 14-3　氧化锌丁香酚水门汀的固化反应

该反应必须在有水存在下进行。水量大、温度和湿度的增高可加速凝固反应。

在 EBA 改性水门汀的固化反应中，EBA、丁香酚、氧化锌之间形成螯合盐而固化，使强度提高。

三、性能 Properties

1. 固化时间（setting time） 固化时间较长，为 4～6 分钟。固化反应速度受氧化锌粉末粒度、粉液比、含水量及环境温度和湿度的影响。粒度小、粉液比大、含水多、温度和湿度高则固化快。调和物中含 2%（w/w）水时 1 天后可固化，含 5% 水时 15 分钟内即可固化。临床可用小棉球蘸水加压成型。

2. 物理机械性能（physical and mechanical properties）   该水门汀的压缩强度和拉伸强度都较低，分别为 2 ～ 25 MPa 和 1 ～ 2 MPa；改性的氧化锌丁香酚水门汀压缩和拉伸强度有所提高，分别为 5 ～ 50 MPa 和 5 ～ 8 MPa。该水门汀导热系数与牙本质相似，可阻止热的传导，并具一定的 X 线阻射作用。该水门汀的粘接强度低，粘接力主要是机械嵌合力。

3. 溶解性（solubility）   氧化锌丁香酚水门汀的溶解性大，易溶于水和唾液，在水中 24 小时溶解率为 1.5%。因固化的 ZOE 水门汀中丁香酚锌容易水解成丁香酚和氢氧化锌，故长期与口腔唾液接触，水门汀将逐渐溶解破坏。

4. 生物性能（biological properties）   氧化锌丁香酚水门汀与口腔软硬组织相容性好，对牙髓刺激性小，且对炎性牙髓具有镇痛和安抚作用，对暴露的牙本质也具有安抚作用，并可促进继发性牙本质的生成。游离的丁香酚具有一定的抗菌作用，可以抑制细菌的侵入，但丁香酚可能是一个潜在的过敏原。但直接接触牙髓可引起局限性慢性炎症反应。

四、临床应用和操作 Clinical application and manipulation

（一）临床应用

氧化锌丁香酚水门汀可隔绝冷热刺激的传导，常作为深龋洞充填时双层垫底的底层材料；经改性的氧化锌丁香酚水门汀可以做窝洞的暂时充填材料、根管充填材料、口腔手术后和牙周手术后软组织塞治剂（pack），以及暂时和永久粘接材料。

1. 暂时粘接（temporary cementation）   用于粘接临时冠桥。金属修复体的固位与其压缩强度呈正比，选择压缩强度在 15 ～ 24 MPa 的 ZOE 水门汀最好，固位好，易去除，易清洁。无丁香酚的氧化锌水门汀与金属冠的粘接强度不如含丁香酚水门汀，且固化慢，但不会软化临时丙烯酸树脂冠桥。

2. 永久粘接（permanent cementation）   EBA- 氧化铝改良的氧化锌丁香酚水门汀已成功用于冠桥的永久粘接。

3. 暂时充填（provisional restoration）   常用 EBA- 氧化铝改性水门汀。易操作，雕刻性好，对牙髓无刺激，虽在水中溶解性低，但在口腔中分解和磨损较多，暂时充填可维持 2 ～ 10 个月。

4. 衬层（base）   为低强度垫底材料（low strength base material），对牙髓有安抚作用，常作为深龋洞充填时双层垫底的底层材料，用于磷酸锌水门汀垫底材料的下方，隔热传导性好，似牙本质。丁香酚对自由基聚合的材料有阻聚作用，故使用黏合剂或复合树脂类材料充填时，应选用其他衬层材料（如氢氧化钙）或不含丁香酚的氧化锌水门汀（non-eugenol zinc oxide cement）。

5. 根管封闭（endodontic sealers）   单独或与牙胶尖合用，用于根管封闭。主要有两种，传统根充糊剂和有治疗作用的糊剂。传统根充糊剂多与牙胶尖合用。治疗用糊剂中含抗菌成分，可单独使用。

6. 组织调整（tissue management）   通过以下两种方式调整牙龈组织。

（1）机械作用使组织移位：一般将棉纤维浸入 ZOE 水门汀稀糊中，放于龈沟中使牙龈组织移位。

（2）术后敷盖软组织或牙周塞治剂：作为组织塞治剂可减缓术区组织的疼痛，促进上皮生长，防止肉芽过度生长。该操作需较长时间，故一般不加加速剂。配方中常含有大量矿物质（mineral）、花生油（peanut oil）、杏仁油（almond oil），以增加塑性；加入棉纤维提高强度和耐久性；加入鞣酸（tannic acid）作为止血剂，并延缓（decelerate）固化反应。此外，还有香精、色素、矫味剂、抗菌剂。

（二）临床操作

双组分糊剂或粉-液组成，按比例在纸板上调和。粉-液型调和时，将粉调入液中，达到所需稠度。粉多则水门汀黏稠，强度大。EBA-氧化铝改性水门汀应在玻璃板上用不锈钢调铲用力调和。可将粉依次加入液中（不需分次调和），视稠度添加粉。用橘子油（orange oil）可清除器具上的丁香酚。

第三节　氢氧化钙水门汀
Calcium hydroxide cement

氢氧化钙水门汀（calcium hydroxide cement）目前主要成分为氢氧化钙和螯合剂，又称氢氧化钙水杨酸酯水门汀（calcium hydroxide salicylate cement），主要作为护髓（pulp protection）、盖髓材料（pulp-capping agent）、衬层（liner）、间接衬层（intermediary bases）和低强度垫底材料（low strength base material）。

一、组成 Composition

最初的氢氧化钙水门汀由氢氧化钙和水组成，将其制备成悬浮液应用于窝洞底部，但易碎、难操作。20世纪60年代出现了由氢氧化钙和水杨酸酯反应固化的酚盐型水门汀。现多将该水门汀制成双糊剂型，调和后可硬固（表14-3）。糊剂A中含有氢氧化钙（calcium hydroxide，占32%～40%）、氧化锌（zinc oxide）、硬脂酸锌（zinc stearate）及乙烯甲苯磺酰胺（ethylene toluene sulfonamide）。其中，乙烯甲苯磺酰胺只作为载体，无治疗作用。糊剂B中含有水杨酸乙二醇酯（glycol salicylate）、硫酸钙（calcium sulfate）、氧化锌、二氧化钛和具有X线阻射性能的钨酸钙（calcium tungstate）或硫酸钡填料。近年来，又出现了光固化型氢氧化钙水门汀，基质含氢氧化钙、硫酸钡，甲基丙烯酸酯单体或Bis-GMA或UDMA和光聚合激活剂。

表 14-3　双糊剂型氢氧化钙水门汀的组成

成分	作用
糊剂 A	
氢氧化钙	基质，参与固化反应，促进继发性牙本质生长
氧化锌	基质，参与固化反应，促进继发性牙本质生长
硬脂酸锌	加速剂
乙烯甲苯磺酰胺	赋型载体
糊剂 B	
水杨酸乙二醇酯	螯合剂，参与固化反应
二氧化钛	填料
钨酸钙	阻射 X 线
硫酸钙或钡	阻射 X 线，颜料

二、固化反应 Setting reaction

氢氧化钙与螯合剂水杨酸酯反应形成无定形的二水杨酸钙螯合物而固化，氧化锌也参与固化反应，它与螯合剂反应生成螯合物。湿度可显著影响凝固速度，水或加速剂（如硬脂酸锌）可以加快固化反应速度。

三、性能 Properties

1. 固化时间 3～5分钟；有水存在时固化时间缩短，在口腔内几秒钟即可固化。光固化型氢氧化钙水门汀的固化时间可以通过控制光照射时间而调整。

2. 机械强度 强度低，固化后强度逐渐提高，固化后7分钟压缩强度为6 MPa，24小时后可达20 MPa。弹性模量低。

3. 溶解 氢氧化钙水门汀溶解性较大，当有边缘泄漏存在时，可能会全部溶解。光固化型氢氧化钙水门汀的溶解性降低。

4. 生物学性能 氢氧化钙pH为9.2～11.7，呈强碱性，对形成二水杨酸钙是必要的。当存在游离的氢氧化钙时，有很强的抑菌和抗菌作用，并且有助于龋坏牙本质的再矿化；当直接覆盖暴露的牙髓时，引起牙髓凝固性坏死，随后加速继发性牙本质和牙本质桥的形成，促进窝洞底钙化。它还作为中和酸和防止酸及其他物质侵入的屏障从而保护牙髓。光固化氢氧化钙水门汀一般无抗菌性。

四、临床应用 Clinical application

由于氢氧化钙水门汀机械性能较差，弹性模量低，不能用于支撑较大承力区的修复体，必须有坚实的牙本质支持或高强度的垫底材料支持，临床主要用于深龋护髓和直接或间接盖髓。其抗菌性使其可用于有龋坏牙本质的间接盖髓，其上再用高强度垫底材料充填。此外，氢氧化钙糊剂还可作为根尖尚未发育完成的年轻恒牙的暂时性根管充填材料，促进根尖的发育。

洞底有氢氧化钙水门汀时，对窝洞壁进行酸蚀或涂洞漆应小心，有时会破坏氢氧化钙水门汀。

第四节　聚羧酸锌水门汀
Zinc polycarboxylate cement

聚羧酸锌水门汀（zinc polycarboxylate cement，zinc polyalkenoate cement，zinc polyacrylate cement）是经氧化锌与聚丙烯酸（polyacrylic acid）水溶液或聚链烯酸（polycarboxylic）反应，或经氧化锌/聚链烯酸粉与水反应而固化的水门汀。于1960年代初问世，是第一个能与牙体硬组织形成化学粘接的牙科水门汀，其强度接近磷酸锌水门汀，与牙齿及合金均具有较强的粘接力，并具有良好的生物相容性，主要用于衬层、粘接和充填，常用于金属修复体的固位、正畸带环的粘接和作为高强度垫底材料。

一、组成 Composition

聚羧酸锌水门汀由粉、液两组分组成（表14-4）；或者由粉剂与水调和；也有胶囊包装的。

粉剂的各成分于（1150±10）℃煅烧7～10小时以降低氧化锌的活性，之后粉碎成粒度小于10 μm的细粉。还可加入氧化铝或其他增强型填料以提高强度，添加氟化物（氟化钙、氟化亚锡）可改善机械性能并释放氟。

表 14-4　聚羧酸锌水门汀的组成

成分	质量分数	作用
粉剂（powder）		
氧化锌（zinc oxide）	55%～90%	基质成分，与酸反应
氧化镁（magnesium oxide）	1%～5%	增加强度
氧化铝（aluminum oxide）	10%～40%	增加强度
填料（filler）	少量	增加强度
氟化物（fluoride）	少量	改善机械性能，防龋
液剂（liquid）		
聚丙烯酸（polyacrylic）	32%～42%	基质，参与固化反应
水（water）	58%～68%	使酸解离
磷酸二氢钠（sodium biphosphate）	少量	降低黏度，延缓固化
衣康酸和酒石酸（itaconic and tartaric acid）		稳定液体，防止胶凝

　　液剂为聚丙烯酸（图14-4）水溶液（aqueous solutions of polyacrylic acid）或丙烯酸（图14-5）与其他有机酸，如衣康酸（itaconic acid，图14-6）或马来酸（maleic acid，图14-7）的共聚物（copolymer），聚合物分子量为 25 000～50 000，液体呈黏性，加入氢氧化钠（sodium hydroxide）调节 pH 并调整液体的稠度。

　　在粉剂中加入 15%～18% 冻干的聚丙烯酸粉（frozen dried polyacrylic acid powder）覆盖于氧化物颗粒表面，可制成水固化型聚羧酸锌水门汀（单一粉剂型），使用时将粉与水调和即可固化。

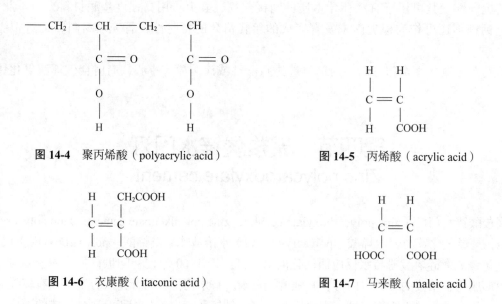

图 14-4　聚丙烯酸（polyacrylic acid）　　　　　图 14-5　丙烯酸（acrylic acid）

图 14-6　衣康酸（itaconic acid）　　　　　图 14-7　马来酸（maleic acid）

二、固化反应 Setting reaction

　　氧化锌的 Zn^{2+} 与聚丙烯酸的—COOH 经中和反应生成聚丙烯酸锌络合交联网状结构，固化的水门汀通过无定形的凝胶样基质将未反应的氧化锌颗粒连接在一起。凝胶通过静电反应（electrostatic interactions）与聚阴离子（polyanion）链结合，而不是经强大的离子键结合，固化反应受温度的影响。温度低，固化反应慢；温度高，固化反应快。即如下反应。

　　　　　　　氧化锌＋聚丙烯酸 ───→ 聚丙烯酸锌

三、性能 Properties

1. 固化时间（setting time） 为 6～9 分钟。粉液比增加，则固化时间缩短，氧化锌颗粒的反应性和粒度大小、聚丙烯酸的分子量和浓度，以及有无添加剂均会影响水门汀的固化速度。在冷玻璃板上调和或在冰箱中保存粉剂，可减缓固化反应速度。

2. 粘接性能（bonding ability） 聚羧酸锌水门汀与牙釉质、牙本质具有一定的化学粘接作用，聚合物分子中的羧基可与牙硬组织的钙产生螯合，其与牙齿之间产生粘接力的机制（图 14-8）如下。

（1）产生类似于磷酸锌水门汀的机械嵌合力。

（2）未反应的羧基（—COOH）与牙体硬组织的羟基磷灰石的 Ca^{2+} 形成络合键。

（3）已解离的羧基阴离子（—COO—）与牙中的 Ca^{2+} 形成离子键。

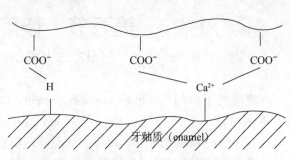

图 14-8 聚羧酸锌水门汀与牙齿粘接机制

（4）羧基（—COOH）与牙表面的—OH 基形成氢键。

聚羧酸锌水门汀对牙体组织的粘接作用依赖于 Ca^{2+} 的存在，当被粘接的牙体组织表面用 $CaCl_2$ 处理后，其粘接强度提高。与牙釉质粘接强度为 3～13 MPa，与牙本质的粘接强度为 2～6 MPa。该水门汀对不锈钢、银汞合金、钴铬合金、正畸带环等也有良好的粘接作用。与铸造金属修复体粘接强度取决于修复体表面的粗糙度（喷砂或电解蚀刻）。当被粘牙面或修复体被污染时，会影响粘接性能。其粘接力大于磷酸锌水门汀，且薄膜厚度也稍大于磷酸锌水门汀。粘接强度取决于水门汀的强度。

3. 机械性能（mechanical properties） 聚羧酸锌水门汀的压缩强度略低于磷酸锌水门汀，固化 24 小时后约为 80 MPa，固化 1 小时强度可达 24 小时的 80%。作为充填用水门汀，其压缩强度应大于 70 MPa，粘接用为 55～99 MPa；拉伸强度比磷酸锌水门汀高约 40%，为 8～12 MPa。粉液比增加或粉中加入氧化铝或氟化物可提高压缩强度，弹性模量为 6 GPa，为磷酸锌的 1/3。

4. 溶解性（solubility） 该水门汀在口腔内溶解率较磷酸锌水门汀低，在水中的溶解率为 0.1%～0.6%，含氟化锶时，溶解率增加。

5. 尺寸稳定性（dimensional stability） 水门汀在固化时发生收缩，湿样本收缩 1%（1 天），干样本收缩 6%（14 天），比磷酸锌水门汀收缩大。

6. 生物学性能（biological properties） 该水门汀在刚调和时，酸性比磷酸锌水门汀稍大，但很快变为中性。因聚丙烯酸为弱酸，仅发生弱解离（weakly dissociated），且分子链长，移动性差，不易渗透入牙本质小管，因此对牙髓的刺激性很小，牙髓组织反应类似氧化锌丁香酚水门汀，但不促进继发性牙本质的形成。该水门汀可引起暴露牙髓的炎症反应，因此不能直接盖髓。含有氟化物的聚羧酸锌水门汀可释放氟，具有防龋作用。

四、临床应用和操作 Clinical application and manipulation

聚羧酸锌水门汀主要用于粘固修复体，如冠、桥或嵌体及正畸带环的粘固。由于具有一定的机械强度，对牙髓的刺激性小，可以作为深龋和银汞合金充填时直接衬层或垫底材料使用，其上无须再衬磷酸锌水门汀，还可用于儿童乳牙龋齿的充填治疗。

临床操作：充填用粉液调和比（1～2）:1（胶囊包装的可机械调和）。可在不吸水的纸板或玻璃板上调和。调和时可将全部粉或将一半粉与液先调和，可获得较长的工作时间

（2.5～6分钟），一般调和30～60秒。将玻璃板冷至4℃，工作时间可延长至10～15分钟，而强度不变。应在调和物出现镜面状时使用，否则，稠度增大，不能再用于粘接。粘接用水门汀黏稠度比磷酸锌水门汀更黏稠（creamy），初始稠度大于磷酸锌水门汀，2分钟后相反。但因其流变性不同，在压力下可很好地流动。液体挤出后应立即调和，以防水分挥发变稠。应及时清除残留在调和器具、修复体边缘和牙体上的水门汀，以防水门汀固化后难以去除。

第五节　玻璃离子水门汀
Glass ionomer cement

玻璃离子水门汀（glass ionomer cement，GIC，glass polyalkenoate cements）或称玻璃离子体水门汀，是经硅酸铝玻璃粉（aluminosilicate glass powder）与链烯酸水溶液（aqueous solution of an alkenoic acid）反应，或经硅酸铝玻璃粉/聚酸（polyacid）粉与水或酒石酸水溶液反应而固化的水门汀。反应形成含有离子键聚合体的材料，主要用于充填、粘接和衬层。常用于Ⅲ、Ⅴ类洞充填，暂时充填，高强度垫底材料，合金修复体的粘接固位和正畸带环的粘接，以及窝沟封闭。它兼有硅水门汀的释氟防龋性能以及聚羧酸锌水门汀与牙齿的粘接性和生物相容性，已广泛应用于口腔临床。

可按用途将玻璃离子水门汀分为粘接固位用（luting cement）、充填修复用（restorative cement）和衬层垫底用（lining cement）。

一、组成 Composition

玻璃离子水门汀由粉、液两部分组成；或者由单组分粉剂，使用时与水调和；也有胶囊包装的。

（一）粉剂

由可析出离子的氟铝硅酸钙（盐）玻璃（ion-leachable calcium fluoroaluminosilicate glass）组成（化学成分见表14-5）。其主要成分为石英、氧化铝、氟化物及磷酸盐等，将其在高温下（1100～1300℃）熔融、淬火冷却后研磨成45 μm以下（粘固用在25 μm以下）的粉末。在熔融过程中加入细小的金属或合金粉颗粒，形成金属增强的玻璃离子水门汀，目的是提高机械强度；加入高原子序数碱土金属或金属氧化物（如钡玻璃或氧化锌），可以使玻璃离子水门汀具有X线阻射性能。

表 14-5　玻璃离子水门汀粉的化学组成

成分	质量分数
二氧化硅（SiO_2）	29.0%
氧化铝（Al_2O_3）	16.6%
氟化钙（CaF_2）	34.3%
氟化铝钠（Na_3AlF_6）	5.0%
氟化铝（AlF_3）	5.3%
磷酸铝（$AlPO_4$）	9.8%

（二）液剂

玻璃离子水门汀液体成分为约50%（w/w）的聚烯烃酸（polycarboxylic acid）水溶液或丙

烯酸与衣康酸或马来酸的共聚物的水溶液。衣康酸可降低液体的黏度，并阻止分子间氢键结合而致的胶凝；加入约 5%（w/w）的 D（＋）酒石酸（D-tartaric acid, 5% the optically active isomer）可增加液剂的反应活性，提高共聚物的分子量，以改善水门汀的物理机械性能、操作性能和固化性能。D- 酒石酸是一具环状结构的羟基酸，与粉中的金属离子形成结构稳定的不溶性的酒石酸盐，降低了水门汀的溶解性并提高固化后水门汀的压缩和抗张强度。它还可促进玻璃粉表面的 Al^{3+} 释放，并抑制聚酸的解离，使聚酸与 Ca^{2+} 的交联延迟，从而延长水门汀的工作时间。当 Al^{3+} 达到一定浓度时，固化反应迅速进行，缩短水门汀的固化时间。

（三）水固化型玻璃离子水门汀

水固化型玻璃离子水门汀为单一粉剂型玻璃离子水门汀，是将经真空干燥的聚烯烃酸，以粉末的形式加入玻璃粉中，使用时用水或稀的酒石酸水溶液调和，避免了聚烯烃酸液体的凝胶化，克服了高分子量液体黏稠、不易与粉剂均匀调和的缺点，从而改善了固化后水门汀的机械性能。

（四）金属增强的玻璃离子水门汀（Metal-reinforced GICs）

金属增强的玻璃离子水门汀又称金属改性的玻璃离子水门汀（metal-modified GICs）或金属陶瓷水门汀（cermet cement），粉中含 10%～20% 银、银合金或不锈钢，或者在粉液调和时，将银合金粉混入玻璃粉内，再与液剂调和，以改善机械强度。银作为应力吸收剂提高耐磨性，降低表面摩擦系数，易抛光。

二、固化反应 Setting reaction

玻璃离子水门汀的固化反应属于酸碱反应，即如下反应。

$$H^+ + MO \longrightarrow M^{2+} + H_2SiO_3$$

粉液调和后约 5 分钟凝固，其中 H_2SiO_3 形成硅凝胶。粉液调和后，玻璃颗粒表面经聚酸侵蚀部分降解，释放出 Ca^{2+}、Al^{3+}、和 F^- 或金属氧化物复合物。其中，Ca^{2+}、Al^{3+} 与含 —COOH 基团的聚羧酸分子配位络合反应形成交联的聚酸盐凝胶网络基质（gel matrix）。Al^{3+} 的结合位点（site bound）使基质可抵抗流动，这点与聚羧酸锌基质不同。酒石酸可延长工作时间，并因形成金属离子复合物而快速固化，固化反应完成缓慢，水门汀须经 2 周固化反应才完全。由于 Ca^{2+} 较容易析出，在固化初期（前 3 小时），Ca^{2+} 首先与聚羧酸交联，形成交联的聚羧酸钙凝胶基质，使新鲜调和的水门汀黏性增加，此反应非常迅速，此时的水门汀易吸水溶解。随着固化反应的继续进行，3 价铝离子与聚羧酸进一步交联（至少再反应 48 小时），形成聚羧酸铝，水门汀才最终固化，并且坚硬不易溶解。反应时 20%～30% 玻璃被酸攻击而分解。玻璃离子水门汀固化后最终形成结构复杂的复合物，复合物中未反应的玻璃颗粒被硅水凝胶包裹并通过含有水、氟化钙和聚丙烯酸铝的基质结合在一起，材料也逐渐由糊状变为稳定、硬固的脆性材料（图 14-9）。

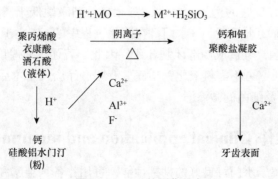

图 14-9　GIC 的固化反应

在反应的早期，若反应的凝胶阶段被破坏，则物理性能受影响，且丧失粘接性。

三、性能 Properties

1. 固化时间（setting time） 因水门汀的用途而不同，为 3～9 分钟，详见表 14-6。温度低，固化时间长，强度也下降。

2. 物理性能（physical properties） 固化后的玻璃离子水门汀呈半透明性，与牙齿颜色匹配；线胀系数与牙齿相近。为热和电的不良导体。在唾液中有轻微溶解，溶解率约 0.3%，粘固用的溶解性约 1%。在酸性环境中表面分解，溶解性增加。在固化初期，水门汀易吸水溶解；若长时间暴露于空气中也易脱水收缩发生皲裂。

3. 机械性能（mechanical properties） 不同用途的玻璃离子水门汀的机械强度不同，详见表 14-6。用于充填的水门汀强度较高，而用于粘接的强度较差。24 小时压缩强度大于磷酸锌水门汀，弹性模量小于磷酸锌而高于聚羧酸锌。固化后 24 小时到 1 年间，压缩强度不断增加（不同于聚羧酸锌）。若早期隔湿防护得好，则强度增加得快。金属增强的玻璃离子水门汀的机械强度和耐磨性有较大提高。

表 14-6 玻璃离子水门汀固化时间和机械性能

性能	粘接用 GIC	衬层用 GIC	充填用 GIC
固化时间（min）	6～9	4～5	3～4
压缩强度（MPa）	90～140	150～160	140～180
抗张强度（MPa）	8	10～12	12～15
弹性模量（GPa）	7	—	—

4. 粘接性能（bonding ability） 玻璃离子水门汀对牙釉质、牙本质和金属合金具有良好的粘接性能，其粘接机制与聚羧酸锌水门汀粘接机制相似，—COO^- 与牙釉质或牙本质表面的羟基磷灰石的 Ca^{2+} 经螯合键结合。在洁净牙面上粘接更有效。用酸性预处理剂处理牙本质，之后再用氯化铁稀溶液处理，或者用 10%～15% 聚丙烯酸处理牙齿表面污染层 30 秒，可以提高 GIC 与牙齿的粘接性能。清洁剂可去除牙本质的污染层，Fe^{3+} 沉积其上增加水门汀与牙本质之间的离子结合。与牙釉质的粘接拉伸强度为 4～6 MPa，与牙本质为 2～3 MPa。其薄膜厚度小于磷酸锌水门汀，边缘封闭性好，适于粘接。玻璃离子水门汀与金属或陶瓷修复体之间的结合主要是靠物理机械性粘接，故修复体粘接面应经粗化处理。粘接时，牙齿不应过度脱水。

5. 生物学性能（biological properties） 玻璃离子水门汀在体内可以长期释放 F^-，具有防龋或阻止龋坏进一步破坏的作用。由于 F^- 不是基质形成元素，因此其强度不会因 F^- 的释放而减弱。氟释放率随时间延长而逐渐降低，但 GIC 还可从含氟环境中再摄取 F^-。

玻璃离子水门汀具有良好的生物相容性，对牙髓的刺激性低于磷酸锌水门汀但高于聚羧酸锌水门汀和氧化锌丁香酚水门汀。该水门汀在固化过程中的 pH 小于 3，可对牙髓造成刺激，若水门汀与牙髓直接接触，可造成局部牙髓坏死。因此，若牙本质厚度小于 1 mm，应用氢氧化钙衬层。对硬化牙本质，可不需氢氧化钙垫底。有些产品会发生术后敏感，主要是由于其持续的低 pH、牙本质脱水及细菌的微渗漏。

四、临床应用和操作 Clinical application and manipulation

临床上，由于玻璃离子水门汀良好的粘接性能，可用作各种金属和陶瓷修复体及正畸带环的粘接、预防龋齿的窝沟封闭材料，以及窝洞衬层、垫底和充填。因与牙齿有一定的化学性粘接，故不需严格的窝洞制备，用稀聚丙烯酸（15%～25%）处理牙本质后，可不备洞直接充填 GIC。在深龋洞时，应用氢氧化钙垫底。GIC 对暴露的牙髓有刺激，不能直接盖髓。GIC 良好的生物相容性和抗龋性已广泛用于牙体缺损的充填修复，并因此发展了一些新的修复技术，如：玻璃离子水门汀-复合树脂叠层修复技术（laminate restoration），或称"三明治"技术（sandwich technique）、微洞（micro-cavity）制备技术、隧道（tunnel）技术及非创伤性充填治疗（atraumatic restorative treatment，ART）技术。但由于 GIC 的机械强度较低，不能用于承力部位的充填修复，如恒牙 Ⅱ、Ⅳ 类洞，但可用于 Ⅲ、Ⅴ 类洞，楔状缺损和乳牙龋洞的充填。其在牙颈部的固位比复合树脂好。在玻璃离子水门汀-复合树脂叠层修复技术中，GIC 与牙本质的粘接性良好，用于修复牙本质，待其固化后，在其表面进行酸蚀粗化，再充填复合树脂，二者借机械嵌合作用而结合，而复合树脂机械强度高，且与牙釉质粘接性好，可作为牙釉质的替代物。叠层修复技术明显减少了微漏的发生，尤其在 Ⅱ 类洞的邻面部位，GIC 可显著降低邻面继发龋的发生率。

临床操作：应按比例在 30～40 秒内迅速调和均匀。与稠液调和时粉液比为（1.1～1.35）：1，与水或稀液调和时粉液比为（3.3～3.4）：1。用于充填的粉液比（质量比）为 3：1，粘接的粉液比约 1.3：1。可在玻璃板或纸上调和。先将一部分粉加入液中，用硬调刀调和，再加入另一部分粉，调和 30～60 秒。胶囊包装的在机器上以 4000 rpm 混匀约 10 秒，用注射器直接注入窝洞中。调和物粘接的应似磷酸锌水门汀的液状，而衬层的较之更黏稠，充填用水门汀应像腻子状并有光洁表面。室温工作时间约 2 分钟，于冷玻璃板（3 ℃）调和，工作时间可延长至 9 分钟，但压缩强度和弹性模量也随之下降。

在固化期间，玻璃离子水门汀对水敏感（sensitive to water），吸水及失水均易造成表面龟裂。

操作过程中应隔湿（如用橡皮障）。最好用成型片（matrix）塑形并保护修复体表面，初凝后（约 7 分钟）取下成型片，用隔湿剂，如洞漆（varnish）、凡士林（vaseline）或光固化树脂结合剂涂于 GIC 表面，24 小时后可修整修复体边缘并抛光。某些快凝水门汀产品可在 10 小时后抛光。

尽管玻璃离子水门汀有很多优点，但与光固化复合树脂相比仍有缺陷，如固化时间过长，工作时间相对较短，美学效果也不尽如人意，而且脆性大、抗折性能差，固化早期对水敏感，吸水和失水均会影响玻璃离子水门汀的性能，这些缺陷限制了玻璃离子水门汀的临床应用范围。近年来，树脂改性的玻璃离子水门汀逐渐发展起来。

第六节　树脂改性的玻璃离子水门汀
Resin-modified glass ionomer cement

1988 年，树脂改性的玻璃离子水门汀（resin-modified glass ionomer cement，RMGIC）问世。它是一种操作简便、兼具玻璃离子水门汀的低线胀系数、低收缩率和长期释放氟，并具有复合树脂良好的抗断裂、耐磨和易抛光性能的新型玻璃离子水门汀。ISO 9917-2 将其归为光固化水门汀（light-cured cements），即经多种反应，包括酸碱反应和光激活的聚合反应而固化的水基水门汀。有的产品称其为光固化玻璃离子水门汀（light-curing GIC）或双固化玻璃离子水门汀（dual-curing GIC）；有的称其为混合离子体（hybrid ionomer）。光固化水门汀多作为垫底衬层和充填用。据固化反应，树脂改性的玻璃离子水门汀可分为两类。Type1：可经光照固化，也可在无光照时固化；Type2：只能经光照固化。

一、组成 Composition

树脂改性的玻璃离子水门汀由粉、液两部分组成。也有胶囊型的。粉为可析出离子的硅酸盐玻璃，同 GIC。液剂主要由 4 种成分组成，详见表 14-7。

表 14-7　树脂改性的玻璃离子水门汀液体成分的组成及作用

成分	作用
聚羧酸	与玻璃粉反应，酸碱中和固化
甲基丙烯酸酯树脂，如 Bis-GMA	可经聚合反应固化
甲基丙烯酸羟乙酯（HEMA）	为共溶剂，并参与聚合反应
水	使酸离子化，是酸碱反应的重要成分
引发剂	
抗坏血酸 /H_2O_2 和硫酸铜系统	化学聚合固化体系
樟脑醌 / 乙基 4-N,N 二甲基氨基苯甲酸	光聚合固化体系

不同产品的液剂组成各异，但实质上都是在聚羧酸水溶液中加入 18% ～ 20%（W/W）的树脂成分，树脂的主要成分是水溶性聚合物或亲水性单体，如甲基丙烯酸羟乙酯（hydroxyethyl metacrylate，HEMA）和可聚合单体，如 Bis-GMA 以及引发体系。HEMA 是亲水性甲基丙烯酸酯，可使树脂和酸性成分共存在水溶液中，它也参与部分聚合反应。有些产品将聚羧酸与双甲基丙烯酸酯直接混合在一起，但大多数产品是用树脂修饰聚羧酸的侧链，如含有甲基丙烯酸酯支链的聚羧酸或带甲基丙烯酰氧基端基基团的酸，使之既具有与碱性玻璃反应的羧基，又有可发生聚合反应的不饱和双键基团。除了光敏引发体系外，一些产品含有预先微胶囊化的过硫酸钾抗坏血酸氧化还原催化系统，经过调和而释放，可在无光时引发聚合，称为暗固化（dark-curing）。这种化学激活的聚合反应还可起主要作用，当固化灯的光不能完全穿透修复体时，氧化还原反应可保证复合树脂全层固化，因此不需要分层固化。

二、固化反应 Setting reaction

树脂改性的玻璃离子水门汀的固化反应为双重固化（dual-curing），既有酸碱反应又有聚合反应。

1. 酸碱反应（acid-base reaction）　与传统的玻璃离子水门汀固化反应相同，即铝硅酸盐玻璃与聚丙烯酸反应生成聚酸钙或聚酸铝水凝胶；该反应在粉液调和时即已发生。

2. 聚合反应（polymerization）　HEMA/Bis-GMA 加上光引发剂和（或）化学引发剂，经光固化和（或）化学固化形成聚 HEMA/Bis-GMA 基质。聚丙烯酸水凝胶和聚甲基丙烯酸羟乙酯凝胶彼此缠绕形成互穿聚合物网络。

这两种凝固反应互相独立，互不干扰。酸碱反应在调和开始时即发生了，但酸碱反应相对缓慢，若不光照，材料会在 15 ～ 20 分钟内逐渐硬固。自由基聚合反应非常迅速，且是固化的主要方式。尤其是光固化产品，在光聚合反应完成后，酸碱反应仍在进行，但是由于受到聚合物网络结构生长的阻碍及水分的减少，酸碱反应过程较传统玻璃离子水门汀慢。含化学激活和引发体系，可发生化学聚合。

三、性能 Properties

此类水门汀有许多优于传统玻璃离子水门汀的特性。

1. 固化性能改善，可以根据需要控制光照射时间，使工作时间延长，便于临床操作。固化快。

2. 聚合反应使材料早期强度迅速增加，对潮湿的敏感性不如传统的 GIC，无须涂保护层，材料固化后即可抛光。固化后的玻璃离子水门汀压缩和抗张强度提高，分别约为 200 MPa 和 20 MPa。挠曲强度提高，挠曲模量降低。

3. 与牙釉质、牙本质粘接良好但不如 GIC。一些产品采用其他的粘接剂或预处理剂以获得有效粘接。与经 10% 聚酸处理过的牙本质表面有很强的粘接力，较传统玻璃离子水门汀强 2～3 倍。还可直接与树脂粘接，用于玻璃离子水门汀-复合树脂叠层修复技术。

4. 可释放氟离子，比复合体及复合树脂释氟多，与 GIC 相似。早期释 F⁻ 高，约 1 ppm，在含 F⁻ 环境中，同 GIC 一样，还可再摄 F⁻。

5. 抗折性能、透明性、美观性和溶解性均显著改善。

6. 聚合收缩高达 1%，但吸水后迅速发生膨胀，对窝洞壁产生压力，也不建议粘固全瓷冠。

7. 树脂改性的玻璃离子水门汀也会具有光固化复合树脂的一些问题，如固化深度受限，须分层充填。

此外，该类水门汀因 HEMA 存在不饱和基团而具有细胞毒性，其生物相容性较传统玻璃离子水门汀差。

临床应用范围与普通玻璃离子水门汀相似。RMGIC 已广泛应用，有取代 GIC 充填材料、垫底和衬层材料的趋势。尤其在衬层上，使用多于 GIC。比 GIC 好。可用于乳牙后牙充填、根面龋和龋患高危人群。

第七节　树脂基水门汀
Resin-based cement

树脂基水门汀（resin-based cement）也称树脂水门汀（resin cement）或复合树脂水门汀（composite resin cement）或聚合物基水门汀（polymer-based cement），是指一类具有粘固（luting）或粘接性能的树脂基复合材料，常用于固定修复体的粘接固位。ISO 4049：2000 将此类水门汀归为聚合物基粘固材料（polymer-based luting materials）。早期的树脂水门汀可以理解为含有适量增稠剂（如微细填料或聚合体）的牙釉质粘接剂，或是低黏度的复合树脂，并配以与被粘接材料相适应的预处理剂。因此，早期的树脂水门汀通常须结合特定的预处理剂和底涂剂实现对牙齿和修复体的牢固粘接。近十几年来，自粘接树脂水门汀（self-adhesive resin cement）发展较快，自粘接树脂水门汀是向树脂水门汀中添加了具有自酸蚀作用的酸性粘接性单体和粘接性树脂单体，一步实现对牙齿组织的酸蚀和粘接，不须配以牙齿预处理剂和底涂剂，同时还可实现对多数修复体的直接粘接，大大简化了临床使用，因此称为自粘接树脂水门汀。

一、分类 Classification

（一）按固化方式

按固化方式可分为自凝（化学固化）、光固化和双重固化（dual-curing，化学固化＋光固化）树脂水门汀。

（二）按应用步骤

按应用步骤分为酸蚀-冲洗类（全酸蚀）树脂水门汀、自酸蚀类树脂水门汀和自粘接类树脂水门汀。

1. 酸蚀-冲洗类树脂水门汀（etch-rinse resin cement） 又称全酸蚀树脂水门汀（total-etch resin cement），根据有无填料可分为无填料的树脂水门汀和有填料的树脂水门汀。无填料树脂水门汀也可以作为粘接剂使用，通常含有扩散促进单体（diffusion promoter monomer），它能够促进树脂渗入酸蚀过的牙本质表层内。无填料树脂水门汀的粘接强度一般低于有填料树脂水门汀，但它的优点是可直接粘接到牙齿上，省去了使用粘接剂的操作步骤。含填料的树脂水门汀需要与酸蚀-冲洗类粘接剂联合使用。

2. 自酸蚀类树脂水门汀（self-etch resin cement） 粘接前，牙齿表面需要涂自酸蚀粘接剂，再用树脂水门汀粘接。

3. 自粘接类树脂水门汀（self-adhesive resin cement） 粘接前，牙齿表面无须酸蚀或应用牙齿粘接剂，可直接用树脂水门汀粘接。

（三）按组成成分

按组成成分可分为粘接树脂水门汀和自粘接树脂水门汀。

二、组成 Composition

（一）粘接树脂水门汀

粘接树脂水门汀的化学组成与复合树脂相似，主要由树脂基质、填料和引发剂等组成。树脂基质与复合树脂基质基本相同，主要为甲基丙烯酸酯类树脂，含或不含有粘接性单体，填料主要为化学性质稳定的无机填料，通过偶联剂与树脂基质形成化学结合，部分产品含有三氟化镱或氟硅石填料，可以释放氟，固化反应为自由基引发的聚合反应。根据具体成分的不同还可分为丙烯酸树脂水门汀和二甲基丙烯酸酯水门汀等。

丙烯酸树脂水门汀（acrylic resin cements）粉由甲基丙烯酸甲酯聚合物或共聚物，以及过氧化苯甲酰（引发剂）组成，可含填料；液是甲基丙烯酸甲酯单体，含胺促进剂。经过氧化物-胺引发的自由基聚合反应而固化。丙烯酸树脂水门汀的性能与自凝丙烯酸树脂充填材料类似，与牙无有效粘接，可存在边缘泄露。对牙髓有刺激，须护髓。强度高、韧性大、溶解性低。目前应用较少。

二甲基丙烯酸酯水门汀（dimethacrylate cements）是目前应用最广泛的树脂水门汀。其组成主要是芳香二甲基丙烯酸酯 Bis-GMA 体系，含不同量的无机填料。组成基本类似复合树脂修复材料。主要由树脂基质、增强填料和引发剂组成，其剂型有粉液型和双糊剂型。一些产品还提供配套的酸蚀剂、底涂剂和粘接剂等。可以是化学固化、光固化或双固化。

当前多数粘接树脂含有粘接性单体，如 4-甲基丙烯酰氧乙基偏苯三酸酐（4-META）等。

（二）自粘接树脂水门汀

自粘接树脂水门汀与复合体（compomer）相似，添加了自酸蚀粘接剂的成分，主要由酸性粘接性单体、传统的丙烯酸酯类单体（如 bis-GMA、UDMA、TEGDMA）、填料、引发剂和促进剂等组成。

传统丙烯酸酯类树脂主要包括 Bis-GMA、UDMA、HEMA、TEGDMA、GDMA 等其他二甲基、多甲基丙烯酸酯树脂。酸性粘接性单体主要由含羧酸基团或磷酸基团的丙烯酸酯类衍生物，如 4-甲基丙烯酰氧乙基偏苯三酸酐（4-META）、2-甲基丙烯酰氧乙基苯基磷酸酯

（2-methacryl-oxyethyl phenyl hydrogen phosphate，Phenyl-P）、10- 甲基丙烯酰癸基二氢磷酸酯（MDP），以及其他甲基丙烯酸磷酸酯衍生物等，主要起到脱矿和粘接牙齿表面的目的。酸性粘接性单体呈亲水性，可增加材料的润湿性，如果添加过多会导致材料机械强度降低和吸水性增加。

填料：主要成分是氟铝硅酸盐玻璃、铝硅酸盐玻璃、石英、胶体二氧化硅和其他无机填料组成，填料含量为 60%～75%。

树脂水门汀一般为双组分包装，为粉液型和双糊剂型。

粉液型产品中，粉是硼硅酸盐或硅玻璃、聚合物粉，以及有机过氧化物引发剂。液是 Bis-GMA 和（或）其他二甲基丙烯酸酯单体，含胺聚合促进剂。

双糊剂型产品中，两组分糊剂组成类似，一个含单体，一个含填料。光固化和双固化材料中含光敏聚合体系，如双酮（樟脑醌）和胺促进剂；化学固化和双固化中含化学引发体系。双重固化双糊剂型树脂水门汀的组成见表 14-8。该类水门汀固化反应同复合树脂。一般通过光照或化学反应固化，使单体聚合成高度交联的复合树脂结构。

表 14-8　双重固化双糊剂型树脂水门汀的基本组成

基质糊剂（base）		催化糊剂（catalyst）	
树脂基质（如 Bis-GMA）	15%	树脂基质（如 Bis-GMA）	15%
稀释剂（如 TEGDMA）	10%	稀释剂（如 TEGDMA）	10%
粘接性单体（如 4-META）	5%	无机填料（如 SiO$_2$）	65%
增强填料（如 PMMA）	65%	引发剂（如 BPO）	1.2%
促进剂（如 BHET）	1.0%	光引发剂（如樟脑醌）	0.5%
稳定剂	0.03%	稳定剂	0.03%

三、固化反应 Setting reaction

1. 粘接树脂水门汀　固化反应与复合树脂类似，主要为自由基引发的加成聚合反应，根据固化方式不同，有化学固化型、光固化型或双重固化型（化学和光固化），以双重固化为主。当基质成分和催化成分两组分混合时，催化剂中的 BPO 与基质糊剂中的促进剂 BHET 发生反应，产生活性自由基，引发树脂基质交联固化。混合物中的光引发剂也赋予其光固化特征，使其快速固化。

2. 自粘接树脂水门汀　固化过程可分为两个阶段。首先是树脂基质的聚合，通过外部光源和（或）化学反应固化，与粘接树脂水门汀相同；其次是酸性粘接性单体与牙齿组织和碱性玻璃填料的化学反应，消耗酸性基团，导致材料 pH 上升、亲水性降低、疏水性提高。自粘接树脂水门汀两组分混合后，酸性粘接性单体与碱性铝硅酸盐玻璃填料接触，导致玻璃填料表面部分溶解，释放出 Ca^{2+}、Al^{3+} 等，这些 Ca^{2+}、Al^{3+} 与酸性粘接性单体分子酸性基团（羧基和磷酸）配位络合反应，实现树脂基质与填料之间的结合。酸性粘接性单体与牙齿硬组织接触，对牙齿硬组织产生酸蚀作用，这些单体分子上的粘接基团与牙齿硬组织中的 Ca^{2+} 结合，实现与牙齿硬组织的粘接，同时消耗掉部分酸性基团。

四、性能 Properties

1. 固化性能　大多数树脂水门汀为双重固化模式，其化学固化（自凝）速度较慢（2～

10分钟），以便临床有充足的操作时间；光固化速度快，操控性好，光固化后树脂仍有较长时间的自凝固化。但双重固化树脂的化学固化和光固化两种固化反应机制并不是相互补充的关系，早期的光固化阻止了分子链的运动，从而干扰其后的化学固化，降低了材料的聚合度，可通过延迟光固化改善材料性能。通常要求树脂水门汀光固化深度不少于1.5 mm。

自粘接树脂水门汀中存在的酸性单体消耗了自由基，可降低初期固化反应速率，延迟固化反应，可延迟1～7天。自粘接树脂水门汀的在临床条件下的固化受多个因素影响，如果被粘接的基底物不是牙齿组织，而是树脂、金属或陶瓷等，酸性功能性单体不能被有效中和，残留酸性单体可影响材料的固化，增加水吸收和溶出等。

自凝树脂水门汀及双重固化树脂水门汀应与其相容的牙齿粘接剂联合使用，否则牙齿粘接剂的酸性会影响水门汀中自凝促进剂（叔胺）的活性，导致与粘接剂接触的水门汀不能固化或固化不全。

树脂水门汀固化后表面有一层氧阻聚层，可在水门汀表面涂布能隔绝空气的隔离剂（隔氧剂），以消除氧阻聚层。

丁香酚会影响树脂水门汀的固化，因此粘接面不应有丁香酚水门汀的残留物。

2. 粘接性能　树脂水门汀与牙釉质、牙本质、合金和陶瓷表面的微机械粘接力强，其效果优于无机水门汀。粘接树脂水门汀主要通过底涂剂或粘接剂来提高对牙齿的粘接强度，使用牙本质粘接预处理剂可改善粘固材料与牙齿的润湿性、修复体就位和粘接强度，并可减少微渗漏的发生。自粘接树脂水门汀粘接牙齿时不需要使用牙齿底涂剂或粘接剂，粘接强度可达到或接近自酸蚀树脂水门汀的水平。树脂水门汀对修复体的粘固还取决于材料流动性、就位能力和薄膜厚度等。

3. 强度　因聚合体系和填料含量（20%～80%）不同，树脂水门汀的压缩强度可达100～240 MPa，径向拉伸强度20～50 MPa、弯曲强度45～70 MPa，其强度及韧性均高于无机水门汀。通常自粘接树脂水门汀强度可达到或接近粘接树脂水门汀的水平。

4. 薄膜厚度　薄膜厚度主要影响修复体的就位和固位。通常要求树脂水门汀的薄膜厚度不超过50 μm，多数产品为10～30 μm。

在应用粘接树脂水门汀时，为减少薄膜厚度，确保修复体就位，在牙齿表面应用底涂剂及粘接剂后，通常用气枪将其吹薄，再使用粘接树脂水门汀，最后光照固化。

5. 吸水性和溶解性　主要与亲水性单体种类、固化后残留亲水性单体的含量、材料聚合度、多孔性等有关。粘接树脂水门汀的吸水率和溶解率较低，低于无机水门汀。自粘接树脂水门汀含有酸性粘接性单体，其吸水率和溶解率大于粘接树脂水门汀。树脂水门汀吸水后强度下降，体积膨胀，并影响粘接的耐久性。

6. 颜色及其稳定性　树脂水门汀有多种颜色，用于粘固透明性高的瓷修复体，以免水门汀的单一颜色影响粘接后修复体的颜色美观性。以芳香叔胺为自凝促进剂的树脂水门汀，凝固后颜色随着时间延长会泛黄，影响透明性高的瓷修复体的颜色美观性。

7. 操作性能　酸蚀-冲洗类含填料的树脂水门汀应用过程复杂，步骤多，技术敏感性大。自酸蚀树脂水门汀技术敏感性次之，自粘接树脂水门汀技术敏感性最小。

粘固固定修复体时，修复体边缘溢出的树脂水门汀较难清理干净，容易引起菌斑聚集。

8. 牙髓刺激性　自粘接树脂水门汀含有酸性粘接性单体，刚混合时pH为1.5～3，凝固后90秒的pH为2～4，48小时后pH为2.5～7，凝固过程中可能对牙髓产生一定的刺激。

五、应用 Application

1. 适用范围　树脂水门汀用于粘固各种固定修复体，主要用于粘接冠（尤其是陶瓷冠）、固定局部义齿、嵌体、贴面和间接树脂修复体。

光固化树脂水门汀主要用于前牙瓷贴面的粘接。

化学固化树脂水门汀比仅光固化聚合的树脂水门汀固化得更彻底，适合粘固金属和不透明的陶瓷桩核。

双固化树脂水门汀经光照初步固化，并持续进行化学固化，用于粘固透明修复体，如瓷修复体树脂修复体。光固化 / 双固化的用于薄瓷贴面的粘固。就位不好、聚合收缩及边缘微渗漏可造成牙齿敏感和临床失败。

2. 注意事项　①用粘接树脂水门汀粘接修复体时，修复体表面需要预处理，并且应用粘接底涂剂或粘接剂。②应用自粘接树脂水门汀时，牙齿粘接面应当保持潮湿。③不能用过氧化氢冲洗，会影响树脂水门汀的充分固化。④瓷修复体的试戴应当在酸蚀和硅烷处理前进行，以免处理面被污染；有些义齿加工厂在出厂时已经酸蚀和硅烷化处理陶瓷修复体的组织面。若陶瓷在试戴时被唾液或血液污染，在粘接前必须用磷酸或丙酮清洗该陶瓷组织面后，再用硅烷处理。但是，一定要注意高浓度 HF 过度酸蚀或延长酸蚀时间可能导致陶瓷粘接强度的降低。⑤为防止龈沟液的渗出和水门汀渗入龈沟内，粘接时最好使用橡皮障和排龈线。⑥用树脂水门汀粘固氧化锆及氧化铝陶瓷时，应当对粘接面进行喷砂处理，冲洗吹干后涂专用底涂剂（例如 AZ primer），再用树脂水门汀粘固。

第八节　其他水门汀
Other cements

一、硅水门汀 Silicate cement

硅水门汀即硅酸盐水门汀，是硅酸铝玻璃粉（alumino-silicate glass powder）与磷酸水溶液（aqueous solution of phosphoric acid）反应而固化的水门汀。过去被称为口腔充填陶瓷材料，又名补牙瓷粉，用于前牙美容修复。

（一）组成（Composition）

硅水门汀由粉剂和液剂组成。粉剂为硅酸铝玻璃粉，由二氧化硅和三氧化铝及一定量的氟化物和微量钙盐组成，混合后在 1400 ℃高温煅烧，再研磨成粉过筛而成。液体为磷酸及含磷酸盐的缓冲液。

（二）固化反应（Setting reaction）

硅酸盐玻璃粉与液体调和，粉体表面释放出 Ca^{2+}、Al^{3+} 和 F^-，形成磷酸盐凝胶基质并包绕未反应的硅酸盐玻璃粉颗粒，反应式如下。

$$H_3PO_4 \longrightarrow Al(H_2PO_4)_3 \longrightarrow Al_2(HPO_4)_3 \longrightarrow AlPO_4$$
　　　　　　　可溶性盐　　　　难溶性盐　　　不溶性盐

（三）性能（Properties）

1. 固化时间（setting time）　硅水门汀固化时间为 2～5 分钟，但固化反应在材料内部可持续几周，在这段时间内仍有游离酸存在，故对牙髓刺激较大。

2. 机械强度（mechanical strength）　该水门汀 24 小时压缩强度较大，为 180 MPa，但径向抗张强度低，仅为 3.5 MPa。

3. 生物学性能（biological properties）　硅水门汀含氟化物，可以防止继发龋的产生。但是，硅水门汀固化过程中由于游离酸的存在，对牙髓刺激较大；此外，当充填牙颈部龋损或楔状缺损位于龈下时，还可引起牙龈炎。

硅水门汀优点在于其色泽和光泽与牙釉质接近，且具有防龋作用。但是，该水门汀也有明显缺点，如易溶解，溶解以后易着色，对牙龈、牙髓刺激较大，因此在临床应用上受到限制，特别是随着复合树脂和玻璃离子水门汀的出现，这种水门汀已经很少应用。

二、磷酸硅水门汀 Silicophosphate cements

磷酸硅水门汀是磷酸锌和硅水门汀的混合产物。

（一）组成（Composition）

粉是酸溶性硅酸铝玻璃（acid-soluble alumino silicate glass）、10% ～ 20% 的氧化锌，以及 12% ～ 25% 的氟化物，液是 50% 磷酸、2% ～ 5% 铝和锌盐的水溶液（aqueous solution of phosphoric acid）。

（二）固化反应

氧化锌 / 硅酸铝玻璃＋磷酸→硅磷酸铝凝胶。粉液调和生成硅磷酸铝凝胶基质包裹未反应的玻璃和氧化锌颗粒。

（三）性能

1. 固化时间（setting time） 5 ～ 7 分钟。工作时间 4 分钟。

2. 物理机械性能（physical and mechanical properties） 压缩强度 140 ～ 170 MPa，抗张强度 7 MPa。韧性和耐磨性比磷酸盐水门汀高。与正畸代环和牙齿的粘接耐久性长。溶解性较磷酸锌低，在蒸馏水 7 天溶解性为 1% 质量分数。透明性优于磷酸锌水门汀，可用于瓷修复体的粘接。

3. 生物学性能（biological properties） 调和物的酸性以及固化后持续的低 pH（pH 4 ～ 5），对牙髓有刺激，在应用时需要对活髓进行保护。可释放氟，牙齿脱矿少。

（林 红 韩建民）

第十五章 牙髓及根管治疗材料

Endodontic and Root Canal Cure Materials

牙齿龋坏或损伤会侵蚀到牙髓组织，引起牙齿变色、脱矿（demineralization），严重者致使牙齿脱落。临床上根据牙髓组织受累或受损的程度，可以采取活髓保存治疗、摘除牙髓进行根管治疗以及桩核修复，以使受损的牙齿得到及时修复，不再进一步被破坏，尽可能地保留自然牙。通常用于牙髓或根管治疗的材料包括盖髓材料、根管消毒材料、根管封闭材料和根管充填材料。另外，临床上还有一类桩核材料被用于根管部位。本章就上述这些材料分别进行介绍。

盖髓材料又称活髓保存材料（vital pulp preserving materials），可以分为直接盖髓或者间接盖髓材料。直接盖髓的方法是将药物覆盖于牙髓的暴露处；间接盖髓的方法是将药物覆盖于接近牙髓的牙本质处。两种方法均能达到消除炎症，保护活髓，使其治愈的目的。盖髓材料除具备对牙髓无刺激性等性能外，还应有较强的渗透作用，能提供牙本质生物矿化所需的微环境，诱导牙髓组织中具有分化潜能的细胞分化为成牙本质样细胞，促进修复性牙本质桥形成，促进牙髓组织的修复再生。由于本节所涉及材料的组成和主要性能均分别在牙科水门汀、口腔粘接材料以及根管治疗材料的章节中介绍，因此，本节仅简单叙述其作为盖髓材料应用时的主要特性。

第一节 盖髓材料
Pulp capping materials

一、氢氧化钙制剂 Calcium hydroxide preparation

氢氧化钙是临床上最具有疗效的一种直接和间接盖髓材料。早在 1930 年，就有 Hermann 用氢氧化钙成功地进行盖髓治疗的记录。将氢氧化钙和水直接调和使用，为了便于操作，也可以加入甲基纤维素使之呈糊状，到 20 世纪 60 年代，发展为氢氧化钙水门汀。

氢氧化钙水门汀为双组分糊剂，由基质糊剂和催化糊剂构成，两组分调和后固化。也可以是单组分糊剂，在氢氧化钙主体成分中加入双甲基丙烯酸酯，采用光固化引发体系达到固化。当材料与牙髓接触固化后，形成一层厚 1.0 ～ 1.5 mm 的钙化层。同时，这种材料具有较强的碱性，有很好的抗菌、消炎、促进牙本质中钙沉积的作用。氢氧化钙可以用于直接盖髓，也可以用于间接盖髓。

应用最广的盖髓材料是 Calvital 配方，为粉、液双组分剂型，配方如下。

粉剂：氢氧化钙　　78.5 g

　　　碘仿　　　　20 g

抑菌药物　　1.5 g

液剂：丙二醇　　50 ml

蒸馏水　　49.5 ml

丁卡因　　0.5 ml

二、氧化锌丁香酚水门汀 Zinc oxide-eugenol cement

氧化锌丁香酚水门汀是常用的间接盖髓材料，能够安抚和缓解牙髓疼痛症状。氧化锌丁香酚水门汀固化前呈酸性，能够抑制细菌生长，并且能够与牙本质紧密结合，提供良好的边缘密封性能。其组成见第十四章第二节。

三、牙本质粘接剂 Dentin bonding agent

牙本质粘接剂的一个很重要的功能是止血，可作为间接盖髓材料。使用前先用稀释的次氯酸钠（浓度低于1.0%）清洗患处。临床上进行牙髓治疗时，先填入少量的氢氧化钙，再涂牙本质粘接剂达到盖髓、封闭的作用。

四、三氧化矿物凝聚体 Mineral trioxide aggregate，MTA

MTA具有良好的封闭性能，能刺激牙本质桥的形成。材料的缓慢凝固可防止固化过程伴随的体积收缩。此外，MTA能在潮湿环境下凝固，这将更有利于临床操作，减少微渗漏的发生。详见下节。

第二节　根管消毒材料
Root canal disinfectant materials

根管治疗可分为根管预备、根管消毒及根管充填3个步骤，首先通过机械和化学方法去除根管内的大部分感染物，再利用无刺激性的充填材料严密地封闭整个根管系统，断绝根管和根尖周组织的交通，从而防止再感染。根管消毒材料是在根管治疗过程中对根管进行冲洗和消毒的材料，其目的主要为消毒和润滑根管、冲洗和溶解根管内无机或有机残渣，清除微生物。

理想的根管消毒材料应具备以下性能：①具有广谱抗菌性；②能够溶解蛋白和牙本质坏死组织；③能预防根管预备过程中玷污层形成或溶解已形成的玷污层；④具有较低的表面张力，从而能进入器械无法达到的地方（例如牙本质小管）；⑤具有长期抗菌效应；⑥具有润滑根管器械的作用；⑦无致敏性、无细胞毒性和无致癌性；⑧具有对根管充填材料的封闭能力和，对牙本质无副作用；⑨价格低廉、易于操作，且无牙齿变色效应。本节从根管冲洗消毒和根管内封药消毒两个方面分别介绍根管消毒材料。

一、根管冲洗剂 Root canal irrigants

（一）次氯酸钠（Sodium hypochlorite，NaClO）

1. 组成　质量分数在0.5% ~ 5.25%的NaClO均被用于根管冲洗，其最佳浓度目前尚无定论，临床常用浓度为5.25%。

2. 性能　NaClO溶液的抗菌性能受溶液的pH、温度和浓度影响，主要为① pH：NaClO在水中可电离成Na^+和次氯酸根离子ClO^-，后者与次氯酸建立一个化学平衡，在酸性和中性 pH 时，NaClO 可完全水解成次氯酸；而在高 pH 时（pH ＞ 9.5），ClO⁻占主导地位。次氯酸的抗菌活性远高于 ClO⁻，因此，当 NaClO 溶液 pH 缓冲至 6 ～ 7.5 时可显著提高杀菌效应。②温度：提高 NaClO 溶液的温度可增强其冲洗效果，温度升高能增强低浓度 NaClO 溶液的瞬时组织溶解能力，能更有效去除牙本质碎屑中的有机成分。③浓度：高浓度的 NaClO 虽能较好地清除根管内残留的坏死组织碎屑，增加根管消毒药物的渗透力，杀菌力较强，但可刺激损伤根尖周组织，有难闻气味，并且会显著降低牙本质弹性模量和弯曲强度。

3. 应用　NaClO 是目前临床应用最广泛的根管冲洗剂之一，可通过直接接触杀灭生物膜和牙本质小管中的细菌，还具有独特的溶解牙髓坏死组织和牙本质玷污层中有机成分的作用，可将松散的碎屑从根管中冲洗出来，还可以作为器械的润滑剂。然而，由于其主要溶解的是玷污层中的有机成分，对无机成分溶解效果较差，因此，单独使用 NaOCl 基本不能达到去除玷污层的目的，须联合其他冲洗液使用。

（二）氯己定（Chlorhexidine，CHX）

1. 组成　氯己定又称洗必泰，属于乙烯胍类物质，其使用浓度包括 0.2%、1% 和 2%。通常建议将 2% 氯己定溶液用于根管冲洗。目前市售氯己定有水溶性溶液或凝胶（基质为羟乙基纤维素，pH 6 ～ 9）两类。

2. 性能　氯己定具有广谱抗菌和抑菌能力，对革兰氏染色阴性及阳性细菌、酵母菌和真菌均有作用。其表面 2 价阳离子具有较强活性，可与细菌的细胞壁带负电的磷酸基团发生作用造成细胞壁破坏，改变细胞壁的渗透性，使胞浆成分渗漏、沉淀和凝集，从而发挥灭菌作用。氯己定与牙齿硬组织也具有亲和性，故抗菌时间持久，对根尖周组织的刺激性较小，但其组织溶解和渗透能力较差，故不能取代 NaClO。

3. 应用　氯己定溶液对玷污层的清除能力较差，牙本质小管暴露少，很难渗透进入牙本质小管、根管侧支和根尖分歧等深层部位发挥作用，因而作为单独的根管冲洗剂使用，不能实现完全清除根管内感染物，临床上常须与其他的冲洗液或其他消毒方法联合使用。将 NaClO 和氯己定联用会产生褐色絮状物对氯苯胺，具有致癌性，并能封闭牙本质小管，难以用有机溶剂或生理盐水去除，因此，氯己定与 NaClO 配合使用时需交替应用，且在应用氯己定之前，利用双氧水或生理盐水冲洗清除根管内残余的 NaClO。

（三）乙二胺四乙酸（Ethylene diamine tetraacetic acid，EDTA）

1. 组成　EDTA 属于一种螯合剂，目前应用的有水溶性溶液或凝胶两类。EDTA 水溶液通常为浓度 15% ～ 17% 的中性水溶液。EDTA 凝胶代表性产品有 Glyde、RC-Prep 等，主要成分为 EDTA、氢氧化钠、增稠剂、防腐剂、去离子水及过氧化脲等。

2. 性能　EDTA 能与羟基磷灰石中的钙离子形成可溶性络合物，从而使牙本质脱矿，因此可溶解玷污层无机成分，软化牙本质，有利于去除根管内钙化物。

3. 应用　用 17% 的 EDTA 溶液冲洗根管 1 分钟即能有效去除玷污层，而冲洗 10 分钟会导致管周和管间牙本质过度侵蚀，故建议冲洗时间不应超过 1 分钟。EDTA 和 NaClO 联合使用能分别有效去除玷污层中的无机成分和有机成分，并提高抑菌活性，是目前最常使用的冲洗液组合。

（四）抗生素类复合根管冲洗剂（Antibiotic-based combined root canal irrigants）

1. 组成　一种由抗生素、有机酸及表面活性剂构成的复合根管冲洗剂，代表性产品有 Tetraclean、MTAD 等；另一种由抗生素、钙螯合剂及表面活性剂构成的复合根管冲洗剂，代表性产品有 QMix 等，主要由 CHX、EDTA 和表面活性剂混合组成。

（1）Tetraclean 配方

　　　　多西环素（doxycycline）　　10 g/L

   柠檬酸（citric acid）   42.5 ml/L

   聚丙二醇（表面活性剂） 5 ml/L

 （2）MTAD 配方

   多西环素（doxycycline） 30 g/L

   柠檬酸（citric acid）   42.5 ml/L

   吐温 -80（表面活性剂） 5 ml/L

2. 性能

 （1）MTAD 的主要抑菌成分为多西环素，一种半合成四环素类抗生素，可特异性结合细菌核糖体 30 S 亚基，干扰敏感菌的蛋白质合成，从而抑制其生长与增殖。MTAD 处理后的牙本质块表面无玷污层和碎屑残留，且大部分牙本质小管呈开放状态，可达到与 170 g/L EDTA 溶液相似的效果。MTAD 不会对牙本质造成明显的腐蚀，但会降低牙本质的弹性模量。

 （2）QMix 呈弱碱性，具有高效持久的抗菌效应，不仅是由于含有阳离子杀菌剂 CHX，还由于 EDTA 可与 CHX 产生协同效应，表面活性剂可通过润湿根管提高渗透性，进而增强其抗菌能力。QMix 还能有效去除根管机械预备后形成的玷污层，使牙本质小管开放，并不会造成牙本质的腐蚀。

 3. 应用 MTAD 会对牙本质的弹性模量造成影响，增加牙本质内的压力及根管发生断裂的风险，因此 MTAD 不适用于抗力较差的根管。在临床中使用 MTAD 时，按说明书先将粉末状的多西环素与溶剂混合，在常规冲洗及机械预备后，将 MTAD 放入根管并静止 5 分钟，吸去冲洗液，再使用 4 ml MTAD 进行终末冲洗。QMix 使用时无需进行配制，其成分中含有 CHX，由于 NaClO 与 CHX 联合作用时会生成有色产物导致牙本质着色，故使用时先用 NaClO 进行常规根管冲洗，再用生理盐水或超声完全去除根管内残留的 NaClO，最后用 QMix 冲洗根管。

（五）其他根管冲洗液

 用于根管治疗的其他冲洗溶液主要包括无菌水、生理盐水、过氧化氢等，这些溶液单独使用时均缺乏抗菌活性，并且不能溶解组织，但可起到中和化学药物、减少根尖周刺激及其他副反应的作用。

二、根管消毒制剂 Root canal disinfectants

（一）氢氧化钙（Calcium hydroxide）制剂

 1. 组成 氢氧化钙制剂按赋形剂不同可分为水溶性糊剂、黏性糊剂和油性糊剂 3 种，其中，黏性和油性糊剂可使氢氧化钙释放缓慢。水溶性赋形剂主要指无菌蒸馏水、生理盐水、局麻药（丁卡因）等，水溶性糊剂代表性产品有 Calxyl、Pulpdent 等；黏性赋形剂主要指甘油、聚乙烯二醇、丙二醇等，黏性糊剂代表性产品有 Calen、Dycal 等；油性赋形剂主要有橄榄油、脂肪酸、樟脑对氯苯酚、丁香酚等，代表性产品有 Vitapex 等。

 （1）Calen：配方如下。

   氢氧化钙 2.5 g

   氧化锌   0.5 g

   松香   0.05 g

   聚乙二醇 1.75 ml

 （2）Vitapex：配方如下。

   氢氧化钙 30.3 g

   碘仿   40.4 g

聚硅氧烷油　　22.4 g

其他　　　　　6.9 g

2. 性能　氢氧化钙的强碱性可抑制细菌生长，诱导硬组织再生，有利于根尖周组织修复。氢氧化钙类根管内消毒剂的抗菌性主要依赖其高 pH（pH 10～12），持续而缓慢释放的氢氧根离子（OH⁻）能够破坏细菌胞壁，中和细菌产生的各种酶类和蛋白质，灭活内毒素，破坏细菌 DNA，从而达到抗菌目的。这类根管消毒剂会持续性地释放氢氧根离子．并可通过牙本质扩散。随着根管系统和牙本质内的氢氧根离子的积聚，形成一个 pH 较高的碱性环境．这种碱性环境有助于抑制和杀灭细菌。

3. 应用　氢氧化钙除了作盖髓材料和根充糊剂外，还可应用于根管封药，在根管内放置 2 周可有效发挥其抗菌效能。氢氧化钙与其他根管冲洗剂，如 CHX 联合使用可增强其抗菌效果。

（二）酚醛（Phenolics）类制剂

（1）甲醛甲酚（formocresol，FC）：临床上常用于感染根管的消毒。甲醛甲酚合剂中甲醛有与蛋白质中的氨基结合而凝固蛋白的烷基化作用；甲酚有很强渗透性，可导致蛋白变性，从而发挥抑菌、杀菌作用。然而，甲醛甲酚中的主要成分甲醛易挥发，有效时间较短，甲醛具有致突变和致癌性，对机体组织具有一定刺激性，有部分患者过敏。

（2）樟脑酚合剂（camphor phenol，CP）：樟脑酚在酚类合剂中毒性较小，作用温和，有较好的镇痛作用和一定的抗菌效果。樟脑氯酚薄荷合剂的主要成分有对位氯酚、樟脑和薄荷脑。其杀菌力强，不凝固蛋白，刺激性较小，樟脑和薄荷脑有较好的镇痛、安抚作用，樟脑酚合剂通常用于感染根管的消毒。

（3）木馏油（creosote）：木馏油有一定镇痛作用，对组织刺激性较小，主要优点是遇脓、血、坏死有机物时仍有消毒作用。

（4）丁香油酚（eugenol）：有镇痛和麻醉效果，刺激性小，有较好的安抚、镇痛作用，常用于化学性、机械性根尖周炎或活髓拔除后封药。

（三）碘仿糊剂（Iodoform paste）

1. 组成　碘仿通常与氧化锌丁香油酚或氢氧化钙按不同比例混合配制。

2. 性能　碘仿糊剂根管充填后能缓慢释放出游离碘，既发挥了碘的防腐、祛臭、杀菌的作用，又具有氢氧化钙的强碱性，中和炎症所产生的酸性物质，使牙本质及骨组织再生，促进根尖周病灶的修复与根尖孔的闭合，并具有 X 线阻射功能。该材料不固化，易导入和取出。超出根尖孔的部分可在 2 周内被组织完全吸收，为健康组织所取代。不足之处是这种材料不能严密封闭根管，可引起牙体组织颜色改变。

3. 应用　可用作暂时性根管充填，或结合牙胶尖用于乳牙根管永久性充填及年轻恒牙根尖诱导成形术，以及脓液渗出性感染根管消毒。

（四）抗生素糊剂（Antibiotic paste）

抗生素糊剂有由甲硝唑、环丙沙星、米诺环素调拌而成的三联抗生素糊剂（triple antibiotic paste，TAP），由甲硝唑、环丙沙星组成的二联抗生素糊剂（double antibiotic paste，DAP），以及由甲硝唑、环丙沙星、头孢克洛组成的改良三联抗生素糊剂（modified triple antibiotic paste，mTAP）等。其中，甲硝唑是主要针对厌氧菌的感染，但其对兼性厌氧菌效果较弱，可以联合其他抗生素使用。米诺环素是一种广谱抗菌药物，存在较少的耐药菌，少量使用便可产生较高的局部药物浓度，对兼性厌氧菌及厌氧菌有效。环丙沙星是一种广谱抗菌药物，杀菌效果较好，可与甲硝唑等药物联合使用，应用于根管消毒。

第三节　根管治疗材料
Root canal treatment materials

根管治疗材料是用于根管治疗过程中充填和封闭根管牙髓腔及根管内空隙的材料。理想的根管治疗材料应具备以下性能：①生物相容性好，对根尖周组织无刺激，能促进根尖周组织的愈合；②粘接性强，具有封闭根管侧壁、副根管和根尖孔的能力；③化学性能稳定，不易被组织液破坏和溶解，在根管内长期不变性，凝固时无体积变化；④X线阻射，利于检查根管充填情况及远期的吸收情况；⑤有一定的抑菌作用；⑥材料凝固前有充分的可操作时间，必要时易于从根管内取出；⑦不会造成牙齿变色。

根管治疗材料包括根管充填材料（root canal filling materials）和根管封闭材料（root canal sealing materials）。根管封闭材料应能对根管进行尖端封闭（apical seal）或冠部封闭（coronal seal），以预防口腔液体进入根管而造成细菌滋生。

根管封闭材料常与牙胶尖一起使用。它能充填于牙胶尖与根管壁之间，并进入弯曲且细小的根管及侧、副根管，起到固定牙胶尖，充填、封闭根管，促进根尖周病变愈合的目的。作为糊剂型根管封闭材料，除了要满足上述根管治疗材料的要求外，材料还应均匀、无气泡、易流动、便于操作，能在潮湿环境下固化，且与固体根管充填材料有较好的粘接性。根据目前我国行业标准的规定，材料固化后线性收缩率应不大于 1.0%，或膨胀率不大于 0.1%，溶解率应不大于 3%。

一、固体根管治疗材料 Solid state root canal treatment materials

固体根管治疗材料主要是牙胶尖，其他还有银尖、塑料尖及树脂尖（Resilon 尖）等。临床上常将固体根管充填材料与根管封闭材料一起使用。

（一）牙胶尖（Obturating point，gutta percha point）

牙胶尖的主要原料是马来乳胶，又名古塔波胶，是从热带生长的树（taban）上割取的天然乳胶液，临床上将其作为根管充填治疗的主要材料。

1. 组成　典型的牙胶尖组成及其作用如下。

马来乳胶	19%～22%	基质
氧化锌	59%～75%	填料
重金属盐	1%～17%	X线阻射
蜡或松香	1%～4%	增加塑性

2. 性能　牙胶尖具有一定的压缩性、良好的生物性能、X线阻射，以及容易从根管中取出的特点。使用时，将其填压到根管中，并配合加入糊剂型的根管封闭材料（如：氧化锌-丁香酚水门汀或氢氧化钙水门汀）达到封闭根管的目的。但这种材料弹性小，不能进入弯曲或侧副根管。牙胶尖可被氯仿、桉油醇等溶剂软化和溶解，必要时，根管充填后的牙胶可以通过氯仿等溶解取出。

由于牙胶尖在 60～65 ℃软化，100 ℃左右熔化，故不能用加热方法消毒，只能用 5% 的次氯酸钠溶液浸泡。应避免用丙酮或乙醇浸泡，否则材料会吸收溶剂发生溶胀。另外，牙胶尖暴露于日光下会氧化并发脆，因此，在使用前，应检查是否保持韧性。

近年来，热牙胶被用于临床。它主要是利用牙胶尖的热塑性，受热时能够塑形，慢慢冷却又能形成密度较高的晶体（α-结晶相）的特点，将加热后软化、流动性较好的牙胶用特制注射器注射充填根管，以直接封闭狭窄、弯曲、形态复杂、有器械折断的根管，而不再需糊状根管封闭材料。

（二）银尖（Silver point）

1. 组成 银尖的组成中银占 99%，其他含极少量的镍和铜。

2. 性能 银尖最大优点是有杀菌作用，它具有比牙胶尖更高的刚性，不易折断。银尖的缺点是进入根管后不易弯曲，使材料与根管壁之间产生空隙；同时充填后难取出，耐腐蚀性较差，银尖的尖端腐蚀会造成根尖组织变色并逐渐扩散。为解决这些题，临床应用时在银尖周围充填一层水门汀，既达到密封的效果又防止腐蚀的扩散。

（三）塑料尖（Plastic point）

1. 组成 塑料尖通常由热塑性树脂、填料和射线阻射物组成，常用的树脂有聚丙烯、聚苯乙烯、聚烯烃弹性体、乙烯-乙酸乙酯共聚物、聚己内酯等，填料和射线阻射物包括磷酸钙、氢氧化钙和活性玻璃粉等。

2. 性能 塑料尖的组织相容性好，对根尖周组织无害，具有弹性，易进入弯曲的根管。缺点是绝大多数的塑料尖对 X 线不阻射。

（四）钛镍合金尖（Titanium-nickel alloy point）

钛镍合金尖有较好的生物相容性，无毒，韧性大，不易折断，X 线阻射。但价格较高，如充填不当，难以取出。

（五）热塑性树脂尖（Resilon points）

1. 组成 目前临床上应用的热塑性树脂材料主要指 Resilon 系统，它包括底涂剂、封闭剂以及 Resilon 核心材料 3 部分。Resilon 核心材料又称 Resilon 尖（Resilon points），是一种热塑性聚酯塑料，由聚己酸内酯、双官能异丁烯酸基树脂以及生物活性玻璃和硫酸钡等组成。

2. 性能 Resilon 尖的操作性能类似于牙胶，也可形成多型号的主尖和副尖。由于 Resilon 核心材料的聚己酸内酯是一种可降解的低熔点聚酯，与牙胶接近（60℃），具有可操作性、遇热变软以及能够被有机溶剂（如氯仿）软化或溶解等特性，方便进行再治疗；不可浸泡于次氯酸钠或氯己定溶液中消毒时间过久，否则会影响其表面成分的活性。

Resilon 充填方法和操作器械与牙胶充填相同，侧向加压充填技术、垂直加压充填技术均可用于 Resilon 的充填。相对于传统的牙胶充填，Resilon 充填最后需要对树脂进行光固化。

Resilon 与树脂封闭剂联合应用，具有良好的根管封闭性，可有效降低根管微渗漏，提高抗根折率，且生物相容性较好。

3. 应用 Resilon 系统使用时需要进行牙本质表面的酸蚀和预处理。首先用 17% EDTA 处理根管以去除根管壁玷污层，接着根管内涂上一层底涂剂和封闭剂，最后置入 Resilon 尖，并立刻在冠方进行光照使其固化，以达到快速的封闭效果。其中，封闭剂是一种具有双重固化功能的复合树脂类材料，含有 Bis-GMA、UDMA 和亲水性双官能异丁烯酸（hydrophilic difunctional isobutenic acid）；由于 Resilon 核心材料的树脂成分也含有双官能异丁烯酸基团，故能与封闭剂形成良好的化学结合。因此应用该充填系统，Resilon 核心材料能与封闭剂形成化学粘接，封闭剂又与牙本质壁形成化学粘接，有效封闭牙本质小管，使得 Resilon 充填系统和根管壁形成"一体化"结构（monoblock），达到较强的抗渗漏性及加强牙根抗折性的目的。

二、糊状根管治疗材料 Paste root canal treatment materials

糊状根管治疗材料是根管封闭材料的主体。常用的糊剂型根管治疗材料有：氢氧化钙类、氧化锌丁香油酚类、树脂基、生物陶瓷基和硅基根管治疗材料。

（一）氢氧化钙类根管封闭剂（Calcium hydroxide root canal sealer）

氢氧化钙类根管封闭剂又称氢氧化钙糊剂，是临床上常用的根管封闭材料。

1. 组成　氢氧化钙类根管封闭剂的剂型有粉液型、单糊剂型和双糊剂型。

（1）粉液型的典型产品是 Calvital，其配方见前述。

（2）单糊剂型的典型产品是 Vitapex 糊剂，其配方如下。

氢氧化钙	30.3 g
碘仿	40.4 g
聚硅氧烷油	22.4 g
其他	6.9 g

（3）双糊剂型的典型产品是 Sealapex，其配方如下。

基质糊剂：	氢氧化钙	46 g
	磺酰胺	38 g
	氧化锌	12 g
	硬脂酸锌	2 g
	胶体（SiO_2）	2 g
催化剂糊剂：	硫酸钡	39 g
	树脂	33 g
	水杨酸异丁酯	17 g
	二氧化钛	4 g
	其他	7 g

2. 性能　氢氧化钙具有收敛性和强碱性，能有效地杀灭细菌，其杀菌能力和氢氧根离子的浓度有关。不刺激根尖组织，不使牙齿变色，生物稳定性好，并在根尖形成牙骨质（cementum），封闭根尖孔。不足之处是溶解性较大，充填一段时间后在冠部或根尖部可能造成微漏。

3. 应用　氢氧化钙类根管封闭剂须结合牙胶尖用于各类根管充填，主要用于乳牙以及根尖尚未发育完全的年轻恒牙。

（二）氧化锌-丁香油酚类根管封闭剂（Zinc oxide-eugenol root canal sealer，ZOE root canal sealer）

1. 组成　氧化锌-丁香油酚根管封闭剂的典型配方有 Rickert 配方和 Grossman 配方。产品分为粉、液两组分，目前应用较普遍的是双糊剂型。

（1）Rickert 配方

粉：氧化锌 41.2 g，沉淀银 30.0 g，白松香 16.0 g，碘化麝香草酚 12.8 g。

液：丁香油 78 g，加拿大香脂 22 g。

（2）Grossman 配方

粉：氧化锌 42.0%，氢化松香 27.0%，碱式碳酸铋 15.0%，硫酸钡 15.0%，无水硼酸钠 1.0%。

液：丁香油。

2. 性能　氧化锌-丁香油酚根管封闭剂具有杀菌和收敛作用，X 线阻射，对根管壁有较好的贴合效果。充填后混合物逐渐固化，有持续消毒和抗菌效果，充填超出根尖的部分可逐渐被吸收。不足之处是根管封闭性尚不理想，有报道认为，材料最初 4 周中的收缩率可达到 0.13% ～ 11%（通常 1% 的收缩率即极易导致细菌的进入），由此可引起根管感染，导致根管充填失败。另外，材料本身因游离的丁香酚存在而引起组织炎症反应。

3. 应用　氧化锌-丁香油酚是最常用的根管封闭材料，一般须结合牙胶尖用于各类根管充填。

（三）树脂基封闭剂（Resin-based root canal sealer）

1. 环氧树脂类根管封闭剂（epoxy resin-based root canal sealer）

（1）组成：环氧树脂类根管封闭剂的代表性产品有 AH26、AH Plus 等，主要成分如下。

1）AH26 配方（粉、液剂型）

粉：银	10%
三氧化二铋	60%
二氧化钛	5%
六亚甲基四胺	25%

液：双酚二缩水甘油醚

2）AH Plus 配方（双糊剂型）

基质糊剂（base）：双酚 A 环氧树脂、双酚 F 环氧树脂、钨酸钙、氧化锆、硅、氧化铁颜料等。

催化糊剂：二苯基二胺、氨基金刚烷、三环癸烷二胺、钨酸钙、氧化锆、硅、硅油等。

（2）性能：AH26 和 AH Plus 根管封闭剂的主要成分为双酚环氧树脂，具有抗菌性、良好封闭性、X 线阻射性强、与牙本质有黏结性等特点。AH26 凝固时间较长（36～48 小时），可以在潮湿环境下固化，但由于六亚甲基四胺的存在，在固化后 24 小时内会释放甲醛，具有过敏、致癌潜能，并造成牙体染色等缺陷。经过改良后成为 AH Plus，AH Plus 在固化时，不会对甲醛产生释放，可使材料的细胞毒性得到降低，比 AH26 有更好的 X 线阻射性、流动性及低溶解性，在凝固过程中显示了较低的收缩性，凝固时间为 8 小时。环氧树脂类根管封闭剂的环氧基开环后可以与牙本质胶原纤维中的氨基反应形成共价键，与根管壁形成化学黏结，具有良好的根管封闭效果。

（3）应用：可用于根管永久性充填封闭，若单独应用，固化后不宜取出；若与牙胶尖结合应用，固化后因牙胶尖可被溶剂溶解而易于取出。充填前应确保根管内无残留过氧化氢冲洗液，因为过氧化氢可与环氧树脂反应产生气泡。

2. 甲基丙烯酸甲酯类根管封闭剂（methyl methacrylate-based root canal sealer）

（1）组成：甲基丙烯酸甲酯类根管封闭剂可分为①不含酸性树脂单体的根管封闭剂，代表性产品有 Endo REZ；②含自酸蚀引发剂和双固化树脂的复合根管封闭剂，自酸蚀引发剂以 2-丙烯酰胺 -2-甲基丙磺酸（2-acrylamido-2-methylp-propanesulfonic acid，AMPS）为功能性酸蚀单体，代表性产品有 Real Seal、Epiphany 等；③自黏结根管封闭剂，含有酸性单体 4-甲基丙烯酰氧乙基偏苯三酸酐（4-methacryloyloxyethyl trimellitate anhydride，4-META）；代表性产品有 RealSeal SE、Epiphany SE 等。

（2）性能：以甲基丙烯酸酯为基质的根管封闭剂具有优良的生物相容性和粘接性，可渗入脱矿的牙本质小管形成树脂突机械嵌合，但 EndoREZ 和 Epiphany 的溶解度较高，可达 3%～4%。不含酸性树脂单体的根管封闭剂，需去除根管壁玷污层从而使粘接时形成树脂突，含自酸蚀引发剂和双固化树脂的复合根管封闭剂，去除玷污层的同时，使封闭剂浸入脱矿层，形成由羟基磷灰石、胶原纤维、树脂突三者构成的混合层，提高树脂和根管壁的黏结；自黏结根管封闭剂，含有酸性单体 4-META，具有酸蚀性和亲水性，能渗入并酸蚀玷污层完整牙本质，提高了封闭剂与根管壁的黏结力。

（3）应用：甲基丙烯酸树脂类封闭剂可配合树脂类牙胶进行充填，二者发生粘接形成整体，减少微渗漏，例如，使用 Epiphany/Resilon 系统进行根管充填可获得满意的冠方封闭和根尖封闭性能。

（四）生物陶瓷基封闭剂（Bioceramic-based root canal sealers）

1. 三氧化矿物凝聚体（mineral trioxide aggregate，MTA）

（1）组成：MTA 在组成上与硅酸盐水泥相似，主要由硅酸三钙、硅酸二钙、铝酸三钙、铁铝四钙、氧化三钙及氧化硅等组成，还含有 X 线阻射物三氧化二铋。典型的 MTA 化学组成（质量分数）为 SiO_2 21%、Al_2O_3 4%、Fe_2O_3 5%、CaO 65%、MgO 2%、Bi_2O_3 1.5%、Na_2O 和 K_2O 1.5%。

（2）性能：MTA 的固化一般需要 3 ～ 4 小时，固化过程被认为是在潮湿环境下发生的水化反应，水化后会形成一种胶质状凝胶体，具有强碱性。固化后 24 小时的压缩强度为 40 MPa，21 天后达到 67 MPa。由于材料固化过程中伴轻微的体积膨胀，使它具有优异的边缘封闭作用。与其他材料相比，MTA 的优势在于它不仅具有良好的生物相容性，能更好地诱导根尖周组织的愈合反应，而且还具有一定的抗细菌和抗真菌活性，特别对感染根管中常见的兼性厌氧菌具有较强的抑制作用，对厌氧菌无效。另外，X 线阻射性明显高于牙胶和牙本质。

（3）应用：MTA 可用于活髓切断、根尖诱导成形中封闭根尖孔、髓室底穿孔或根管侧壁穿孔的修补、根管倒充填等，不适用于保留滞留的乳牙。一般与牙胶尖联合应用。

2. 硅酸钙基封闭剂（calcium silicate-based root canal sealer）

（1）组成：硅酸钙基根管封闭剂代表性产品为 iRoot SP，主要成分为硅酸钙、磷酸二氢钙、氢氧化钙、氧化锆，除此还有一些填充剂和增稠剂。

（2）性能：iRoot SP 不溶于水，遇水开始凝固，4 小时后凝固反应完成，凝固后体积稳定，iRoot SP 的凝固时间与根管内的水分含量有关，若根管过分干燥，凝固时间就会相对延长；无凝固收缩或膨胀，完全固化后 pH 达 12.9，显强碱性；其性能与 MTA 相似，具有良好的 X 线阻射性、生物相容性、封闭能力、生物活性和抗菌性。

（3）应用：iRoot SP 是一种预混合即用型可注射的白色水凝固水泥糊剂材料，预装于注射器中，与配套的一次性根管内注射针头一起使用，可减少感染机会，根管内置针头有弹性，使其能根据根管的解剖特征任意弯曲以便于根管治疗，与 MTA 相比，具有更强的操作性，临床上可用于根管封闭和侧穿修补。

（五）硅基根管封闭剂（Silicon-based root canal sealer）

（1）组成：硅基根管封闭剂是一种含有聚二甲基硅氧烷和牙胶颗粒的有机硅根管充填材料。代表性产品有 RoekoSeal、GuttaFlow 和 GuttaFlow bio-seal 等。RoekoSeal 主要成分为聚二甲基硅氧烷、硅油、液状石蜡、铂催化剂、二氧化锆等组成；GuttaFlow 的成分中添加了直径 < 30 μm 的牙胶和纳米银颗粒，其余成分与 RoekoSeal 相同；GuttaFlow bio-seal 是一种含有硅酸钙的即用型亲水性硅氧烷基封闭剂，其主要成分有牙胶粉、聚二甲基硅氧烷、铂催化剂、二氧化锆、微量银（防腐剂）、着色剂及生物活性玻璃陶瓷等。

（2）性能：RoekoSeal 凝固时会有轻微的膨胀（0.2%），吸水性仅为 0.4%，溶解度为 0.13%，因此，能起到良好的根尖封闭作用，但无抗菌性。GuttaFlow 中含有的纳米银颗粒具有防腐杀菌作用，可以防止根管的再感染；GuttaFlow bio-seal 成分中添加了生物活性玻璃陶瓷，可促进组织的矿化；同时，钙离子和钠离子的释放可使根管内的 pH 升高，具有抗菌效应。

（3）应用：硅基根管封闭剂流动性好，可充满主根管和侧支根管。其中，GuttaFlow 系列封闭剂成分中含有的牙胶粉末，既可以作为根管封闭剂与牙胶尖结合使用，也可以单独作为根管充填材料。

三、牙髓塑化材料 Pulp resinifying meterials

牙髓塑化材料以前被称为液体根管充填材料，现称牙髓塑化材料，临床上也将该酚醛树脂称为塑化剂。典型的有 FR 酚醛树脂（phenolic resin），目前已很少使用。

（一）组成

FR 酚醛树脂有二组分和三组分两种。

1. 二组分液体　用时按 1∶1 混合

　Ⅰ液：甲醛溶液　　　　　20 ml

　Ⅱ液：间苯二酚　　　　　5 g

　　　　三甲酚　　　　　　5 ml

　　　　氢氧化钠　　　　　1.5 g

2. 三组分液体

　Ⅰ液：40% 甲醛溶液　　　62 ml

　　　　甲醛酚　　　　　　12 ml

　　　　95% 乙醇溶液　　　6 ml

　Ⅱ液：间苯二酚　　　　　45 ml

　　　　蒸馏水　　　　　　55 ml

　Ⅲ液：氢氧化钠　　　　　1.0 g

　　　　蒸馏水　　　　　　2 ml

用时取Ⅰ、Ⅱ液各 0.5 ml，Ⅲ液 0.12 ml（可折算成滴数），搅拌混合。

（二）性能

FR 酚醛树脂聚合前流动性大，渗透性好，有较强的抑菌作用，对组织有一定的刺激性；聚合后抑菌能力减弱，对根尖周组织刺激性较小。甲醛与间苯二酚接触，在氢氧化钠强碱催化下聚合成酚醛树脂，将根管内残存的病变牙髓组织及感染物质包埋塑化为一体，消除病原体，使之成为对人体无害的物质。同时，封闭根尖孔及侧副根管，防止根尖周病变。

（三）应用

该材料主要用于牙髓塑化治疗，不宜用于前牙，以免由于渗入牙本质小管，使牙齿变色，影响美观。

第四节　桩和核材料
Post and core materials

本节所述内容不属牙髓及根管治疗材料。以往这部分内容常分别在金属、复合树脂、陶瓷材料等各章中论述。由于桩核材料是临床根管内经常使用的材料之一，为了集中了解这类材料，在本章加入这一节内容。

当牙体结构破坏很严重、无法在患牙处制备出牙冠的形态时，就需要采用预先制成的或调拌性的充填材料建立桩和核，以对牙冠部结构提供固位的条件。最常使用的是固位钉核（pin retained cores）或桩核材料（post and core system）的方法。

桩分为铸造桩和预成桩。其中，铸造桩是将桩和核铸在一起，成为一个单元，这样操作快捷、简便，能预防楔状力造成的牙齿断裂。预成桩为预成的半成品桩，有不同的形态和大小，根据根管的具体情况选择使用。核的材料可以是合金、复合树脂、玻璃离子水门汀或树脂改性的玻璃离子水门汀（resin-modified glass ionomer cement）。

一、金属桩 Metal post

用金属做桩已有很长的历史，材料可以为不锈钢、镍-铬合金、钛合金、金合金、银钯合金、钴铬合金等。表面形状有螺纹形、锥形等不同形状。金属桩的优点为：材料抗腐蚀能力强，有较高的屈服强度。桩的直径很细，有一定的强度，不易折断，足够的刚性，不易弯曲。但金属桩也存在一些缺点：①弹性模量高于牙本质，易在根管内产生应力集中从而产生根折；②金属色泽和不透光性对全瓷修复体的美观效果有一定程度的影响；③金属在口腔复杂环境中会发生腐蚀，并且游离的有些金属元素会对细胞产生毒性作用；④影响影像学的诊断。

二、纤维增强的树脂桩 Fiber reinforced resin post

纤维增强的树脂桩又称为纤维桩，由纤维增强的环氧树脂复合材料组成，增强体为纤维，基体为树脂。这种材料的弹性模量比金属桩和陶瓷桩小，更接近于牙本质的弹性模量，可以分散牙齿根部所承受的压力，减少牙齿发生折断的机会。由于纤维桩采用的是树脂基质，与粘接剂有较强的粘接性，将其和残存的牙根粘在一起或直接放入髓腔，达到支撑牙冠的目的，并避免了残根再折断。另一优点是这种材料在必要时可以用专用器械取出。常用的纤维增强树脂桩及其性能如下。

（一）碳纤维桩（Carbon fiber post）

碳纤维桩具有较低的弹性模量、较高的抗疲劳性及良好的生物相容性。但其外观呈现黑色，与牙齿颜色不匹配，透光性能差，使其不适合应用于全瓷冠的修复，也不能完全满足美学修复的要求。但随着技术的发展，现代纤维桩的主体一般是白色或乳白色，只有一个比较细的黑色轴心，更适合临床应用。

（二）玻璃纤维桩（Glass fiber post）

玻璃纤维桩主要成分为 SiO_2，在桩体中以非晶态形式存在，有一定的透明性，弹性较好及刚度较低，具有与牙本质相似的刚度。但玻璃纤维桩在承受功能性负荷时，纤维桩的潜在弯曲容易使粘接剂受到拉伸和剪切力，使粘接剂边缘封闭丧失，导致边缘微渗漏。

（三）石英纤维桩（Quartz fiber post）

以石英为主要原料的石英纤维桩具有优良的机械性能、黏结性能和美学性能，是一种比较理想的桩核材料。相对于黑色的碳纤维桩，石英纤维桩的外观为白色半透明，透光性良好，使其更适用于美学修复。某些石英纤维桩产品中因含有铝元素，所以对 X 线有一定的阻射性。相对于 X 线阻射性较差的纤维桩而言，石英纤维桩更有利于临床效果的检查和分析。与此同时，石英纤维桩透明性更好，可以在粘接时利于光的穿透，增强光固化效果。

（四）聚乙烯纤维增强的树脂桩（Polyethylene fiber-reinforced resin post）

聚乙烯纤维桩是在树脂基质中加入聚乙烯纤维来增加强度、韧性、硬度及抗疲劳能力。与玻璃纤维桩系统相比，聚乙烯纤维桩密合性好，但弯曲强度较差。

三、烤瓷桩 Ceramic post

随着人们对美观修复的追求，制造商开始用烤瓷桩代替树脂桩。氧化锆属于化学惰性材料，用其制作的烤瓷桩为白色，强度高，有一定的韧性和耐磨性，可以达到机械固位的目的。另外，烤瓷桩具有美观、X线阻射、生物相容性好等优点。但烤瓷桩的弹性模量远大于牙本质，易导致牙根部应力集中发生根折，目前被用于咬合力较小的前牙区。

（孙 皎）

第十六章　口腔植入材料

Dental Implant Materials

第一节　口腔植入材料概述
Introduction of dental implant materials

一、概述 Introduction

口腔植入材料也称口腔种植材料（dental implant materials），是指植入到口腔颌面部组织内替代缺失的牙齿、缺损的骨组织，以及骨组织畸形的矫正，以恢复患者的生理外形和功能的生物材料。包括骨和软组织植入材料，前者主要包括人工牙根植入材料（artificial dental root implant materials）和骨缺损修复的人工骨植入材料（artificial bone implant materials）。

牙齿缺失除可用活动或固定义齿修复外，还可以采用种植义齿（dental implant）修复。种植义齿是由种植体和其所支持的上部结构（super-structure）组成的修复体。牙种植体由人工材料（植入材料）制成，又称下部结构，经手术植入失牙区颌骨内或骨膜下，起着人工牙根的作用。包括体部（body）、颈部（neck）及基台（abutment）。其颈部穿过牙槽嵴黏膜，基台与上部义齿相连。种植义齿借助植入骨内的种植体（implant）支持上部义齿，使咀嚼应力通过种植体传导至骨内，极大地提高了义齿的咀嚼功能，并具有类似真牙的舒适感觉与美观。

牙槽骨和颌骨组织的缺损和缺失，如牙周病或肿瘤引起的骨缺损和牙槽嵴降低，可采用骨植入材料修复以提高牙槽嵴，便于义齿固位。

早在公元前 2500 年，人类即已开始利用石头、土陶等植入牙槽窝进行缺失牙的修复。古代埃及就有种植牙的记载，1759 年，Bouret 对人工种植牙进行了记录。19 世纪初，盛行以黄金作种植牙。1809 年，Maggiolo 用金牙根支持人造冠。1913 年，Greenfield 取得铱铂丝种植体设计专利。20 世纪 30 年代始，多种金属材料如钛、钽、钴铬合金等被用于口腔种植体。1947 年，Formiggin 用铂丝扭成锥形体，植入牙窝内，1949 年，Goldburg 用钴铬合金作骨膜下种植。1960 年代后出现了大量不同形状的骨内种植体，如针形（needle）、螺旋（screw）、圆柱（cylinder）、叶状（blade）、锚状（anchor）种植体。口腔植入材料被广泛临床应用还是在 20 世纪 60 年代以后，随着生物陶瓷的发展，口腔植入陶瓷材料也得以发展，1963 年和 1964 年，多晶氧化铝陶瓷分别用于临床骨矫形和牙种植，尤其是 1969 年生物玻璃的出现以及 1971 年羟基磷灰石陶瓷的成功应用，开启了生物活性陶瓷植入材料发展的新纪元。20 世纪 70 年代以后，又出现了大量的生物陶瓷复合材料，以及陶瓷-金属复合种植体，如碳涂层种植体、羟基磷灰石或磷酸三钙涂层钛合金、钛浆喷涂钛合金、等离子喷涂种植体等。

自 1977 年瑞典 Per Ingrar Branemark 提出"骨整合"（osteointegration）概念后，钛、钛合金及羟基磷灰石涂层复合材料成为牙种植体最主要的生物材料。同时，人们对生物活性材料的研究和应用，使种植体界面的生物化学键结合理论获得蓬勃发展。人们也在不断探索其他材料的研究和应用。目前，单个牙种植体 15 年成功率已达 95% 以上。

二、口腔植入材料应具备的性能 Properties of dental implant materials

（一）植入材料的生物学性能（Biological properties of implant materials）

植入材料必须具有良好的生物相容性（biocompatibility）和组织亲和性，这是植入材料最基本、最重要的性能；能长期植入组织中，不会对植入区局部组织及全身造成任何毒性作用，并能替代组织行使功能。

（二）植入材料的物理机械性能（Physical and mechanical properties of implant materials）

材料的生物力学和化学性能影响植入体-组织界面（implant-tissue interface）的形成和稳定。植入材料应有良好的生物力学相容性（biomechanical compatibility），有足够的强度，以承担咀嚼应力和功能载荷，不发生变形、破坏。骨植入材料的弹性模量（elastic modulus）或刚性（stiffness）应与骨接近，才能在受力时对周围骨组织产生足够的应力传递，而不在界面产生应力屏障而致骨发生失用性萎缩。同时，植入体在行使功能时对周围骨产生的应力传递也不能超过生理限度，以免创伤造成骨吸收或骨折。植入体和所处部位的生物组织的弹性形变特性相匹配，在负荷情况下，材料和与其接触的组织所发生的形变应彼此协调，这样才能有效地通过植入体-组织界面传递修复体所承受的应力，从而避免因力学性能不匹配而致的口腔组织损伤，导致植入失败。牙种植体的生物力学相容性除了与植入材料本身的物理机械性能，如强度、弹性、刚性、密度等及化学性能有关外，还与种植体的形态及表面设计密切相关。

（三）化学性能（Chemical properties）

植入材料应具有稳定的化学性能，在体内不腐蚀、降解或老化。根据化学性质可将植入材料分为生物惰性、生物活性和生物降解性材料。生物惰性材料（bioinert material）化学性质稳定，如钛，在组织中可长期稳定存在。生物活性材料（bioactive material）如羟基磷灰石等，植入骨中能引导骨组织再生。生物降解性材料（biodegradable material）植入组织内可发生吸收（absorption）和降解（degradation），如磷酸三钙（tricalcium phosphate）等。

（四）加工成型性和临床操作性（Process properties and clinical performance）

植入材料应具有良好的加工成形性能，以能较方便地进行铸造、烧结、锻压、切削成型，并且操作简便，以适应不同的临床需要。

（五）耐消毒灭菌性能（Sterilize properties）

材料应能耐受消毒（如高压煮沸、液体浸泡、环氧乙烷气体、核辐射等）灭菌，而不产生变性。

三、口腔植入材料的分类 Classification of dental implant materials

（一）按材料的性质分类

按材料的性质可将口腔植入材料分为金属、陶瓷、高分子材料及碳素类。

1. 金属（metal） 是最早的牙种植材料。金属的机械性能好，可保证种植体的精度和强度，但与骨组织的弹性模量差异较大，易在界面上形成应力集中。钛（titanium）和钛合金（titanium alloy）是目前应用最多的金属种植材料。钛本身具有高度化学活性，但其表面极易氧化形成惰性稳定的钝化膜（以 TiO_2 为主，间有 TiO、Ti_2O_3 等），该氧化膜与机体的生物相容性良好而稳定。钽、锆和金等也有良好的生物相容性，但较昂贵。钴、铬、镍等在体内可产生一定的腐蚀。

2. 陶瓷（ceramic） 具有良好的生物相容性和化学稳定性（生物降解陶瓷除外）。生物活性陶瓷与骨组织的弹性模量接近，但机械强度差，常作为骨修复材料和金属表面涂层材料。氧化物陶瓷机械强度高，可作为承重植入物的制作，如牙种植体、基台等，但其脆性大，断裂发生率较高。

3. 高分子（polymer）材料 有聚丙烯酯、聚四氟乙烯、聚砜、聚酯等非降解型材料和壳聚糖、纤维素、聚乳酸、胶原等可降解型材料。可降解聚合物可作为可降解的骨折内固定材料，免除患者第二次手术取出金属固定材料的痛苦，如聚乳酸（polylactic acid，PLA）、聚乙醇酸（polyglycolic acid，PGA）、乳酸-乙醇酸共聚物（polyactide-polyglycolide，PLA/PGA）等。高分子聚合物植入材料的缺点是易老化和降解。

4. 复合材料（composite materials） 单一材料性能难以满足临床各种需求，常以复合材料应用，包括金属与陶瓷的复合材料，如金属牙种植体表面的陶瓷涂层复合材料；陶瓷与高分子材料的复合材料，如羟基磷灰石与聚乳酸复合材料；金属与高分子复合材料，如可降解金属材料的高分子涂层、钛网胶原复合材料等。

（二）按材料的用途分类

按材料的用途可分为骨植入材料和软组织植入材料。骨植入材料又分为人工牙根种植材料和人工骨材料。

1. 人工牙根种植材料 又称牙种植体材料（dental implant materials）。主要指制作牙种植体根部的材料。目前主要是金属材料以及金属陶瓷复合材料。

2. 骨修复材料（bone restoration materials） 用于修复骨缺损的材料。如陶瓷、聚合物、天然材料和组织工程材料。此外还有自体骨和异体骨材料等。

3. 软组织修复材料 用于修复黏膜等软组织缺损，多为有机高分子材料，如皮肤、黏膜补片，腮腺切除术后的组织补片等。

4. 其他植入材料 如骨折固定板钉、骨牵张装置等。这些植入材料在行使功能后，有的需要手术取出，有的可被机体降解吸收等。

四、植入材料与组织界面 Interface between dental implant materials and the tissues

植入体成功与否主要与植入体和组织间的生物相容性和力学相容性有关。前者涉及植入材料的成分与结构，后者涉及植入体的形态和外科手术等。这两方面都集中反映到植入体-组织界面结合形式上，而且该界面也正是种植体系统最薄弱的环节。

（一）牙种植体-骨界面（Dental implant-bone interface）

骨内植入体与骨组织之间界面的特性，直接影响植入体的寿命。牙种植体-骨界面取决于种植体与骨组织的相互识别和相互作用。从形态学上，牙种植体骨界面可存在 3 种结合形式，即骨结合界面、纤维骨结合界面、纤维包绕界面。纤维骨结合和骨结合是成功的牙种植体-骨界面结合形式。而牙种植体与骨之间形成纤维包绕界面，预示种植体的失败。

纤维骨结合界面（fiber-osseointegration interface）指种植体与骨组织之间存在未钙化的纤维结缔组织。纤维层越厚，种植材料生物相容性越差。一般认为植入骨组织 6 个月后，纤维层厚度在光学显微镜下小于 0.03 mm 的材料才能作为种植材料。

骨结合界面（osseointegration interface）是指在光学显微镜下，种植体与周围排列有序的生活的骨组织直接接触，无纤维组织介于其间，两者之间间隙小于 10 nm。即二者在结构和功能上直接结合。结合力主要依靠机械嵌合。骨结合（osseointegration）又称为骨整合或骨融合。1965 年，瑞典 Branemark 种植系统——螺旋型骨结合式纯钛种植体系统在临床取得成功。1977 年，Branemark 教授提出骨结合（骨整合）理论，指出钛种植体能与宿主骨直接结合，骨细胞能直接附着于钛表面并分泌骨基质和钙化。成功的种植体应与宿主骨牢固而直接地结合，而不应有任何空隙的状态。自此，骨内种植体处于主导地位。目前，骨结合是牙种植体支持式义齿成功的必要前提。很多金属，如钛及钛合金，与骨组织之间能形成骨结合界面。影响骨结合界面的因素有种植体的表面性能与结构、种植床的愈合能力、植入手术的创伤及种植体的负荷状态。材料的表面能高、表面粗糙不规则，有利于骨性界面的形成。术区骨密度越高，种植体与骨的结合率越高。手术创伤小、且植入床与种植体之间密合，易形成骨结合。种植体的负荷在生理范围，能形成或保持骨结合界面。

此外，有些种植材料表面成分与骨组织之间形成在分子或离子水平上的化学键的结合，材料通过表面可控的有选择的化学反应，与组织形成生物化学性结合界面（biochemical integration interface）。这类材料主要指在成分、结构上与骨组织相类似的陶瓷类生物材料，如羟基磷灰石（hydroxyapatite）或生物玻璃（bioglass）。生物化学结合为一种理想的骨结合界面，将该界面称为生物性结合（biointegration）界面，较骨结合界面更贴切。

骨结合提供了稳定的骨-种植体结合，能够支持义齿并将承载的应力传导至周围骨组织，而不会发生在骨和种植体界面的应力集中。

（二）牙种植体与龈组织界面（Dental implant-gingival interface）

牙种植体除了须与骨组织形成牢固稳定的界面外，穿经牙龈的牙种植体还须与牙龈组织形成稳定的结合，形成良好的上皮附着和良好的龈缘封闭（gingival sealing），才能阻止细菌和菌斑的侵入，从而保证种植体的成功。

钴铬钼合金种植体与牙龈界面处由半桥粒形成，并有上皮附着。但在体液中，钴铬钼合金腐蚀产物有细胞毒性，可抑制结合上皮细胞及其附着器的生长功能。钛与牙龈的界面有微丝、半桥粒和基底板，上皮附着方式类似天然牙。生物陶瓷种植体与口腔黏膜界面能形成生物屏障，种植体颈部与牙龈上皮细胞之间可形成上皮附着。氧化铝种植体与外层上皮细胞间有基底板及半桥粒形成。

（韩建民）

第二节　口腔金属植入材料
Dental metal implant materials

金属植入材料在口腔医学中主要用于牙种植体，通过口腔内黏骨膜上的切口将其植入到上颌骨或下颌骨内，用来替代天然牙根。金属材料与陶瓷和高分子材料相比的优势在于其优异的力学性能，能承受咀嚼应力，经过长期的临床验证，金属材料仍为牙种植体的主选材料。

一、分类 Classification

金属种植体可以考虑选择的材料主要包括如下几种。

1. 不锈钢（stainless steel） 在第九章已有介绍。

2. 钴基合金（cobalt-based alloys） 尚处于实验阶段。

3. 纯钛及钛合金（titanium and titanium-based alloys）　是目前主要采用的牙科金属种植体材料。采用钛或钛合金作为牙科种植材料，主要从宇航工业采用钛及钛合金材料中受到启发。宇航部件材料的各种性能要求中，首先需要的是高强度和耐腐蚀性，而这些特性也正是牙科种植体所需要的。但加工过程、组成、结构和本体金属，以及表面氧化物的协同作用对牙种植体性能有很大影响。加工条件、如铸造、锻造和机加工、清洁和消毒程序等都可能改变种植体的微结构、表面化学和性能。

（1）纯钛：市售纯钛除了含99%以上的钛元素以外，还含有微量的氧、氮、碳、氢、铁等其他杂质元素，这些元素的微量变化能明显影响材料的物理和力学性能。根据组成中这些杂质元素含量的不同，将纯钛分为4个等级（表16-1），各等级之间的区别仅在于氧（0.15%～0.40%）和铁（0.15%～0.40%）的含量不同。这些微小的含量差别会对材料的物理机械性能产生明显的影响。

表 16-1　纯钛的杂质含量（GB/T 3620.1-2007）

牌号	杂质的上限					
	O	N	C	H	Fe	其他
TA1	0.18%	0.03%	0.08%	0.015%	0.20%	0.10%
TA2	0.25%	0.03%	0.08%	0.015%	0.30%	0.10%
TA3	0.35%	0.05%	0.08%	0.015%	0.30%	0.10%
TA4	0.40%	0.05%	0.08%	0.015%	0.50%	0.10%

钛有两种同素异晶体：882 ℃以下为密排六方晶格结构的 α 钛，882 ℃以上为体心立方晶格结构的 β 钛。

（2）钛合金：与钛形成合金的元素有铝、钒、铌、铁、锆、钼等。在钛中添加少量的Al，可使 β 钛结构保持至室温下，形成 β 钛合金。室温下有3种组织结构的钛合金：α 合金、β 合金和 α + β 合金，分别以 TA5～TA28、TB、TC 表示。用于牙种植体的钛合金主要是 Ti-6Al-4V（含 Al 5.5%～6.8%、V 3.5%～4.5%），这种钛合金属于 α + β 钛合金，是以 α 固溶体和 β 固溶体为基，在稳定状态下含5%～50% β 相的钛合金。

二、特性 Characteristics

（一）纯钛（Pure titanium）

钛是银灰色的金属，密度为 4.5 g/cm³（比钢轻43%），熔点为 1677 ℃，延伸率约为20%，钛的主要力学性能参见表16-2。其中，钛的弹性模量和拉伸强度较低，与颌骨部位皮质骨的相关力学性能参数相近，其弹性模量约为 100 GPa（大约是其他非贵金属的一半）；钛的拉伸强度为颌骨部位皮质骨的10～15倍，基本满足牙种植体的设计强度要求。

表 16-2　纯钛和 Ti-6Al-4V 合金的显微结构与力学性能

名称	显微结构（相）	弹性模量（GPa）	屈服强度（MPa）	极限拉伸强度（MPa）
纯钛	α	105	692	785
Ti-6Al-4V 合金	α + β	110～117	850～900	960～970

钛具有优异的耐电化学腐蚀能力，这主要与钛的表面可以快速形成厚度约为若干埃（Å，angstrom）的非常稳定而致密的氧化层（oxidelayer）有关，即使这层氧化膜遭到破坏后，也可

以在几纳秒（nanosecond）内得以恢复。这种表面氧化物的存在，是钛具备耐腐蚀性和生物适应性的重要原因。

钛具有良好的生物相容性，能与骨及牙龈形成骨结合（osseointergration）和半桥粒附着，钛-组织界面的结合是钛表面氧化层与细胞和体液间所形成的化学性结合。此种结合使钛种植体与骨组织之间没有纤维结缔组织间隔，这是一种骨结合，这种骨结合是种植修复成功的基础。

钛的上述优异的特性是许多其他金属所不具备的。其低密度，低弹性模量和高强度使钛基材料具备了在牙科修复领域广泛应用的基础。

（二）钛合金（Titanium alloy）

钛合金（如 Ti-6Al-4V、Ti-Zr、Ti-Mo、Ti-Ni）等较纯钛强度和弹性模量得到改善。Ti-6Al-4V 合金具有较高的高温拉伸强度、室温拉伸塑性和良好的工艺塑性，并可采用热处理强化。其强度比纯钛高，且价格贵。α 钛合金高温热稳定性较好，耐磨性高于纯钛，但不能进行热处理强化，室温强度不高。β 钛合金弹性模量较低，强度较高，具有延展性，但热稳定性较差。α + β 钛合金具有良好的综合性能，组织稳定性好，有良好的韧性和塑性，较高的高温拉伸强度、室温拉伸塑性和良好的工艺塑性，并可采用热处理强化，但焊接性能较差，淬透性较小。α + β Ti-6Al-4V 合金的力学性能主要取决于 α 相的量、大小、形状和形态，以及 α/β 界面的密度。表 16-2 列出了 Ti-6Al-4V 合金的主要力学性能，强度可达 970 MPa，热处理后合金的强度可达 1200 MPa。钛合金同纯钛一样表面也有复杂的非均质氧化物，同样具有优异的耐腐蚀能力和良好的生物相容性。

具有小晶粒显微结构的钛和钛合金的疲劳强度高，可达 500 ～ 700 MPa。与光滑表面种植体相比，表面粗糙、螺纹或涂层可降低疲劳强度。

三、牙种植体表面改性 Surface alterations of dental implant

除了金属材料本身的因素外牙种植体的设计，如几何形状、直径和长度，以及材料表面结构都可影响骨内种植体的成功。金属表面可以是光滑的或粗糙的，螺纹是种植体最常用的表面结构。粗糙表面的种植体与光滑表面的种植体相比，与骨呈直接结合，结合强度高，而光滑表面种植体与骨之间有不同程度的纤维组织包绕。细胞易沿着具有纳米至微米级的槽和峰的种植体表面生长，增加微或纳米级表面特征可以增加骨-种植体接触面积和生物机械嵌合。

种植体表面的结构改进（表面改性）可提高种植体-组织界面整体的结合，促进咬合应力向周围组织的传导，减少二者的相对运动和纤维组织的介入，如表面粗糙种植体和生物活性陶瓷涂层、电刺激、骨片、使用生长因子及其他组织工程的方法。目前常用的有如下金属种植体表面处理技术。

1. 表面喷砂之后酸蚀（surface grit blasted & acid etching） 以提高形貌并清除砂粒。

2. 表面喷砂之后酸蚀，再用溶液处理使氟化物离子作用于种植体表面，在表面氧化物层内形成不同的化学组成。该含氟表面可增强基因表达并促进成骨。

3. 表面羟基化（surface hydroxylation） 以提高表面亲水性。

4. 表面电化学阳极氧化（electrochemical anodization） 使表面形成不同化学组成的厚的多孔氧化层。金属表面氧化物的类型决定了结合其上的细胞和蛋白质的类型。表面氧化物不断被扩散入内的氧和形成的氢氧化物以及向外扩散的金属离子所改变。

5. 表面涂层（surface coating） 采用等离子喷涂技术，将 25 ～ 50 μm 厚的磷酸钙基材料沉积在粗糙的种植体表面，二者机械嵌合，如钛表面等离子喷涂羟基磷灰石种植体（plasma sprayed hydroxyapatite-titanium implant），适用于骨质量较差的植入区。该涂层的功能性与磷酸钙陶瓷粉粒子尺寸和形状、孔径及其分布、孔形状、比表面积、相结构、晶体结构和尺寸、晶粒尺寸、密度、涂层厚度、硬度和表面粗糙度有关。这些涂层对骨早期愈合有促进作用，但长期会被吸收，陶瓷和金属植入体的结合性也有一定的问题。

6. 种植体表面附着生物介质（attachment of biological mediators to the implant surface）

（1）种植体表面固定短肽序列（short peptide sequences）：短肽上结合的细胞整合素（cell integrins）对细胞的反应起重要作用。特别是三肽序列 L- 精氨酸、甘氨酸和 L- 天冬氨酸可促进细胞结合于种植体表面，促进成骨细胞的增殖和分化。

（2）种植体表面结合重组蛋白（recombinant proteins）：生长因子如骨形态发生蛋白（bone morphogenetic protein，BMP）、转化生长因子 - β（TGF-β）、成纤维细胞生长因子（FGF）、血管内皮生长因子（VEGF）、血小板源性生长因子（PDGF）均有助于种植体周围组织再生。

（孙　皎）

第三节　口腔植入陶瓷材料
Dental implant ceramic materials

20 世纪 60 年代以后，随着生物陶瓷（bioceramic）的发展，口腔植入陶瓷材料发展迅速，目前已有多种陶瓷材料成功应用于口腔骨组织植入。

一、口腔植入陶瓷材料的种类 Types of dental implant ceramic materials

（一）根据陶瓷材料的性质和在生物体内引起的组织反应类型分类

根据陶瓷材料的性质和在生物体内引起的组织反应类型可将口腔植入陶瓷材料分为以下三大类。

1. 生物惰性陶瓷（bioinert ceramic） 又称近于惰性生物陶瓷，是指化学性能稳定，生物相容性好，几乎无元素溶出、对机体无刺激、不参与体内代谢过程、在生物体内几乎不发生化学变化或仅发生极小反应的材料，与机体组织可形成稳定的界面。所引起的组织反应主要表现为材料周围形成厚度不同的包囊性纤维膜。生物惰性陶瓷化学结构稳定，机械强度较高和耐磨损性能较好，主要用于制作牙种植体、基台、人工关节等。

典型材料有：

（1）氧化铝陶瓷（Al_2O_3，包括多晶氧化铝陶瓷和单晶氧化铝陶瓷）

（2）氧化锆陶瓷（ZrO_2）

（3）氧化物复合陶瓷（氧化锆增韧的氧化铝等）

（4）碳素陶瓷［C，包括玻璃碳陶瓷（vitreous carbon）、低温各向同性碳（LTI）和超低温各向同性碳（ULTI）］

（5）碳化硅陶瓷（SiC）

（6）氮化硅陶瓷（Si_3N_4）

（7）高结晶羟基磷灰石

2. 生物活性陶瓷（bioactive ceramic） 又称生物反应性陶瓷（bioreactive ceramic）。指能在材料界面上诱发特殊生物反应，从而在材料和组织间形成化学键性结合（chemical bond bonding）的生物陶瓷。这类材料在体内有一定的溶解度、能释放某些离子、能参与体内代谢过程，对骨形成有刺激或诱导作用，能促进缺损组织的修复，材料与组织之间有键合能力，可形成骨结合界面。目前研究比较多的主要有羟基磷灰石、生物活性玻璃、生物活性玻璃陶瓷等。

（1）低结晶羟基磷灰石陶瓷，如羟基磷灰石陶瓷、氟磷灰石陶瓷、锆-羟基磷灰石陶瓷等。

（2）生物活性玻璃，一般为 $CaO\text{-}SiO_2\text{-}P_2O_5$ 系，部分含有 Na_2O、K_2O、MgO、Al_2O_3、B_2O_3、TiO_2 等。如 45S5 生物玻璃（$Na_2O\text{-}CaO\text{-}P_2O_5\text{-}SiO_2$ 系）

（3）生物活性玻璃陶瓷，如含钙磷生物活性玻璃陶瓷（$MgO\text{-}CaO\text{-}P_2O_5\text{-}SiO_2$ 系）、硅玻璃陶瓷、硅酸钙玻璃陶瓷等。

生物活性玻璃和生物活性玻璃陶瓷材料表面虽不是羟基磷灰石，但可通过在生理环境中发生化学反应，在其表面形成羟基磷灰石层或类羟基磷灰石，从而具有生物学作用，实现与组织间的键合。

3. 生物可吸收性陶瓷（bioresorbable ceramic） 又称生物可降解性陶瓷（biodegradable ceramic），在生理环境作用下被降解和吸收，并随之被周围新生组织所替代的陶瓷。主要包括磷酸盐、硅酸盐类陶瓷，如磷酸三钙陶瓷 [$Ca_3(PO_4)_2$，tricalcium phosphate，缩写 TCP] 等，常用作骨修复材料。

除上述三大类生物陶瓷外，还有许多陶瓷复合材料，这些由生物陶瓷和其他材料构成的复合材料可被认为是第四类生物陶瓷，所引起的组织反应取决于其组成和结构。

（二）根据陶瓷的结构分类

根据陶瓷的结构将口腔植入陶瓷分为致密型（dense）和多孔型（porous）陶瓷。前者的孔隙度小于 5%，后者的孔隙度大于 5%。多孔型陶瓷又可按孔径分为大孔型（macroporous）和微孔型（microporous）陶瓷。

二、口腔植入陶瓷材料的性能 Properties of dental implant ceramic materials

1. 物理机械性能（physical and mechanical properties） 口腔植入陶瓷材料植入体内后，需承受复杂应力的作用，其物理机械性能必须接近人体硬组织的物理机械性能，才能发挥正常的咀嚼功能，使材料具有生物功能性。尤其是材料应满足生物力学相容性的要求。

表 16-3 为几种常用口腔植入陶瓷的物理性能参数。与自然骨比较，植入陶瓷的弹性模量过高，脆性大，在生理环境中抗疲劳破坏性能较差。

表 16-3　常用口腔植入陶瓷及人体硬组织的物理机械性能

材料	弹性模量（GPa）	抗弯强度（MPa）	压缩强度（MPa）	断裂韧性（$MPa \cdot m^{1/2}$）	密度（g/cm^3）
密质骨（皮质骨）	7～25	50～180	89～164	2.2～12	1.6～2.1
牙釉质	84		392		
羟基磷灰石陶瓷	35～122	100～200	510～930	0.69～1.16	
磷酸三钙陶瓷	38～84	140～160	470～700	1.14～1.30	
生物玻璃陶瓷	100～117	120～500	200～1500	2.0	
生物玻璃	40～98	69～152	507～2000		
多晶 Al_2O_3	37～380	210～380	380～1000	5～6	3.93
单晶 Al_2O_3	385	210～1300	1300～3000	3.1～5.5	
ZrO_2	200	1200	＞4000	8～12	
LTI 碳	17～28	275～620			

2. 化学性能（chemical properties）　植入陶瓷在生物体内应能耐受生理环境的作用，不变质或变形。应能满足植入部位对其化学稳定性的需要。一般来说，生物惰性陶瓷化学性质稳定，在体内不发生变化，如氧化铝陶瓷。生物活性陶瓷如低结晶羟基磷灰石（low crystalline hydroxyapatite）等，植入骨中发生轻微溶解，能引导周围骨组织再生，并与骨组织发生化学结合。生物可吸收性陶瓷如磷酸三钙，植入组织内能发生降解和吸收，理想的材料吸收速度应与骨组织的生成速度一致，以防止软组织的长入。

3. 生物性能（biological properties）　口腔植入陶瓷一般具有良好的生物性能，它们与机体组织的相互作用形成的界面与植入陶瓷材料的组成和结构、表面形态（粗糙度、孔隙、形态）、力学适配性等有关。

理想的口腔植入陶瓷材料除满足口腔植入材料的基本性能要求外，还应具备以下特有的生物性能。

骨传导（osteoconduction）：材料能为血管的长入和新骨的形成提供一个爬行支架。

骨诱导（osteoinduction）：能够诱导宿主体内未分化的间充质干细胞分化为成骨细胞或成软骨细胞，进而促进骨形成。在非骨环境下，植入材料能否成骨来判定其是否具有骨诱导性。

骨生成（osteogenesis）：材料植入合适的环境能直接形成新骨，内含有骨原细胞（成骨细胞或者骨祖细胞）的自体骨、组织工程骨具有此特征。

骨改建（bone remodeling）：材料在不同的功能区域，随应力变化，参与机体代谢，被吸收或生成新骨，形态发生功能适应性改变。

三、口腔植入陶瓷与组织间的结合 Bonding between dental implant ceramics and the tissues

口腔植入陶瓷与组织间的结合可分为以下 3 种基本类型。

1. 机械结合（mechanical bonding）　陶瓷材料与组织间的结合为物理机械性结合。又可将之分为形态结合（morphology bonding）和生物学结合。

形态结合为致密生物惰性陶瓷与组织间的结合形式。它是组织长入陶瓷植入体粗糙不平的表面形成的机械锁合（mechanical interlock）。在骨组织内植入时，植入体与骨之间形成纤维骨结合界面。故常在生物惰性陶瓷表面制备螺纹等以利植入体借形态结合固位发挥其作用。

生物学结合是多孔生物陶瓷与组织间的结合，是通过组织长入多孔陶瓷植入体表面或内部交连的孔隙而实现的结合。一般认为当陶瓷孔径为 $5 \sim 15\ \mu m$ 时，纤维结缔组织可以长入；陶瓷孔径为 $40 \sim 100\ \mu m$ 时，骨组织可以长入；孔径大于 $100\ \mu m$ 时，矿化骨组织可以长入。要达到良好的生物学结合，陶瓷内部的孔须呈三维空间，彼此相通，以保证长入组织的营养供应。为不显著影响陶瓷的机械性能，孔隙度一般控制在 30% 左右。

2. 生物活性结合（bioactive bonding）　是生物活性陶瓷与组织间的一种结合类型。生物活性陶瓷因其自身表面含有羟基磷灰石（如羟基磷灰石陶瓷）或者植入体内在陶瓷表面能形成羟基磷灰石层（如生物玻璃和生物玻璃陶瓷）而与组织发生选择性化学反应而结合，属化学键性结合，结合强度强。如植入骨内，与骨组织呈骨性界面结合，与骨之间无纤维组织介入。这种结合是目前较好的一种结合方式，它能使植入体和组织间通过物理-化学过程达到连续性的建立，包括界面上结构的连续性及功能的连续性。应力可通过植入体直接传递至周围组织。生物活性植入材料的共性是在材料表面能产生组成和结构类似于骨中磷灰石的表面层，它是材料与骨产生化学键结合的前提条件，决定着材料对骨组织的亲和性及化学相容性。Kay 认为，当界面存在生物化学性结合，且不需要机械锁合就可提供足够的结合强度时，才算作生物性结合。

3. 降解和吸收（degradation and absorption） 发生于可吸收性生物陶瓷与组织间的结合。通过陶瓷在体内降解和吸收，并随之为新生组织所替换。如磷酸三钙（TCP）植入骨组织内，随着界面新骨的形成，TCP 陶瓷发生降解和吸收。陶瓷材料仅起过渡性支架的作用。控制陶瓷降解吸收速率与组织生长替换速率相匹配，是此种陶瓷植入体成功的关键。

口腔植入陶瓷植入组织内后，材料与组织界面还受材料形态及材料力学性质的影响。例如，有孔比无孔、圆钝比角形植入体引起的组织反应小，发生肉瘤的可能性小，而块状较颗粒或粉末状植入体易发生肉瘤。陶瓷材料的力学性能可影响植入界面的稳定性。由于大多数陶瓷材料较人体骨的弹性模量高，故刚性大，因此在受力时，应力不能得到分散和缓冲，易造成植入体周围应力集中，组织吸收和破坏，造成植入失败。

四、临床应用 Clinical application

口腔植入陶瓷主要作为人工骨材料，也可用于制作人工牙根，或与金属结合使用。

由于陶瓷本身脆性大，较少单独用于人工牙根的制作，而常采用陶瓷涂覆金属的陶瓷涂层金属人工牙根复合种植体。如钛表面等离子喷涂羟基磷灰石种植体。近来有将氧化锆陶瓷制作人工牙根及种植体基台的研究。

陶瓷人工骨材料可制成块型（bulk）、颗粒型（particle）和粉末型（powder）、多孔泡沫型（porous foam）。根据不同的临床需要而进行选择。陶瓷人工骨可以通过骨传导（conduction）、骨诱导（induction）和（或）细胞移植方式使骨缺损再生。在骨传导方式中，生物材料提供合适的微环境为宿主细胞在其上附着、生长，在材料内形成新骨。骨诱导方式主要是借助生长因子，如骨形态发生蛋白（bone morphology protein，简称 BMP）诱导宿主细胞形成新骨。采用组织工程方式将各种细胞与陶瓷支架结合，促进新骨生成。人工骨材料可用于填充因颌面部肿瘤或外伤导致的颌骨缺损、提升颌骨高度和宽度，全口牙列缺失造成的牙槽骨吸收后牙槽嵴加宽或加高、牙周炎牙槽骨吸收造成的骨缺损的填补等。

五、常用的口腔植入陶瓷 Commonly used dental implant ceramics

（一）氧化铝生物陶瓷（Aluminum oxide bioceramic）

1. 概述 以高纯度（> 99.5%）的氧化铝（Al_2O_3）为主要原料，以 α-Al_2O_3 为主晶相的陶瓷，是一种近于惰性的生物陶瓷。有多晶体（polycrystalline aluminum oxide）及单晶体（single crystal sapphire）两种形式，后者俗称宝石。

早在 1933 年，氧化铝陶瓷就开始用于医疗，直到 20 世纪 60 年代成功开发出高纯度氧化铝粉末，可以烧结出高致密度的陶瓷体，才使材料具有足够的机械强度和稳定性，氧化铝陶瓷才开始在医学中广泛使用。1969 年，第一款高纯氧化铝多晶陶瓷牙种植体（CBS dental implant）问世，随后多款氧化铝多晶牙种植体相继用于临床。此外，单晶氧化铝以其更好的美学外观（玻璃样表面）也被用于制作种植体，比较有代表性的是日本 Kyocera 公司的Bioceram 种植体。但由于氧化铝陶瓷牙种植体较高的断裂发生率，逐渐被钛金属种植体取代。目前，氧化铝陶瓷主要用于人工关节、人工骨的制作。

2. 物理机械性能 主要机械性能见表 16-3。多晶氧化铝陶瓷强度较大、硬度高、摩擦系数小、摩擦率低，适于制作人工关节和关节白等对耐磨性要求高的植入体。弹性模量比骨高得多，植入体内后可能发生应力屏蔽效应，与组织间的力学相容性差。单晶氧化铝陶瓷的机械强度、耐酸碱性、生物性能都优于氧化铝多晶材料，在应力下不易出现微裂纹和裂纹扩展。

3. 生物性能　氧化铝陶瓷具有良好的生物相容性，在生理环境中能保持化学稳定，与骨组织间发生形态结合，其表面生成一层包囊性纤维。单晶氧化铝陶瓷表面非常光滑，在其表面存在一层水化膜，在体内借水化膜与糖蛋白等以氢键结合，对机体软组织无刺激，可作为人工牙种植体颈部材料使用，能加强与龈组织的附着性。氧化铝种植体具有较好的美学和生物性能，但是氧化铝较大的硬度和较小的断裂韧性、相对较低的弯曲强度，以及研磨调改产生的缺陷可导致种植体断裂，使氧化铝种植体逐渐退出市场。

（二）氧化锆生物陶瓷（Zirconia bioceramic）

1. 概述　1990年，氧化钇稳定的四方相氧化锆作为全关节替代修复的关节头和关节臼，首次在医学中使用。其后，氧化锆开始用于制作根管桩、正畸托槽和牙科种植体。近年来，氧化锆陶瓷种植体和基台逐渐在临床应用。氧化锆基台5年的累积成功率是97.2%。

2. 物理机械性能　主要机械性能见表16-3。3%氧化钇稳定的四方氧化锆具有最高的机械强度和断裂韧性，弯曲强度高达$900 \sim 1200$ MPa，断裂韧性$8 \sim 12$ MPa·$m^{1/2}$，相比氧化铝较低的弹性模量（200 GPa），维氏硬度1200，是热和电的不良导体、美观性好，是当前陶瓷牙种植体的首选材料。但由于陶瓷材料的脆性本质，氧化锆种植体断裂发生率相对钛金属种植体高，成为限制氧化锆种植体广泛使用的主要问题。

3. 生物性能　氧化锆陶瓷具有良好的生物相容性，无致敏性，化学稳定性好，不会导致口腔黏膜着色。骨整合效果与钛金属种植体没有差异，相比钛金属种植体具有较低的细菌黏附，与牙龈软组织的亲和性更好。

（三）羟基磷灰石陶瓷（Hydroxyapatite ceramics）

1. 概述　由羟基磷灰石（hydroxyapatite，HA）构成的一种磷酸钙基生物陶瓷。

磷灰石（apatite）有天然与合成两大类，其通式是$A_{10}(MO_4)X_2$，其中A可以是Ca^{2+}、Ba^{2+}、Mg^{2+}、Al^{3+}、Na^+等阳离子，MO_4可以是PO_4^{3-}、HPO_4^{2-}，X可以是F^-、OH^-、Cl^-等阴离子。自然界存在3种天然的磷灰石，即羟基磷灰石、氟磷灰石（fluoroapatite）、氯磷灰石（chlorapatite）。羟基磷灰石是磷灰石的一种。其分子式为$Ca_{10}(PO_4)_6(OH)_2$，Ca/P原子比为1.67。

HA广泛存在于人和动物的骨和牙中，是硬组织的主要无机质。人工合成HA始于1871年，为无味、无嗅、白色半透明粉末。但直到1971年，由于技术的发展，才制造出HA生物陶瓷，并迅速广泛用于临床植入，成为硬组织修复及植入陶瓷中重要的一类材料。

2. HA的制备　临床使用的羟基磷灰石陶瓷有3种来源：动物骨烧制而成、天然珊瑚热化学液处理转化而成和人工化学合成法制备。

可用5种方法人工制备HA，其中，水溶液沉淀法是最常用的方法。

（1）水溶液沉淀法，又称湿热法，用于HA粉体的制备。

（2）固相反应法，又称干热法，经高温下固相反应合成。

（3）水热法，利用高温高压下的水溶液反应合成，适于制备大的单晶。

（4）烷氧化物法，适于制备HA薄膜。

（5）助溶剂法，适用于各HA单晶。

制备HA生物活性陶瓷最常用的方法是烧结（sintering）技术，将Ca/P原子比为1.67的非结晶HA粉末经成型后，于$950 \sim 1300$℃下烧结而成。可以制备出致密型（dense）和多孔型（porous）HA陶瓷。

3. HA陶瓷的性能

（1）理化性能：HA陶瓷的强度与其相（phase）组成、结晶度（crystallization）和孔隙度（porosity）等有关。致密 HA 陶瓷的压缩强度可达 400～917 MPa，但抗弯强度仅 80～195 MPa。多孔 HA 陶瓷的强度随孔隙度呈指数下降。HA 陶瓷的断裂韧性和抗疲劳性能较差，表 16-4 为 HA 陶瓷的主要力学性能。

表 16-4 HA 陶瓷的主要力学性能

材料	孔隙度	压缩强度（MPa）	抗弯强度（MPa）	断裂韧性（MPa·m$^{1/2}$）	弹性模量（GPa）
致密型 HA 生物活性陶瓷 Dense HA biaoactive ceramic	< 4%	400～917	80～195	0.70～1.30	75～103
多孔型 HA 生物活性陶瓷 Porous HA bioactive ceramic	20%	～300	～61	～0.70	42～44

高结晶度致密纯 HA 陶瓷（high crystalline dense pure hydroxyapatite ceramic）在体内能保持化学稳定，多孔陶瓷（porous ceramic）及低结晶度陶瓷则呈一定程度的降解。其降解主要是烧结不全，晶粒的析晶溶解所致。

（2）生物性能：HA 是构成骨和牙的主要无机质，在骨基质中呈针状结晶沿胶原纤维方向分布，在骨单位中呈片状结晶，围绕中央管（哈氏管）同心分布。成骨细胞可在 HA 表面直接分化形成骨基质，从而在材料表面形成一个宽 3～5 μm 的无定形的电子密度带，骨盐结晶在这个无定形带中发生，随着矿化成熟，无定形带缩小至 0.05～0.2 μm，HA 植入体和骨的键合就是通过这个很窄的键接带来实现的。植入骨内能传导成骨，且与新骨形成骨键合。新骨可以沿植入体表面或内部孔隙外延生长。二者之间结合强度高。在软组织内植入时，能与组织密合，对机体及局部组织无炎症或刺激反应，故也可用于穿皮器件。

HA 生物活性陶瓷可用于制作人工骨、牙种植体、骨充填材料、人工关节等。但由于其脆性大，在生理环境中抗疲劳性能差，只限于能承受一定压力部位的修复。

由于 HA 具有优良的生物相容性，又具有陶瓷的固有缺点，目前多采用 HA 复合材料或作为金属表面的涂层材料（coating material）。如 HA-氧化物陶瓷复合材料，以增加高强度生物惰性陶瓷（如 Al_2O_3、ZrO_2 陶瓷）的生物活性；HA 增强聚乙烯复合材料，使材料力学性能与骨相匹配，从而使材料获得良好力学相容性和表面生物活性；钛表面等离子喷涂 HA 种植体可缩短骨愈合时间，使种植体可用于承力区。

（四）生物活性玻璃（Bioactive glass）

生物活性玻璃指诱发特殊生物学反应，实现一定生物功能的玻璃。主要以 Na_2O-CaO-SiO_2-P_2O_5 体系为基础。植入体内后生物活性玻璃表面轻度溶解并通过一系列离子交换和溶解-沉淀反应，在其表面形成碳酸羟基磷灰石层，从而与组织形成化学键性结合。最早用于植入的典型的生物活性玻璃是 $45S_5$ 生物活性玻璃，其组成为（质量分数）：SiO_2 45%、Na_2O 24.5%、CaO 24.5%、P_2O_5 6%。在此基础上，还可加入 CaF_2、B_2O_3 等，如 $52S_{4.6}$、$55S_{4.3}$、$45S_{5.4}F$ 等生物玻璃。它们的基本组成类似 $45S_5$ 生物玻璃，仅是各成分配比不同，与传统的 Na_2O-CaO-SiO_2 普通玻璃相比，生物玻璃的组成中 SiO_2 含量通常要低于 60%，Na_2O 和 CaO 含量高，CaO/P_2O_5 高，其生物活性与其组成有关。

生物活性玻璃与骨及软组织均可形成键合。与骨键合的机制是生物玻璃植入骨内，在体液作用下玻璃表面发生一系列化学反应，从而形成与骨中矿物相化学组成和晶体结构相似磷灰石层，借此磷灰石层实现生物活性玻璃与骨之间的化学键性结合。

生物活性玻璃本身强度低（抗弯强度 60～125 MPa），断裂韧性差，弹性模量 40～98 GPa，脆性大，难以加工，多以粉状形式使用。仅用于非承力区的人工骨或作为涂层材料，涂覆于钛合金表面用于牙种植。其制造工艺同一般玻璃。

（五）生物活性玻璃陶瓷（Bioactive glass ceramics）

生物活性玻璃陶瓷又称生物活性微晶玻璃（bioactive microcrystal glass），是组成中含磷灰石微结晶相，或自身不含磷灰石结晶（apatite crystal），但在体内能与组织液反应而在其表面生成羟磷灰石的玻璃陶瓷。通常在玻璃相中随机分布着0.1至几微米的晶粒。结晶相可以是一种或几种，占总体积的50%～90%。

玻璃陶瓷与玻璃的不同之处在于玻璃是由无定形或非晶态的玻璃相（glassy phase）组成，玻璃陶瓷则是由一种或数种结晶相（crystalline phase）和残存玻璃相组成，结晶相占60%以上，多于玻璃相，结晶相均匀分布于玻璃相中。

现已作为人工植入材料的生物活性玻璃陶瓷有Ceravital玻璃陶瓷（Ceravital glass ceramic）、A-W生物活性玻璃陶瓷（A-W bioactive glass ceramic）和可切削生物活性玻璃陶瓷（machinable bioactive glass ceramic）等。其主要组成系统有SiO_2-Na_2O-CaO-P_2O_5系统、CaO-P_2O_5-SiO_2系统和K_2O-MgO-SiO_2-B_2O_3-F系统等（表16-5）。

Ceravital玻璃陶瓷在生物活性玻璃成分的基础上，增加钙磷的含量，晶体相为磷灰石。材料植入后溶解速度较快，机械性能较差，只能应用于非承重部位。

A-W生物活性玻璃陶瓷有磷灰石和硅灰石（$CaSiO_3$）两种晶相，含量分别为38%和34%。由于这两种晶相的存在，A-W微晶玻璃具有较高的弯曲强度和弹性模量，分别为220 MPa和117 GPa。块状A-W玻璃陶瓷常用于锥体成型和大段骨缺损的修复，而颗粒状A-W微晶玻璃常用于充填骨肿瘤切除术后形成的骨缺损。该材料断裂韧性较低，有时加入氧化锆以提高韧性和强度。

可切削生物活性玻璃陶瓷，主要成分是SiO_2-Al_2O_3-MgO-Na_2O-K_2O-F-CaO-P_2O_3，包含氟金云母和氟磷灰石两种结晶相。氟金云母呈层状结构，具有很好的可切削加工性，可根据临床需要制备成不同的形状。

表 16-5　几种典型生物活性玻璃陶瓷的组成（质量分数）

材料	SiO_2	P_2O_5	CaO	$Ca(PO_3)_2$	MgO	Na_2O	CaF_2	Al_2O_3
Ceravital玻璃陶瓷	46.2%	—	20.2%	25.5%	2.9%	4.8%	—	—
A-W生物活性玻璃陶瓷	34.2%	16.3%	44.9%	—	4.6%	3%～5%	—	0.5%
可切削生物活性玻璃陶瓷	19%～25%	4%～24%	9%～3%		5%～15%		—	12%～23%

生物活性玻璃陶瓷特点如下。

（1）成分配比可调：可据临床不同要求进行各成分配比的调整，如为提高生物活性，可调整其CaO和P_2O_5的含量及Ca/P。

（2）结晶相可控：可以有目的地控制结晶相的类型、晶粒大小和数量，从而可定向改变材料的性能。如加入TiO_2、ZrO_2等成核剂及SiO_2、MgO、CaO等氧化物可影响结晶成核过程、数量及晶相的组成。例如，A-W生物活性玻璃陶瓷含有磷灰石和硅灰石两种结晶相。针状的硅灰石微晶体可阻止微裂的扩展，使其抗弯强度达 200 MPa，断裂韧性达 2.0，磷灰石结晶使其具有生物活性。

（3）玻璃相可调整：可调整生物活性玻璃陶瓷的玻璃相，以改善烧结性能及物理机械性能。生物活性玻璃陶瓷结构的多相性，是其具有生物活性的条件之一。其物理机械性能取决于结晶相的成分、数量、晶粒尺寸和分布以及玻璃相的组成。其生物活性来自其磷灰石相或与体液作用表面生成的磷灰石层（表 16-6）。

表 16-6　几种典型生物活性玻璃陶瓷的性能

材料	压缩强度（MPa）	抗弯强度（MPa）	弹性模量（GPa）
Ceravital 玻璃陶瓷	500	150	
A-W 生物活性玻璃陶瓷	910	220	117
可切削生物活性玻璃陶瓷	410	128	40

生物活性玻璃陶瓷在口腔临床上主要用于骨组织缺损的修复，牙髓及根管治疗等，在其他医疗领域，还可用于软组织缺损的修复，作为管腔器官修复需要的支架材料等。由于生物活性玻璃陶瓷材料脆性大，强度不足，只能应用于非承重骨缺损修复。

（六）磷酸三钙（Tricalcium phosphate）

分子式 $Ca_3(PO_4)_2$，有两种晶型结构，低温型的 β-TCP 和高温型的 α-TCP。β-TCP 在 1120～1180℃转变为 α-TCP。β-TCP 属于三方晶系，密度为 3.07 g/cm^3。α-TCP 属于单斜晶系，密度为 2.86 g/cm^3。磷酸三钙的物理、化学性能及生物性能与羟基磷灰石相近，具有良好的生物相容性、可降解性、骨传导性，其降解产生的钙和磷酸根离子可以参与局部体液循环，并被周围骨组织利用，刺激和促进新骨生长。

α-TCP 降解速度过快，限制了其临床使用。但 α-TCP 粉末具有水和硬化并逐步转变为羟基磷灰石的特征，可以用于制备骨水泥、牙科水门汀等。

β-TCP 降解速度比 α-TCP 低，致密烧结体的压缩强度459～687 MPa，弯曲强度 154～195 MPa，弹性模量89.2 GPa，断裂韧性1.14～1.58 MPa·m$^{1/2}$。其致密烧结体可用于制备人工牙根、多孔体常用作骨充填和骨置换材料等。

（七）磷酸钙骨水泥（Calcium phosphate cement）

磷酸钙骨水泥又称自固化磷酸钙，1986 年由 Brown 和 Chow 首先研制成功，通过等摩尔的磷酸四钙（TTCP）和无水磷酸氢钙（DCPA）或二水磷酸氢钙（DCPD）与水混合，在室温下即可原位凝固成形，形成具有一定强度的固化体，从而可在手术中直接塑形，极大方便了临床应用。磷酸钙骨水泥由固相和液相组成，固相包括一种或几种磷酸钙类化合物（常见磷酸钙盐种类见表 16-7），液相可以是去离子水、血液、生理盐水、磷酸盐类溶液，还可能添加壳聚糖、藻酸盐、透明质酸、明胶、硫酸软骨素、柠檬酸等。液相为骨水泥的凝结和固化反应提供反应场所，粉液混合后，钙磷化合物在液相中溶解并提供钙离子和磷酸根离子，离子之间进行化学反应并沉淀形成新的结晶产物，从而使材料硬化。磷酸钙骨水泥首研成功后，又发现多种磷酸钙盐都具有自固化的性能，多种具有不同化学组成的磷酸钙骨水泥相继出现，是一种具有优越性能和良好应用前景的骨填充材料。

磷酸钙骨水泥是一种能够在人体环境和温度下自行固化的生物活性材料，具有以下特点。

（1）在生物环境下能够自行固化，反应产物的化学组成和结构与人体骨组织的无机成分磷灰石相似。

表 16-7　常见的磷酸钙盐种类

名称	分子式	钙磷比（Ca/P）
羟基磷灰石（Hydroxyapatite，HA）	$Ca_{10}(PO_4)_6(OH)_2$	1.67
α-磷酸三钙（α-tricalcium phosphate，α-TCP）	$Ca_3(PO_4)_2$	1.50
β-磷酸三钙（β-tricalcium phosphate，β-TCP）	$Ca_3(PO_4)_2$	1.50
无定形磷酸钙（amorphous calcium phosphate，ACP）	$Ca_3(PO_4)_2 \cdot nH_2O$	1.5
氟磷灰石（fluorapatite，FAP）	$Ca_{10}(PO_4)_6F$	1.67
磷酸四钙（tetracalcium phosphate，TTCP）	$Ca_4(PO_4)_2O$	2.00
磷酸八钙（Octacalcium phosphate，OCP）	$Ca_8H_2(PO_4)_6$	1.33
焦磷酸钙（calcium pyrophosphate，CPP）	$Ca_2P_2O_7$	1.00
二水磷酸氢钙（dicalcium phosphate dehydrate，DCPD）	$CaHPO_4 \cdot 2H_2O$	1.00
无水磷酸氢钙（dicalcium phosphate anhydrous，DCPA）	$CaHPO_4$	1.00

（2）操作简单方便，可以任意塑形以适用于复杂形状的骨缺损部位，固化后仍然能够保持原始的形状，克服了磷酸钙陶瓷难以加工的缺点。

（3）具有可注射性，可用于微创手术治疗。

（4）固化反应是低温溶解-沉淀过程，固化过程放热少，不会因为局部温度过高而灼伤周围组织。

（5）具有一定的降解性能，可逐渐降解吸收并被新生骨组织替代。

（6）良好的生物相容性和生物活性，在体内能与自然骨整合在一起，不会影响骨的正常生理过程。

（7）具有微纳多孔结构，可以负载药物及生物活性物质等。

磷酸钙骨水泥除了具有良好的生物相容性、骨传导性和可降解性能，还具备如下性能。

（1）凝固时间：分为初凝时间和终凝时间。初凝时间是粉液混合后，骨水泥开始失去塑性、流动性减少所需要的时间；终凝时间是粉液混合后至骨水泥完全失去塑性，并能承受在其表面施加一定载荷而不发生明显形变所需强度的时间。骨水泥应具有合适的凝固时间，以与临床需求一致。口腔科所用的骨水泥的固化时间一般在 5 分钟内，骨缺损修复一般在 30 分钟内。材料的凝固时间与粉体颗粒大小（比表面积）、结晶度、液固比、促凝剂、环境温度等有关。

（2）可注射性能：材料在注射过程中保持均匀，而不发生压滤现象的能力，且与注射时的外力无关。材料的可注射性能与颗粒尺寸、形状、分布、液固比、液体的种类有关，也与注射器的种类、设计等有关。

（3）抗溃散性：是材料调和后的膏体能在液体环境中固化、不会在液体渗透作用下溃散的性能。当骨水泥颗粒之间的相互作用力大于周围液体向颗粒空隙间渗透的压力时，即不会发生溃散。因此，减小原料颗粒尺寸和降低液固比，有助于加强颗粒之间的相互作用力，从而提高抗溃散性。添加一些聚合物，提高调和后膏体的黏度，也可提高材料的抗溃散性，但会导致材料凝固时间延长和机械强度降低。

磷酸钙骨水泥固化后是一种富含微孔的多孔材料，孔隙度在 30%～50%，因此，磷酸钙骨水泥的抗压强度较低，主要用作骨缺损部位的填充材料以及关节的固定加强材料等，主要用于口腔种植、颌颌面骨缺损修复、骨科、药物载体。

此外，近些年来，硫酸钙骨水泥、硅酸钙骨水泥等多种材料也开始在临床使用。

（八）生物活性陶瓷涂层（Bioactive ceramic coating）

生物活性陶瓷涂层是生物活性陶瓷材料涂覆于金属或生物惰性陶瓷基底上形成的一种涂层材料。它利用了生物活性陶瓷与骨键合的生物活性以及金属基体的高强度，可以用于制作承力区的骨和牙等硬组织替换材料。

可采用多种方法将生物活性陶瓷喷涂至金属表面，如等离子喷涂法（plasma spray）。

涂层种植体对于早期种植体在骨内的稳定有积极作用，使种植体与骨的键性结合快，结合牢固，种植体与骨间无纤维层，缩短治愈时间，对手术精确度要求不高，并可阻止基底金属离子的释放。

（韩建民）

第四节　高分子植入材料
Polymer implant materials

高分子植入材料可制成颅颌面赝复体、引导组织再生膜、人工颌骨垫片等，被用于修复口腔各类组织缺损，如颌骨缺损、牙周组织缺损和骨折固定等。根据材料在人体内是否可降解与吸收，可将高分子材料分为生物可降解与吸收材料和生物不可降解材料两大类。

一、分类 Classification

（一）生物可降解与吸收的高分子材料

生物可降解与吸收（biodegradable and bioabsorbable）材料是指材料在生物体内经体液水解、酶解等多种途径而逐渐解体，由高分子量材料降解成低分子量化合物或单体，其降解产物在体内被机体吸收、代谢而排出体外或参加体内正常新陈代谢而消失。口腔常用的可吸收高分子植入材料主要如下。

1. 聚乳酸（polylactic acid，PLA） 又称聚丙交酯，是一种线性聚酯，它有 3 种异构体，即右旋聚乳酸（D-PLA）、左旋聚乳酸（L-PLA）及外消旋聚乳酸（DL-PLA）。主要被用于骨折内固定材料，也可以与聚乙醇酸共聚制成引导骨组织再生屏障膜，用于牙周引导组织再生（guided tissue regeneration，GTR）术中，起到隔离上皮细胞、引导牙周组织再生的作用。

2. 胶原蛋白（collagen protein） 胶原是人体和脊椎动物的主要结构蛋白，可取自不同种属及不同部位的组织，在各种类型的胶原蛋白中，Ⅰ 型胶原含量最多，应用也最广泛。目前口腔应用的胶原蛋白主要用作 GTR 膜，如 Bio-guide 膜。

（二）生物不可降解的高分子材料

生物不可降解（non-degradable）的高分子材料是一类化学性能稳定、在体内不会发生降解的材料。目前口腔常用的生物不可降解高分子植入材料主要如下。

1. 硅橡胶（silicone） 是一种由硅原子和氧原子交替连接形成高分子主链的弹性体。目前主要用于颌骨整形的人工颌骨垫片、人工鼻梁、赝复修复体。

2. 膨体聚四氟乙烯（expanded polytetrafluoroethylene，ePTFE） 是由聚四氟乙烯（PTFE）树脂经拉伸等特殊工艺加工而成，具有微细纤维相互连接形成的蓬松网状结构，其间存在无数孔径 20 ～ 25 μm 的细孔。目前主要被用于引导骨组织再生屏障膜或软组织缺损的充填，修复凹陷畸形。

二、特性 Characteristics

高分子植入材料具有共同的特性即易加工成形、刚性低于金属和陶瓷、弹性模量低，以及易适应植入区组织的物理性能，如弹性和结构、与骨的生物力学适应性较好、植入后的一段时间内能保持所预期的形状、价廉等优点。但高分子植入材料也存在不足之处，如容易老化，在体液环境中易发生不同程度的降解或小分子物质的溶出，这些物质有可能会对机体局部组织或全身产生不良作用，有的甚至导致材料物理性能的下降。下面就针对上述的 4 种高分子材料，重点介绍各自的特性。

（一）聚乳酸

PLA 类材料植入人体后，会逐渐降解，其降解过程主要是水解，也有部分酶解，水解过程中产生的酸性环境又可加速材料本体的降解，导致材料内部降解速度大于表面。PLA 的降解产物为乳酸和水，随着机体的代谢，乳酸能通过体内的三羧酸循环最终转化为 CO_2 和水排出体外。影响 PLA 类材料降解吸收和强度维持时间的因素主要有材料的分子量、分子量分布、纯度、结晶度、孔隙度、表面特性、大小、形状、重量 / 表面积、消毒和储存条件等。一般分子量越高或结晶度越高，其降解就越慢。PLA 具有无毒、无刺激性、强度高、可塑性强、易加工成型等优点，因而被认为是最有前途的生物可降解高分子材料。PLA 类材料的主要不足是材料降解产生的乳酸短期内可在局部蓄积并导致组织发生无菌性炎症反应。

（二）胶原蛋白

胶原蛋白制成的胶原膜已被证实具有良好的生物相容性、抗原性低、韧性强、引导组织再生能力强、植入体内后可形成纤维网架结构，该结构不仅有利于再生细胞的附着，而且还能抑制顶部上皮细胞的迁移；同时它还具有凝血作用，促进组织的愈合。胶原膜是通过唾液酶的溶解、机械性破损以及上皮细胞分泌的胶原酶的破坏作用降解。通常降解周期为 4 ～ 6 个月。胶原膜材料的不足之处是体内降解速度过快；膜的拉伸强度较低，在应用过程中容易发生塌陷而失去空间维持能力；材料有时可引发免疫和慢性炎症反应，且因来源和类型不同，其机体反应不尽相同；进口胶原膜价格昂贵。

（三）硅橡胶

口腔植入用硅橡胶主要是已经充分硫化（交联）的硅橡胶制品，由于所用硅橡胶的分子量、分子链上替代基团以及交联密度的不同，硅橡胶制品的硬度、拉伸强度、伸长率、撕裂强度、柔软度等力学性能变化范围较大。硅橡胶具有优良的理化稳定性和生理惰性，无毒、无气味、无刺激，在体内环境具有良好的耐老化性能，生物相容性优良，能耐受苛刻的消毒条件。硅橡胶容易加工成形，临床使用过程中可任意对其制品作进一步的修剪成形。

硅橡胶的不足之处是因其分子极性很小，使材料表面能较低，疏水性较强，植入体内后与组织细胞的亲和性就较差，最终组织在其周围形成纤维包膜，产生轻微的异物感，但是不会刺激对周围组织产生炎症。此外，硅橡胶会发生老化，且作为异物永久存留生物体内。

（四）膨体聚四氟乙烯

ePTEF 富有弹性和柔韧性，可任意弯曲，容易塑型，具有良好的生物相容性及特有的微孔结构，该结构可允许植入周围的组织细胞有限地长入其中，形成良好的组织连接，并使植入物在体内不会移动。用于软组织缺损填充的 ePTFE 有柔软型和加强型两种，柔软型材料的硬度接近于真皮，加强型材料的硬度接近于软骨。ePTFE 的不足之处是材料不可降解，故当用于 GTR 膜时需要二次手术取出。

（孙　晈）

第十七章 口腔正畸材料

Orthodontic Materials

第一节 固定正畸矫治器材料
Fixed orthodontic appliance materials

一、正畸托槽 Orthodontic brackets

正畸托槽是固定矫治器中，将矫治力从弓丝传递到牙齿的关键组件。按照材料性质可分为金属、陶瓷、树脂和复合材料托槽，目前以不锈钢托槽为主，陶瓷和树脂类托槽因美观应用也日益广泛。

（一）金属托槽（Metal brackets）

正畸金属托槽包括贵金属、不锈钢、纯钛等，还有磁性托槽等特殊金属托槽。

1. 贵金属托槽（precious metal brackets） 在不锈钢出现以前，托槽多由贵金属制成，包括黄金、金合金、镍银合金等，主要是金合金，第一、二代方丝弓托槽都为贵金属。贵金属加工性能和耐腐蚀性好；但硬度等机械性能差，易变形，价格昂贵。目前，贵金属托槽仍有少量应用，多用作个性化舌侧矫正器托槽（图 17-1）。

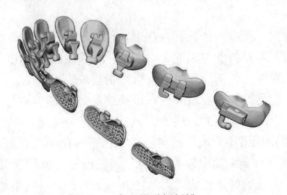

图 17-1 贵金属舌侧托槽

2. 不锈钢托槽（stainless stell brackets） 从 20 世纪 40 年代开始，第三代方丝弓托槽开始使用不锈钢。不锈钢以其优良的机械性能（如较高硬度，较低的丝槽摩擦阻力）及价格低廉等优点，迅速取代贵金属而成为固定正畸材料的主流。常用的不锈钢材料型号包括 17-4PH、316L 和 304 等。但不锈钢托槽不美观，对镍过敏者也不适用（图 17-2）。

3. 纯钛托槽（titanium brackets） 纯钛托槽生物相容性好、质轻、耐腐蚀、弓丝与托槽摩擦系数与不锈钢托槽相当。但纯钛熔点高，加工难度大，价格比不锈钢托槽高，也不美观，因此，钛托槽主要应用于对不锈钢过敏的患者。

（二）陶瓷托槽（Ceramic brackets）

1980年以后出现陶瓷托槽，但因陶瓷易碎、加工精度不高，当时应用并不成功。1990年以后，高纯度的蓝-白宝石陶瓷托槽性能才基本满足临床需要，至今，陶瓷托槽美观和质量都大大改进，氧化锆托槽比氧化铝托槽（图17-3）有更高的抗折断强度。

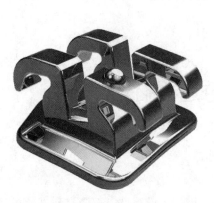

图17-2　不锈钢托槽

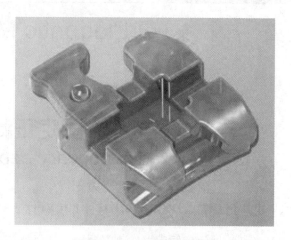

图17-3　氧化铝陶瓷托槽

1. 成分和性能　陶瓷托槽的主要成分是氧化铝或氧化锆。99.8%纯度的氧化铝托槽，呈清亮或半透明样，单晶氧化铝的机械性能和生物性能优于多晶氧化铝，单晶氧化铝制作托槽更合适。氧化锆具有更高的强度，托槽颜色微黄，在白色和象牙色之间有多种色泽选择。陶瓷托槽几乎不溶解，生物相容性好。

氧化铝和氧化锆硬度高，甚至超过金属。但由于陶瓷托槽的硬度超过牙釉质太多，使用时牙釉质与托槽的反复接触可能会引起牙面的损伤，在上颌尖牙最为常见。拆除托槽时也容易发生釉质剥脱，必要时需要通过高速机头磨除，因此常在陶瓷托槽基底上加底垫或金属网以便从牙面拆除。

陶瓷托槽塑性差，脆性大，亚显微的裂缝存在也能导致陶瓷托槽因应力集中而折断。如氧化铝托槽在加转矩或拆除时就容易折断。因此，对陶瓷托槽须做表面圆滑处理，减少通过托槽翼等部位的锐利边缘转移残存应力，消除斑点、杂质等制造缺陷。

陶瓷托槽与金属弓丝之间的摩擦系数较高，在正畸过程中可能影响弓丝的滑动。可在陶瓷托槽的槽沟设计金属内壁，以减少摩擦力，但可能会影响托槽的美观。

2. 应用情况和前景　陶瓷托槽比金属托槽更美观，比塑料托槽具有更好的物理机械性能，因此迅速替代塑料托槽，成为对美观需求较高患者的首选托槽。陶瓷托槽的外观可以是白色、牙色及半透明的，若再加上由玻璃纤维制成的弓丝则外观更为理想。其生物相容性好，其抗张强度及在牙釉质表面的粘接强度等都优于不锈钢托槽。

陶瓷托槽不足处表现在：①陶瓷材料的断裂韧度比不锈钢低，故较后者易断裂。②陶瓷托槽对弓丝的摩擦阻力高于不锈钢托槽，会延长治疗时间。③陶瓷托槽的高硬度会使与之接触的对颌牙的牙釉质严重磨损。其较强的粘接强度和本身的脆性，使得拆除托槽时容易造成牙釉质表面的损伤。

（三）树脂托槽（Resin brackets）

树脂托槽是由不同类型高分子树脂加工制作的，最早使用的是聚碳酸酯，但托槽强度不够，甚至不能完全抵抗正畸弓丝施加的正畸力。可添加颗粒或纤维提高托槽强度。

目前，树脂托槽由聚羧酸及聚氨酯等材料制作，其中，聚氨酯是近年来制作美观托槽的推荐材料。由于树脂托槽易着色、脆性高、受应力易断裂、与牙釉质粘接强度低、摩擦力也比陶瓷托槽和不锈钢托槽大；同时，由于树脂屈服强度低，托槽槽沟的精度和强度难以保证，托槽的形变导致应力被传导到托槽而非牙齿。除此以外，材料本身的生物膜吸附作用也会影响托槽的性质，托槽在体内由于疲劳、磨损、温度和酸碱度波动、潮湿等原因，可出现老化、硬度降低。目前，有研究用陶瓷、玻璃纤维强化处理树脂托槽。总的来说，树脂托槽在临床应用并不广泛。

（四）复合材料托槽（Composite brackets）

采用两种或两种以上材料制成的托槽，称为复合材料托槽。

1. 镀膜的不锈钢托槽　最早在不锈钢托槽上镀膜，用于改善美观。例如，不锈钢托槽表面涂附薄层氮氯化锆可形成金色外观，合并使用金制弓丝会使颜色更美观。但因有良好硬度和耐磨性能的镀膜材料与金属之间的附着性欠佳，常致镀膜剥落；而与金属有良好的附着性能的镀膜材料，其耐磨性能又无法满足临床使用，因此镀膜的不锈钢托槽基本退出临床。

2. 不锈钢精密内衬树脂托槽及陶瓷托槽　针对树脂托槽及陶瓷托槽的翼在使用中容易断裂，且槽沟摩擦力阻力较大的特点，在树脂托槽和陶瓷托槽的槽沟内镶入 U 形不锈钢内衬，可保留托槽的美观效果，同时预防托槽翼意外断裂并降低槽沟摩擦阻力。这种内衬技术在陶瓷自锁托槽应用广泛，托槽主体和托槽翼使用美观的陶瓷，弹簧片及其与托槽结合的部分使用不锈钢。

3. 瓷填料树脂托槽　是采用在树脂基质中加入 15% ～ 30% 瓷填料的方法来解决树脂托槽机械性能差的缺点，这种托槽保留了树脂托槽的美观，且摩擦力小，结构致密，力传导性好。成本也低于陶瓷托槽。

4. 带不锈钢底板的陶瓷托槽及树脂托槽　带化学粘接底板的陶瓷托槽与牙釉质的粘接力过强，而树脂托槽与牙釉质的粘接力欠佳。带不锈钢底板的陶瓷托槽和树脂托槽既保留了托槽的美观，又省去了陶瓷托槽去粘接时的麻烦及树脂托槽脱落率过高的问题。但成本增加，且对托槽整体美观和固有性能没有改进，应用不广泛。

5. 表面抗菌、抗黏附处理托槽　托槽本身会增加牙釉质表面菌斑滞留和微生物附着的概率，造成牙釉质脱矿和牙周疾病。有研究表明，正畸托槽涂布聚乙二醇（PEG）、牛血清蛋白（BSA）等有机复合涂层可以减少 80% 以上的变形链球群的附着。而涂有银离子和二氧化钛（Ag ＋ TiO_2）复合涂层的正畸材料也显示出抗嗜酸乳杆菌的黏附效果，能有效减少细菌黏附。。

二、正畸弓丝 Orthodontic archwire

（一）正畸弓丝的发展

正畸弓丝是固定矫治器的重要组成部分，也是正畸作用力的力源之一，在正畸的不同阶段采用不同尺寸和硬度的正畸弓丝可以起到通过形变给牙齿加力和稳定牙弓等作用。

最早的正畸用金属弓丝是贵金属，如金、铂、铱和银的合金，美观而耐腐蚀，但缺乏弹性和拉伸强度，不适于制作复杂的装置和连接部位。1887 年，现代正畸学之父 Angel 医生试着用"德国银"（一种黄铜：65% 铜、14% 镍、21% 锌）代替贵金属，并通过改变铜、镍、锌的组成，进行冷处理等来改变其性能，"德国银"可以通过增加硬度制作螺栓，其弹性足以作扩弓弓丝，其延展性可以作带环。

真正广泛应用于正畸临床的金属材料是不锈钢。1919 年，德国 F.Hauptmeyer 首次将不锈钢引进牙科领域，用以制作修复体。1920 年，Angel 使用不锈钢制作结扎丝。至 1937 年，不锈钢作为正畸材料的地位已被确认，目前至少有 10 种不锈钢被用于制造正畸装置。

同时，各阶段的先进金属制造工艺和对镍过敏反应的认识，也都反映在正畸金属材料领域。

（二）常用正畸弓丝材料

正畸弓丝按材料可分为不锈钢丝、钴铬合金丝、镍钛合金丝、复合材料弓丝等；按形态分为圆形、矩形、多股 3 种。超弹性镍钛丝的弹性最好，其弹性模量为普通镍钛丝的一半；不锈钢丝弹性最差，刚度最大。

1. 不锈钢弓丝（stainless steel wire） 是正畸治疗的主要弓丝，为 "18-8" 奥氏体型，主要成分为 70%～75% 铁、17%～20% 铬、8%～12% 镍以及低于 0.15% 的碳，弹性模量 160～180 GPa，屈服强度 1100～1500 MPa。优点是具有一定的弹性和刚度、价廉、易弯曲、可焊接，在托槽沟中的摩擦力比其他正畸弓丝小；缺点是移动牙齿时，因刚度大，牙移动后力值变动幅度大，在排齐较严重的错位牙时，常需要选择直径较小的钢丝或弯制曲，并且须经常加力及更换弓丝。

2. 钴铬合金丝（cobalt-chromium wire） 钴铬合金又称钴-铬-镍合金，含 40% 钴、20% 铬、15% 镍、16% 铁、7% 钼、2% 锰以及低于 0.15% 的碳，弹性模量 160～190 GPa，屈服强度 830～1000 MPa。优点是较不锈钢丝易于弯制成形而不易折断，常用于弯制各种曲、弹簧，而如果需要增加弹性和硬度，可对其进行热处理，热处理后即与不锈钢丝接近。钴铬合金丝的缺点是其与沟槽的摩擦力较不锈钢丝大。

3. 钛合金丝

（1）镍钛合金丝（nitinol wire）：约含 55% 镍、45% 钛或少量铜等金属，不同品牌的镍钛记忆合金丝由于生产工艺不同而性能略有差异，弹性模量 30～40 GPa，屈服强度 210～410 MPa。优点是具有很大的弹性回复能力，在较大的变形状况下能回复到初始状态，并且使之变形的力较不锈钢丝小很多，其弹性模量是不锈钢的 1/4。因此，镍钛合金丝的主要用途是矫治初期拥挤的改正、旋转改正、牙列排齐整平等。尽管在牙列排齐整平过程中镍钛合金丝具有诸多优势，但其也有缺点：与托槽槽沟的摩擦力较不锈钢丝大；成形性差，适用于预成 3 个序列弯曲的直丝弓矫治技术，而不适用于需弯制各序列变曲的方丝弓矫治技术；过度弯曲将影响其弹性回弹能力，甚或引致其折断，因此不推荐使用镍钛记忆合金丝弯制各种曲。颊面管远中弓丝末端因镍钛记忆合金丝成形性差、不易弯折而常引起患者不适，这时可在口外将末端退火进而在口内使其打弯。

镍钛合金丝分为马氏体稳定型合金丝（Martensitic stable alloy wire）、奥氏体超弹性合金丝（Austenitic superelastic alloy wire）、马氏体超弹性合金丝（Martensitic superelastic alloy wire）、镍钛铜铬合金丝（nitinol-copper-chromium wire）。马氏体稳定型合金丝是最早的普通镍钛合金丝，不具有形状记忆功能。奥氏体超弹性合金丝通过弓丝变形引发马氏体相变，静态为稳定的奥氏体相，弹性较普通镍钛丝好而脆性强，奥氏体和马氏体可以相互转化，在较小的应力下刚度大，而在较大的应力下刚度下降。马氏体超弹性合金丝室温下主要为马氏体，具有温度激活效应，当达到口腔内温度时相变为奥氏体。镍钛铜铬合金丝属奥氏体活性超弹镍钛铜铬合金丝。加入铜可增加强度，减少滞后现象。

超弹性合金丝（superelastic alloy wire）用于正畸弓丝、推簧、拉簧、带环。如使用形状记忆合金制作带环，利用其低于体温时的直径膨胀状态可轻松就位，在体温时直径缩小，从而不易脱落。正畸弓丝具有形变大时矫治力轻柔，而形变小时可作稳定弓丝的特点。超弹性镍钛丝和镍钛合金的局限性在于它们不容易成形；此外，若无热处理过程，经永久变形它们会失去预置的弯曲。镍钛丝是脆性的，通常用于需要相对直的线和大的偏转而没有永久变形的弓形。图 17-4 为镍钛丝和超弹镍钛丝应力-应变曲线。

（2）β-钛合金丝：约含 78% 钛、11% 钼、7% 锆和 4% 锡，弹性模量 62～69 GPa，约为不锈钢的 40%，屈服强度 690～970 MPa，成形性优于不锈钢丝，可焊接。适用于牙位精细调节的矫治结束前期，特别是转矩控制。反贻曲线带"T"形曲的 β-钛合金弓丝适用于同时内收及压低前牙。β-钛合金丝表面粗糙，摩擦力较不锈钢丝和镍钛合金丝大。低摩擦 β-钛合金采用氮离子加速渗透注入弓丝内部，以减小弓丝表面的摩擦力。钛铌结束期弓丝是近年来推出的一种矫治结

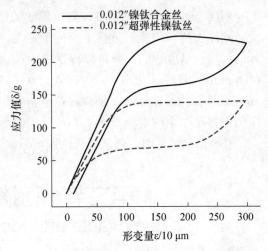

图 17-4　镍钛丝和超弹镍钛丝应力-应变曲线

束前细调节牙齿三维方向位置的弓丝，不含镍，刚度只有 β-钛合金的 60%，易于弯制。

β-钛合金的弹性模量介于钢和镍钛合金之间，可以偏转至钢的 2 倍，不会发生永久变形。与镍钛合金不同的是，不容易发生弯曲和扭曲形变，具有良好的延展性，相当于或略优于不锈钢，且可以在不显著降低屈服强度的情况下进行焊接。弹簧和挂钩可以直接焊接而无需焊料加固。

还有一种由称为"Gum Metal"的 β-钛合金制成的正畸弓丝。Gum Metal 的特性包括超低弹性模量（杨氏模量）、非线性弹性行为、超高强度、高屈服应变、高延展性和超塑性变形性，在室温下没有加工硬化。这种新型正畸丝的独特多功能特性使其理论上能用于正畸治疗的多个阶段。其超弹性特性使得牙齿的初期排齐整平更加容易。由于其超低弹性模量和可变形性，矩形 Gum Metal 也适用于在正畸手术的早期阶段对牙齿移动进行三维（扭矩）控制。其超弹性和非线性弹性变形行为使弓丝的激活范围最大化而无需过大的力。使用 Gum Metal 可通过减少更换弓丝的次数和治疗持续时间来减少正畸治疗带来的疼痛和不适。

（三）弓丝形态和尺寸对性能的影响

1.弓丝形态对性能的影响　正畸弓丝按形态分类为圆形、矩形、麻花丝（多股不锈钢丝缠绕而成）3 种。不同形态应用于不同的治疗阶段，在直丝弓矫治技术中，弓丝使用一般遵循"从软到硬、从细到粗、从圆到方"的原则。

矩形弓丝（squared wire）相较于圆形弓丝（round wire）的有效转矩（torque）更大，可以在三维方向上控制牙齿移动，常用于需要精准控制牙齿的治疗中后期，如关缝、精细调整阶段；麻花丝（twist-shaped wire）具有弹性大、回弹力强的特点，力值持久而柔和，比起单根丝，其对牙齿的施力分布更加均匀，常用于排齐及牙弓整平阶段；而圆形弓丝则常用于治疗早期，需要托槽随着弓丝快速移动、要求摩擦力小的排齐阶段。

矩形弓丝与托槽槽沟尺寸的匹配是发挥转矩力的前提，两者间的余隙影响了转矩的有效角度，有效转矩越大弓丝对托槽施加的压力也越大，产生的摩擦力更大；尽管圆丝在转矩控制上较差，但有研究显示，当托槽与弓丝呈 6° 或更大的夹角时，直径 0.020 英寸的圆形弓丝所产生的摩擦力大于 0.017*0.025 英寸 * 英寸的方形弓丝。

2.弓丝尺寸对性能的影响　正畸常用圆形弓丝直径有 0.012、0.014、0.016、0.018、0.020（单位：英寸）；矩形弓丝截面有 0.016*0.022、0.017*0.022、0.017*0.025、0.018*0.025、0.019*0.025、0.0215*0.028 等（单位：英寸 * 英寸）。不同尺寸的弓丝其刚度、弹性模量、摩擦力均有不同。

刚度（stiffness）反映弓丝对抗形变的能力。同样材质和形状的弓丝，尺寸越大其刚度越大。刚度大的弓丝能够抵抗更大的形变力，有利于保持牙弓的稳定性，利于正畸治疗中支抗牙的稳定；刚度小的弓丝可以提供更柔和、稳定的作用力。对于同样形变，直径为 0.02 英寸（0.5 mm）圆丝产生的力为 0.018 英寸（0.45 mm）圆丝的 2 倍、0.01 英寸（0.25 mm）圆丝的 16 倍。摩擦力（friction）是指在托槽槽沟尺寸固定的情况下，放置不同尺寸的弓丝在一定的压力下移动产生的滑动摩擦力，尺寸大的弓丝由于和槽沟之间的余隙更小，产生的摩擦力更大。在矫治错位牙时，通常弓丝的刚度越大则摩擦力越大。

第二节　可摘正畸矫治器材料
Removable orthodontic appliance materials

一、树脂类可摘正畸矫治器 Resin removable orthodontic appliances

树脂类可摘正畸矫治器主要是指一般活动矫治器和功能矫治器（图 17-5），可摘矫治器一般包括固位装置、加力装置和基托部分，其中，基托部分使用的树脂与义齿基托树脂相同，主要是热凝基托树脂。修补时，可采用自凝基托树脂。此外，其他纤维增强树脂等也有少量应用。可摘正畸矫治器的固位装置和加力装置一般是由不同尺寸的不锈钢丝弯制而成。作为固位使用的卡环根据使用设计不同钢丝尺寸稍有差异，单臂卡环弓丝直径 0.8 ～ 1 mm，箭头卡环 0.7 ～ 0.8 mm，邻间钩 0.8 ～ 0.9 mm。在加力的弹簧中，曲簧、指簧和圈簧多在 0.5 ～ 0.7 mm，分裂簧和扩弓器使用 0.8 ～ 1 mm。唇弓 0.6 ～ 0.8 mm，唇挡和舌挡丝使用 0.8 ～ 1.2 mm。

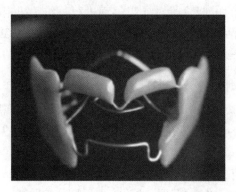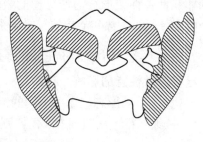

图 17-5　树脂功能矫治器

二、热压膜材料类矫治器

热压膜材料类矫治器（图 17-6）又称无托槽正畸矫治器，因美观和形状记忆性，已得到广泛应用。热压膜材料不仅可用于制作热压膜保持器、咬合板、颞下颌关节板、阻鼾器以及漂白装置等，还可用于系列隐形矫治器的制作。

热压膜材料可以由以下材料制成。

聚对苯二甲酸乙二醇酯（polyethylene terephthalate，PET）的耐疲劳性和尺寸稳定性好，常用于制作透明压膜保持器。它可以释放较大的应力，也可作为矫治器材料。

聚对苯二甲酸乙二酯-聚乙二醇（polyethylene terephthalate-glycol，PETG）是乙二醇改性

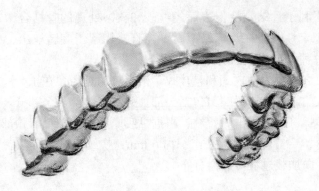

图 17-6 热塑材料矫治器

的 PET，是一种非结晶性无定形聚合物，具有良好的机械性能、光学性能、耐疲劳性及尺寸稳定性，良好的流动性及耐溶解性。

热塑性聚氨酯（thermoplastic polyurethane，TPU）是无托槽隐形矫治器中常用的热塑性材料，弹性高，可以满足正畸过程中轻而持续矫治力的需求。TPU 抗张强度和抗撕裂强度高、耐磨性和耐油耐溶剂性好，具低温柔韧性。但材料中 TPU 的增加会导致产品的透明度下降，影响美观。

聚碳酸酯（polycarbonate，PC）具有强度高、尺寸稳定性好、吸水率低、耐久性良好，以及透光性、抗冲击强度和韧性好等优点，可以与其他聚合物联合用于正畸用热压膜膜片的制作，如 PC 与 TPU 组合膜，可以释放较为恒定的矫治力。

聚丙烯（polypropylene，PP）有良好的机械性能、绝缘性、热稳定性、化学稳定性和生物相容性。但是尺寸稳定性较差，热成型性受限，其脆性也限制了一些应用。

EVA 是由乙烯和乙酸乙烯酯（vinyl acetate，VA）组成的一种具有良好生物相容性的热塑性聚合物，EVA 因 VA 的含量不同性能不同。VA 含量高时，EVA 的极性、黏附性、抗冲击性、弹性和兼容性都会增加，但同时其结晶度、刚度、软化温度及熔点将会下降。可用于制作透明压膜保持器。

第三节 其他正畸材料
Other orthodontic materials

一、正畸种植支抗装置 Orthodontic implant devices

正畸种植支抗装置主要包括微螺钉（mini-screws，图 17-7）和微型板（mini-plates）。微螺钉最为常用，植入手术相对简单，一般不需要翻瓣术，患者舒适度高，取下也容易，缺点是主要适用于作为支抗，控制牙齿移动，牵拉颌骨效果不理想。而微型板主要用于牵拉颌骨，但植入和取出需要两次翻瓣术，另外，固定微型板也需要额外植入微螺钉。

微螺钉和微型板的常用材料是纯钛、钛合金和不锈钢，也有研究采用聚乳酸、聚乙醇酸等可降解材料。纯钛多用于阻力小的植入区域，如牙根间牙槽骨区域，如果是植入阻力大的区域，如颧牙槽嵴等，可考虑不锈钢钉。

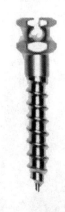

图 17-7 正畸用微螺钉

光滑的微螺钉不利于骨结合。但表面经喷砂和酸蚀处理的骨结合微螺钉虽然提高了微螺钉的成功率和骨内稳定性，但在治疗结束时不能直接用起子旋转取出，强行旋转可能造成微螺钉折断，需要通过种植钉周围去骨的方式取下。

微螺钉按照植入方式分为助攻式和自攻式。微螺钉的直径多在 1.4 ～ 2.0 mm，阻力越大的区域应使用直径越大的微螺钉。微螺钉包括头部、颈部和体部 3 个部分。微螺钉头部可衔接弹性组件便于加力。微螺钉颈部光滑无螺纹，根据黏膜厚度可以选择短颈部或宽颈部。微螺钉体部是植入骨内的部分，一般至少植入硬组织内 6 mm，螺纹区域的上部三分之一周围的反向锯齿形螺纹使应力在横向加载过程中广泛分布。

二、弹性材料

弹性材料是正畸治疗中重要的力源之一，在以直丝弓矫正器占主导的固定矫治中，关闭间隙和牙齿移动以滑动法为主，即在弹性力的作用下，牙齿沿弓丝滑行移动，力源就是各种弹性材料。目前，弹性材料以合成橡胶为主，如聚氨基甲酸酯（polyurethane），简称聚氨酯。

正畸产品主要有：链状橡皮圈、弹力线、保护软组织用的弹力管、分牙圈、结扎圈、抗扭转垫、定位器。定位器还可使用硅橡胶。正畸用弹性材料应尽量符合以下条件：①张开 3 倍于内径的距离时很少疲劳；②同一规格的弹力圈应产生基本相同的弹力；③可稳固悬挂；④吸水性弱，不会过分膨胀。

弹性材料在加力状态下应力衰减，并在口腔环境内逐渐老化，因此，链状橡皮圈、弹力线、结扎圈等长时间跟矫治器配合使用的弹性材料产品需要定时更换，每 4 ～ 6 周更换一次。

（韩　冰）

第十八章　预防保健材料

Prophylactic and Preventive Materials

预防是牙科的基础。预防保健材料（prophylactic and preventive materials）主要指预防牙齿和支持组织疾病和损伤如龋齿等，保持口腔卫生和健康的材料。本章主要介绍窝沟点隙封闭剂、含氟防龋材料、牙膏和洁牙剂，以及口腔保护器。

第一节　窝沟点隙封闭剂
Pit and fissure sealants

窝沟点隙封闭剂（pit and fissure sealants）简称窝沟封闭剂，是具有较好流动性的材料，能够到达牙齿窝沟点隙处，固化后能有效封闭窝沟点隙，阻断致龋因子对此部位牙齿的作用，从而达到预防龋齿的作用。恒牙殆面窝沟点隙处的解剖特点使有机物及细菌易于存积于此，容易发生龋坏，即使是氟化物也不能有效预防该部位的龋齿。20 世纪 60 年代，酸蚀技术出现，1965 年，殆面封闭（occlusal sealing）技术的使用有效地预防了殆面部位的龋齿。

一、树脂基封闭剂 Resin-based sealants

目前常用的窝沟封闭剂是光固化封闭剂（light-curing sealants），也有少量自凝型（化学固化）封闭剂（self-curing sealants）。其主要成分是光固化或化学固化树脂，流动性好。光固化封闭剂为单组分，经可见光固化灯照射一定时间而固化。化学固化封闭剂多为双组分液剂，一组分为基质液剂，另一组分为催化液剂，使用时，两组分按一定比例调和而固化。树脂基封闭剂能进入酸蚀后的釉质微孔内形成树脂突（resin tags），与牙釉质形成较强的机械性结合。近来又发展了含氟封闭剂和激光固化封闭剂。

（一）组成（Composition）

树脂基封闭剂主要由基质树脂、稀释剂、阻聚剂、聚合反应引发剂、促进剂、颜料、填料等组成，类似复合树脂，但它稠度更稀。

1. 基质树脂（resin matrix）　与复合树脂的基质树脂相同，主要为含端乙烯基的丙烯酸酯树脂，如 Bis-GMA、二甲基丙烯酸酯及二甲基丙烯酸氨基甲酸酯（urethane dimethacrylate，UDMA）。其用量为 30% ～ 50% 质量分数。树脂基质在引发体系的作用下发生聚合反应而固化。

2. 稀释剂（diluents）　窝沟封闭剂应有良好的流动性，能流入窝沟点隙及为封闭剂固位而酸蚀的釉质中。因基质树脂黏度大，流动性差，故组成中须加入 50% ～ 70% 质量分数的稀释剂，以降低基质树脂的黏度而获得良好的流动性。常用的稀释剂为二甲基丙烯酸三甘醇酯（triethylene glycol dimethacrylate，TEGDMA）等低黏度的含双官能团的甲基丙烯酸酯类化合物。类似的低聚物（oligomer）有 UDMA、甲基丙烯酸甲酯（MMA）等。

3. 填料（filler）　如粒度为 0.04 μm 的气相 SiO_2（fumed silica）或硅烷化的无机玻璃（silanized inorganic glasses）填料。加入 40% 的填料可明显改善其性能，使弹性模量增加，韧性增加，使材料在殆力下少受变形影响。同时，填料还可提高封闭剂的耐磨性（wear resistance）。

4. 引发体系（initiating system）　光固化封闭剂的引发体系为光敏剂（photosensitizer）和光敏促进剂构成的光敏引发体系（photosensitized initiation system）。常用的光敏剂为樟脑醌（camphorquinone，CQ）、二苯甲酮等二酮（diketone）类；光敏促进剂为胺活化剂（amine activator），如 N,N- 二甲氨基甲基丙烯酸乙酯（DMAEMA），在适当波长（如 430 ～ 490 nm）的可见光照射后引发聚合。

化学固化封闭剂的引发体系由引发剂（initiator）或氧化剂（oxidant）和促进剂（accelerator）或还原剂（reducer）组成。常用的引发剂为过氧化苯甲酰（benzoyl peroxide，BPO），促进剂为有机胺（organic amine），如叔胺（tertiary amine），如 N,N- 二羟乙基对甲苯胺（DHET）。通常在基质液剂中含引发剂，在催化液剂中含促进剂。

5. 阻聚剂（inhibitor）　加入微量阻聚剂如 2,6- 二叔丁基对甲苯酚（BHT 或 264）、对羟基苯甲醚（MEHQ）等，可防止封闭剂在贮存、运输过程中发生聚合。

6. 着色剂（pigment）　在树脂封闭剂中加入着色剂如钛白粉（TiO_2），使材料呈乳白色，便于识别封闭剂使用的范围，并容易发现气泡等缺陷，利于修补，患者也容易观察封闭剂的固位情况，其缺点是可掩盖殆面龋。加入粒度为 0.04 μm 的气相 SiO_2 或硅烷化的无机玻璃，有利于着色剂在封闭剂内的悬浮稳定。近年出现了光敏变色封闭剂（color reversible photosensitive sealants），它含光敏色素（photosensitive pigments），经牙科光固化灯照射使通常是无色的封闭剂变为可持续 5 ～ 10 分钟的绿色或粉色。在复查时再用光固化灯照射，颜色又可出现。可帮助医生辨别封闭的范围。

（二）性能（Properties）

1. 固化时间（setting time）　光固化封闭剂在光固化灯照射后固化，工作时间和固化时间可控，医生有充足的操作时间使封闭剂在窝沟、点隙处浸润和渗透。化学固化封闭剂两组分调和后 4 ～ 6 分钟固化。其固化速率与环境温度，以及引发剂和促进剂的含量有关。温度高、引发剂和促进剂含量高，固化快。反之，固化时间可延长。若固化时间太短，调和后封闭剂稠度将迅速增加，封闭剂在尚未充分浸润、渗透至窝沟、点隙即已固化，最终影响封闭剂的封闭效果。

2. 流动性和渗透性（flowability and penetration）　窝沟封闭剂应有适当的流动性和渗透性，使其能顺利浸润、渗透流至窝沟、点隙处。渗透性与封闭剂的表面张力和黏度，以及与釉质的接触角有关。黏度低（low viscosity）、表面张力小（low surface tension）、润湿性好（good wetting）的封闭剂容易沿釉质表面流动扩散进入窝沟。黏度在 500 ～ 2500 cP 内较合适。黏度小，流动性大，但固化体积收缩也大，且强度低；黏度大，流动性差，封闭剂不易浸润、渗透入窝沟点隙内，影响封闭效果。

窝沟、点隙的形态对封闭剂的浸润渗透也有影响。窝沟点隙呈 V 形，封闭剂容易浸润渗透；若呈口小底大形，则封闭剂不易浸润渗透。使用封闭剂时还应避免混入气泡。

3. 固位率（retention rate）或涂膜保留时间　涂膜保留时间是临床评价窝沟封闭剂性能的重要指标。常用保留率或固位率（retention rate）来描述。封闭剂的固位与龋患率呈正相关。

性能较好的窝沟封闭剂的 3 年涂膜保留率达 80% 以上。有的产品 10 年固位率可达 50%。

窝沟封闭剂的固位率与封闭剂与牙釉质的粘接性能、固化收缩、吸水性、耐磨性、咬合力偏斜、冷热温度的交替、硬度等有关。而与牙釉质的粘接性能显著影响其固位率。采用酸蚀技术，能提高封闭剂与牙釉质的粘接强度。用 30% ～ 50% 磷酸水溶液处理牙齿表面，使之轻度脱矿，可改善封闭剂在窝沟釉质表面的润湿，增加表面积，提供封闭剂渗入形成树脂突的空间，封闭剂渗入脱矿部位，固化后形成深 25 ～ 50 μm 的树脂突，从而与脱矿的牙釉质表面形成较强的机械嵌合力而固位。

4. 释氟（fluoride release）性能 有些产品含氟化物，但多数在 24 小时内释氟量较高，随后减弱并维持在低水平，其临床防龋效果尚有争议。

（三）临床应用（Clinical application）

临床操作：封闭剂能渗入窝沟底部，与酸蚀后的釉质结合紧密而长期固位是临床操作的关键。主要包括骀面清洁、酸蚀、冲洗、干燥、涂封闭剂、固化和打磨抛光 6 个步骤。牙面清洁后，釉质表面用 35% ～ 49% 磷酸凝胶酸蚀剂酸蚀 30 ～ 60 秒，水冲洗，吹干，使釉质呈白垩粗糙状。将封闭剂用小毛刷或探针涂布于窝沟点隙处，使封闭剂充分浸润渗透。化学固化封闭剂自行固化，光固化封闭剂用光固化灯照射 20 ～ 40 秒后固化。还可先用光固化粘接剂处理釉质，再用小毛刷涂封闭剂。空气和窝沟、点隙底部的残渣可影响封闭效果。故在涂布封闭剂时，应尽量排除窝沟点隙内的气泡。固化后，应立即去除空气阻聚层，并检查是否封闭完全。单组分酸蚀粘接系统对完整釉质的粘接比对切割过的釉质的粘接弱。

窝沟封闭剂可预防窝沟、点隙部位的龋齿，通过封闭磨牙、双尖牙骀面及下前牙舌面的窝沟、点隙和裂缝等，从而阻断细菌和食物残渣的进入和滞留。并可阻断已进入窝沟、点隙内细菌的营养来源，达到对窝沟、点隙处的可疑龋和初期龋进行封闭治疗的目的。窝沟封闭剂还可作为洞衬剂，封闭窝洞壁的牙本质小管，以减少外界因素对牙髓的刺激作用。此外，窝沟封闭剂还可有效用于可疑龋的封闭。使用窝沟封闭剂后，应定期临床观察，必要时重新封闭。

二、玻璃离子封闭剂 Glass ionomer sealants

玻璃离子水门汀能释放 F⁻，可以预防龋齿的发生，其防龋机制主要是玻璃离子水门汀的氟化物沉积作用，而非单纯的机械阻塞作用。但玻璃离子太黏稠，难以渗入窝沟、点隙的底部。它以物理-化学机制黏附于牙釉质和牙本质，但很难获得像树脂基封闭剂那样的机械固位，临床固位率低。且玻璃离子质脆，骀面易磨损。使用玻璃离子作为窝沟封闭剂时，点隙的宽度至少应大于 100 μm。

可用玻璃离子封闭剂对早期窝沟龋进行预防性充填。玻璃离子封闭剂还可以与树脂基窝沟封闭剂结合使用。玻璃离子是理想的 ART 技术防龋充填材料，尤其是对龋易感人群的预防以及牙颈部龋齿的充填。

树脂改性的玻璃离子（resin-modified glass ionomer）能缓慢释氟，且与釉质的粘接优于玻璃离子，也可作为封闭剂使用。能释放氟，也可从环境中再摄氟。在复合树脂三明治技术中，玻璃离子及树脂改性玻璃离子对牙本质有良好的释氟效果。

三、流动树脂封闭剂 Flowable composites as sealants

低黏度流动树脂可用于窝沟点隙的封闭和预防性充填。其填料含量较其他树脂基窝沟封闭剂高，耐磨性更好。用时应避免气泡混入。

第二节　含氟防龋材料
Fluoride containing caries preventive materials

低浓度氟化水源已经使儿童龋齿显著下降。很多含氟材料可以用于控制龋齿。除可经氟化水源防龋外，也可局部用氟，如牙膏、漱口水、凝胶及保护漆等，使牙釉质表面能有效利用并摄取氟离子。借助载体材料将合适浓度的有效成分置于牙齿表面，并维持足够的时间，使之能以最大速率吸收。载体材料必须无毒，治疗后易于从口腔中全部去除。全身及局部氟应用的结果使牙齿光滑面龋自20世纪60年代以来大大降低。后牙殆面窝沟点隙部位不易摄取氟化物，且牙齿表面结构不规则，异物易附着，容易发生龋坏，可使用树脂基窝沟封闭剂预防龋齿。

氟防龋的机制是氟离子可替换牙齿硬组织中羟基磷灰石（hydroxyapatite）的羟基，变成氟磷灰石（fluorapatite），氟磷灰石较羟基磷灰石有更强的耐酸能力，从而能防止细菌产酸等造成的龋齿。具体如下：

$$Ca_{10}(PO_4)_6(OH)_2 + 2F^- \longrightarrow Ca_{10}(PO_4)_6F_2 + 2OH^-$$
$$Ca_{10}(PO_4)_6(OH)_2 + 2F^- \longrightarrow CaF_2 + 6PO_4^{3-} + 2OH^-$$

氟防龋效果与氟化物浓度有关，如0.2% NaF最大可吸收0.05%。与氟接触的时间也呈正比，时间长，治疗效果好。在利用氟化物防龋时还应注意氟对人体的毒性作用，以防发生氟中毒。

常用的局部用氟物质如0.1%～0.2%氟化钠水溶液，含氟涂膜或凝胶，牙膏、牙粉以及含氟充填材料。医生可用高浓度氟化物定期为患者涂敷。近来认为牙釉质摄氟需在低pH下才能完成，故1963年，1.23%氟化物与酸性磷酸钠一起使用，含氟化物的0.1 M磷酸pH 2.8制成的制剂称为APF，可使龋患率降低50%，每月用1次或每年2次。在APF溶液中加入甲基（methyl）或羟乙基（hydroxyethyl）制成APF凝胶，可在托盘中局部使用。

氟化锶可有效提供氟离子，但可引起牙齿表面着色。

一、含氟充填材料 Fluoride containing restorative materials

有些充填材料中氟化物作为必需的（essential）组成成分，如硅水门汀及玻璃离子水门汀。也有厂家试图将氟化物填加到树脂基充填材料及银汞合金中。

（一）硅水门汀及玻璃离子水门汀（Silicate cements and glass ionomer cements）

硅水门汀（silicate cement）的使用始于1871年，因牙色树脂基直接充填材料（tooth-color resin-based direct filling materials）的出现，到20世纪70年代，其使用迅速减少。但人们发现虽然硅水门汀溶解性高，尤其是在菌斑周围酸环境下，硅水门汀修复体周围继发龋发生率却很低，这与材料在唾液中溶解后释放的高水平氟化物有关。在玻璃离子水门汀（glass ionomer cements，GIC）中采用类似的玻璃粉，也能有效预防修复体周围龋齿的发生率。玻璃离子水门汀能够持续释放F$^-$，并能从周围环境中再摄取F$^-$，有效预防龋齿的发生。其防龋能力与修复体周围釉质中摄F$^-$多少、修复体或牙表面周围溶液中氟化物的含量及维持的时间有关。

玻璃离子水门汀特别适用于不能得到及时治疗地区的高危龋儿童。用保存技术将剩余龋洞用富氟的水门汀充填封闭，可使龋患部位获得一定程度的再矿化。采用非创伤性修复治疗术（atraumatic restorative treatments，ART），用手持器械去除表层软的龋坏组织，再用粘接性、压缩强度和耐磨性好的快凝玻璃离子充填或封闭。除了儿童，玻璃离子水门汀还可用于其他高危龋患者。树脂改性的玻璃离子水门汀也有较好的防龋作用。

（二）含氟树脂基充填材料（Fluoride containing resin-based filling materials）

有些复合树脂或复合体中添加了能够防龋的氟化物，称为含氟复合树脂（fluoride containing composite resin）或含氟复合体（fluoride-containing compomer）。很多厂家声称其含氟树脂含有能释氟的填料，且材料释氟后仍保持较高的强度。但在树脂基质中加入水溶性氟化物效果并不理想，因氟化物释出后，可使材料留下孔隙，机械性能下降。有的产品采用基质结合的氟化物（matrix-bound fluoride），如丙烯酸-胺-HF 盐形式，但稳定性差，易变色。含氟树脂基材料已成功应用于正畸托槽的粘接树脂和释放氟的窝沟封闭剂中。含氟树脂基材料主要有两种类型

1. 含可析出 F⁻ 的玻璃填料。

2. 含可溶性稀有金属氟化合物，如 YbF₃。当水扩散入材料内时，会释放 F⁻。具体如下：

$$YbF_3 + 3OH^- \longrightarrow Yb(OH)_3 + 3F^-$$

含氟树脂基充填材料可以充填龋齿窝洞，并可与窝沟封闭剂结合进行预防性树脂充填（preventive resin filling），即对早期窝沟龋不做预防性扩展，仅去除龋坏组织后用含氟树脂充填，再于𬌗面涂窝沟封闭剂，减少边缘微漏（marginal leakage）的发生，可以预防早期龋齿。

（三）含氟银汞合金（Fluoride containing amalgam）

在银汞合金内加入氟化锶（strontium fluoride），可释放 0.5% 的氟。

二、含氟涂料 Fluoride varnishes

含氟涂料又称氟化物漆或防龋涂料，有的产品称氟保护漆（fluor-protector），它可使氟化物有效地局部应用于牙表面。

不同产品所含氟化物的种类和浓度不同，如含 5% 氟化钠（sodium fluoride）（F⁻浓度为 2.2% 或 2600 ppm）或含 1% 二氟硅烷（difluorosilane）（0.1% F 或 1000 ppm F）。氟保护漆含氟量较低，为 0.1% F⁻，用于幼儿也较安全。含氟涂料一般将氟化物溶于含树脂的有机溶剂中，如含乙醇或丙酮的树脂，聚氨酯或松香等。将其涂于牙面上，待有机溶剂乙醇或丙酮挥发后，在牙面留下一薄层含氟化物的树脂贴膜。它与牙齿紧密结合，氟化物（钙）沉积于牙面上，经再矿化反应转成氟磷灰石。有些产品含无定型磷酸钙，目的也是使牙釉质再矿化。

含氟涂料的优点是氟化物与牙面接触时间长，可达数小时至数周，个别产品甚至可达半年，可降低 70% 的龋坏。其防龋功效与氟化物漱口水相似。可用于患龋率高的儿童和青少年，以及老人根面龋、正畸矫治过程中。每年用 2 次即可。副作用为有苦味，会使牙齿变色，牙齿变色可持续 24 小时。

三、含氟凝胶和氟化泡沫 Fluoride gel and fluoride foam

含氟凝胶为局部用含氟材料。通常凝胶中氟离子浓度为 1.22% ～ 1.32%。例如，氟离子浓度为 1.23% 的酸性磷酸氟（acidulated phosphate fluoride，APF，123 000 ppm 氟化物）凝胶，含 2% NaF、0.34% 氟化氢、0.98% 磷酸、增稠剂、调味剂和色素，形成水凝胶。还有的产品含 2.6% 的氟化钠、0.16% 的氟化氢、或含 0.5% 的 NaF 凝胶和 0.1% 的 Sn₂F 凝胶。APF 凝胶的主要成分是酸性磷酸氟溶液，其 pH 3 ～ 4。含氟化钠的 0.1 mol/L 磷酸溶液，制成凝胶使用。有些产品在 APF 溶液中加入发泡剂，称为含氟泡沫或氟化泡沫（fluoride foam）。这些产品都有一定的防龋作用，使用时一般放在托盘中，放于牙齿上，主要用于牙齿光滑面龋的预防。有些产品只能在专业人员指导下使用，且在使用时应注意防护，以防误吞而对机体造成损害。

APF 凝胶不能用于牙齿敏感者，因其会造成酸蚀，加重牙齿敏感。

四、含氟漱口液 Fluoride mouthwash

氟的另一有效载体为漱口液，称含氟漱口液（fluoride mouthwash，fluoride mouth-rinsing）。它能将有效成分置于洁净牙齿或组织表面以达到最佳治疗效果，可保持口腔卫生，是一种局部用氟防龋的有效方法。每天或每周使用含氟漱口液可使患龋率降低 20% ~ 50%。儿童使用时，应有成人监督指导，以防误吞。

含氟漱口液有如下几个主要成分。

1. 氟化物（fluoride） 氟化物漱口液有防龋作用。先是在牙面形成一层氟化钙。随后，下方矿物结构从羟基磷灰石转成氟磷灰石。氟化物摄取与其浓度有关。一般使用中性或酸性氟化钠配方，如 0.2% 或 0.05% NaF 溶液。有的为氟化亚锡或氟化铵。

2. 防龋剂（anticaries agent） 或抗菌剂。如氯己定（chlorhexidine），它是强抗菌剂，最初用于软组织或牙龈炎、冠周炎，浓度 0.1% ~ 0.2%。可减少牙齿菌斑附着。氯己定有苦味并使牙面着色，着色程度与其浓度有关。

3. 表面活性剂（surfactant） 可以是非离子嵌段共聚物（nonionic block copolymers）、阴离子表面活性剂（anionic surfactant）或阳离子表面活性剂（cationic surfactant），如十二烷基硫酸钠（sodium lauryl sulfate）或氯化十六烷基吡啶（cetyl pyridinium chloride），后者为阳离子表面活性剂，有抗菌性。表面活性剂可以帮助漱口液从牙齿上去除残渣，并协助溶解组成中的其他成分。

此外，还有矫味剂如桉叶油素（eucalyptol）、薄荷（mentha）、麝香草酚（thymol）。一般的漱口液都将有效成分溶于水或乙醇中，可延长贮存期。选择漱口液时应注意其酸性和溶液中乙醇的含量。多数漱口液为酸性，pH 3.4 ~ 6.6。个别为中性（pH 6.6）或碱性（pH 8.3）。乙醇的含量高对修复材料也有不良影响，它可使树脂材料如复合树脂表面变软，使其吸水率增加，牙齿着色。

第三节　牙膏和洁牙剂
Tooth paste and dentifrice

口腔健康需要日常的维护。牙膏和洁牙剂是日常使用的有效的口腔卫生护理用材料。

牙膏（tooth paste）主要是帮助清洁暴露的牙齿表面，去除菌斑和食物残渣，并可作为消炎剂、摩擦剂和漂白剂的载体。含氟牙膏还可预防龋齿。

洁牙剂（dentifrice）或牙粉与牙刷一起清洁牙面，并作为预防牙齿和牙周疾病的活性成分的载体。洁牙剂有多种剂型，有粉状（牙粉）、固体状、膏状等，常用的为牙粉。牙粉的使用已有几千年历史，过去主要含氨（ammonia）或尿素（urea），pH > 7，以中和酸达到降低龋齿的目的。20 世纪 50 年代，于产品中加入氟，成为第一代"有治疗作用"的牙粉。至今已很普遍应用，可降低龋齿。目前，多数牙粉含单氟磷酸钠（sodium monofluorophosphate，Na_2PO_3F），与碳酸钙基（chalk-based）摩擦体系匹配。每克牙粉含 0.4 ~ 1.5 mg 氟化物（约 1000 ppm）。

牙膏和洁牙剂的组成如下。

1. 摩擦剂（abrasives） 帮助去除菌斑、色素和沉积的矿化物。主要是磷酸盐和钙盐。焦磷酸钙（calcium pyrophosphate）、磷酸二钙（dicalcium phosphate）、碳酸钙（calcium carbonate）、水合二氧化硅（hydrated silica）、碳酸氢钠（sodium bicarbonate）和三氧化二铝（alumina）均可作为摩擦剂。磷酸钙有摩擦和中和两个作用。刷牙时在口内产生三体研磨，摩擦力是牙膏和洁牙剂最重要的特点。与摩擦力有关的因素是摩擦剂的粒子数量、尺寸、硬度和形状。粒子量越多、粒子尺寸越大、硬度越高、外形越不规则，摩擦力越大。摩擦剂对不同的氟化物的稳定性有不同的影响，牙膏中选用的摩擦剂与所用的氟化物应是相容的，否则摩擦剂可使氟离子失去活性。

2. 功效成分（functional ingredients） 产品的功效不同，可含不同的成分。

（1）防龋剂（anticaries agent）：有氟防龋和牙齿再矿化防龋。含氟牙膏和洁牙剂可以预防龋齿。不同牙膏采用的氟化物不同，如单氟磷酸钠（sodium monofluorophosphate，Na_2PO_3F）、氟化亚锡、氟化钠、氟化锶（strontium fluoride）以及有机氟化物，如氟化胺等。牙膏中氟化物含量不同，所含氟离子浓度也不同，防龋效果与氟离子浓度呈正比。一般牙膏中单氟磷酸钠含量为 0.76%（0.1% 氟），氟化亚锡含量为 0.4%（1000 mg/kg 氟），氟化钠含量为 0.22% ～ 0.24%（后者含 0.24% 氟），氟化胺牙膏的含氟量为 0.125%。儿童用氟化物应低于 600 ppm，以防误服而致氟斑牙。洁牙剂中含氟化钠 0.2% ～ 0.3%（1000 ～ 1500 ppm F^-），单氟磷酸钠 0.76% ～ 1.14%（1000 ～ 15 000 ppm F^-）。

除氟防龋外，其他使牙齿再矿化手段也可以预防龋齿。再矿化需要唾液中的钙和磷，氟化物可促进再矿化。

可在牙膏、防龋涂料及无糖口香糖中加入磷酸钙。另一种磷酸钙再矿化技术是采用络蛋白磷酸肽-无定型磷酸钙（CPP-ACP），它能维持高浓度的钙和磷，有效使釉质再矿化，可以有效逆转早期龋并使龋坏进展停止。

洁牙剂中的硅磷酸钠钙生物活性玻璃可以沉积在牙本质表面，机械堵塞牙本质小管。与氟化物结合使用可使龋坏组织再矿化。

硅酸钙基材料作为洞衬，可用于护髓并使下方牙本质再矿化。

氟化二胺银（silver diamine fluoride，SDF）可使牙齿再矿化并具有很强抗菌作用。它是含 30% 氟化二胺银水溶液（25% 银、5% 氟化物），pH 10。高 pH 能强有力地中和酸，并具抗菌作用，银也有抗菌作用。可局部涂敷于龋坏处，使龋坏停止。适合儿童和老年人。缺点是使局部牙齿染成黑色。

（2）脱敏剂（desensitizing agents）：钠盐或钾盐，氯化锶、生物活性陶瓷等。重金属盐和细生物陶瓷颗粒可阻塞牙本质小管，隔绝外部刺激。起到脱敏作用。

（3）脱色剂（decolorization agents）：漂白牙膏中含少量过氧化物，如过氧化氢或过氧化脲，可使变色的牙齿脱色改善美观。

（4）抗结石剂（anticalculus agents）：焦磷酸二钠或四钠、焦磷酸钾、枸橼酸锌或氯化锌，可阻止矿物晶体生长。用于预防牙石形成的成分，如焦磷酸四钠（或钾）（tetrasodium or tertrapotassium），可阻止羟基磷灰石晶体的生长，从而可有效控制矿物沉积，减少牙石，预防牙周疾病。

（5）药物（drugs）：添加一些治疗性药物，如止血药物，有一定的药理治疗作用。

3. 胶体结合剂（colloidal binding agent） 为活性成分的载体。藻酸钠或甲基纤维素起增稠作用，并防止牙膏和洁牙剂在贮存期中各组分互相分离。

4. 润湿剂（wetting agents，humectant） 如甘油（glycerin），用于稳定各组分，防止水分挥发，以保持湿润。

5. 去垢剂（detergents） 如表面活性剂十二烷基硫酸钠，减少表面张力，润湿牙齿表面，有助于从牙表面去除残渣。

6. 防腐剂（antiseptics，preservatives） 防止材料内部细菌生长。

7. 矫味剂 如薄荷油（peppermint）、冬青（wintergreen）和肉桂（cinnamon）。

8. 其他 黏度稳定剂、着色剂等。

第四节　口腔保护器
Mouth guards

一、口腔保护器简介 Introduction of mouth guards

口腔保护器（mouth guards，mouth protectors）是戴于牙弓上，用于保护牙齿、牙弓及颌面部组织，防止这些部位在运动中发生损伤的器械。运动员在运动中发生意外时，最常造成颌面部和牙齿的损伤，佩戴口腔保护器可避免大多数损伤的发生。口腔保护器最早出现于 1900 年代，由拳击运动员戴于上颌牙齿上。20 世纪 50 及 60 年代，口腔保护器发展迅速。运动员在运动中容易发生意外损伤，其中 38% 的损伤涉及颌面部，而戴口腔保护器者受伤率可降至 15%。在颌面部损伤中，上颌中切牙和侧切牙是最容易受伤的，占 4/5，而中切牙损伤发生的概率是侧切牙的 4 倍。在接触性运动中发生损伤的概率又大于非接触运动。1962 年，美国全国联盟足球规则委员会（National Alliance Football Rules Committee）制订了足球运动员下颌口腔保护器规则。并建议口腔保护器应是在从运动员牙齿取得的印模所灌注的模型上制作的。随后有更多的专业运动员在运动中佩戴了保护器。在接触性运动中使用口腔保护器已越来越多，现已常规用于橄榄球、足球、冰球、篮球、曲棍球等运动中。

二、口腔保护器的性能要求 Properties requirements of mouth guards

理想的口腔保护器应由具有回弹性（resilient）的材料制成，并应能覆盖牙弓的所有牙齿，为能起到有效的保护，口腔保护器应具备以下性能。

1. 有效吸收冲击力，抗撕裂性能好。
2. 与口腔组织密切贴合，在口腔内固位良好。
3. 边缘光滑、舒适、安全。
4. 能有效保护牙齿、牙龈和唇部组织。
5. 不妨碍呼吸及讲话。
6. 易被清洁，无异味。

三、口腔保护器的分类 Classification of mouth guards

口腔保护器主要有 4 种：商品口腔保护器（stock mouth guard）、口内成型口腔保护器（the mouth-formed mouth guard）、定制口腔保护器（custom-made mouth guard）和双颌口腔保护器（bimaxillary mouth guard）。

1. 商品口腔保护器　商品成品，可在运动器材商店购买。

2. 口内成型口腔保护器　于热水中软化，塑形于牙齿上（boil-and-bite）。

3. 定制口腔保护器　或称模型上制作的口腔保护器。取制口腔牙列印模，翻制石膏模型，在模型上制作的口腔保护器。

4. 双颌口腔保护器　覆盖上、下牙弓的口腔保护器。

四、各类口腔保护器的性能特点 Properties characteristics of mouth guards

（一）商品口腔保护器

商品口腔保护器相对便宜，但与口腔组织密合性差，易松动，不易固位，妨碍讲话和呼吸，佩戴时需要紧闭下颌，以保持其就位，保护作用小。

（二）口内成型口腔保护器

口内成型口腔保护器可在运动器材商店购买，热水软化后，在口内塑形。

热塑型的优点是若第一次试戴不合适，可重新制作（refilled），体积相对小，可即刻制作一次完成。缺点是随时间延长，颊翼会变形，且在口腔唾液中，保护器发生硬化。固位性会逐渐变差，因衬层材料被不断咬坏，而软衬暴露于唾液中会变硬，从而须增加垂直距离，降低舒适度和厚度。

（三）定制口腔保护器

定制口腔保护器是依据个人牙弓情况在模型上制作的口腔保护器，比其他类型优点多。固位好，与牙齿密合，舒适，柔韧，说话容易，寿命长，还可戴于戴有正畸矫正器或正在萌出牙齿的牙弓。保护器功能不因使用而变化，可保护舌、唇、颊和上牙锐缘的碰撞，减轻上前牙受损机会。但相对贵一些。

（四）双颌口腔保护器

双颌口腔保护器于20世纪80年代早期出现。它覆盖上、下牙弓，下颌骨固定于最大呼吸位置，可允许运动员在用力训练时有足够的经口呼吸。双颌的设计使下颌骨固定于一个位置，可更好地预防骨折和颞下颌关节的损伤。

五、口腔保护器用材料

口腔保护器常用热塑性聚合物片经加热方式制成。也可采用聚氨酯（polyurethane）、聚氯乙烯、乳胶橡胶（latex rubber）等。有不同颜色和厚度（1.6～3 mm），约14 cm²。

最常用的热塑性材料是聚乙酸乙烯–聚乙烯（polyvinyl acetate-polyethylene，EVA，图18-1），含乙烯多者，共聚物硬。制作口腔保护器的聚乙酸乙烯–聚乙烯共聚物拉伸强度3.13 MPa，抗撕裂强度240 N/cm，伸长率975%，邵氏A硬度为70～80。吸水性0.14%～0.25%，溶解性低，37℃动态模量9.4 MPa，37℃动态弹性回复23.4%，冲击力为113 N/cm时，口腔保护器可吸收76%～93%的冲击力（impact absorbed）。

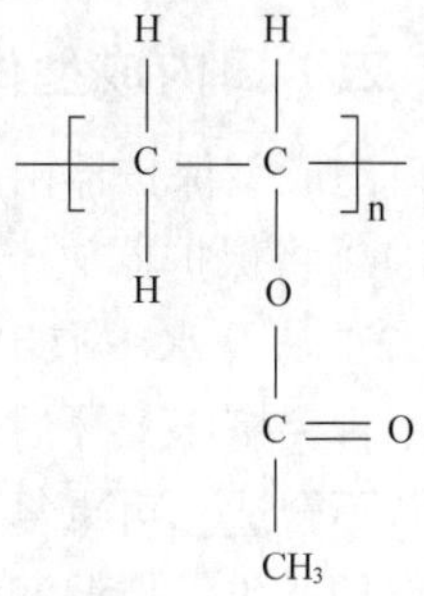

除了热塑型外，还有外硬内软（shell-liner device）型。外层为聚氯乙烯（polyvinyl chloride）壳，内充填软衬，软衬为增塑（plasticized）的丙烯酸酯或硅橡胶。佩戴感觉更舒适。

图18-1　聚乙酸乙烯分子结构式

美国对运动员定制口腔保护器（ANSI/ADA No.99 Athletic mouth protectors and materials）材料的性能要求是邵氏硬度55～85，抗撕裂强度（tear strength）＞200 N/cm，冲击吸收（impact absorption）＞65%，回弹力（rebound）＜30 N/cm，吸水性（water sorption）＜0.5%。

口腔保护器材料厚度从2 cm增加到6 cm时，吸收能量增加，传递的冲击力减少。推荐在切牙和尖牙，选用4 mm厚的材料。用单层材料制作保护器过程会发生30%的收缩，造成厚度变薄，因此，若想在稽有4 mm厚度可用2张3 mm的膜片制作。

六、口腔保护器的制作和应用注意事项 Manufacture of mouth guards and attention during application

（一）定制口腔保护器制作

定制口腔保护器制作主要有4个步骤，即取印模、灌模型、在模型上成型、打磨。

在真空条件下将一张柔韧的热塑性聚合物薄片经空气或真空压缩而成。聚合物薄片可以是一层，也可以是两层热塑性聚合物叠加而成（laminated mouth protector），软的一面与牙及软组织接触。中切牙及侧切牙部位厚3～5 mm，腭部厚1 mm。

上颌定制保护器的制作：上颌弓藻酸盐印模，灌注人造石或高强度人造石模型（可以制作多个保护器），挖去腭部。在模型上用铅笔划出大概轮廓，并在模型上喷上硅脂（silicone）后，在模型上真空加热聚乙酸乙烯-聚乙烯共聚物（也可在热水中使之软化），放于模型上，用压力成型法（550 Pa压力）、真空成型法或手工法成型。之后在水中冷却，沿模型边缘去除多余的材料并将边缘打磨圆滑，调𬌗，使下颌闭合时保护器与下牙弓能接触上。可将保护器𬌗面轻微加热，让患者咬在软化的表面。这样下颌关闭时可帮助冲击力均匀传至上颌，从而减少损伤。有局部义齿者，取印模前摘下义齿。有固定正畸矫正器者，在模型上用人造石封闭后再制作口腔保护器。恒牙正在萌出者，在模型上封闭该区。

双颌保护器的制作类似上颌定制保护器。通过不同呼气及吸气时间的循环，确定最大呼吸位置。此时进行𬌗记录，并放于模型上。将两个定制保护器经火焰烧灼使它们融合在一起或简单地进行加热。该类保护器成本高，但贴合性及固位好。对口腔呼吸影响不大。颌面保护效果好。比其他类型更易被人接受。

若戴保护器后需调整咬𬌗平衡，可做如下调整。

用乙醇灯轻轻将保护器接触面加热变软，或者放于热水中，再放入口腔，咬𬌗直至对𬌗牙接触保护器。

（二）口内成型保护器的制作

口内成型保护器由厂家直接提供，制作步骤如下。

（1）将保护器放于刚停止加热的开水锅中10～35秒。

（2）从开水中取出保护器，浸于冷水中1秒，再放于口腔中，使之位于上颌牙中央，咬𬌗，用舌尖挤压上牙后面，压出空气及水，在口中放30秒。

若不合适，可重复此步骤，若保护器太大，则在放入热水前，切除端部一定长度。

保护器应保持湿润，以保持其韧性及回弹性，用后放于内含稀抗菌性漱口液的无压力容器中，最好放于石膏模型上，不要受热。应用清水清洗保护器，如用冷肥皂水或牙刷进行清洁，不能用含摩擦剂的牙粉、乙醇或义齿清洁剂清洗保护器。建议儿童在有组织接触性运动中应佩戴保护器。

另外，口腔保护器也可以作为局部氟化物或美白产品的托盘使用。

（林　红）

第十九章　切削与研磨

Cutting and Abrasion

口腔临床工作中，无论是制备窝洞，还是备牙，或者是修复体的制作等都离不开旋转切削（cutting）和研磨（abrasion）器具，从临床角度上讲，切削是指用坚硬的刃具或固定在基杆上的高硬度微粒使一部分材料脱离本体，即牙齿或修复物的切削或形态调整；研磨则是靠高硬度物质微粒的摩擦，使材料的表面粗糙度降低，实质上，研磨也是一种微量切削过程。而抛光为最精细的精加工过程，去除最细的表面颗粒和研磨过程中的划痕。精加工抛光的修复体提供口腔诊疗的 3 个好处：健康、功能和美学。一个良好的轮廓和抛光修复体通过阻止食物碎片和病原菌的积累可以促进口腔健康。更光滑的表面有更少的表面积，更容易保持卫生状态，因为牙线和牙刷刷毛可以更完整地接触到所有表面和边缘区域。抛光可使牙科材料的变色和腐蚀显著降低。且咀嚼过程中食物更自由地滑过咬合面和楔状缝隙。更重要的是，光滑的修复面能最大限度地减少对殆牙和邻牙的磨损率。这对于陶瓷等修复材料尤其适用，它们有比牙釉质和牙本质更高的硬度。陶瓷的粗糙表面也是应力集中点。对这些表面进行精加工和抛光可以提高修复体的强度，特别是在有张力的区域。高度抛光的修复表面会更好满足美学要求。

尽管在切割、研磨和抛光功能上存在明显的差异，但有时它们会重叠，这取决于所用磨料的硬度、形状和尺寸以及机头的速度。

第一节　切削和研磨的原理
Cutting and abrasion principle

牙科治疗中，主要使用手握式旋转切削工具（电动及气动手机），进行窝洞制备，以及修复体表面的切削、研磨、抛光等操作。因此，应了解以下有关旋转切削的理论。

（一）切削原理

1. 切削过程　当切削器具的切削刃尖端旋转到与被切削物体接触的位置时，在切削压力的作用下，切削刃尖端被压入被切削物体的内部。在这一过程中，被切削物体首先在弹性应力作用下发生表面的弹性变形。如果切削刃尖端有足够的强度，切削压力足够大，则物体表面的应力会立即超过物体的弹性极限，使物体发生永久变形，进而发生破坏，以碎屑的形式排出。如果切削刃的强度或切削压力不足，则会出现切削刃的磨损或无法进行切削，如图 19-1 所示。

2. 转动速度与线速度　转动速度即切削器具（钻针等）每分钟旋转的圈数。线速度为切削、研磨器具刃部最大直径上任意一点每分钟移动的距离。旋转计算公式如下。

$$V = \pi D_n \tag{19-1}$$

式中：V——线速度（mm/min）。

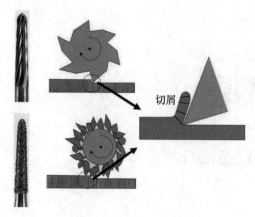

图 19-1　切削的原理示意图

D——刃部最大直径（mm）。

n——转动速度（r/min，r：转动圈数）。

在切削、研磨器具种类一定，被切削材料一定的情况下，线速度的大小决定了切削效率的高低。直径较小的钻针等刃具，可以通过加快转速获得高线速度。

3. 切削压力与产热　切削、研磨器具的粒度越大，切削压越高，切削的效率越高，但发热和振动会加剧，需要具体考虑被切削和研磨的对象。在切削活体牙、种植体植入手术及加工修复体，特别是陶瓷、树脂时，均应避免切削产热。切削压力与切削产热有直接关系，压力越大产热量越高。在高速切削状态下，较小的切削压力，也可获得高效率的切削。但高速摩擦也会导致产热加剧，所以仍需在水冷条件下进行。

（二）研磨原理（Abrasion principle）

1. 研磨的目的　研磨常特指减小表面粗糙度的加工过程。研磨主要是使用磨料的机械研磨，即微小的切削过程，因此基本原理与切削相似。磨损又分为两体磨损（two-body abrasion）和三体磨损（three-body abrasion）。当磨粒牢固地黏合在磨具的表面上而不使用其他磨粒时，会发生两体磨损，如金刚石车针。当磨粒在两个表面之间自由移动和旋转时，会发生三体磨损，如刷牙时的牙膏。这些非黏合磨料在橡胶杯和牙齿之间旋转。这两个过程并不相互排斥。金刚石颗粒可能从金刚石圆头上脱落，造成三体磨损。同样，研磨膏中的一些研磨颗粒可能会卡在橡胶杯的表面形成两体磨损。除机械研磨外，还有电解研磨和化学研磨。

抛光（polishing）是用更细的磨料精细的精加工过程，这种磨料可以去除先前研磨过程中的划痕和表面最细的颗粒，并达到所需的表面光滑度。也会产生非常细小的划痕。

2. 影响研磨效率的因素　被研磨物体的材料性质、研磨的物理特性（粒度、强度、硬度和形态）、粘接剂的粘接强度、研磨压力及速度。研磨操作应遵守循序渐进的原则，按照磨料的硬度，从硬到软逐级顺序研磨，或者依据磨料的粒度，从大到小依次进行。

3. 润滑剂（lubrication）　在切削、研磨等过程中使用润滑剂，如硅脂、水喷雾和甘油等可以减少热量积聚和清洗碎屑，以防止工具堵塞。因此，使用润滑剂可以提高切割和磨削的效率。然而，过多的润滑会降低磨损率，因为这可能会阻止一些磨料与基体接触。

4. 电解研磨和化学研磨　电解研磨电解液以试件作为阳极；化学研磨将试件置入酸或碱溶液中，试件微观凸起处化学反应溶解的多，凹低处电流低或者被保护，其化学反应溶解的少，经过一定时间达到整平表面，清除毛刺毛边的效果，表面变的平整、光滑。

第二节　切削和研磨材料
Cutting and abrasion materials

切削和研磨材料是指一切应用于牙科修复治疗的切削刀具、刃具，以及研磨用的磨料、磨具等材料。这类材料必须具备的特性：外形尖锐、硬度高于被切削或被研磨的材料、耐冲击强度高、耐磨性高。切削材料包括刃状的合金材料及黏合在基材上的磨粒，而研磨材料基本上都是磨粒或磨料。粘接磨料（bonded abrasives）即将磨粒通过粘接剂结合在一起形成磨具，而非黏合磨料（nonbonded abrasives）主要是喷砂用材料和研磨膏。磨粒的硬度越高，切削研磨效率就越高，常见磨料的硬度比较如表 19-1 所示。

表 19-1 部分磨料或被磨物的莫氏硬度

磨料或被磨物	金刚石	碳化硼	碳化硅	氧化铝	硅酸锆	砂	氧化锡	石榴石	浮石粉	聚甲基丙烯酸甲酯	牙本质	牙釉质	复合树脂	陶瓷
莫氏硬度	10	9~10	9~10	9	7~75	7	6~7	65~7	6	2~3	3~4	5~6	5~7	6~7

1. 碳化钨（tungsten carbide） 碳化钨为硬质合金（hard alloy），用粉末冶金法高温烧结而成的，具有硬而脆的特性。

2. 钢（steel） 一般用工具钢，硬度不如碳化钨合金。

3. 金刚石（diamond） 为碳（C）的结晶体，具有极高的硬度和良好的热稳定性，金刚石微粒可制成各种切削、研磨工具，是切削牙釉质最有效的切削材料。

4. 刚玉（corundum） 这种矿物形式的氧化铝（Al_2O_3）通常是白色的。刚玉主要用于磨削金属合金，可用作多种形状的黏合磨料。

5. 金刚砂（emery） 一种灰黑色刚玉，主要成分为 Al_2O_3 和 Fe_2O_3。硬度仅次于金刚石，不同粒度的粒子粘在耐水纸上，制作成各种标号的水砂纸。

金刚砂主要以涂层磨盘的形式使用，有多种粒度。可用于金属合金或丙烯酸树脂材料的精加工。

6. 氧化铝（aluminum oxide） 熔融氧化铝纯度高，白色粉末，比刚玉（天然氧化铝）硬得多。氧化铝在生产过程中，只要反应物稍加改变，就可以加工出不同性质的氧化铝。有几种粒度的氧化铝可用，在很大程度上已取代金刚砂用于多种研磨用途。氧化铝广泛用于牙科制造粘接磨料、涂层磨料和喷砂。可用于牙釉质和金属合金的精加工，树脂基复合材料，陶瓷材料。

7. 碳化硅（silicon carbide） 这种极硬的磨料是第一种合成磨料。碳化硅有绿碳化硅和蓝黑色碳化硅，两种碳化硅的物理性能相当。通常首选绿色，因为基质对绿色更为明显。碳化硅极其坚硬和易碎。粒子是尖锐的，它们断裂形成新的尖锐粒子，达到对各种材料的高效切割，包括金属合金、陶瓷和丙烯酸树脂材料。碳化硅可用作涂层圆盘中的磨料，也可用作玻璃结合剂和橡胶结合剂的工具。

8. 碳化硼（boron carbide） 为有光泽的黑色晶体，硬度接近金刚石，可制成各种切削、研磨工具。

9. 砂（sand） 主要是由二氧化硅 SiO_2 组成的小矿物颗粒的混合物。这些颗粒可以是不同颜色的混合物。砂粒的形状从圆形到棱角形。在空气压力下使用，可去除贱金属合金铸件中难熔材料。也可被涂在纸盘上，用于研磨金属合金和丙烯酸树脂材料。

10. 石英（quartz） 常用的石英是非常坚硬、无色、透明的。石英晶体颗粒被粉碎，形成锋利的、有角的颗粒，用于制造涂层磨盘。石英磨料主要用于抛光金属合金，也可用于研磨牙釉质。

11. 石榴石（garnet） 石榴石一词包括许多具有相似物理性质和晶体形式的不同矿物。化学成分复杂，是一种含有 Mg、Fe、Mn、Ca、Al、Cr 等元素的硅酸盐矿石。牙科用的石榴石磨料通常是深红色的。石榴石非常坚硬，在研磨过程中断裂时，会形成锋利的刃状结构，使其成为一种高效的磨料。常用于研磨硬质合金和丙烯酸树脂材料。

12. 硅酸锆（zirconium silicate） 锆英石或硅酸锆作为米白色矿物供应。材料被磨成不同的粒度，并用于制造涂层磨盘和带材。

13. 氧化锡（tin oxide） 将氧化锡（SnO_2）与水、甘油等调成腻子状研磨膏，用于在口腔内抛光牙组织或修复体。最好与橡皮障一同使用。

14. 氧化铬（chromium oxide，Cr_2O_3） 经与脂类混合固化成抛光膏，呈绿色。适用于各种金属材料的抛光。

15. 氧化铁（ferric oxide） 主要成分为 Fe_2O_3，俗称"红铁粉"，一般是将红色的 Fe_2O_3 细粉末与硬脂酸混合做成抛光膏，用于贵金属抛光。

16. 碳酸钙（calcium carbonate） 颗粒状 $CaCO_3$，白色、用沉淀法制备出各种粒度的粉末，常加水、甘油做成抛光膏使用，也是牙膏中的磨光剂。

17. 浮石粉（pumice） 是一种非常细粒的火山岩衍生物，主要成分为 SiO_2，同时含有 Al_2O_3、Fe_2O_3、Na_2O、K_2O 等。颗粒硬度较低，常用于抛光软、中硬度的金合金，也用于研磨牙体组织，对牙釉质无损伤。

18. 硅藻土（diatomaceous earth） 主要由硅藻类植物的硅质细胞壁沉积而成，呈白色或淡黄色，是一种中等硬度的抛光剂。

硅藻土是硅藻土中较粗的一种，在许多牙科材料中用作填料，如水胶体印模材料。硅藻土是一种极好的温和研磨剂；但是，长期接触这种材料的空气颗粒物会导致呼吸道肺沉着病，因此应采取适当的预防措施。

19. 喷砂材料 依喷砂的目的，可以产生清洁、粗糙和抛光 3 种效果，常用的有金刚砂、氧化铝砂、玻璃珠等。另外，还有用于牙科卫生程序的喷砂抛光。是基于控制输送空气，水和碳酸氢钠泥浆，以消除牙菌斑和污渍的牙齿表面。与橡胶杯技术相比，它更具时效性，并且可以接触到不易接触的牙齿表面。然而，据报道表面较软的修复体可能会受到损害。因此，在美容修复时应谨慎使用。

第三节　切削和研磨器具
Cutting and abrasion tools

切削和研磨器具的运动可分为旋转、平面或往复运动。一般来说，车针被认为是旋转的，圆盘是平面的，往复式机头提供循环运动。除刃状磨具外，每一种磨具都可以加入不同尺寸的磨料。磨料通过粘接剂等方式与一定形状的金属或树脂等结合在一起形成磨具，如头、轮、分离盘、涂有涂层的薄盘和各种各样的其他磨具形状。颗粒一般有 4 种方法黏合：①烧结；②玻璃或陶瓷黏合；③树脂黏合（通常是酚醛树脂）；④橡胶黏合（乳胶基或硅基橡胶黏合）。磨料所采用的粘接方法的类型极大地影响了磨具的磨削行为。

一、切削工具 Cutting tools

（一）金刚石钻针及磨轮（Diamond point and wheel）

金刚石具有极高的硬度和良好的热稳定性，非常适于切削牙体硬组织，特别是牙釉质。用电镀（electroplate）的方法将金刚石颗粒固定在具有某种外形的金属切削端表面上。用镍等难熔金属膜镀，可提高颗粒保留率，并在研磨过程中起到散热作用。氮化钛涂层作为金刚石磨具的附加层，可延长其使用寿命。对切削发挥重要作用的是金刚石微颗粒的锐角角度、粒度分布、电镀层的厚度、层数等因素。切削时，金刚石颗粒与被切削物体高速接触，所以颗粒与工具表面的粘接应非常牢固。虽然金刚石颗粒很硬，棱角锋利，但由于它不像一般的磨料颗粒可以通过旧颗粒的脱落、新颗粒的露出来保持颗粒的外形尖锐，因而导致钻针表面容易被切削物淤塞，一般只能用于在冷却水冲刷的条件下切削牙体硬组织、陶瓷等硬而脆的材料，不宜加工金属、塑料等韧性、塑性较大的材料。金刚石钻针分为低速和高速钻针两种。切削端形状有圆柱形（cylinder）、球形（roundness）、倒锥形（turbination）、杯形（cyathiform）等。金刚石磨头：口腔临床快速研磨和修整烤瓷、金属等，金刚石磨轮用于大面积的研磨，金刚石砂片用于精密切割，特别是邻接区。

（二）金刚砂钻针（Carborundum point）及磨头

是将刚玉（Al₂O₃）、碳化硅（SiC）等物质的粉末状颗粒，用粘接剂黏结在一起制成的切削研磨工具。这类粉状颗粒具有较高的硬度、强度和耐磨性，但抗冲击强度较差。因此在切削过程中，颗粒因冲击而破断，形成新的尖锐外形。同时，由于粘接固定方式也较脆弱，在切削过程中，可通过颗粒的脱落，避免磨头表面的淤塞，提高研磨效率。因此，粘接剂对研磨效率也有很大影响。此类金刚砂切削工具可以制成不同形状、粒度、硬度的钻针或磨轮、磨片。使用钻针时应避免施加弯曲力，磨片较薄，使用时，施加的横向力过大易折裂。

（三）碳化钨钻针（Tungsten carbide bur）

碳化钨钻针的切削端是用碳化钨（WC）硬质合金制作的。其尖锐的切削刃有明确的排列方向，排屑槽可使碎屑顺利排出，避免刃部淤塞。碳化钨钻针也有低速、高速之分，主要用于切削牙本质及金属制品。

碳化钨硬质合金是用粉末冶金法高温烧结而成的，具有硬而脆的特性。除切削用的钻针外，也有抛光用的钻针，特点是切削刃的数量多。

（四）钢钻针（Steel bur）

钢钻针一般用工具钢制作，可用于切削、研磨牙本质。缺点是不耐磨、寿命短，不适用于高速切削。切削端外形与碳化钨钻针类似，有圆形、反锥形、圆筒形等。

二、研磨抛光工具 Grinding and polishing tools

在对牙齿或修复体的研磨操作中，除了选用合适的研磨材料外，还经常使用一些抛光工具，用以提高研磨效率和质量。

1. 抛光轮（buff） 用布或皮革制成的圆盘。临床上多用于修复体的研磨，一般多配合含有氧化铁、氧化铬的抛光膏使用。

2. 毡轮（felt wheel） 用毛毡制成的磨轮。硬度大于布或皮革制抛光轮，须与研磨材料配合使用。

3. 锥形毡轮（felt cone） 用毛毡制成。一般装在砂轮机上使用。利用其圆锥外形，可以方便地研磨、抛光上颌总义齿的内表面。

4. 毛刷轮（brush wheel） 用猪鬃或马鬃制作的抛光轮。有各种尺寸和软硬之分。一般配以浮石、硅藻土、石英砂、碳酸钙等研磨材料使用。

5. 橡胶磨杯（rubber cup） 用软橡胶制成的杯状抛光轮。磨杯内壁的沟槽可起到保持磨料的作用。一般与用水或甘油混合的各种粉末研磨材料配合使用。主要用于在口腔内研磨修复体和牙体硬组织。

三、防护

进行切削研磨抛光等加工操作时，固体颗粒的分散会产生并释放到实验室和诊室的呼吸空间，这些空气中的微粒可能含有牙齿、材料成分及微生物。这些气溶胶已被确定为眼睛和肺部传染病和慢性病的潜在来源，并对牙科人员及其患者构成危害。肺沉着病，又称磨工病，是一个主要的气溶胶在口腔科的危害之一，因为口腔科中有许多硅基材料的加工和修复。肺沉着病是一种严重的纤维化肺病，因为95%的气溶胶颗粒直径小于5微米，在正常呼吸过程中很容易到达肺泡。此外，75%的空气颗粒物可能受到感染性微生物的污染，并且悬浮微粒在沉降前可在空气中停留24小时以上，因此实验室和诊室能够造成交叉污染。无论是在牙科手术环境还是实验室环境中，在进行表面处理程序时，都必须控制气溶胶源。

加工过程中产生的气溶胶可通过3种方式进行控制。第一，可以通过使用适当的感染控制程序、喷水和大容量抽吸从源头控制感染。第二，个人防护，如安全眼镜和一次性口罩，可以保护眼睛和呼吸道免受气溶胶的影响。第三，整个设施应该有一个足够的通风系统，有效地去除空气中的任何残留微粒。许多系统还能够控制化学污染物，如汞合金废料中的汞蒸汽和丙烯酸树脂中的单体蒸汽。

（张祖太）

第二十章　辅助材料

Assistant Materials

辅助材料系指在口腔治疗或修复体的制作过程中起辅助作用的一类材料，这类材料虽然称为辅助材料，但在整个口腔治疗过程中却发挥着不可替代的作用。

第一节　牙齿漂白材料
Tooth bleaching materials

牙齿着色的原因很复杂，通常分为外源性着色和内源性着色。外源性着色是指由于外部原因而使色素基团沉积于牙齿表面，如长期喝茶、喝咖啡、喝红酒、吸烟、服用某些药物、使用漱口水，以及由于职业关系接触多价金属盐。内源性着色是指由于牙齿受到疾病或药物等的影响，内部结构包括釉质和牙本质等的着色，常伴有牙发育的异常，活髓牙和死髓牙均可受累，如遗传因素、外伤、随年龄增长产生的牙齿变黄、发暗，服用某些药物引起的着色，最常见的是四环素牙，牙齿成为浅黄色甚至暗灰色。一些修复材料如银汞合金，金属离子渗透到牙本质，使周围组织变成灰黑色，含丁香酚的药物可以产生橙黄色。随着人们对牙齿自然美观的追求，对带有色素的牙齿进行脱色，建立自然、美白、有光泽的牙齿，已成为人们生活的需要。对牙齿进行美白脱色有多种方法。例如，通过机械打磨抛光，去掉牙齿表面色素和附着的菌斑；采用与牙齿相适颜色的瓷贴面、树脂贴面或冠遮盖变色的牙面。自 19 世纪以来，漂白一直被用于牙齿美白，但随着 1989 年家庭漂白系统的引入，漂白的使用范围扩大了。漂白材料通常是通过与牙齿内的色素基团发生化学反应，达到牙齿漂白（bleaching）脱色的目的。

一、漂白材料 Bleaching materials

牙齿漂白材料的剂型主要是糊剂、粉/液或液剂型。主要成分是过氧化物，包括过氧化氢（hydrogen peroxide，HP）、过氧化脲（carbamide peroxide，CP，urea peroxide）和过硼酸钠（sodium perborate）。此外，还有光触媒二氧化钛漂白法，即以低浓度过氧化氢加 TiO_2 通过光照催化。

二、漂白的机制 Mechanism of bleaching

牙齿的漂白机制比较复杂，漂白过程是氧化-还原反应过程。过氧化脲和过硼酸钠是在一定条件下分解产生过氧化氢发挥漂白作用。过氧化氢分解生成过氧化自由基（·OH），分子量较小，可以穿透牙釉质或牙本质，具有强氧化性，能与带有双键的色素基团反应，将其双键破坏，色素分子被分解。采用激光、等离子、冷光光源照射技术或者在碱性和微量金属条件下，都能加速过氧化物的分解并产生更多的 ·OH 强氧化成分。如图 20-1 所示。

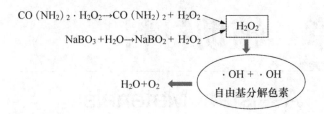

$$CO(NH_2)_2 \cdot H_2O_2 \rightarrow CO(NH_2)_2 + H_2O_2$$

$$NaBO_3 + H_2O \rightarrow NaBO_2 + H_2O_2$$

$$\boxed{H_2O_2}$$

$$\cdot OH + \cdot OH\ 自由基分解色素$$

$$H_2O + O_2$$

图 20-1　常用漂白剂的漂白机制

三、漂白方式 Bleaching techniques

根据牙髓情况，漂白方式可分为活髓牙漂白术（vital bleaching technique）和无髓牙漂白术（non-vital bleaching technique）；根据是否在诊室内完成，漂白方式可分为诊室漂白（office bleaching）和家庭漂白（home bleaching）。诊室漂白剂过氧化物含量较高，如将 35% 过氧化氢溶液与二氧化硅混合形成凝胶，还可用过硼酸钠，还可在其中加入钙、磷酸盐和氟离子，以便在治疗期间使脱矿的牙釉质再矿化。治疗时配以牙龈保护措施。为达到更好的脱色效果，通常采用光照加速反应。家用漂白产品含过氧化物浓度较低，通常含有 10% ～ 22% 的过氧化脲溶液或 1.5% ～ 6% 的过氧化氢溶液。主要是配合临床治疗或对牙齿着色较轻的患者。在专业人员指导下，采取在家中自行佩戴装有过氧化脲的个别托盘进行治疗，一般佩戴一夜或几个小时，也称为夜间漂白术（night guard vital bleaching）。无髓牙根管治疗后在髓腔及根管内放置漂白药物漂白的方法称为根管内漂白（root canal bleaching），也称诊间漂白（walking bleaching），所用材料为 3% ～ 35% 的过氧化氢溶液和过硼酸钠粉混合而成的糊剂，或者 10% 的过氧化脲凝胶，将其置入髓腔内对牙齿进行持续漂白，随着时间的推移，所用材料的氧化作用会减弱，需要定期 3 ～ 5 天更换新药，并观察与邻牙的颜色对比。漂白方法及所用材料如图 20-2 所示。

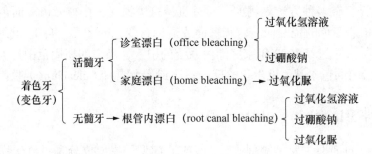

图 20-2　漂白方法及所用材料

由于漂白材料能渗透到牙齿的组织结构中，所以漂白的效果与牙齿的结构、着色的程度和部位、漂白材料的浓度、漂白的时间都有关系。

四、漂白注意事项 Notes on bleaching

临床按照说明书使用，低浓度的漂白剂对牙龈没有损害，高浓度的过氧化物溶液对皮肤黏膜有一定的刺激性并有灼痛感，治疗结束时症状消失。扫描电镜观察，30% 过氧化物溶液及过低的酸碱度（pH）会造成牙齿表面呈现微孔，脱钙，牙齿表面的显微硬度下降，但一段时间以后会自然恢复。漂白材料中添加含氟材料，或者使用含氟牙膏，都有助于牙齿再矿化。为达到牙齿安全有效的漂白，我国标准对漂白材料的活性成分——过氧化物的含量、漂白后牙齿表面的显微硬度（microhardness）的变化，以及牙釉质或牙本质经漂白材料处理后的腐蚀深度都作了规定。其中，标准规定漂白处理后牙齿表面的努氏硬度（KHN）或维氏硬度（VHN）的降低值不能超过 10%，漂白处理后的牙釉质或牙本质表面轮廓粗糙度不能超过经柠檬酸溶液（pH 3.9）浸泡的牙齿试样的 3 倍。漂白剂通常不会对金合金、银汞合金、微填料复合树脂及陶瓷产生不利影响。一些混合填料的复合树脂、树脂改性玻璃离子水门汀和玻璃离子水门汀可被漂白凝胶略微粗糙化。漂白剂不应与活髓牙本质接触，因为有些产品会导致牙齿过敏。

为避免过氧化物对皮肤、黏膜可能造成的刺激或伤害，高浓度过氧化物必须在专门医疗部门使用，家庭用必须经过医生辅导。使用中意外引起的皮肤刺激，须用大量水冲洗。过氧化氢是含过氧化物增白剂的主要细胞毒性组分，细胞毒性的程度与过氧化物浓度相关。过氧化物增白剂容易扩散通过牙本质，产生细胞毒性。

市面上也有非处方类（over the counter drug，OTC）漂白产品，多为含有过氧化氢或过氧化脲的美白牙贴及牙膏等，还有含有过氧化氢并有牙龈保护设计的一次性漂白托盘。

第二节　组织调整材料
Tissue conditioner

组织调整剂是一种软的、有弹性的、暂时的衬垫材料。应用于义齿基托组织面，可以均匀地分散合力。通常用于过渡义齿或治疗义齿，调整变形、发炎的黏膜组织，制取动态功能性印模及临时衬垫义齿。

组织调整剂通常由粉和液组成，粉通常由聚甲基丙烯酸乙酯（polyethyl methacrylate，PEMA）组成，液由酯类增塑剂和乙醇组成，粉与液混合后，PEMA 颗粒被大分子的酯基增塑剂渗透，发生溶胀形成具有黏弹性的凝胶。乙醇加速增塑剂渗透到聚合物中以达到临床可接受的凝胶化时间，其凝胶化速度取决于粉末粒度、乙醇含量、增塑剂类型和粉液比。提高聚合物粉末的相对分子质量，加大粉液比，均可产生更大的聚合物链结，缩短凝胶化时间。乙醇可促进增塑剂渗透到义齿基托中，促进凝胶化过程，但是乙醇易从组织调整剂中浸出。随着乙醇和增塑剂浸出，组织调整剂逐渐变硬、老化，最后组织调整剂变硬，进入临床不可塑期。有研究者研究降低乙醇含量以减缓硬化和减少收缩发现，无乙醇组织调整剂优于含有乙醇的材料。

组织调整剂用于过渡义齿组织面，可作为药物载体治疗义齿性口炎，恢复口腔黏膜健康，也可调整义齿基托边缘及组织面的压力，辅助制作更精良的义齿。患者佩戴组织调整剂的义齿几天后，根据使用情况，再进行调整，如患者没有明显不适，按照通常的方法置换为树脂基托。

第三节　义齿稳定材料
Denture stabilizing materials

义齿稳定材料是一类暂时性辅助义齿固位的材料，主要用于全口义齿固位不佳的患者。该材料通过与口腔黏膜的黏附作用而增强义齿的固位和稳定性，从而改善患者的咀嚼功能。

一、组成 Composition

义齿稳定材料有粉剂、糊剂、膏剂、雾剂和膜剂等剂型。一般由以下组分构成。

（一）基质树脂

包括天然树脂、合成树脂、动植物胶、纤维素等。目前使用最多的是天然梧桐树胶，其黏度高、显效快，可抑制细菌生长和抵抗酶的降解，但其黏度易受温度和 pH 变化的影响，且水溶液显酸性，可引起龋蚀，少数患者用后还有过敏现象，加入一些合成树脂可改善其性能。

（二）填料

常用氧化镁或二氧化硅等无机填料。

（三）表面活性剂

常用十二烷基磺酸钠。

（四）防腐剂和矫味剂

多用羟苯乙酯（尼泊金乙酯）作防腐剂，薄荷或留兰香作矫味剂。

（五）润滑剂

常用硬质酸镁或滑石粉作为粉剂型的润滑剂。

（六）载体

根据所用剂型不同，使用不同载体。对于粉剂、糊剂、雾剂，可用亲水性聚乙二醇作载体，可达快速黏附效果。液状石蜡、凡士林、聚乙烯可用作疏水性载体，用于制备糊剂，使材料的溶解速度变慢，作用时间延长。树脂成膜剂用于制备膜剂义齿稳定材料，其优点是使用方便，用量准确。

二、性能 Properties

义齿稳定材料应用于义齿基托的组织面。戴入口腔后，因吸附口腔中的水分产生溶胀。溶胀后的材料可充满并封闭基托与黏膜间的间隙，产生物理吸附作用，使义齿牢固地黏附于支持组织上，从而暂时性增加义齿的固位和稳定性、提高咬合力，改善患者的咀嚼功能，减少食物残渣及污物在基托下的聚集，消除对黏膜的刺激。

三、应用 Application

义齿稳定剂适用于以下情况。

1. 全口义齿固位，尤其是口腔支持组织条件差，导致固位不良或即刻义齿初戴不适者。

2. 全口义齿修复时暂时性基托的固位。

3. 某些特殊义齿，如缺乏物理固位性的颌面修复体及腭裂患者的义齿固位。

义齿稳定剂虽能明显增加义齿的暂时固位和稳定性，提高咬合力和咀嚼功能，但稳定剂吸湿溶胀后增加了义齿与组织间的厚度，可能会造成义齿的垂直距离升高；材料有固位效果，会使某些患者继续使用已不适宜的义齿，从而带来不利的影响。使用时应注意控制材料的用量，不能过厚或过薄，且应嘱患者定期作检查，防止产生不良后果。还应注意经常更换新的义齿稳定材料，以保持黏附效果。

第四节　分离剂
Separating agents

分离剂是在口腔临床修复时，技工操作过程中经常使用的辅助材料。其主要作用是在两种相同的或不同的材料之间或材料与模具间形成隔离膜，使材料与材料或材料与模具不发生粘连。在各种操作过程中，须根据不同情况，选择适当的分离剂。常用的分离剂如图 20-3 所示。

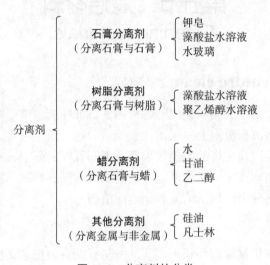

图 20-3　分离剂的分类

（一）钾皂（Potash soap）

钾皂水溶液是负离子类表面活性剂，涂在石膏表面后，与 Ca^{2+} 发生反应生成不溶性金属皂类物质。由于亲油性原子基团（脂肪族碳氢化合物）排布在这层物质的表面，形成一层疏水分子膜，所以可以发挥分离亲水材料的作用。但这种分离膜溶于树脂单体，因此不能充当石膏与树脂间的分离剂。

（二）水玻璃（硅酸钠，Sodium silicate）

硅酸钠与石膏表面的 Ca^{2+} 反应，形成硅酸钙薄膜，在石膏与石膏之间发挥分离作用。一般使用 30% 的水溶液。浓度过高，会使石膏表面变粗糙。

（三）藻酸盐（Alginate）

藻酸盐分离剂是含 2% ～ 3% 藻酸钠的水溶液。将其涂在石膏表面后，与 Ca^{2+} 发生反应，形成不溶于水和树脂单体的藻酸钙薄膜，这层薄膜即可在树脂与石膏之间产生分离作用。

操作时应注意按顺序均匀涂一层即可，不宜用力来回涂擦，否则可能将已形成的不溶性藻酸钙薄膜擦掉。其次，涂布分离剂前树脂应已达到面团期，同时要将模型表面的水分及残余模型蜡彻底清除。否则，未达面团期的树脂与水接触，有可能使聚合后的树脂变色，表面发生龟裂。

（四）聚乙烯醇（Poval）

部分皂化的聚乙烯醇（PVA）的分子中含有大量羟基，是一种具有造膜性质的结晶型聚合体。虽然聚乙烯醇形成的膜耐水性欠佳，但具有透明，且强度、韧性和化学稳定性高等特点，所以PVA水溶液可作为加压常温固化树脂的分离剂使用。

（五）甘油（Glycerol）和乙二醇（glycol）

甘油和乙二醇的分子中均含有亲水基团，涂布在石膏表面后，亲水基排布在分离膜表面，对疏水的蜡起分离作用。

（六）硅油（Silicone oil）和凡士林（vaseline）

硅油和凡士林主要用于金属模具的分离。

第五节　清洁材料
Cleaning materials

一、义齿清洁剂 Denture cleaner

义齿戴入口腔内后，由于受到口腔内外各种因素，如唾液、微生物、食物碎屑、烟、茶等的影响，将会在义齿表面沉积吸附上一层污物、烟渍、色素及结石等，这些沉积吸附污物对患者的口腔卫生、咀嚼功能以及义齿的审美效果都有不同程度的影响，通过义齿清洁剂的浸泡或洗刷，可以达到清洁和消毒作用。义齿清洁剂的剂型有片剂、粉剂、糊剂和液剂。根据义齿清洁的方法，义齿清洁剂可分为机械清洁剂和化学清洁剂。

（一）机械清洁剂

机械清洁剂主要依靠机械摩擦和超声震荡的方法，能有效提高义齿清洁度，剂型主要有粉剂、糊剂和水剂。粉剂和糊剂如牙膏、牙粉，这类剂型含不溶性碳酸钙，可以直接摩擦除去义齿上的污渍。水剂如食盐水、苏打水、肥皂水、醋或自来水，辅以毛刷刷洗，对由食物沉积生成的水溶性菌斑、色素有明显效果。还可采用超声震荡法，利用超声波的机械震荡效应，清洁毛刷难以达到的细小部位。

（二）化学清洁剂

1. 漂白型清洁剂　主要有次氯酸钠、次氯酸钙等次氯酸盐，与水作用生成的次氯酸有很强的氧化性和漂白作用，广泛用作氧化剂、漂白剂、消毒剂和清洁剂。对义齿上的烟斑、茶斑、牙石、食物残渣等有较快的清洁效果，但不适于金属修复体和硅橡胶衬层的漂白。对金属有腐蚀作用，对基托有褪色影响。

2. 氧化型清洁剂　一般为粉剂和片剂，主要由氧化物和碱性助剂组成。氧化物有过氧化氢、过硼酸钠、过硫酸钾等，碱性助剂有磷酸钠、碳酸钠等，还含有酶制剂、催化剂、表面活性剂和矫味剂等。其作用原理为：过氧化物溶液在催化剂作用下，可加速产生氧，通过气泡的机械冲击作用以及所含化合物的化学作用和酶制剂的生物作用，能达到良好的清洁效果。由于不含氯离子，氧的存在可使金属表面形成氧化膜，因此可用于金属修复体。

3. 酶制剂型清洁剂　是在氧化型的基础上加入酶制剂而成，酶型清洁剂的清洁效率比氧化型高，其中酶制剂为蛋白酶、脂肪酶等，酶能分解菌斑内糖蛋白、黏蛋白和糖胺聚糖（黏多糖），破坏菌斑和结石的形成。酶制剂在多水介质中不稳定，不宜长期贮存，且酶制剂和活性氧发生相抑，必须将酶用高分子复合物包裹，或采用分层压片技术制作，从而导致成本提高。

4. 稀盐酸型清洁剂　能使黏液及蛋白质等有机物溶解，使牙石变松脆，易被剔净。

无论使用何种清洁剂，在浸泡义齿后都应充分洗净其表面，以避免残留的清洁剂对口腔黏膜产生刺激作用。

二、金属清洁剂 Metal cleaner

牙科金属清洁材料是指通过化学作用清洁修复体表面污物和氧化物的各种材料。在临床修复中广泛使用的主要有：焊媒和清洁液。焊媒详见第九章第五节相关内容。

金属清洁液（cleaning solution for metals）主要用于清除金属表面的氧化层，一般具有很强的腐蚀性。

1. 配方

（1）硝酸 25%，盐酸 75%，加适量水稀释，配制成稀王水。主要用于清除白合金片制作的各种修复体表面的氧化物。

（2）盐酸溶液，主要用于银合金铸造修复体。

2. 使用方法及注意事项

（1）使用时要将准备处理的修复体先放在与室温相同的清洁液中，然后逐渐加热，待清洁液达到沸点后，停止加热并及时取出，用清水洗去清洁液后，即可擦去修复体表面的氧化物。

（2）煮沸时间切勿过久，否则会使修复体因腐蚀过度而变薄甚至完全溶解。

（3）修复体不能放入过热的清洁液中，以防清洁液爆溅造成化学性烧伤。

第六节　其他辅助材料
Other assistant materials

由于口腔修复技术涉及的材料种类繁多，且修复工艺复杂，故除上述的辅助材料外，还常常采用许多相关的其他辅助材料。这里只简单介绍以下几种。

一、咬𬌗调整材料 Occluding adjustment materials

咬𬌗调整材料主要是用来检查口腔内牙齿及牙列、义齿的关系的一类材料。按应用品种可进行如下分类。

（一）咬𬌗纸（Occluding paper）

由红色或蓝色的复写材料制成。分厚型和薄型两种，强度高。主要用于牙面接触点以及义齿修复体咬𬌗关系的检查。

（二）咬𬌗板（Occluding plate）

一般由蜡或软质塑料制成。有厚薄不同的规格，具有一定的强度和柔软性，其外形与牙弓形态类似。主要用于检查、记录口腔内牙列及义齿面形态和关系。

二、压接赋形材料 Compaction excipient materials

压接赋形材料主要是指在牙体缺损充填和粘接修复过程中使用的一种辅助成形材料。

（一）成形片（Forming sheet）

是指在采用复合树脂、银汞等材料进行牙体缺损修复时，为了获得满意的修复外形所使用的一种条状薄片。较常用的材料为不锈钢片、聚酯薄膜和赛璐珞薄膜等，成形片的厚度约为0.1～0.25 mm。成形片与修复材料不发生粘接，能使修复材料形成光滑表面。成形片又可根据应用的部位不同而分为邻面、切端及面成形片。

（二）邻间压楔（Interproximal wedge）

邻间压楔又称解剖式楔，是指在后牙邻面龋洞充填时，为了使金属成形片的牙颈部分与邻面洞龈壁紧密贴合，不致使充填物自龈缘压出或在牙间隙形成悬突而使用的一种楔子。在使用时，将它从金属成形片颈部颊舌侧向牙间隙楔入。过去多为木制，现多用塑料制成。

三、保健材料 Health care materials

口腔保健材料品种繁多，很多品种已与日常生活密不可分。

（一）牙粉（Dentifrices）和牙膏（toothpaste）

牙粉和牙膏主要由磨光剂、发泡剂和矫味剂组成，有的添加抑菌抗菌成分。主要用于清除牙齿表面上的食物残渣和菌斑。此外，还可作为修复体表面抛光剂使用（详见第十八章预防保健材料）。

（二）牙线（Dental floss）

牙线用于去除牙齿间相邻面及其他牙刷无法刷到的口腔部位的食物残渣、污垢、牙菌斑等，一般由尼龙、塑料等合成纤维制成，有含氟化物或含蜡牙线，也有带状牙线。牙线还有牙线叉形式的产品。恰当地使用牙线对于清洁口腔是有帮助的。

（三）邻间清洁刷（Interdental toothbrush）

邻间清洁刷是一种锥形带柄的小刷。由于该种清洁刷刷头体积小，使用灵活方便，故主要用于清洁一般牙刷不易清洁到的牙齿邻面、牙颈部、固定义齿修复体与邻牙的邻接面、固定义齿桥体的龈组织面，以及正畸固定矫治器与牙齿的邻接面等。

另外，牙签也属此类清洁保健材料。

（四）牙刷（Toothbrush）

牙刷的种类很多，可分为天然毛牙刷和塑料毛牙刷；儿童牙刷和成人牙刷；直柄牙刷和曲柄牙刷；普通型牙刷与多功能牙刷等。近年来，电动牙刷、喷水牙刷、磁疗牙刷、带牙膏的牙刷等也相继问世。而牙刷的刷毛长短、分布形态、刷毛端部形状、毛束数量、软硬度以及牙刷头部的大小等因素均对牙刷的清洁效果有影响。特别是刷毛端部为平面形态的牙刷对牙齿及牙龈有一定的损伤，而刷毛端部为球形的牙刷则可减轻这种损伤。牙刷头部过大，在口腔中的运动幅度减小，会降低刷牙的效果。同时，牙刷头过大，接触的牙齿多，降低了刷毛对牙齿的作用力，也会影响刷牙的效果。

（张祖太）

参考文献

［1］陈光霞，曾晓雁，王泽敏，等．可摘除局部义齿支架的选择性激光熔化制造技术．现代制造工程，2010（06）：64-68.

［2］李国强，华佳捷，戴文安，等．激光熔覆技术（SLM）与传统铸造法钴铬金属基底冠的金瓷结合力比较研究．口腔医学，2012，32（05）：280-283.

［3］刘韫嘉，佘文珺．有关牙科合金腐蚀的研究现状．口腔材料器械杂志，2017，26（104）：213.

［4］吴利苹，邹善方，刘睿诚，等．钛及钛合金3D打印医用产品的生物安全性．中国组织工程研究，2018，22（34）：153-158.

［5］谢春峰．金属腐蚀原理及防护简介．全面腐蚀控制，2019，33（07）：18-20.

［6］许宏一，徐培成，钱文昊，等．选择性激光熔覆技术与失蜡铸造法制作的钴铬合金基底冠的边缘适应性的比较．中国临床医学，2013，20（06）：843-844.

［7］张隽婧，姚洋．口腔医学领域3D打印材料的研究进展．临床口腔医学杂志，2018，34（12）：52-54.

［8］张学军，唐思熠，肇恒跃，等．3D打印技术研究现状和关键技术．材料工程，2016，v393（02）：126-132.

［9］赵信义，易超译．牙科修复材料学．11版．西安：世界图书出版公司，2006.

［10］Akagawa H，Nikaido T，Takada T，et al. Shear bond strengths to coronal and pulp chamber floor dentin. Am J Dent，2002，15（06）：383-388.

［11］Anusavice K J. Phillips' Science of dental materials. 13th ed. St. Louis：Saunders Co.，2021.

［12］Attin T，Vataschki M，Hellwig E. Properties of resin-modified glassionomer restorative materials and two polyacid-modified composite resin materials. Quintessence Int，1996，27（03）：203-209.

［13］Baroudi K，Rodrigues J C. Flowable resin composites：A systematic review and clinical considerations. J Clin Diagn Res，2015，9（06）：18-24.

［14］Benetti A R，Havndrup-Pedersen C，Honoré D，et al. Bulk-fill resin composites：polymerization contraction, depth of cure，and gap formation. Oper Dent，2014，40（02）：190-200.

［15］Beun S，Glorieux T，Devaux J，et al. Characterization of nanofilled compared to universal and microfilled composites. Dent Mater，2007，23（01）：51-59.

［16］Bowen R L，Cobb E N，Rapson J E. Adhesive bonding of various materials to hard tissues. XXV. Improvement in bond strength to dentin. Ortho Materials，1995，8（02）：1-8.

［17］Breschi L，Mazzoni A，Ruggeri A，et al. Dental adhesion review：aging and stability of the bonded interface. Dent Mater，2008，24（01）：90-101.

［18］Burgess J O，Walker R，Davidson J M. Posterior resin-based composite：review of the literature. Pediatr Dent，2002，24（05）：465-479.

［19］Burstone C. Variable modulus orthodontics. Am J OrthodDentofacOrthop，1981，80（01）：1-16.

［20］Cattani-Lorentea M A，Dupuisb V，Moyac F，et al. Comparative study of the physical properties of a polyacid-modified composite resin and a resin-modified glass ionomer cement. Dent Mater，1999，15（01）：21-32.

［21］Chen H，Li H，Zhao Y，et al. Adaptation of removable partial denture frameworks fabricated by selective laser melting. Journal of Prosthetic Dentistry，2019，122（03）：316-324.

［22］Chen H Y，Manhart J，Kunzelmann K H，et al. Polymerization contraction stress in light-cured compomer restorative materials. Dent Mater，2003，19（07）：597-602.

［23］Coldea A，Swain M V，Thiel N. Mechanical properties of polymer-infiltrated-ceramic-network materials. Dent Mater，2013，29（04）：419-426.

［24］Cramer N B，Stansbury J W，Bowman C N. Recent advances and developments in composite dental restorative materials. J Dent Res，2011，90（04）：402-416.

［25］Douglass J B. Enamel wear caused by ceramic brackets. Eur J Orthod，2004，26（04）：435-441.

［26］Edwards C. Combe，F. J. Trevor Burke，William H. Douglas. Dental Biomaterials. Dordrecht：Kluwer Academic Publishers，1999.

［27］Eliades T，Eliades G，Brantley W. Microbial attachment on orthodontic appliances. Ⅰ. Wettability and early pellicle formation on bracket materials. Am J OrthodDentofacOrthop，1995，108（04）：351-360.

［28］Facenda J C，Borba M，Corazza P H. A literature review on the new polymer-infiltrated ceramic-network material（PICN）. J EsthetRestor Dent，2018，30（04）：281-286.

［29］Feldner J C. In vitro torque：deformation characteristics of orthodontic polycarbonate brackets. Am J OrthodDentofacOrthop，1994，106（03）：265-272.

［30］Ferracane J L. Composite resin——state of the art. Dent Mater，2011，27（01）：29-38.

［31］Figliuzzi M，Mangano F，Mangano C，et al. A novel root analogue dental implant using CT scan and CAD/CAM：selective laser melting technology. International Journal of Oral and Maxillofacial Surgery，2012，41（07）：858-862.

［32］Grimsdotir M R，Gjerdet N R，Hensten-Pettersen A. Composition and in vitro corrosion of orthodontic appliances. Am J Orthod Dentofac Orthop，1992，101（05）：525-532.

［33］Gupta B，Tomer A K，Kumari A，et al. Characterization of a polymer-infiltrated ceramic-network material. Dent Mater，2014，30（05）：564-569.

［34］Hey J，Beuer F，Bensel T，et al. Metal-ceramic-fixed dental prosthesis with CAD/CAM-fabricated substructures：6-year clinical results. Clinical Oral Investigations，2013，17（05）：1447-1451.

［35］Hey J，Beuer F，Bensel T，et al. Single crowns with CAD/CAM-fabricated copings from titanium：6-year clinical results. Journal of Prosthetic Dentistry，2014，112（02）：150-154.

［36］Holmes J. Cytotoxicity of orthodontic elastics. Am J Orthod Dentofac Orthop，1993，104（01）：188-191.

［37］Jedynakiewicz N M，Martin N. Expansion behaviour of compomer restoratives. Biomaterials，2001，22（07）：743-748.

［38］John F. McCabe. Applied dental materials. 9th ed. Singapore：Blackwell，2008.

［39］John M. Powers，John C. Wataha. Dental Materials：Foundations and Applications. 11th ed. Louis：Elsevier，2016.

［40］Keith O，Kusy R P，Whitley J Q. Zirconia brackets：an evaluation of morphology and coefficients of friction. Am J OrthodDentofacOrthop，1994，106（05）：605-614.

［41］Kenneth J.，Anusavice ed. Philips' Science of Dental Materials. 10th ed. Minneapolis：W. B. Saunders Company，1996.

［42］Koizumi H，Ishii T，Naito K，et al. Effects of triazine dithione and hydrophobic phosphate monomers on bonding to Ag-Pd-Cu-Au alloy and titanium with a methacrylic resin-based luting agent. J Adhesive Dent，2010，12（03）：215-222.

［43］Krithikadatta J. Clinical effectiveness of contemporary dentin bonding agents. J Consert Dent，2010，13（04）：173-183.

［44］Kula K，Josell S，Kula T J. The effect of topical fluorides on ceramic brackets. Am J Orthod Dentofac Orthop，1994，106（05）：513-517.

［45］Kusy R P，Whitley J Q. Coefficients of friction for archwires in stainless steel and polycrystalline alumina bracket slot. Am J Orthod Dentofac Orthop，1990，98（03）：300-312.

［46］Kusy R P. Comparison of nickel titanium and beta titanium wire sizes to conventional orthodontic archwire materials. Am J Orthod Dentofac Orthop，1981，79（06）：625-629.

［47］Kusy R P. Morphology of polycrystalline alumina brackets and its relationship to fracture toughness and strength. Angle Orthod, 1988, 58（03）: 197-203.

［48］Lung CYK, Botelho M G, Heinonen M, et al. Resin zirconia bonding promotion with some novel coupling agents. Dental Mater, 2012, 28（08）, 863-872.

［49］Malhotra N, Kundabala M, Shashirashmi A. Strategies to overcome polymerization shrinkage——materials and techniques. A review. Dent Update, 2010, 37（02）: 124-125.

［50］Mangano F, Pozzi-Taubert S, Zecca P A, et al. Immediate restoration of fixed partial prostheses supported by one-piece narrow-diameter selective laser sintering implants. Implant Dentistry, 2013, 22（04）: 388-393.

［51］Marshall S J, Bayne S C, Baier R, et al. A review of adhesion science. Dent Mater, 2010, 26（02）: e11-e16.

［52］Matasa C G. Microbial attack on orthodontic adhesives. Am J Orthod Dentofac Orthop, 1995, 108（01）: 132-141.

［53］Matasa C G. Metal strength of direct bonding brackets. Am J Orthod Dentofac Orthop, 1998, 113（03）: 282-286.

［54］Matinlinna J P, Vallittu P K. Silane based concepts on bonding resin composite to metals. J Contemp Dent Pract, 2007, 8（02）: 1-8.

［55］Mccabe J F. Applied Dental Materials. 9th ed. Singapore: Blackwell, 2009.

［56］Nicholson J W. Polyacid-modified composite resins（"compomers"）and their use in clinical dentistry. Dent Mater, 2007, 23（05）: 615-622.

［57］Nikaido T, Ichikawa C, Li N, et al. Effect of functional monomers in all-in-one adhesive systems on formation of enamel/dentin acid-base resistant zone. Dent Mater J, 2011, 30（05）: 576-582.

［58］Ortorp A, Jonsson D, Mouhsen A, et al. The fit of cobalt-chromium three-unit fixed dental prostheses fabricated with four different techniques: A comparative in vitro study. Dental Materials, 2011, 27（04）: 356-363.

［59］Osorioa R, Aguileraa F S, Oterob P R, et al. Primary dentin etching time, bond strength and ultra-structure characterization of dentin surfaces. J Dent, 2010, 38（03）: 222-231.

［60］Ostertag A J. Shear, torsional, and tensile strengths of ceramic brackets using three adhesive filler concentrations. Am J Orthod Dentofac Orthop, 1991, 100（03）: 251-258.

［61］Ozer F, Unlü N, Sengun A. Influence of dentinal regions on bond strengths of different adhesive systems. J Oral Rehabil, 2003, 30（06）: 659-63.

［62］Pashley D H, Tay F R, Breschi L, et al. State of the art etch-and-rinse adhesives. Dent Mater, 2011, 27（01）: 1-16.

［63］Peng L, Chang L, Liu X, et al. Antibacterial Property of a Polyethylene Glycol-Grafted Dental Material. ACS Appl Mater Inter faces, 2017, 9（21）: 17688-17692.

［64］Perdigão J. New developments in dental adhesion. Dent Clin North Am, 2007, 51（02）: 333-357.

［65］Peumans M, Kanumilli P, De Munck J, et al. Clinical effectiveness of contemporary adhesives: a systematic review of current clinical trials. Dent Mater, 2005, 21（09）: 864-881.

［66］Pfeifer C S. Polymer-based direct filling materials. Dent Clin North Am, 2017, 61（04）: 733-750.

［67］Robert G. Craig, John M. Powers. Restorative Dental Materials. 11th ed. Louis: Mosby, 2002.

［68］Ronald L. Sakaguchi, Jack Ferracane, John M. Powers. Craig's Restorative Dental. Louis: Materials-Mosby, 2018.

［69］Ronald Sakaguchi. Craig's Restorative dental materials. 14th ed. Louis: Elsevier, 2018.

［70］Sanat K. Chatterjee. Crystallography and the World of Symmetry. Berlin: Springer, 2008.

［71］Sanohkan S, Kukiattrakoon B, Larpboonphol N, et al. The effect of various primers on shear bond strength of zirconia ceramic and resin composite. J Conservative Dentistry, 2013, 16（06）, 499-502.

［72］Scott G E. Fracture toughness and surface cracks: the key to understanding ceramic brackets. Angle Orthod, 1988, 58（01）: 5-8.

［73］Shembish F A, Tong H, Kaizer M, et al. Fatigue resistance of CAD/CAM resin composite molar crowns. Dent Mater, 2016, 32（04）: 499-509.

［74］Tay F R，Pashley D H. Aggressiveness of contemporary self-etching systems. I：Depth of penetration beyond dentin smear layers. Dent Mater，2001，17（04）：296-308.

［75］Terhune W F，Sydiskis R J，Davidson W M. In vitro cytotoxicity of orthodontic bonding materials. Am J Orthod Dentofac Orthop，1983，83（05）：501-506.

［76］Mori.T. Thermal behavior of the gypsum binder in dental casting investments.J Dent Res，1986，65（06）：877.

［77］Tsujimoto A，Barkmeier W W，Fischer N G，et al. Wear of resin composites：Current insights into underlying mechanisms，evaluation methods and influential factors. Jpn Dent Sci Rev，2018，54（02）：76-87.

［78］Van Dijken J W，Pallesen U. Long-term dentin retention of etch-and-rinse and self-etch adhesives and a resin-modified glass ionomer cement in non-carious cervical lesions. Dent Mater，2008，24（07）：915-922.

［79］Van Dijken J W，Sunnegårdh-Grönberg K，Lindberg A. Clinical long-term retention of etch-and-rinse and self-etch adhesive systems in non-carious cervical lesions-A 13 years evaluation. Dent Mater，2007，23（09）：1101-1107.

［80］Van Meerbeek B，De Munck J，Yoshida Y，et al. Buonocore memorial lecture. Adhesion to enamel and dentin：current status and future challenges. Oper Dent，2003，28（03）：215-235.

［81］Vasudeva G. Monomer systems for dental composites and their future：a review. J Calif Dent Assoc，2009，37（06）：389-298.

［82］Viazis A D，Chabot K A，Kucheria C S. Scanning electron microscope（SEM）evaluation of clinical failures of single crystal ceramic brackets. Am J Orthod Dentofac Orthop，1993，103（05）：537-544.

［83］Welch K，Cai Y，Engqvist H，et al. Dental adhesives with bioactive and on-demand bactericidal properties. Dental Materials，2010，26（05）：491-499.

［84］William J. O'Brien. Dental Materials and Their Selection. 2nd ed. Berlin：Quintessence publishing，1997.

［85］Winchester L J. Bond strengths of five different ceramic brackets：an in vitro study. Eur J Orthod，1991，13（03）：293-305.

［86］Xu D，Xiang N，Wei B，et al. The marginal fit of selective laser melting-fabricated metal crowns：an in vitro study. Journal of Prosthetic Dentistry，2014，112（06）：1437-1440.

［87］Yoshida K，Kamada K，Atsuta M. Adhesive primers for bonding cobalt-chromium alloy to resin. J Oral Rehab，2016，26（06）：475-478.